糖尿病自我管理大讲堂

TANGNIAOBING ZIWO GUANLI DAJIANGTANG

王建华 编著

中国科学技术出版社

·北 京·

图书在版编目（CIP）数据

糖尿病自我管理大讲堂 / 王建华编著 . -- 北京：中国科学技术出版社
2017.12
　ISBN 978-7-5046-7646-7

　Ⅰ . ①糖… Ⅱ . ①王… Ⅲ . ①糖尿病—防治 Ⅵ . ① R587.1

中国版本图书馆 CIP 数据核字（2017）第 202290 号

策划编辑	崔晓荣
责任编辑	黄维佳　秦　珑
装帧设计	胜杰文化
责任印制	马宇晨

出　　版	中国科学技术出版社
发　　行	科学普及出版社发行部
地　　址	北京市海淀区中关村南大街 16 号
邮　　编	100081
发行电话	010-62173865
传　　真	010-62173081
网　　址	http://www.cspbooks.com.cn

开　　本	787mm×1092mm　1/16
字　　数	690 千字
印　　张	38.5
版　　次	2017 年 12 月第 1 版
印　　次	2017 年 12 月第 1 次印刷
印　　刷	北京盛通印刷股份有限公司
书　　号	ISBN 978-7-5046-7646-7/R·2093
定　　价	69.00 元

内容提要

　　本书全面、系统地介绍了糖尿病相关基础知识、饮食治疗、运动治疗、药物治疗、病情监测、并发症防治以及日常生活保健等相关内容，并对当今糖尿病防治的热点和最新进展作了深入解读与展望。

　　为便于学习、提高效率，本书在每个章节前面都设有"本章导读"、而且每篇文章都有"要点聚焦"、"细节提醒"及"专家点评"，此外，在每章后面还附有紧扣本章内容的测试题，便于读者自我考评学习效果。

　　本书科学权威，内容丰富，贴近临床，实用性强，语言通俗易懂，兼顾普及与提高，特别注重对临床细节和疑难问题的阐释，凝聚了作者多年从事糖尿病一线临床及科普教育的经验和心得，不仅适合糖尿病患者及其家属阅读学习，也可供基层医务人员、全科医师以及临床药师在糖尿病防治工作中参阅。

编者的话

随着生活水平的提高和生活方式的改变，糖尿病发病率逐年增加，在全球范围内呈急剧蔓延之势，目前我国糖尿病人已经超过1亿，换句话说，每10个人当中就有一位糖尿病患者。如今，糖尿病已成为仅次于心血管疾病、肿瘤的第三大健康杀手，给患者、家庭以及社会造成严重的危害。

近年来，从政府到各级卫生部门对糖尿病的防治工作越来越重视，广大患者对糖尿病教育的需求越来越强烈，各种糖尿病科普读物汗牛充栋，但真正通俗易懂、科学实用、内容全面、注重细节，能够满足糖尿病患者及基层医生全方位需求的佳作却不多见。

作为一个资深的糖尿病医生，笔者每天都要接诊许多全国各地的糖尿病人，回复大量的网络咨询，这使我更了解糖尿病友内心所想，更清楚患者最欠缺哪些知识、最常犯哪些错误，最易忽略哪些细节。特别是多年来与患者面对面的互动交流，则让我更晓得如何讲解更便于病人理解和接受。

临床上，许多糖尿病患者由于得不到正确的指导，被虚假广告所误导，在治疗上走了不少弯路，最终落得个人财两空，甚至为无知付出生命的代价，这一切让做内分泌医生的我感到心痛和不安，使我更深切地体会到普及大众健康教育是多么的重要。古人说得好，授人以鱼不如授人以渔，糖尿病教育就是授人以渔，让病人学会自我管理。这些年来，我一直在不断地摸索和总结：如何把高深的医学理论讲的通俗易懂、鲜活生动；如何才能让患者相信科学，信任医生，积极配合治疗；如何让患者学有所获，化知识为能力，做自身健康管理的主人。经过几年来夜以继日的辛勤笔耕，《糖尿病自我管理大讲堂》终于和大家见面了，相比于同类糖尿病科普读物，本书具有以下特点：

1、科学性强。作者长期活跃在临床一线，多次参加国内外学术交流，能够很好地把握当今糖尿病防治的新动向、新进展。

2、内容丰富。既有基础知识，又有临床前沿，涉及到糖尿病防治的方方面面，糖尿病人遇到的各种问题几乎都可在本书中找到答案。

3、实用性强。本书所有文章均是经果反复筛选后确定，涉及的都是糖尿病人最常见、最关心、最重要的实际问题。作者运用丰富的临床经验，通过实例讲解，对糖尿病患者平常涉及到的各种细节问题做出详细解答，让患者看得懂、学得会、用得上。此外，为满足那些层次较高的读者（如基层医生）需要，本书还辟有"深度阅读"。

4、编排新颖。充分考虑到广大患者的实际需求，在内容编排上，从基础到临床，由浅入深、层层递进；每一章的前面都有"本章导读"，每篇文章都有"要点聚焦"、"细节提醒"及"专家点评"，帮助患者能够用最短的时间，迅速掌握整篇文章的内容精华和细节关键。此外，本书在每一章节的后面均附有作者精心设计的针对本章内容的"自我测评"，通过解答这些问题，加深对本章主要内容的了解和掌握。

5、通俗易懂。文章穿插了大量的临床实例，行文深入浅出、引人入胜，趣味性、可读性很强，读起来毫无枯燥之感。

6、贴近读者。本书深浅适宜，通俗易懂，既考虑到糖尿病人的共性问题，也照顾到不同群体的个性问题，同时还兼顾基层（全科）医生的学习需求，因而适合于各类糖尿病人群、亲属以及基层医务人员阅读。

无论是作者还是编辑，都为本书的面世付出了大量的心血，衷心地希望本书能给广大糖尿病患者以及基层医务人员带来切切实实的帮助，这也是我写这本书的初衷。

山东省济南医院糖尿病诊疗中心主任　王建华

目　录

第三章　运动治疗

第四章　口服降糖药

第一章：糖尿病基础知识

本章导读

　　曾有多少糖尿病友因为无知而付出了惨痛的代价，如今，越来越多的糖尿病友已经开始意识到糖尿病教育的重要性。而当初学者刚刚迈进糖尿病防治这片陌生领域的时候，繁杂的内容往往让人感觉就像走在迷宫里，怎么也理不出个头绪来。别着急！下面我们就从糖尿病最基础的 A、B、C 入手，不仅让您知其然，更让您知其所以然。

　　本章编排从"胰腺、胰岛与胰岛素的功能"、"机体对血糖的生理调节"等基础常识开始，依次介绍"糖尿病的病因、发病机理、临床表现、诊断及分型"等相关内容，告诉您怎样早期发现糖尿病？如何预防糖尿病？并对糖尿病人普遍存在、带有共性的认识误区逐一给予分析和澄清。掌握了这些基础知识，也就掌握了开启糖尿病知识宝库的金钥匙。还等什么？让我们快快开始吧！

一、糖尿病的前世今生

要点聚焦：随着生活水平的提高、人口老龄化以及不良生活方式的影响，糖尿病的发病率逐年增高，现已成为二十一世纪严重威胁人类健康的流行病。该病的病因迄今尚未完全搞清，目前尚不能彻底根治，"五驾马车"仍是当今对付糖尿病的制胜法宝。

糖尿病是一种古老的疾病，早在 2000 多年前的中医典籍中，就有关于本病的记载。书中描述这类病人的尿是甜的，并具有口渴、多饮、多尿、多食等临床症状，后期患者往往疲乏、消瘦，故谓之"消渴症"，并且提出营养过剩及肥胖与糖尿病的发病密切相关。然而，古人的认识与该病的本质还有不小的差距，这种状况直到 19 世纪才有了明显的进步，1869 年一名德国医生发现人体胰腺存在"胰岛"，能够分泌胰岛素，由此揭开了糖尿病近代研究的序幕。1889 年另外两名德国医生进一步证明了胰腺与糖尿病的关系。1921 年加拿大医生班亭等人首次成功地从动物胰腺中提取出胰岛素并应用于临床，挽救了无数糖尿病患者的生命，班亭医生也因此获得了诺贝尔医学奖。世界卫生组织（WHO）于 1991 年决定将每年的 11 月 14 日——班亭生日这天定为"世界糖尿病日"，以纪念他为糖尿病事业所作出的杰出贡献。2007 年，"世界糖尿病日"正式更名为"联合国糖尿病日"，其意义是在国家层面上加强对糖尿病的宣传教育、防治和监测，将专家、学术行为上升为各国的政府行为，促使各国政府和社会各界加强对糖尿病的控制，减少糖尿病的危害。

随着社会经济的发展及生活水平的提高，人口老龄化以及不良生活方式的影响，糖尿病的发病率急剧增加，已经成为全球二十一世纪的流行病。根据世界卫生组织（WHO）的统计，2015 年全球约有 4.15 亿成年人患有糖尿病，每年至少有 500 万人死于糖尿病，占所有死亡人数的 8.39%，糖尿病防治的医疗费已经超过了 4710 亿美元。近 30 年来，我国成人糖尿病患病率从 1979 年的 0.67% 迅速增至 2012 年的 11.6%，而糖尿病前期的患病率更是高达 50.1%。这意味着，每 10 位中国成年人中，就有 6 位血糖不正常。按照这一比例，我国糖尿病患者人数已达 1.14 亿人，糖尿病前期人数接近 5 亿人，我国现已取代印度，成为全球糖尿病头号大国。我国每年因糖尿病死亡的人数超过 100 万人，每年糖尿病相关治疗费用高达 510 亿美元，约占当年全国卫生总费用的 8%。得值得警惕的是，糖尿病发病的低龄化倾向越来越明显，且有将近 2/3 的糖尿病人合并各种慢性并发症，糖尿病已成为继心脑血管疾病及癌症之后的第三位死亡原因，是严重威胁人类健康的第三号杀手。可以毫不夸张地说，如今的我们，正在不知不觉当中大步跨进危机四伏的"高糖时代"。

遗憾的是，糖尿病的病因至今仍不十分清楚，目前只是找到了一些与糖尿病发病相关的因素。目前认为，糖尿病是在遗传因素和环境因素（包括热量摄入过剩、活动量不足、肥胖、心理压力过大等）的共同作用下，由于胰岛素分泌不足和（或）胰岛素抵抗而引起的以持续性高血糖为基本特征的代谢性疾病。

根据病因的不同，糖尿病可分为四大类型：1 型糖尿病、2 型糖尿病、妊娠糖尿病和其它特殊类型的糖尿病。1 型糖尿病主要是由于免疫因素导致胰岛（细胞严重毁损，使胰岛素分泌绝对缺乏；2 型糖尿病主要是由于机体对胰岛素的敏感性降低（即"胰岛素抵抗"），胰岛素分泌相对不足所致；妊娠糖尿病是指发生于妊娠中晚期、因雌激素及孕激素水平升高引起的糖尿病；特殊类型的糖尿病是指由基因突变（如 MODY）、某些药物（如糖皮质激素）、其它一些内分泌疾病（如皮质醇增多症）等特定原因所致的糖尿病。

糖尿病的典型症状为"三多一少"，即多饮、多尿、多食及体重减轻，且伴有疲乏无力。如果病情得不到很好地控制，进一步发展则引起全身各种严重的急、慢性并发症。急性并发症主要有糖尿病酮症酸中毒、非酮症高渗性昏迷、乳酸酸中毒等。随着病程的延长，各种代谢紊乱还可引起眼、肾、神经、血管及心脏等器官的慢性损害，最终导致双目失明、尿毒症、下肢坏疽、神经病变、严重感染、脑卒中或心肌梗死。随着胰岛素的广泛应用，糖尿病急性并发症越来越少，慢性并发症如今已成为糖尿病病人致残、致死的主要原因。

长期以来，世界各国的科学家们始终致力于攻克糖尿病这一世界难题，并取得了丰硕的成果。近年来，以 GLP-1 激动剂、DPP-Ⅳ 抑制剂及 SGLT-2 为代表的新型降糖药物先后进入临床，以干细胞移植和代谢手术为代表的新技术让我们看到了根治糖尿病的一线曙光。

但就目前而言，全世界还尚未解决糖尿病的根治问题，这也就意味着一旦患上糖尿病就要终生与之相伴。糖尿病的治疗目标就是使患者病情长期得到理想的

专家点评： 尽管目前糖尿病尚不能彻底根治，但却是完全可防、可控的，对付糖尿病最好的手段就是"五驾马车"，此外没有其它捷径可走。

控制，其治疗方法就是我们常说的"五驾马车"——糖尿病教育、饮食疗法、运动疗法、药物疗法及病情监测。

糖尿病教育就是让患者通过学习，掌握糖尿病的防治知识，因为只有这样，患者才能更好地配合医生的治疗，才能成为驾驭糖尿病的高手。饮食疗法与运动疗法是糖尿病治疗的基础，在此基础上合理地采用药物疗法，才能有效地控制血糖等一系列指标。此外，还要重视病情监测，特别是血糖的自我监测，定期检查各项指标，了解病情，指导治疗。

长期的实践表明，"五驾马车"是对付糖尿病的制胜法宝，只有五匹马并驾齐趋，才能使糖尿病得到全面控制，最终达到延年益寿，提高生活质量，享受美好人生的目标。

二、胰腺、胰岛与胰岛素

胰腺是人体重要的消化器官和内分泌腺体，重约65~75g，外观呈长条形，大约12~15cm，分头、体、尾三部分，位于胃的后下方，横卧于后腹壁，相当于第一腰椎的水平。胰头被铁蹄形的十二指肠所包绕，胰管开口于十二指肠腔内。在胰腺中散布着许许多多的细胞团，如同散布在大海中的岛屿一样，叫做"胰岛"，胰腺具有100~300万个胰岛，胰岛内包含多种内分泌细胞，其中的"胰岛（细胞"专门负责生产胰岛素。作为体内唯一具有降糖作用的激素，胰岛素在体内是如何发挥作用的呢？

一般情况下，当我们摄入食物后，食物中的糖分经过分解消化转化成葡萄糖，随后被肠道吸收进入血液成为血糖。就像煤炭只有投进炉膛里才能燃烧产热一样，葡萄糖也只有从血液中进入细胞内才能被机体所用，胰岛素就好

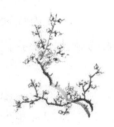

比是一把控制血糖转运的"钥匙"，只有当它与细胞膜表面的"锁"（即"胰岛素受体"）结合后，膜通道闸门被打开，血液中的葡萄糖才会顺利地进入细胞内，细胞内的葡萄糖经过一系列生物化学反应，产生能量供人体生命活动所需，这是血糖代谢的主要途径。剩余的葡萄糖，一部分在肝细胞和肌肉细胞里转化成"肝糖原"和"肌糖原"，另一部分转变为脂肪储存起来。无论是"糖原"还是"脂肪"，均可作为能源储备在空腹状态或激烈运动时为机体提供能量。另外，胰岛素的作用不仅仅是使葡萄糖转变为能量，而且还参与蛋白质和脂肪的合成过程，在组织修复和创面愈合方面发挥重要作用。

如果体内胰岛素缺乏，或者胰岛素不能与细胞表面的胰岛素受体很好地结合（即存在"胰岛素抵抗"），血液中的葡萄糖就不能进入到组织细胞内被人体利用，而只能滞留在血液当中，形成高血糖状态，而一旦血糖超过"肾糖阈"，大量葡萄糖就会从尿液中白白流失，导致多尿、多饮、多食、消瘦、乏力等临床症状，这就是我们所说的糖尿病。

专家点评：胰腺是人体内重要的消化器官和内分泌腺体，胰岛是散布于胰腺当中的一个个细胞团，其主要功能是分泌胰岛素，而胰岛素是体内唯一具有降糖作用的激素。

相 关 知 识 链 接

胰岛有哪些内分泌细胞

胰岛是胰脏里的岛状细胞团，由多种分泌激素的细胞所组成，主要包括 α 细胞：分泌胰高血糖素；β 细胞：分泌胰岛素；δ 细胞：分泌生长抑素；PP细胞：分泌胰多肽。我国科学家于 1965 年在世界上首先人工合成胰岛素。

三、血糖对机体起什么作用

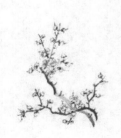

要点聚焦：血糖是人体新陈代谢最重要的能量来源，

专家点评：葡萄糖的作用非常广泛，但最主要的作用是为机体提供能量，人的大脑几乎全部依赖血糖作为能源。

稳定的血糖水平是生命活动及生长发育所必需的

糖类在自然界分布极广，是人类食物中的主要成分，它与蛋白质、脂肪一起并称为人体的三大营养要素。人的一切活动及代谢都需要糖供应能量，没有糖生命活动就无法进行。

广义的糖又称为"碳水化合物"，包括没有甜味的多糖（即淀粉）以及带有甜味的单糖（葡萄糖、果糖）和双糖（蔗糖、麦芽糖、乳糖）。所有进入人体的糖类最终都要转变成葡萄糖才能被机体利用。

血糖是指血液中所含的葡萄糖，它是人体能量供应的主要来源。稳定的血糖水平是生命活动及生长发育所必需的。下面，我们就来详细谈谈血糖的生理作用。

1、为生命活动提供能量

葡萄糖氧化后可以产生能量，1g 葡萄糖在体内氧化后可产生 4kcal 的热能，机体生命活动所需能量的 70% 来源于血糖。

2、维持大脑功能

血糖是供应大脑的唯一能量物质。大脑每天需糖量约 100~120g，血糖浓度下降，首先影响大脑功能，产生疲乏、头晕、视物模糊、嗜睡甚至昏迷。长期反复发生低血糖还可影响智力、引起痴呆，因此，保持血糖正常，是预防老年性痴呆的重要环节。

3、维持心脏及骨骼肌功能

当机体缺乏血糖供应时，心脏和骨骼肌工作能力下降，心肌缺糖可出现心绞痛，骨骼肌中缺乏糖元贮备，则出现耐力不足。

4、保护肝脏功能

血糖是合成肝糖原的前体，具有一定的保肝作用；血糖在肝脏能合成糖蛋白，糖蛋白能保持蛋白质在肝脏的储备；血糖在肝脏合成的葡萄糖醛酸，可直接参与肝脏的解毒功能。

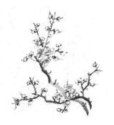

5、参与组织细胞的构成

由血糖合成的糖蛋白是组成细胞膜的成分，血糖合成的糖脂是神经组织的成分，血糖还是合成遗传物质核糖和脱氧核糖的重要物质。

6、参与脂肪代谢

脂肪在正常代谢时，必须要有足够的葡萄糖参与，否则在血液中会形成对机体有害的酮体。重症糖尿病由于血糖不能正常代谢，影响到脂肪氧化不全，酮体生成增多，从而导致酮症酸中毒。

四、血糖：从哪儿来 到哪里去

要点聚焦：血糖主要来自我们所吃的食物、肝糖原的分解以及脂肪、蛋白质等非糖物质的转化；血糖的去处主要是分解后产生能量，剩余的部分则转化为糖原储存起来供机体备用。

血糖即存在于机体血液中的葡萄糖，它是为人体提供能量的主要物质。一般情况下，当我们吃进食物后，食物中的碳水化合物经过消化分解最终转化成葡萄糖，然后再被吸收入血液。血液中的葡萄糖在胰岛素的帮助下进入细胞内，经过一系列生物化学反应，产生能量供人体生命活动所需，这是血糖代谢的主要途径。如果摄入的食物过多，多余的糖分进入肝细胞和肌肉细胞里，转化成"肝糖原"和"肌糖原"储存起来，以备空腹时或大量运动时提供能量。如果血糖仍有剩余，一部分还会转变为脂肪储存起来。

1、血糖的来源

主要有三条，分别是：①食物中的碳水化合物通过消化分解变成葡萄糖，被吸收进入血液循环，成为血糖（尤其是餐后血糖）的主要来源。②人体的肝脏储存有肝糖原，空腹状态时肝糖原可以分解为葡萄糖进入血液，维持血糖稳定，满足人体代谢所需（注：肌糖原只能作为能源物质，提供肌肉活动所须能量，不能直接分解成葡萄糖，提升血糖浓度）。③蛋白质、脂肪等非糖物质可通过"糖异生作用"（指脂肪、蛋白质等非糖物质在体内转化为葡萄糖的过程）转变成葡萄糖进入血液。

专家点评： 血糖有三条来路、四条去路。正常人的血糖之所以能够维持在一个相对狭小的正常范围内，是血糖的来源与去路保持动态平衡的结果。

2、血糖的去路

主要有四条，分别是：①进入全身各组织细胞中，氧化分解产生能量，满足人体生命活动之需，这是血糖的主要去路。②转化成肝糖原、肌糖原，储存于肝脏和肌肉中，以备必要时再转化为葡萄糖来保持血糖的恒定。③转变为脂肪储存起来。④转化为细胞的组成部分。

相 关 知 识 链 接

何谓"有氧氧化"和 "无氧酵解"

人体所需能量的 70% 以上来自于葡萄糖的氧化分解。葡萄糖在有氧条件下彻底氧化产生二氧化碳和水，称为葡萄糖的"有氧氧化"，1g 葡萄糖在体内完全氧化分解约产生 4kcal 的热卡；葡萄糖在无氧条件下（如剧烈运动肌肉缺氧等）经过一系列的化学反应分解为乳酸的过程称为"无氧酵解"，产能效率大为降低。

五、血糖高低，谁主沉浮

要点聚焦： 正常水平的血糖维持是在内分泌激素以及肝肾等脏器的精细调节下，血糖的产生与消耗处于动态平衡的结果。

血糖受饮食、运动、情绪、应激、肝糖原储备情况和内分泌激素（如胰岛素、胰高血糖素等）等诸多因素的影响，始终处于动态变化之中。正常人的血糖水平之所以能够维持在一个狭窄范围内，是由于神经激素以及肝、肾、骨骼肌的精细调节，使血糖的产生和消耗处于动态平衡的结果。

1、肝脏调节

正常生理状态下，血糖升高时，葡萄糖进入肝脏，氧

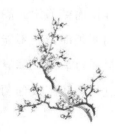

化分解为能量、二氧化碳和水，再将剩余的葡萄糖合成"糖原"和脂肪，储存起来以备"饥荒"，使血液中葡萄糖浓度不致过高。当机体饥饿、血糖偏低时，肝细胞可通过糖原分解及糖异生这两条途径，生成葡萄糖进入血液循环，以维持血糖水平。除了肝脏以外，骨骼肌和肾脏也参与血糖调节。

2、激素调节

调节血糖的激素分为"降糖激素"和"升糖激素"，血糖升高时会刺激"降糖激素"分泌，血糖降低时会刺激"升糖激素"分泌。"降糖激素"和"升糖激素"共同构成一个糖代谢调节系统，维持着血糖的动态平衡。

（1）降糖激素：主要指胰岛素，它是由胰岛 β 细胞所分泌。当血糖升高时会刺激 β 细胞分泌胰岛素，后者可促进组织细胞摄取和利用葡萄糖，促进肝细胞和肌肉细胞将葡萄糖合成糖原，促进糖类转变为脂肪，抑制糖的异生。

（2）升糖激素：有很多种，包括：①胰升糖素：由胰岛 α 细胞分泌，可促进肝糖原分解及减少葡萄糖的利用而使血糖升高。②肾上腺素：由肾上腺髓质分泌，可促使肝糖原分解和肌糖原的酵解，从而升高血糖。③糖皮质激素：由肾上腺皮质分泌，可促进肝脏中糖的异生，抑制肌肉及脂肪组织摄取葡萄糖，从而提高血糖水平。④生长激素：由脑垂体前叶分泌，可抑制肌肉和脂肪组织利用葡萄糖，促进肝脏的糖异生，使血糖升高。

3、神经调节

中枢神经系统通过影响交感神经系统（或肾上腺髓质）和副交感神经发挥糖调节作用。当交感神经兴奋时，肾上腺素、去甲肾上腺素等胰岛素拮抗激素分泌增加，使血糖升高；当副交感神经兴奋时，可以刺激胰岛素分泌，使血糖降低。例如，当机体处在应激状态（如急性心肌梗塞、脑血管意外、外伤、手术、麻醉、严重感染等）时，可刺激交感神经兴奋，促使升糖激素分泌增加，导致血糖暂时

细节提醒：胰岛功能减退是导致"糖代谢异常"的主要原因，但作为参与糖调节的器官，肝脏、垂体、肾上腺、甲状腺等胰外脏器的病变同样也可导致血糖异常，而这一点常常被人们所忽略。

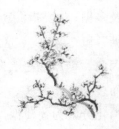

性升高，给机体提供充足能量，以利于疾病恢复。

在神经内分泌的正常调节下，我们人体的血糖得以维持在一个相对恒定的范围内。当机体处于空腹或饥饿状态时，升糖激素（如胰高血糖素等）分泌增加，促进肝糖原分解及糖异生，使内源性葡萄糖生成增加，使血糖不至于太低。当进餐后血糖升高时，胰岛 β 细胞会适时分泌胰岛素，促进肝糖原合成，抑制肝糖原分解和糖异生，使血糖不至于过高。空腹血糖稳定在 3.9~6.1mmol/L，餐后 2 小时血糖一般不超过 7.8mmol/L。

六、糖尿病是因为"吃糖多"引起的吗

要点聚焦： 糖类物质是生命活动的主要能量来源。糖尿病不是因为吃糖多引起，而是在遗传背景下，由于高脂肪、高热量饮食，缺乏运动及肥胖，导致胰岛素抵抗及胰岛素分泌不足所致。

临床实例

李大爷一家是南方人，老伴烧菜时喜欢加白糖。近日李大爷单位组织查体，查出有糖尿病，他回到家里就一个劲地埋怨老伴，怪她平时烧菜放糖太多，使他患上了糖尿病。老伴也是有口难辩，难道吃糖多点真是导致糖尿病的元凶吗？

人们常常用"甜蜜"来形容美好的生活，可在许多糖尿病友眼里，"糖"是导致糖尿病的罪魁祸首，不得不忍痛割爱、敬而远之。那么，"糖"真的那么可恶吗？事实并非如此。

1、糖有多种，粮食也是"糖"

从营养学的角度来说，糖类是人体三大营养素（另外两种营养素是蛋白质和脂肪）之一，它包括单糖（如葡萄糖、果糖等）、双糖（如蔗糖、麦芽糖、乳糖等）及多糖（主要指淀粉类食物）。人们日常生活中所说的糖大多数指的是带甜味的"单糖"和"双糖"，这类"简单糖"食入后可很快被人体很快吸收而使血糖显著升高，因此，糖尿病患者除了在出现低血糖时应及时服用外，最好不要吃单糖。双糖。而多糖（指馒头、米饭、土豆、山药等淀粉类食物）食用后要先在肠道被淀粉酶消化分解为葡萄糖，然后再缓慢吸收入血，故不会造成血糖急剧增高。

2、糖类是维持生命的能量源泉

血糖对于人体来说就相当于汽车所需要的汽油，其功能主要是提供人体各种器官（如大脑、心脏，肌肉）活动所需的能量，人体所需能量的 55%~60% 来自糖类，是机体能量的主要来源。葡萄糖进入人体细胞后，在细胞内被代谢并释放出能量，供人体各种器官活动时利用。吃了食物后，血液中的葡萄糖水平开始上升，此时胰腺就会分泌胰岛素进入血中，协助葡萄糖进入细胞。打个比方，将细胞比作房子，胰岛素就是打开屋门的钥匙，葡萄糖是靠这把钥匙进入细胞内的。

3、糖尿病不是吃糖多引起的

正常人的血糖之所以能保持在正常范围，是因为有充足的胰岛素能够正常发挥作用。而糖尿病人是由于遗传因素和环境因素的影响，导致体内的胰岛素分泌不足或作用缺陷（即"胰岛素抵抗"），影响了对血糖的调控，从而导致血糖升高。

目前认为，糖尿病的病因包括以下几个方面：①遗传因素：糖尿病人亲属中的糖尿病患病率显著高于普通人群，其中，2 型糖尿病的遗传倾向比 1 型糖尿病更明显；②环境因素：如高脂肪饮食、热量过剩、缺乏运动、肥胖等等；③感染与免疫因素：这是 1 型糖尿病发病的主要原因。正是由于以上各种因素的共同作用，导致体内胰岛素分泌缺陷及胰岛素抵抗，形成糖尿病。

那种认为糖尿病是由于"吃糖（此处指单糖、双糖等简单糖）多"引起的观点并无科学根据，实际上两者之间并没有必然的因果关系。导致目前糖尿病发病率急剧上升的根本原因并非是"糖类"（即"碳水化合物"）吃得太多，而是由于膳食结构不合理，脂肪、蛋白质类食物吃得太多，致使总的热量摄入超标，再加上缺乏运动，导致肥胖人口激增，而肥胖可以产生胰岛素抵抗，引起糖尿病。

由此可知，如果人体胰岛素分泌和作用正常，即便吃糖多点，也不会得糖尿病；倘若胰岛素分泌或作用出了问题，即使一点糖果也不吃，照样会得糖尿病。所以，我们不能简单地将糖尿病归结为吃糖引起的。但是，一旦得了糖尿病后，为了控制血糖，则应限制糖果、果汁等"简单糖（包括单糖和双糖）"的摄入。

4、"恐糖症"可以休矣

由于对糖尿病缺乏了解，许多病人对"糖"畏之如虎，怕"糖"怕得要命，不敢碰水果，不敢吃米面，天天以菜代饭，日日饥肠辘辘，强迫自己过着"苦行僧"式的生活，导致营养不良，体质下降，免疫力低下，甚至闹出别的病来。事实上，糖类是人体生命活动的主要能量来源，血糖稍高的人，如能合理控制饮食、适当运动，完全可以保持血糖平稳。

专家点评： 糖尿病与吃糖多并没有直接关系，糖尿病人可以吃"多糖（即淀粉）"，但要严格限制"单糖（如葡萄糖）"和"双糖（如蔗糖）"。

5、吃糖也要讲科学

在饮食结构安排上，糖尿病人应以多糖（即淀粉类食物）作为体内主要的能量来源（占总热量的55%~60%），但也不能吃得太多，否则容易造成体内热量过剩，其中一部分会转化为脂肪，导致超重和肥胖，而肥胖恰是发生糖尿病的重要危险因素。另外，由于糖尿病人对血糖的调控能力下降，而单糖、双糖等"简单糖"在肠道吸收较快，进食后容易导致餐后血糖显著升高，所以糖尿病人还是少吃甜食为好，但在抢救低血糖时除外。至于水果，糖尿病病人不必一概拒绝，但吃什么水果？什么时间吃？吃多少？要根据每个患者的病情而定。一般来说，血糖高时，暂时不吃水果，可以用黄瓜、西红柿代替，待血糖控制平稳后再吃水果；尽量选择水分大、糖分低的水果；不要饭后马上吃，应在两餐之间加餐时吃；不要多吃，并且应将水果所含的热量从主食中扣除。

深度阅读

糖尿病人能否输注葡萄糖

在许多糖尿病人的意识里，自己本身血糖就高，绝对不能输注葡萄糖。可是住院后发现有好多病友都在输葡萄糖，心里不免犯嘀咕：明明我有糖尿病，还给我输葡萄糖，这不明摆着火上浇油吗？对于这个问题，不仅患者有疑惑，有些基层医生也搞不清楚，有时甚至由此而引起医疗纠纷。

临床上，为了避免因输注葡萄糖引起血糖升高，糖尿病人常常选择生理盐水作为溶媒，但这并不代表糖尿病人就一定不能输葡萄糖溶液。例如，在下列几种情况下，糖尿病人就需要输注葡萄糖溶液。

1、有一些药物（如红霉素）配伍时，必须加到葡萄糖溶液中，否则会引起药物性状及药效的改变，甚至会引起严重不良反应；

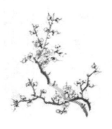

2、心功能不全的病人，输注过多的盐水会加重心脏负担，诱发心衰；

3、高血压患者，同样需要限制盐的摄入，不宜输注过多盐水；

4、肾功能不全的患者，大量输注生理盐水，可引起高氯性代谢性酸中毒，在休克状态下使用，可加重代谢性酸中毒，加重肾的负担，甚至有肺水肿的可能；

5、有些糖尿病人由于某些原因（如手术）不能进食时，需要通过输注葡萄糖补充热量。

为了避免输注葡萄糖液引起血糖升高，临床上可采用普通胰岛素来"兑冲"溶液中的葡萄糖。需要强调的是，葡萄糖溶液中加入胰岛素，并不是一种化学中和，而是利用胰岛素来调节糖代谢，促进肝脏、骨骼和脂肪组织对葡萄糖的摄取和利用，让多余的葡萄糖转变为糖原贮存于肝脏和肌肉内。

关于在葡萄糖中加入胰岛素的量，最好先确定病人目前的血糖水平，不同血糖水平加的胰岛素量不一样。原则上，血糖高的病人输注葡萄糖时胰岛素多加一点，血糖低的病人胰岛素少加一点，具体做法如下：

1、患者血糖水平正常。葡萄糖和胰岛素的比例为 4：1~5：1，即 4~5g 葡萄糖用 1U 普通胰岛素，1 瓶 500 ml 的 5% 葡萄糖注射液中兑入 5~6U 的胰岛素；

2、患者血糖偏高但不超过 13.9 mmol/L。葡萄糖和胰岛素的比例为 3：1，例如：1 瓶 500 ml 的 5% 葡萄糖液要配 8U 胰岛素；

3、患者血糖 ≥ 13.9 mmol/L，但不超过 16.7mmol/L。胰岛素就要相应多配一点，葡萄糖和胰岛素比例可达 2：1；

4、患者血糖超过 16.7mmol/L。暂时不要输葡萄糖液，先用"生理盐水 + 胰岛素"把血糖先降下来。

另外，在输液过程中，还要注意监测患者的血糖变化，根据情况及时调整胰岛素用量。

专家点评： 糖尿病患者并非绝对禁忌输注葡萄糖，只不过是需要根据患者当时的血糖水平以及液体中的葡萄糖含量，按照适当的配比加入胰岛素进行"兑冲"。由于"兑冲"的只是本次所输的葡萄糖，因此，患者原来的降糖治疗还需继续维持。

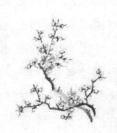

七、糖尿病究竟有多可怕

要点聚焦：糖尿病乃"百病之源"，其危害无处不在、无所不及。一旦控制不好，病人轻者致残，重者致死，最终难逃人财两空的厄运。

糖尿病是一种全球性的流行性疾病，随着经济生活的高速发展，其患病率急剧增高，现已成为威胁人类健康的第三大杀手在世界上，在全球范围内，每六秒钟就有一个人死于糖尿病。其实，高血糖本身并不可怕，真正可怕的是糖尿病所致的各种并发症。如果控制不好的话，病人从头到脚、由内到外、从肉体到精神几乎无一幸免，其对病人的危害是多方面的、严重的和终身性的，与之相伴的还有长期高额的医疗支出，但最终患者还是难逃致残和早亡的结局。说糖尿病是"百病之源"可谓实至名归。

1、残害您的机体

在糖尿病的早期阶段，病人除了血糖高点以外，可以没有任何症状，但如果因此而满不在乎、放松治疗，持续的高血糖可以在不知不觉中，侵蚀您全身的大、小血管及神经，引起体内各个组织器官的病变，导致各种急、慢性并发症，如心脏病、脑中风、神经病变、肾功能衰竭、失明、阳痿以及截肢等等。严重者可致残、致死。

（1）急性并发症：以糖尿病酮症酸中毒和非酮症高渗性昏迷最为常见，前者多见于1型糖尿病以及处于应激状态（如急性感染、急性心脑卒中、精神刺激、外伤、手术、暴饮暴食）的2型糖尿病，后者多见于老年病人。急性并发症往往来势汹汹，如果不能及时救治，死亡率很高。随着医疗水平的提高，尤其是胰岛素的广泛应用，急性并发症的发病率及病死率较以往显著下降。

（2）慢性并发症：与急性并发症相比，如今慢性并发症越来越多，已成为导致糖尿病人致残、致死的首要因素。它包括：

①心脏病变。糖尿病可引起冠状动脉硬化、狭窄和堵塞，导致冠心病（心绞痛、心肌梗死）、糖尿病性心肌病甚至猝死。糖尿病引起的心脏病尽管病情较重但症状却往往不典型，无痛性心肌梗死较为多见。糖尿病性心肌病最常见的症状是心脏扩大及心律失常，后期则出现心力衰竭。糖尿病人发生心梗的危险比非糖尿病

人高 3~4 倍。

②脑血管病变。主要是脑血栓，脑溢血则相对少见。轻者出现半身麻木或活动不灵，重则导致瘫痪、神志不清、深昏迷，危及生命。糖尿病人发生脑中风者的危险是非糖尿病人的 2~4 倍。

③肾脏损害。是糖尿病最常见的微血管并发症之一。在早期阶段，病人症状常不明显，尿微量白蛋白排泄率增加是其唯一表现，很容易被忽略，以后随着肾小球滤过率下降，体内代谢废物不能排出，血肌酐及尿素氮开始升高，并出现临床症状，病情进一步发展可导致尿毒症。有资料显示，微量白蛋白尿的出现率在病程 10 年和 20 年后可分别达到 10% ~30% 和 40%，且 20 年后有 5% ~10% 的患者进展为尿毒症，糖尿病患者发生尿毒症的危险性是非糖尿病人的 17 倍，在接受透析的终末期肾病患者中有一半是糖尿病人。

④视网膜病变和白内障。视网膜病变最为多见，早期可无任何症状，随着病情进展，导致眼底反复出血、视力明显减退，严重时可导致失明。糖尿病致失明的危险性为非糖尿病人的 25 倍。我国资料报道，病程在十年的糖尿病患者有 50% 发生视网膜病变，十五年以上者有 80% 发生视网膜病变，而 2% 的患者将完全失明。

⑤阳痿。主要是高血糖导致神经及外周血管病变所致。周围神经病变会影响患者阴茎对触觉的敏感性，降低勃起反应并导致射精功能障碍；自主神经受到影响时，则会失去对勃起组织血管的调控作用；周围动脉血管病变阻碍阴茎供血，导致阴茎勃起障碍。

⑥神经损害。神经病变神经病变患病率在糖尿病病程为 5 年、10 年、20 年后分别可达到 30% ~40%、60% ~70% 和 90%。感觉神经受损，病人可出现四肢麻木疼痛、感觉丧失、无痛性心肌梗死；植物神经受损可出现静息心率增快、体位性低血压、出汗异常、胃轻瘫、膀胱尿潴留、阳痿、便秘、腹泻等征象。

⑦糖尿病足。由于长期高血糖造成下肢血管病变及神经损害，并在此基础上合并感染，导致下肢溃疡及坏疽，病情严重者需要截肢。据统计，因糖尿病足坏疽而截肢者为非糖尿病人的 20 倍。据美国相关资料统计，成年截肢病人当中，有 40% 是糖尿病足坏疽所致，危害性极大。

⑧各种感染。糖尿病人由于抵抗力差，容易并发呼吸道及泌尿道感染、肺结核、皮肤粘膜感染及牙周炎。

⑨对孕产妇及胎儿的损害。如果血糖控制不好，糖尿病孕妇易出现流产、胎儿发育畸形、死胎、新生儿低血糖等妊娠并发症，母亲及胎儿死亡率均较高。

2、淘空您的钱袋

糖尿病给各国政府和人民带来了沉重的经济负担。每年全球与糖尿病相关的

专家点评：糖尿病对人类健康的巨大危害丝毫不亚于艾滋病。因此，一定要从思想上高度重视，积极倡导健康的生活方式，防字当头，让健康人不得糖尿病，让糖尿病患者尽量不出现并发症。

医疗支出占全部医疗支出的 12%，大约为 6700 亿美元。中国每年用于糖尿病及其相关疾病的医疗支出高达 500 亿美元，占整个国民医疗总支出的 13%，其中 80% 用于并发症的治疗。预计到 2040 年，中国在糖尿病相关疾病的卫生总费用将会达到 720 亿美元。

自 2015 年 3 月至 2015 年 12 月，在全国 13 个大城市的 16 家三甲医院，对 1382 例 2 型糖尿病患者进行治疗费用随访调查。结果如下：城市中 2 型糖尿病患者人均半年门诊直接医疗费用 5166 元，人均均次住院直接医疗费用 10544.8 元。

3、缩短您的寿命

世界卫生组织报告称，2013 年全球共有 510 万人死于与糖尿病相关的疾病，占所有死亡人数的 8.39%。在大部分发展中国家，每 10 名 35~64 岁的成年人中至少有 1 人死于糖尿病，糖尿病已经成为大多数国家居民早逝的主要死因之一。我国每年因糖尿病死亡的人数超过 100 万人。据统计，糖尿病可使寿命平均缩短 10 年。

4、降低您的生活质量

糖尿病目前尚不能根治，一旦发生，将终身相伴；糖尿病注重细节管理，尤其是在饮食方面有严格要求，为此，病人将会失去很多生活乐趣和行动自由；糖尿病的慢性并发症具有高度致残性，严重者会对病人得生活和工作造成不利影响；来自于健康和经济的双重压力，给患者本人及其家属造成巨大的精神负担，据统计，糖尿病人群心理障碍（如抑郁症）发病率可高达 30%~50%。上述种种情况，使病人的生活质量大大降低。

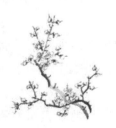

八、如何诊断糖尿病

要点聚焦：只有血糖才是诊断糖尿病的金标准，其它如尿糖、"三多一少"症状等等仅仅是作为诊断参考或线索。与空腹血糖相比，餐后血糖对于早期发现糖尿病的价值更高。

临床实例

前不久，某单位组织退休人员到我院查体，其中有好几位老年人血糖明显高于正常，但化验尿糖呈阴性。随后再次复查，结果还是一样，被医生确诊为糖尿病。他们感到不可理解，问我："尿糖阴性能算糖尿病吗？"无独有偶，最近笔者接诊了一位孕妇，她在例行产前检查时发现尿糖阳性，怀疑自己患上了糖尿病。我随后让她做了空腹血糖化验及"糖耐量试验"，结果均正常。当我告知她可以排除糖尿病时，她一脸迷惑，"尿糖阳性难道还不算糖尿病？"

上面两位病人都犯了一个共同的错误——"望文生义"。事实上，大家熟知的"三多一少"症状或者"尿糖阳性"仅能作为诊断线索，只有血糖才是诊断糖尿病的金标准，换句话说，确诊糖尿病必须以血糖水平为依据。下面，就让我们来了解一下糖尿病的诊断标准。

目前，国际上糖尿病诊断标准采用的是双轨制：血糖和糖化血红蛋白。

1、以血糖作为诊断标准

根据 1999 年 9 月世界卫生组织（WHO）颁布的糖尿病最新诊断标准：

（1）如果患者有"三多一少"（多饮、多食、多尿、体重减轻）糖尿病症状，且符合以下三条之一者，即可诊断为糖尿病。

①空腹血浆血糖 ≥ 7.0mmol/L（126mg/d1）；

②随机（一天中任意时间）血浆血糖 ≥ 11.1mmol/L（200mg/d1）；

③口服葡萄糖耐量试验（OGTT）：餐后 2 小时血浆血糖 ≥ 11.1mmol/L（200mg/d1）。

细节提醒：诊断糖尿病需要注意以下几点：①应当以静脉血浆血糖值而不是用血糖仪测的末梢全血血糖值作为糖尿病的诊断依据；②诊断时需要排除应激因素（如急性感染、高烧、急性心脑卒中、手术、外伤等）引起的一过性血糖升高；③尿糖不能作为糖尿病的诊断依据，尿糖阳性不能肯定就是糖尿病，尿糖阴性也不能排除糖尿病；④鉴于目前我国糖化血红蛋白（HbA1c）的测定方法及正常参考值尚未完全统一，因此，目前我国尚未正式推荐把糖化血红蛋白（HbA1c）做为糖尿病的诊断依据。

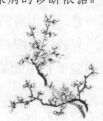

（2）如果患者没有"三多一少"典型糖尿病症状，则需要择日再重复化验一次血糖，两次结果均达到以上标准，同样可诊断为糖尿病。

2、以糖化血红蛋白（HbA1c）作为诊断标准

美国糖尿病协会（ADA）于2010年首次正式批准糖化血红蛋白（HbA1c）≥ 6.5% 作为糖尿病的诊断标准，由于我国 HbA1c 检测在基层尚未普及，检测方法及质控标准也不统一，因此，目前仍未被中国采纳。

九、糖尿病分哪几种类型

要点聚焦：随着对糖尿病研究的不断深入，糖尿病的临床分型也在不断变化。目前国内外普遍采用的是世界卫生组织（WHO）于1999年颁布的分型方案，该方案从病因学的角度，将糖尿病分为1型糖尿病、2型糖尿病、妊娠糖尿病和特殊类型糖尿病共四大类型。

确诊糖尿病仅仅是诊断糖尿病的第一步，接下来，还要对糖尿病进行分型，看看患者究竟属于哪种类型的糖尿病。不同类型的糖尿病，其病因、临床特点、治疗及预后均不相同。按照1999年世界卫生组织（WHO）颁布的分型方案，根据病因不同，糖尿病可以分为1型糖尿病、2型糖尿病、妊娠糖尿病和其它特殊类型的糖尿病共四大类型，分别介绍如下：

1、1型糖尿病

主要由自身免疫导致胰岛β细胞严重毁损所致，病人自身胰岛素数量绝对缺乏，必须依赖外源性胰岛素维持生命。此型患者约占糖尿病患者总数的5%，发病年龄较早，多见于儿童和青少年。1型糖尿病患者往往起病急，"三多一少"症状比较明显，容易发生酮症酸中毒，许多患者是以酮症酸中毒为首发症状。由于病人的胰岛功能极差，胰岛素分泌呈低平曲线，因而必须终身使用胰岛素替代治疗，否则将会反复出现酮症酸中毒，甚至导致死亡。由于1型糖尿病是由自身免疫介导的，故患者胰岛β细胞自身抗体（如 GADA、IAA、ICA）检查多为阳性。

需要指出的是，某些1型糖尿病的临床表现与2型糖尿病颇为相似，例如，在青中年阶段发病，起病慢，开始阶段"三多一少"症状及酮症倾向均不太明显，口服降糖药物治疗有效，但这种病人的胰岛功能衰竭很快，一般发病半年后出现

磺脲类口服降糖药继发性失效及自发性酮症酸中毒，胰岛（细胞自身抗体检查呈阳性，我们将它称之为"成人迟发性自身免疫糖尿病（LADA）"，属于 1 型糖尿病的一个特殊类型。

2、2 型糖尿病

病因与遗传因素和环境因素有关，主要病理机制是胰岛素抵抗或同时伴有胰岛素分泌相对不足。此型病人约占糖尿病患者总数的 90% 以上，多见于超重或肥胖的中、老年人，有明显的家族遗传性。2 型糖尿病患者多数起病比较缓慢，"三多一少"症状较轻或不典型，也可以没有任何症状，较少出现酮症。多数患者通过饮食控制及口服降糖药治疗可以使血糖得到控制，但病程较长、已出现胰岛功能衰竭的晚期 2 型糖尿病患者，同样也需要补充外源性胰岛素控制血糖。

3、妊娠糖尿病

是指妊娠期间发生的糖尿病，约占妊娠妇女的 2~3%，它是由于怀孕期间雌激素、孕激素等拮抗胰岛素的激素分泌增加，导致胰岛素绝对或相对不足所致。该病多发生在有糖尿病家族史、肥胖、高龄的孕妇中。妊娠糖尿病对母婴均有不良影响。糖尿病孕妇本人易合并妊高征、羊水过多、难产、产后出血等；孕育的胎儿则容易流产、死胎、早产，另外，分娩后新生儿容易出现低血糖休克。随着分娩的结束，大多数妊娠糖尿病人的血糖可恢复正常，但有近 1/4 的病人若干年后会发生永久性糖尿病。产后体重是预测这类病人日后是否发生显性糖尿病的重要因素。

4、特殊类型糖尿病

主要包括遗传性胰岛（细胞缺陷（如 MODY）、胰腺疾病（例如胰腺切除）、内分泌疾病（皮质醇增多症、嗜铬细胞瘤、生长激素瘤、甲亢等）以及药物因素（如糖皮质激素、某些利尿剂等）所致的糖尿病。

需要说明的是，对某个具体病人来讲，糖尿病的分型必须根据诊断当时的具体情况，许多糖尿病人的诊断很难

专家点评： 根据血糖水平对糖尿病进行"定性诊断"仅仅是第一步，接下来还要根据病因对糖尿病进行"分型诊断"，后者对于指导治疗、判断预后具有重要的临床价值。

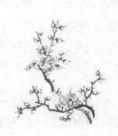

归于某一类型。例如，妊娠糖尿病人产后高血糖继续存在，实际上可以诊断为 2 型糖尿病。再比如有些年轻的糖尿病患者，往往同时兼有 1 型和 2 型糖尿病的某些特征，很难一下子明确到底是 1 型还是 2 型糖尿病？对于医生和病人来说，正确理解高血糖发生的病理过程并给予有效治疗，比糖尿病分型本身更为重要。

小 锦 囊

如何自我识别 1 型和 2 型糖尿病

凡是具备发病年龄小、体型消瘦、酮症倾向明显、口服降糖药无效、胰岛功能极差、糖尿病自身抗体阳性等临床特征的患者支持 1 型糖尿病；相反，凡是具备成年以后发病、体型肥胖、无明显酮症倾向、口服降糖药有效、胰岛功能尚存、糖尿病自身抗体阴性等临床特征的患者支持 2 型糖尿病。

深度阅读 ▶▶▶

您听说过"1.5 型糖尿病"吗

临床实例

而立之年的陈先生在去年年底的一次体检中，查出有"2 型糖尿病"。当时他本人及周围同事都有些纳闷，小陈年纪轻轻，也不肥胖，又无糖尿病家族史，咋就患上 2 型糖尿病了呢？让他感到庆幸的是，在医生的指导下，通过控制饮食及口服降糖药，尽管没用胰岛素他的血糖也控制得不错。然而好景不长，从今年下半年开始，小陈发现降糖药的效果大不如前，血糖检测结果一次比一次高，"三多一少"症状开始显现，最近还因"酮症酸中毒"不得不住院治疗。住院期间检查发现，小陈的胰岛功能严重受损，胰岛自身抗体（谷氨酸脱羧酶抗体、胰岛细胞抗体等等）均为阳性，医生将之前"2 型糖尿病"的诊断修正为"成人隐匿性自身免疫性糖尿病（latent autoimmune diabetes in adults，简称 LADA）"，停用口服降糖药，改用胰岛素治疗，血糖重新得到良好控制，自觉症状随之消失。

对于 1 型糖尿病（旧称"胰岛素依赖型糖尿病"）和 2 型糖尿病（旧称"非胰岛素依赖型糖尿病"）大家都比较熟悉。前者多见于青少年，患者体型多偏瘦，起病急，"三多一少"症状显著，容易发生酮症酸中毒，必须依赖胰岛素治疗；后者多见于中老年人，患者体型多偏胖，起病缓慢，"三多一少"症状常不典型，无自发性酮症倾向，大多不必依赖胰岛素。此外，临床上还有一种类型的糖尿病，其临床特征介于 1 型和 2 型之间，故称为"1.5 型糖尿病"，学名叫"成人隐匿性自身免疫糖尿病"（latent autoimmune diabetes in adults，简称 LADA）。

与 1 型糖尿病一样，LADA 也是因自身免疫导致胰岛 β 细胞损害所致，只不过损伤速度比 1 型糖尿病缓慢一些而已，因此，尽管 LADA 也是成年起病，早期表现与 2 型糖尿病类似，但从本质上讲，应将其划归于 1 型糖尿病的一个亚型。

过去，由于人们对 LADA 认识不足，往往将其误诊为 2 型糖尿病。近年来，随着检测手段的提高和人们对其认识的加深，发现这种糖尿病并不少见，约占初诊 2 型糖尿病的 10%~15%。也就是说，目前诊断为 2 型糖尿病的患者中，大约有 10%~15% 的患者其实是 LADA。LADA 男女发病率大致相同，发病年龄多在 25~35 岁之间。

1、LADA 的临床特点：

与 1 型糖尿病相比，由于 LADA 患者胰岛 β 细胞破坏缓慢，故其发病年龄较晚，往往到 25~34 岁才发病（多在应激情况下诱发，如严重感染、创伤、烧伤、骨折、颅脑外伤、休克等），症状比 1 型糖尿病要轻，在病程早期口服降糖药有效；与 2 型糖尿病相比，LADA 患者通常比较消瘦，"三多一少"症状更明显，病情进展也更快，往往半年至一年后患者就会因胰岛功能迅速衰竭而必须依赖胰岛素治疗。

成人隐匿性免疫性糖尿病（LADA）的进展在临床上分为两个阶段

①非胰岛素依赖期：临床表现貌似 2 型糖尿病，但"三多一少"症状较典型 2 型糖尿病明显，发病 6 个月内无酮症，血浆 C 肽水平较低，血糖短期内可通过饮食治疗和（或）口服降糖药控制。

② 胰岛素依赖期：自起病半年至数年后，出现胰岛 β 细胞功能进行性损伤，患者出现口服降糖药继发性失效，最终必须依赖胰岛素治疗，并出现酮症倾向。

2、如何诊断 LADA

目前，国内外对于 LADA 尚无统一的诊断标准，结合中国国情及人种特点，推荐中国 LADA 的诊断标准为：在糖尿病诊断明确、同时排除妊娠糖尿病和其他特殊类型糖尿病的前提下，同时具备下述 3 项条件：①成年人（≥ 18 岁）起病；②诊断糖尿病后至少半年不依赖胰岛素治疗；③胰岛自身抗体（如 GAD-Ab、ICA 等）阳性。

需要说明的是，尽管胰岛功能检查对诊断 LADA 有一定帮助，但是，不能把胰岛分泌功能衰竭作为诊断 LADA 的必要条件，这是因为在 LADA 病程的早期阶段，患者的胰岛功能并未衰竭，而只是轻度下降。事实上，对 LADA 诊断真正起决定作用的是与糖尿病有关的自身抗体，如谷氨酸脱羧酶抗体（GAD-Ab）、胰岛细胞抗体（IC-Ab）、酪氨酸磷酸酶抗体（IA-2Ab）等等，这其中，GAD-Ab 具有出现早、持续时间长的特点，是诊断 LADA 最敏感的指标。

胰岛自身抗体作为 β 细胞自身免疫的标志物，可用于 LADA 与 2 型糖尿病的鉴别，后者抗体阴性；而确诊糖尿病后相当一段时间内（半年以上）不依赖胰岛素治疗，则可与经典 1 型糖尿病相鉴别。

3、早期发现和诊断 LADA 有何意义

据调查，LADA 占整个糖尿病患者数的 10%~15%，照此推算，在我国高达 1 亿的糖尿病患者中，LADA 患者约有 1000 万。LADA 的临床表现不同于人们所熟悉的青少年 1 型糖尿病，乍看起来颇似 2 型糖尿病。如果单凭临床表现，患者极易被误诊为 2 型糖尿病，从而影响正确的治疗，不利于疾病的控制和预后。而如能早期将 LADA 从 2 型糖尿病患者中鉴别出来，并及早给予干预性治疗，防止患者胰岛细胞功能的恶化，则具有十分重要的意义。

4、哪些人需要警惕 LADA

（1）起病年龄在 18 岁以上；

（2）起病半年以内口服降糖药物有效，暂不依赖胰岛素治疗；然而随着病程进展，口服降糖药逐渐失效，必须依赖胰岛素治疗；

（3）起病时体重偏瘦或非肥胖；

（4）无明显的糖尿病家族史；

（5）伴有其它自身免疫性疾病，如自身免疫性甲状腺疾病等；

（6）胰岛功能检测显示空腹和刺激后胰岛素和 C 肽分泌均明显偏低。

凡是具有以上临床特点的糖尿病患者，均应警惕隐匿性自身免疫性糖尿病（LADA），并测定胰岛自身抗体加以排除。

5、LADA 的治疗策略是什么

因 LADA 是以胰岛 β 细胞遭受缓慢免疫破坏为特点，其治疗方式应以预防和延缓 β 细胞功能衰竭为宜。LADA 病程分"非胰岛素依赖"及"胰岛素依赖"两个阶段，治疗的重点在非胰岛素依赖阶段，因此，LADA 一旦诊断明确，除了基础的饮食治疗和运动锻炼以外，应立即启动胰岛素治疗，如此，既可有效控制血糖、迅速解除"糖毒性"，还能减轻胰岛 β 细胞的负担，使自身胰岛 β 细胞得到休息，

并促进残存 β 细胞的修复（注：对于单用胰岛素血糖控制不稳定的患者，可以加用双胍类、α – 糖苷酶抑制剂或 SGLT–2 抑制剂）。另外，还可酌情加用免疫抑制剂（如小剂量的环孢素 A 或者雷公藤多苷片），后者可以阻止自身免疫介导的胰岛 β 细胞的损伤，促进自身胰岛 β 细胞再生与修复，延缓胰岛素依赖阶段的到来，进而减少各种慢性并发症的发生。此外，还有研究显示：罗格列酮、维生素 D 对 LADA 患者的胰岛 β 细胞具有保护作用。采用联合用药，如胰岛素联合罗格列酮、胰岛素联合维生素 D 也是可供选择的治疗方案之一。

需要注意的是：胰岛素促泌剂（包括磺脲类和非磺脲类促泌剂）禁止用于 LADA 的治疗，因为此类药物会加速胰岛 β 细胞功能衰竭。

综上所述，LADA 是一种貌似 2 型糖尿病的 1 型糖尿病，临床并非罕见。诊断 LADA 有一定困难，对初诊糖尿病的患者常规进行胰岛 β 细胞抗体的检测，可以提高 LADA 的诊断率。一旦患者确诊为 LADA，即应该早期使用胰岛素治疗，避免应用口服胰岛素促泌剂，做到尽可能保护残存的胰岛 β 细胞功能，为良好控制血糖创造条件。

深度阅读 ▶▶▶

鲜为人知的"爆发性 1 型糖尿病"

暴发性 1 型糖尿病（fulminant type l diabetes mellitus，FT1DM）是 2000 年由日本学者 Imagawa 等提出的 1 型糖尿病的新亚型，归类于特发性 1 型糖尿病，以"急骤起病、胰酶升高、胰岛相关抗体阴性"为特征。

1、FT1DM 的临床特点

暴发性 1 型糖尿病患者起病急骤，病情进展迅速，多数存在严重高血糖、酸中毒及电解质紊乱，预后凶险。如未及时诊断和治疗，患者往往在短期内死亡。

与典型的 1 型糖尿病相比，暴发性 1 型糖尿病患者发病年龄大、病程短、酮症酸中毒程度重，但胰岛相关抗体（如 GADA、ICA、IAA 等）大多为阴性，大部分患者血清胰酶升高。此外，暴发性 1 型糖尿病患者起病前大多有流感症状或胃肠道症状，女性可能在妊娠期间或产后迅速起病。

经典 1 型糖尿病患者起病时一般尚有少量胰岛功能残存，而暴发性 1 型糖尿病患者起病时胰岛功能已几乎完全丧失，缺乏胰岛素分泌能力，所有患者均需终身接受胰岛素治疗，且胰岛素用量较大。

2、FT1DM 的诊断标准

Imagawa 等提出暴发性 1 型糖尿病应具备以下几点：

（1）高血糖症状出现 1 周内即发展为酮症或酮症酸中毒；

（2）首诊时血糖 ≥ 16.0mmol/L，而糖化血红蛋白 < 8.5%；

（3）空腹血清 C 肽 < 0.1nmol/L 和刺激后（餐后或胰高血糖素）血清 C 肽 < 0.17nmol/L。

（4）其他表现：起病前常有前驱症状如发热、上呼吸道感染或胃肠道症状；胰岛自身抗体，如谷氨酸脱羧酶抗体（GADA）、酪氨酸磷酸酶蛋白抗体（IA2A）、胰岛素自身抗体（IAA）等可为阴性；多数患者出现胰酶（包括淀粉酶）升高；本病可发生在妊娠期或分娩后。

这其中，以前三点最为重要。

简而言之，FT1DM 的诊断要素主要包括起病方式及胰岛功能两点，即表现为急速起病而胰岛功能几近丧失。因此，凡遇到超高血糖而 HbA1C 接近正常的酮症酸中毒患者，应考虑"暴发性 1 型糖尿病"的诊断。

3、FT1DM 的治疗原则

患者一旦疑诊为 FT1DM，应立即开始治疗，否则，疾病将迅速恶化，24 小时内有效治疗十分关键。治疗原则与酮症酸中毒相同，给予积极补液、小剂量胰岛素静脉滴注、纠正电解质及酸碱失衡、防治感染及其他并发症等，同时要严密监测血糖、酮体、肝肾功能、胰酶、肌酶、心电图等。胰酶升高一般需要 2~3 周恢复正常，无需特殊处理。

总之，FT1DM 作为近年提出 1 型糖尿病的新亚型，由于其起病急骤、代谢紊乱严重、病情进展迅速、临床经过复杂及预后差，因此要引起临床医师的高度重视，正确的诊断和及时恰当的治疗对病情转归至关重要。

十、糖尿病的"面孔"，不只是"三多一少"

要点聚焦： "三多一少"是糖尿病人的典型症状，但糖尿病人并非都是这一副面孔，以"另类面孔"示人者并不在少数，对此，我们不可不知。

临床实例

刚到知天命之年的王师傅身体一向很健康，不过近半以来，他总感觉浑身没劲，体重也下降了十多斤。特别是最近一段时间，老是感觉左肩部疼痛，活动明显受限，厂医说他得的是"肩周炎"。可是按肩周炎治疗了一段时间，效果也不太明显。后来妻子陪同他到一家大医院挂了个专家号。接诊的专家在详细了解了王师傅的病情之后，建议他查查血糖，结果发现血糖显著增高。医生告诉他，他患有糖尿病，而且，他的肩周炎很可能与之有关。医生的的诊断结论令王师傅百思不得其解，不是糖尿病人都有"三多一少"（多食、多饮、多尿、体重下降）症状吗？可他除了肩膀痛以外并没有其他不适，另外，糖尿病怎么会与肩周炎扯在一起呢？医生告诉他：糖尿病人的症状多种多样，许多病人的症状都不典型。他的肩周炎就是由于糖代谢紊乱，导致动脉血管硬化，使肩关节周围的血管、神经不能获得充分的血液供应，累及臂丛神经缺血、缺氧及营养不良而引起的。

众所周知，糖尿病的典型症状是"三多一少"，但有接近一半的糖尿病人症状并不典型，这其中大部分都被长期被漏诊或误诊。事实上，这些糖尿病人并非没有"蛛丝马迹"，根本原因还是我们对糖尿病症状的"多样性"缺乏了解，下面，我们就一同来见识一下糖尿病究竟有哪些另类"面孔"吧。

1、餐前低血糖

在糖尿病的初期，有些患者并没有典型的"三多一少"症状，而是常常表现为餐前饥饿难忍及低血糖。其原因是由于 2 性糖尿病患者胰岛素分泌延迟，与血糖的变化不同步，餐后血糖达高峰时，胰岛素分泌却没达峰，等到下一餐前血糖回落时，胰岛素分泌反而达到高峰，这样就造成了低血糖（反应性低血糖），引发餐前饥饿感。因此，无论是医生还使病人，千万不要被低血糖这种假象所欺骗。（注：正常人吃饭后，血糖值在 30~60 分钟内达到高峰，120 分钟开始下降，180 分钟左右恢复到空腹水平，而胰岛素的分泌也与血糖变化相互匹配，从而使血糖得以维持正常。）

2、性功能障碍

男子性功能受植物神经控制与调节，而糖尿病可引起植物神经及周围血管病变，故可导致男性性功能障碍（即"阳痿"）。据调查，男性糖尿病人合并阳痿的约占 50% 左右。阳痿病人，尤其是体型肥胖的中年阳痿患者，应注意化验血糖，排除糖尿病。

3、胃肠功能紊乱

糖尿病性植物神经病变常可影响胃肠道功能,使胃肠道蠕动减慢,胃排空延迟,病人表现为腹胀、纳差或顽固性便秘。少数病人也可出现慢性腹泻，或腹泻与便秘交替。与感染性腹泻不同，糖尿病引起的腹泻通常不伴有腹痛及脓血便，且抗生素治疗无效。

4、排尿无力及尿潴留

高血糖可损害支配膀胱的植物神经，影响膀胱的收缩与排空，病人表现为缺乏尿意、排尿困难，膀胱残余尿增多以及"张力性尿失禁"。男子出现上述情况时，如果排除了前列腺肥大，则应怀疑是否有糖尿病。

5、视力减退

糖尿病可引起视网膜病变及白内障，从而影响视力，发病率随着病程与年龄的增加而增加。其中，糖尿病性视网膜病变对视力影响最严重，可造成视力突然下降。

6、无痛性心肌梗塞

糖尿病人很容易发生心血管疾病，当发生急性心肌梗塞时，由于痛觉神经变性，有24%~42%的病人没有疼痛的感觉。对发生无痛性心肌梗塞者，或出现原因不明的心律失常、心衰者，应考虑可能与糖尿病有关。

7、异常出汗

糖尿病性植物神经病变时可出现汗液分泌异常，即便天气不热（尤其是吃饭时）也常常大汗淋漓，且以颜面、上身为主，下肢出汗较少。

8、体位性低血压

由于糖尿病植物神经病变，造成血管舒缩功能紊乱，当久坐、久卧后突然起立时，由于血管不能反射性收缩，从而导致血压下降，导致一过性脑缺血，出现头晕、眼花甚至晕厥。

9、糖尿病性脊髓病

本病发病年龄多在40~70岁，临床主要表现为双下肢麻木无力，双脚有踩棉花样感觉，步态不稳，夜间不能行走。重者双下肢截瘫，可伴有下肢放射性疼痛、尿失禁、阳痿等。

10、手足麻木

糖尿病可引起末梢神经炎，表现为对称性的手足麻木、疼痛、灼热、感觉减退或消失，也有人会产生走路如踩棉花的感觉。所以，有原因不明的手足麻木者，应注意检查血糖。

11、肩周不适

高血糖会损伤周围血管，影响血液供应，导致肩关节周围软组织炎症及肿胀，诱发肩周炎，使病人肩周疼痛、僵硬、活动受限。因此，肩周不适且经久不愈的人，最好查一下血糖。

12、皮肤及外阴瘙痒

高血糖可刺激皮肤神经末梢，引起皮肤瘙痒，特别是女性会阴部的瘙痒尤为严重，让人寝食难安。凡有上述症状者应注意排除糖尿病。

13、皮肤反复生疖或伤口久治不愈

糖尿病患者白细胞的吞噬及防御能力降低，高糖又有利于致病菌生长，因此，糖尿病人容易发生皮肤、口腔、呼吸道、泌尿道、阴道等部位感染。而且，一旦受伤或手术，伤口往往不易愈合。因此，凡是反复感染、迁延不愈的患者，一定要检查血糖，排除糖尿病。

14、皮肤水疱

糖代谢异常导致皮肤营养障碍和微血管损害，引发皮肤水疱，特点是：好发于指、趾、手足的背部；单个或多个出现，大小不等；疱壁薄，内含透明浆液；无痛，疱周有红晕；发生突然，可以自愈，但反复出现。故对反复发生烫伤样皮肤水疱者，应检查血糖。

15、娩出巨大胎儿者

孕妇患有糖尿病，高浓度的葡萄糖可刺激胎儿的胰岛分泌较多的胰岛素，加速脂肪和蛋白质的合成，胎儿的生长发育特别快。凡是娩出的胎儿重达 4000g 以上的妇女，均应检查一下血糖。

16、嗜睡及昏迷

有些老年人身患糖尿病自己却浑然不知，在某些诱因（如严重脱水、感染等等）作用下，可引起高渗性昏迷或酮症酸中毒昏迷，临床酷似脑血管病。

之所以将上述种种"特殊面孔"分开来说是为了叙述方便，事实上，临床见到的患者常常是集多种"面孔"于一身。当然，一个患者的症状越多，他（她）的糖尿病嫌疑越大。以上症状从临床角度看，并非都是糖尿病的早期症状，有些已是糖尿病的并发症。因此，应该早发现，早治疗，避免严重并发症的发生。

专家提醒："临床表现多样化"是糖尿病的一大特点。同为糖尿病，具有典型"三多一少"症状的糖尿病患者仅占一半，还有将近一半的糖尿病患者没有典型临床症状，而是以形形色色的"另类"面孔示人，对此，临床医生应有充分的认识，否则，这部分病人极有可能被漏诊或误诊。

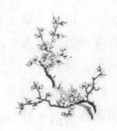

十一、糖尿 ≠ 糖尿病

要点聚焦：一般情况下，血糖与尿糖成正相关，血糖高则尿糖也高。但在某些特殊情况下，两者并不一致。此时如果只查尿糖，不查血糖，很容易将尿糖阳性者误诊为糖尿病。

临床实例

前不久，来自吉林的一对父子到我院就诊，父亲刘先生 36 岁，儿子 12 岁。几个月前，刘先生在当地县医院化验尿常规时，偶然发现尿糖阳性（++++），但他没有任何自觉症状，随后又化验了血糖，结果正常。从那之后，刘先生多次化验血糖及尿糖，空腹血糖在 6.0~7.0 毫摩 / 升之间，餐后 2 小时血糖在 8.0~11.0 毫摩 / 升之间。当地医生考虑是早期 2 型糖尿病，遂嘱咐刘先生严格控制饮食并给予消渴丸等降糖药物治疗。用药期间，刘先生多次出现心慌、手颤、头晕、出汗等症状，血糖忽高忽低。刘先生听说糖尿病会遗传，于是又带儿子去医院检查，检查结果和他情况差不多，也被诊断为 2 型糖尿病。

在详细了解父子俩的病史之后，我让他俩暂停一切降糖药，并分别做了糖耐量试验、胰岛功能、肾功能、肾糖阈、尿常规、尿糖定量、肾小管酸化功能等多项检查。检查结果显示，除了肾糖阈明显降低、尿糖阳性以外，并未发现其它异常，同时排除了"慢性肾病"、"范可尼综合征"等原因所致的肾性糖尿，结合患者父子同病，遗传倾向明显等临床特点，最终确诊他们父子患的是"家族性肾性糖尿"，而糖尿病则被彻底排除。

"家族性肾性糖尿是由肾小管 SGL-2 失活导致的一种遗传性疾病，多呈良性经过，患者一般无自觉症状，也不会产生严重后果，通常不需要治疗。但因有少数肾性糖尿患者日后会转为真正的糖尿病，故对肾性糖尿的病人要随访观察。"当我将这番话告诉父子俩时，他们如释负重，次日便高高兴兴地踏上了归程。

类似刘先生父子这样被误诊误治的例子并不少见，尤其是在农村基层。需要强调的是，尿糖受很多因素的影响，尿糖阳性并不能确定就是糖尿病，因为除了糖尿病之外，还有多种原因可引起尿糖阳性。

1、食后糖尿（也称"滋养性糖尿"）

糖尿发生于进食大量糖类食物后，或因吸收太快，导致血糖浓度暂时性升高，超过肾糖阈而发生一过性糖尿，但其空腹血糖及糖耐量试验正常。

2、饥饿性糖尿

长期饥饿的人突然饱餐一顿，尤其是进食大量甜食后，往往尿糖会呈阳性。这是因为在饥饿期内血糖偏低，胰岛（细胞基本处于半休息状态，当突然大量进食后，胰岛（细胞一时不能适应，引起胰岛素分泌相对不足而导致一过性血糖升高及尿糖阳性。另外，饥饿时生长激素分泌增多，可使糖耐量减低，也会促使血糖升高而出现糖尿。

3、应激性糖尿

常见于急性心梗、脑中风、重大创伤、手术、麻醉等，这些应激因素会导致血糖暂时性过高，并出现糖尿。随着应激状态的结束，血糖会恢复正常，尿糖转为阴性。

4、肾性糖尿

此类病人由于肾小管再吸收葡萄糖的能力减低（肾糖阈下降），故血糖正常而尿糖阳性，常见于妊娠期妇女、家族性肾性糖尿（又称"原发性肾性糖尿"或"良性糖尿"）、慢性肾脏疾病、遗传或获得性肾小管疾病等。肾性糖尿往往与肾小管功能缺陷有关，其特点是尿糖阳性而血糖正常，患者无论空腹或饭后，任何一次尿液标本均含有糖，但空腹血糖及"葡萄糖耐量试验"均正常。

5、假性糖尿（尿糖假阳性）

通常测定尿糖的硫酸铜试验是利用糖的还原性显色。尿中也有不少物质具有还原性，如葡萄糖醛酸、尿酸、维生素 C 以及一些随尿排泄的药物（异烟肼、水合氯醛、吗啡、洋地黄、噻嗪类利尿剂）等，当它们在尿中浓度升高时，也可以出现尿糖假阳性，称为"假性糖尿"。临床可通过特殊的葡萄糖试验加以鉴别。

细节提醒： 诊断糖尿病是根据血糖而非尿糖。导致尿糖阳性的原因很多，不能单凭尿糖阳性就轻率地诊断为糖尿病。当然，尿糖阴性也不能排除糖尿病。凡是尿糖阳性的患者，均应进一步检查血糖，必要时还应作其他相关检查，以求明确诊断。

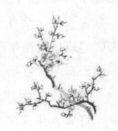

十二、诊断糖尿病，别犯这些错

要点聚焦： 依照教科书上的诊断标准，糖尿病的诊断似乎并非难事；但事实上，由于对糖尿病诊断标准把握不当，临床上糖尿病被误诊或漏诊的情况并不少见。

目前，我国采用的糖尿病诊断标准仍是 1999 年世界卫生组织（WHO）制定的标准：

①如果患者具有"三多一少"（多饮、多食、多尿及消瘦）典型症状，只要空腹血糖 ≥ 7.0mmol/L，或口服 75g 葡萄糖糖耐量试验（OGTT）2 小时后血糖 ≥ 11.1mmoI/L，或随机血糖 ≥ 11.1mmoI/L，便可确诊为糖尿病；

②如果患者没有"三多一少"典型症状，则需另日再测一次血糖，如果两次血糖检测结果均达到上述标准，也可以诊断为糖尿病。

按照上述标准，诊断糖尿病并非难事。但实际情况却是糖尿病经常在临床上被漏诊或误诊，究其原因，可能与以下几方面的错误认识有关：

错误 1、根据有无"三多一少"症状来诊断糖尿病

有些患者甚至包括少数基层医生认为，糖尿病人都应该具备"三多一少"（即"多饮、多食、多尿及消瘦"）症状，如果病人没有"三多一少"症状，就可以排除糖尿病，这种观点是完全错误的。

通常情况下，只有当血糖明显升高（超过 10mmol/L），病人才会出现"三多一少"症状。而根据糖尿病的诊断标准，只要空腹血糖 ≥ 7.0mmol/L 就可以诊断糖尿病，由此可知，对于空腹血糖在 7.0~10mmol/L 之间的轻症糖尿病患者，如果单纯依赖"三多一少"症状来诊断的话，十之八九会被漏诊。另外，"口渴、多饮、多尿"也并非糖尿病的专利，某些其它内分泌疾病（如尿崩症）也可出现上述症状，因此，"三多一少"症状只能作为糖尿病的诊断线索，而不是必要条件，不能单凭症状来确诊或排除糖尿病。诊断糖尿病关键是看血糖，即便病人没有"三多一少"症状，但只要有两次血糖检测结果达到诊断标准，同样可以确诊为糖尿病。

错误 2、用尿糖检测结果诊断糖尿病

许多人望文生义地认为糖尿病人的尿液里必定含糖，否则就算不上糖尿病，

这种观点是不对的。

在血糖水平正常的情况下，血液流经肾小球时滤出的葡萄糖可被肾小管全部重吸收，故尿糖检测呈阴性。当血糖升高到一定水平时，肾小球滤液里的葡萄糖不能完全被肾小管重吸收，剩余的部分随尿排出，于是尿糖检测呈阳性。在肾功能正常的情况下，血糖与尿糖具有一致性，即血糖越高，尿糖越高。医学上，将能够出现尿糖的最低血糖值称为"肾糖阈"。正常成人的肾糖阈大约在 10mmol/L 左右，老年人的肾糖阈甚至比这还要高。也就是说，糖尿病患者血糖浓度至少在 10mmol/L 以上，尿糖才会呈阳性。我们知道，只要空腹血糖 ≥ 7.0mmol/L 就可以诊断糖尿病。对于那些空腹血糖在 7.0~10mmol/L 的早期轻症糖尿病患者，如果靠尿糖阳性来诊断，这部分病人肯定会被漏诊。再者，尿糖阳性也未必一定就是糖尿病，例如，某些肾小管疾病，由于肾小管对葡萄糖的重吸收发生障碍，尽管病人血糖正常，尿糖却呈阳性，我们称之为"肾性糖尿"；还有，妇女在妊娠期间，肾糖阈往往降低，也可出现血糖正常而尿糖阳性的情况。

因此，不能靠尿糖阳性与否诊断或排除糖尿病，而应以空腹、餐后两小时血糖或糖耐量试验检查结果作为糖尿病的诊断依据。

错误 3、用快速血糖仪的检测结果诊断糖尿病

按照世界卫生组织（WHO）的规定：诊断糖尿病是根据静脉血浆（注：血液分离去除掉红细胞等有形成分后剩余的部分即为血浆）血糖的测定结果，而血糖仪测的是毛细血管全血血糖，它比静脉血浆血糖低 10%~15%。因此，如果用血糖仪的检测结果来诊断糖尿病，很容易使那些空腹血糖轻度升高的早期糖尿病患者被漏诊。因此，血糖仪只能用来在家中自我监测血糖，其结果不能作为糖尿病的诊断依据，诊断糖尿病必须到医院抽静脉血用大生化仪来检测。

错误 4、诊断糖尿病时没注意排除应激因素

许多应激因素，如高烧、严重感染、创伤、手术等等，均可引起血糖升高，但这种血糖升高往往是一过性的，随着应激因素的解除，患者血糖可随之恢复正常。因此，临床在诊断糖尿病时，一定要将应激因素导致的一过性血糖升高排除在外。

错误 5、对餐后血糖检测重视不够

很多人去医院化验，只查空腹血糖，并且认为只要空腹血糖正常，就可以排除糖尿病，这其实是不对的。在 2 型糖尿病早期，尽管患者胰岛 β 细胞受损，但尚保留部分胰岛功能，因此，早期患者往往表现为空腹血糖正常，而餐后血糖升高。我们知道，当餐后血糖升高并超过 11.1mmol/L 时，同样也可以诊断为糖尿病。如果只查空腹血糖，不查餐后血糖，至少有 50% 的早期糖尿病人会被漏诊。为了避

专家点评：据统计，我国糖尿病的漏诊率超过50%。为了防止糖尿病的漏诊和误诊，必须全面了解糖尿病非典型表现，准确把握糖尿病的诊断要求，尤其不要忽视诊断中的一些细节问题。

免漏诊，一定不要忽视对餐后血糖的检测。

错误6、对糖尿病临床表现多样化认识不足

糖尿病是一种累及全身的慢性疾病，临床症状多样化是其一大特点。除了典型的"三多一少"症状外，许多病人症状不典型，常常是以各种并发症作为突出表现。例如，有的病人因视物模糊就诊于眼科，有的病人因频繁尿路感染或蛋白尿就诊于肾内科，有的病人因手脚麻木或中风就诊于神经科，有的病人因心动过速、体位性低血压、心绞痛就诊于心内科，有的病人因性功能障碍就诊于男科，还有的病人因恶心、呕吐、腹痛就诊于消化科。另外，还有许多老年糖尿病患者，什么症状也没有。如果接诊医生对糖尿病症状多样化认识不足，对糖尿病的蛛丝马迹视而不见，不注意检查血糖，病人就很容易被漏诊。

错误7、对糖尿病发病日渐年轻化认识不足

在不少人眼里，糖尿病是中老年人的专利，与年轻人关系不大，这种观点是不对的。随着生活水平的提高和生活方式的转变，糖尿病发病的年轻化趋势愈发明显。许多肥胖儿童，小小年纪就患上了2型糖尿病。因此，一定要重视儿童及年轻人身上的糖尿病征兆，尤其对有糖尿病家族史、黑棘皮病的肥胖儿要格外警惕，一旦出现不明原因的食量大增、体重锐减、口渴多尿、疲乏无力、皮肤爱长疖肿或伤口不易愈合，应及时检查血糖，排除糖尿病。

十三、谁是糖尿病的"后备军"

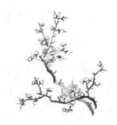

要点聚焦：所谓糖尿病"后备军"是指血糖介于正常人和糖尿病人之间、一只脚已踏进糖尿病门槛的"准糖尿病人"。如能对这部分高危人群及早干预，将有助于其远离糖尿病。

1、哪些人属于糖尿病"后备军"

糖尿病"后备军"主要包括以下几类人：

（1）"糖耐量异常"患者。我们知道，正常人空腹血糖为 3.9~6.1mmol/L、餐后 2 小时血糖 < 7.8mmol/L，而糖尿病人空腹血糖 ≥ 7.0mmol/L、餐后 2 小时血糖 ≥ 11.1mmol/L。"糖耐量异常"患者是指血糖介于正常人和糖尿病人之间（即空腹血糖在 6.1~7.0mmol/L，餐后 2 小时血糖 7.8~11.1mmol/L）的人群。如果不加干预，这部分人群将来绝大部分会得糖尿病。

（2）有糖尿病家族史者。即父母双方或一方、兄弟姐妹或其他亲属有糖尿病病史，这些人患糖尿病的机率比没有糖尿病家族史的人要高出 2 倍以上。具体说来，父母双方有糖尿病的比父母一方有糖尿病的遗传风险要高，母亲有糖尿病的遗传风险比父亲高。

（3）体型肥胖者，尤其是"腹型肥胖"（男性腰围 ≥ 90cm，女性腰围 ≥ 80cm）者，不仅易患糖尿病，而且常常同时合并高血压、血脂异常及高尿酸血症；

（4）"代谢综合征"患者。"代谢综合征"是指在一个人身上同时存在多种代谢异常的现象，包括肥胖、高血压、血脂紊乱、血糖异常、高尿酸血症、高胰岛素血症伴胰岛素抵抗等等。

（5）以往怀孕时曾有过血糖升高或生育巨大儿（体重 4kg 以上）的女性。

（6）低出生体重儿。出生时体重小于 2500g，提示可能胰岛发育有问题。

（7）体力活动不足或者有高脂肪、高热量饮食习惯的人。

2、早期干预有何重要意义

糖尿病"后备军"属于糖尿病高危人群，将来很容易进展为糖尿病。通过对其实施早期干预措施（即 1 级预防），可以显著减少糖尿病的发生，其重要性丝毫不亚于治疗糖尿病现症患者，而前者所耗费的人力、财力比后者要少得

细节提醒： 在对高危人群做筛查血糖时，切勿忽视对餐后血糖的检测，这是因为糖尿病早期往往仅表现为餐后血糖升高，而空腹血糖可能正常或略高，如果仅查空腹血糖，可能使接近一半的糖尿病患者被漏诊。

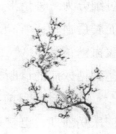

多，可谓是"事半功倍"。

3、如何做到早期发现

由于糖尿病前期患者没有明显的"三多一少"症状，因而很难被及时发现。为此，专家建议：凡是糖尿病家族史、肥胖、高血压、高血脂且年龄在 40 岁以上的糖尿病高危人群，每半年~1 年都要进行一次血糖筛查，发现血糖偏高者，应进一步做"葡萄糖耐量试验"，以便早期发现糖尿病。

十四、如何阻止"糖尿病前期"转正为"糖尿病"

要点聚焦：我国糖尿病患病率高达 11.6%，另外还有 50% 左右的人处于糖尿病前期，换句话说，全国有大约 6 亿糖尿病的"后备军"，如果不及时加以干预，这些人日后都将成为糖尿病队伍中的一员，而且具有较高的心血管病风险。

临床实例

王经理今年四十出头，由于工作关系，平时应酬较多，作息也很不规律。他身体壮硕，平常没什么毛病，只是身材有点发福。不久前，单位组织体检，发现餐后血糖偏高，诊断结论是"糖尿病前期"。这一天，王经理拿着体检报告来到我的门诊，一落座就接连抛出了几个问题：①"糖尿病前期"是咋回事？；②如果不加干预，会是什么结局？③如果干预的话，采取哪种方式干预最好？

1、何谓"糖尿病前期"

我们知道，正常人空腹血糖< 6.1mmol/L、餐后 2 小时血糖< 7.8mmol/L；糖尿病人空腹血糖≥ 7.0 mmol/L、餐后 2 小时血糖≥ 11.1 mmol/L。

所谓"糖尿病前期"，就是指血糖比普通正常人高，但尚未达到糖尿病诊断标准的一种中间状态，这是健康人发展成糖尿病人的一个必经阶段。糖尿病前期可细分为三种情形：①空腹血糖受损（IFG）：空腹血糖偏高在 6.1~7.0mmol/L 之间，而餐后血糖正常；②糖耐量异常（IGT）：餐后血糖偏高在 7.8~11.1mmol/L，而空腹血糖正常；③"IFG+IGT"：即空腹血糖和餐后血糖都比正常水平偏高，但均未达到糖尿病的诊断标准。

据统计，目前我国糖尿病患病率高达 11.6%，此外，还有 50% 左右的人处于糖尿病前期，也就是说，全国大约有 6 亿糖尿病的"后备军"，如果不及时干预，日后几乎都将成为糖尿病队伍中的一员。

2、"糖尿病前期"有哪些危害

"糖尿病前期"虽然暂时够不上糖尿病，而且往往也没什么症状，但这并不等于没有危害。首先，"糖尿病前期"患者属于糖尿病的"后备军"，如果不加干预，90% 以上的糖尿病前期患者最终会进展为糖尿病，关于这一点已被著名的中国大庆研究所证实；其次，诸多国内外研究还发现，尽管糖尿病前期患者的血糖水平尚未达到糖尿病的诊断标准，但其中不少患者已经出现大血管（主要指心脑血管）病变。因此，对于"糖尿病前期"，我们同样也要高度重视，因为它直接关系到患者今后是否会发展成糖尿病以及心血管的安全性问题。在"糖尿病前期"阶段，病情发展往往还是可逆的，通过早期积极干预（特别是生活方式干预），可以在很大程度上降低糖尿病的发生风险，减少慢性血管并发症的发生。从这个意义上讲，健康就掌握在每个人自己手中。

3、干预"糖尿病前期"非得用药吗

现已证实，无论是生活方式干预还是药物干预，均可阻止"糖尿病前期"向 2 型糖尿病转变。我国科学家完成的"大庆糖尿病预防研究"证实，对"糖调节受损"者进行 3 年左右的生活方式干预，可使"糖调节受损"者患 2 型糖尿病的风险程度降低约 60%；美国学者采用药物（二甲双胍）干预的方法，平均随访 3 年，证实可使"糖调节受损"者患 2 型糖尿病的风险程度降低 25%~30%。这些研究结果给了我们两个重要启示：一是糖尿病的自然病程是可以改变的，若在糖尿病前期阶段给予积极的干预，能够延缓甚至终止糖尿病的发生；二是非药物干预（即生活方式干预）的效果比药物干预的效果还要好。在我国大多数居民尚不富裕的情况下，改变生活方式可以说是一种最安全、最经济、最有效的干预手段。

4、"生活方式干预"是首选及基础

生活方式干预主要包括控制饮食、合理运动、戒除不良嗜好（如吸烟）、积极控制体重等等，简述如下。

（1）饮食干预：限制热量及脂肪的摄入，少吃多餐，避免营养过剩及肥胖。一般要求油脂类食物的热量占一日摄入食物总热量的比例应少于 30%，其中饱和脂肪酸（大多存在于动物脂肪内）应少于 10%。少吃动物内脏、蛋黄及甜品，远离油炸食物。平时要多食富含纤维素的食品，如粗粮、蔬菜、水果、豆类等等，保证每日膳食纤维的摄入量在 30g 以上。

（2）运动干预：是指通过长期、有规律、中等强度的有氧运动，增加机体的能量消耗，从而达到降低血糖、控制体重之目的。可以选择快步走、慢跑、骑自行车、游泳、跳舞等运动项目，每天至少锻炼 30 分钟，每周不少于 150 分钟。

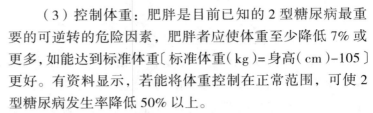

专家提醒：对于糖尿病前期患者，生活方式干预比药物干预更加有效和经济。糖尿病前期患者不要以为有了药物干预做"保护伞"，就可以不管嘴和腿了，生活方式干预永远是基础，任何时候都不能放松。

（3）控制体重：肥胖是目前已知的2型糖尿病最重要的可逆转的危险因素，肥胖者应使体重至少降低7%或更多，如能达到标准体重〔标准体重（kg）=身高（cm）-105〕更好。有资料显示，若能将体重控制在正常范围，可使2型糖尿病发生率降低50%以上。

有效的生活方式干预，不仅可以减轻体重，还可以减轻胰岛素抵抗，并在一定程度上降低血糖、血脂、血压，从而有效地预防糖尿病大血管及微血管并发症。

但要注意的是，饮食控制并不等于"饥饿疗法"，过度节食容易发生低血糖，增加心血管疾病的风险。运动要因人而异、循序渐进，长期坚持，运动强度要合适，运动量太小，起不到作用，运动强度太大，反而会使血糖升高。

5、"药物干预"作为次选及补充

尽管改善生活方式对糖尿病前期的干预效果非常肯定，但在具体实施过程中往往困难重重，这是因为，让患者改变长期养成的生活习惯绝非易事，此外，单纯依靠生活方式干预并不能使所有的糖尿病前期患者血糖达标，因此，在生活方式干预的基础上辅以药物干预不失为一种明智的选择。

药物干预的好处主要体现在以下几个方面：①能够有效地控制血糖及糖化血红蛋白（HbA1c）；②能够显著降低"糖尿病前期"进展为2型糖尿病的风险；③显著降低病人罹患心血管疾病的风险，而这一点恰恰是最最重要的。

适于糖尿病前期干预治疗的药物应符合以下条件：能改善糖耐量且不易导致低血糖；能够改善胰岛素抵抗；不增加胰岛 β 细胞负担，且能保护胰岛 β 细胞功能；能够改善高血压及血脂异常；不增加体重；安全、无严重不良反应。

目前，被循证医学证实对糖尿病前期干预效果肯定的药物有：阿卡波糖、二甲双胍、格列酮类（如罗格列酮），至于目前的一些新药如DDP-Ⅳ抑制剂、GLP-1受体激动剂等是否也能预防糖尿病，尚有待临床验证。阿卡波糖是目前唯一被国内外正式批准用于糖尿病前期干预的治疗药物。

在选择何种药物干预时，应综合考虑患者糖代谢

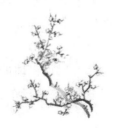

异常的特点、年龄及胖瘦、药物的作用特点及安全性等各种因素。阿卡波糖可以延缓碳水化合物在肠道的吸收，侧重于降低餐后血糖；而二甲双胍则在降低空腹血糖及体重方面更具优势。

对以餐后血糖升高为主、且以碳水化合物为主食的IGT患者，宜首选阿卡波糖；对以空腹血糖升高为主的、尤其是超重或肥胖的患者，宜首选二甲双胍；对于合并有腹型肥胖、高血压、血脂异常等多重心血管危险因素的糖尿病前期患者，也可以选择格列酮类。前面提到的这位王经理，平日应酬很多，生活很不规律，很难做到长期规律进食和运动，因此，有必要采取药物干预。考虑到王经理主要是餐后血糖偏高，空腹血糖正常，因此，宜选择阿卡波糖作为干预药物。

总之，糖尿病前期有很大可能进展为糖尿病，而持之以恒的健康生活方式是阻断其向糖尿病发展的最佳手段。糖尿病前路漫漫，荆棘密布，但是在糖尿病前期，却可以通过改变生活方式驶离糖尿病的方向，而远离糖尿病的方向盘就在你自己的手中。

十五、糖尿病并发症的十大预警信号

要点聚焦： 糖尿病是一种全身性疾病，其并发症可累及全身各个器官及组织，如果不能早期发现、及早干预，将来后果堪忧。值得庆幸的是，当机体的某一器官出现病变时一般都会有相应的先兆症状，如果能够及时识别这些早期信号，早期诊断、及早治疗，就能将并发症的危害降至最低。

糖尿病的巨大危害来自它的并发症，而防治糖尿病并发症关键在一个"早"字，即早期诊断、早期治疗。人体作为一个有机的整体，当身体某一部分受累时总会暴露出一些特殊的征兆，提醒患者当心是否出现并发症了！

1、来自眼睛的信号

当糖尿病人视力下降或是眼前出现黑影时，不可想当然地认为是"年老眼花"，这很可能是长期高血糖引起视网膜病变或白内障所致，一定要去医院检查，排除糖尿病眼病。

2、来自口腔的信号

糖尿病患者出现牙龈萎缩或肿痛、牙周感染、牙槽骨吸收、牙齿松动甚至脱落等，这些都与长期高血糖导致血管及神经病变、钙质流失、免疫力下降、继发感染有关。因此，当糖尿病患者出现上述症状时，一定要引起警惕，及早处理。

专家提醒：糖尿病的危害主要来自于它的并发症，对于并发症要尽量早发现、早治疗。因此，无论是医生还是患者，不能只关注血糖，还要注意并发症的蛛丝马迹。

3、来自皮肤的信号

长期高血糖可引起全身皮肤及外阴瘙痒、皮肤真菌感染（如手癣、足癣、股癣、甲癣等）、毛囊炎、疖痈、糖尿病性水疱病等皮肤病变，而且往往非常顽固、久治不愈。当糖尿病人出现上述情况时，要想到这可能糖尿病皮肤病变。

4、来自肢端的信号

糖尿病可导致对称性肢端感觉异常，典型者表现为肢体远端麻木感、蚁行感、针刺感、灼热感、疼痛感等，症状由轻到重，逐渐进展。到了晚期阶段，病人可出现痛觉、触觉及温度觉完全丧失。当患者出现上述症状时，往往提示有周围神经病变。

5、来自汗腺的信号

有些糖尿病人特别好出汗，往往一吃饭或稍微活动一下就满身大汗，即便是在大冷天也是如此。糖尿病人出汗有个特点，就是头面部和躯干大汗淋漓，但四肢一点汗也不出。出汗异常是植物神经受损的表现。

6、来自消化道的信号

当糖尿病人出现上腹部饱胀、顽固性便秘；或是出现顽固性腹泻，但又不伴有发热、腹痛及脓血便，这很可能是长期高血糖损害胃肠道植物神经，导致胃肠道功能紊乱所致。

7、来自肾脏的信号

在糖尿病肾病早期，患者多无明显自觉症状，少数患者可有尿泡沫多或夜尿增加，最有诊断价值的是尿微量白蛋白排泄增加，但普通尿常规检查往往正常，所以，定期检测尿微量蛋白有助于发现早期糖尿病肾病。

8、来自心血管的信号

正常人往往活动时心跳比休息时快、白天比夜间快。而某些糖尿病人则表现为休息状态下心跳过快（我们称之为"静息心动过速"），并且白天与夜间的心率变化不大（即"固定心率"）。此外，还有些病人表现为"体位性低血压"，即病人从卧位（或蹲位）起立时，常伴有血压下降、头晕、心慌、眼前发黑，严重时会出现晕厥。所有这些都是心脏植物神经受累的表现。

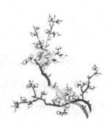

9、来自性腺的信号

糖尿病可以导致周围血管及末梢神经病变，可导致性欲减退、阴茎勃起不坚的症状，随着糖尿病病程的延长，可逐渐发展成完全性阳痿。因此，性功能减退也是糖尿病并发症的一个信号。

10、来自骨骼的信号

当糖尿病人感觉腰酸背疼、且有明显驼背时，很可能是骨质疏松所致。骨骼是以蛋白质（胶原蛋白）为基质，大量的钙沉积于上而形成的。糖尿病患者由于血糖浓度较高，肾脏在排出过多葡萄糖的同时，血液中的钙也随尿大量流失，此外，由于胰岛素缺乏，糖尿病患者胶原蛋白合成不足，骨基质减少，因此容易引起骨质疏松。

十六、血糖居高不下，不妨从这些方面找找原因

要点聚焦：血糖受诸多因素的影响。同是血糖升高，原因各不相同；既可能是单一因素，也可能是多重因素。面对具体病人，一定要具体情况、具体分析，找准原因，对症下药。

不论是在门诊还是在糖尿病教育课堂上，糖尿病友向我咨询最多的一个问题是：血糖为什么总是降不下来，或老是忽高忽低？这个问题不是简单一句话就能说清楚，因为影响血糖的因素众多，涉及饮食、运动、用药、监测、心理等各个方面，具体到每个患者身上又不尽相同。每个糖友不妨对照一下，看看自己的问题究竟出在哪里。

1、是否饮食控制欠佳

饮食治疗是糖尿病治疗的基础。无论是 1 型糖尿病还是 2 型糖尿病，不管病情轻重如何，不论是否使用降糖药物，都需要饮食控制。饮食治疗有助于控制体重、减轻胰岛 β 细胞负担、降低血糖、减少降糖药物用量。血糖轻度增高的糖尿病人，单纯依靠饮食控制即可使血糖恢复正常；相反，如果不注意控制饮食，胡吃海喝，即便增加药量也难以使血糖维持正常。但饮食控制绝不等于"饥饿疗法"或是"严重偏食"，这样会导致营养不良或者饥饿性酮症。

2、是否缺乏运动

运动本身就是一个消耗能量的过程，规律性的有氧运动（如慢跑、快步走、游泳等）可以促进肌糖原的分解以及外周组织对葡萄糖的利用；运动还有利于降

低体重，改善胰岛素抵抗，增强降糖药物的疗效；此外，运动还有助于缓解紧张情绪、保持心理平衡，减少血糖波动，因此，科学合理的运动有助于对血糖的控制。运动切忌"三天打渔，两天晒网"，此外，不要做高强度的无氧运动，后者反而会升高血糖。

3、是否药物选择不当

糖尿病人用药讲究个体化，应当针对每个病人的具体情况，如糖尿病类型、胰岛功能状况、血糖谱特点、年龄、胖瘦、有无并发症等等，合理用药。根本不存在适合于所有糖尿病人的特效药，适合的就是最好的。就拿 2 型糖尿病来说，如果患者体型肥胖，提示存在胰岛素抵抗为主，宜首选双胍类和胰岛素增敏剂；如果患者体型消瘦，常常提示胰岛素分泌不足，应选用胰岛素促泌剂。而对于胰岛功能已经衰竭的糖尿病人，就应及时启动胰岛素治疗。许多糖尿病人在虚假广告的误导下，选用降糖效果不确切的中成药或保健品来代替降糖药，由于选药不当，效果不好也就不足为怪了。

4、是否用药剂量不合适

药量不足导致血糖不降很好理解，其实，药量过大同样也会使血糖居高不下。这是因为药量过大可导致低血糖后反跳性高血糖，此时若继续增加药量，血糖反而更高，正所谓"矫枉过正"、"物极必反"。对于空腹血糖升高的病人，一定要先弄清是"降糖药用量不足"还是"低血糖后反跳性高血糖"，若属于后一种情况，则晚间降糖药用量应适当减少而不是增加。

5、是否药物用法不对

降糖药种类很多，用法各异，使用不当，事倍功半。例如，磺脲类降糖药最好于餐前半小时服用，这样药物的作用高峰与餐后血糖高峰恰好同步，从而使降糖效果达到最佳；拜唐平的主要作用是延缓碳水化合物的吸收，应当与第一口饭嚼碎同服，空腹服药没有任何效果。再如，根据药物半衰期的不同，有的药需每日 3 次服用，有的每日 1 次即可。糖适平、美吡达等降糖药均属短效制剂，应当每日 3 次餐前服用，如果每日 1~2 次口服，则很难使全天的血糖得到满意控制；而瑞易宁、格列美脲等药物均属长效制剂，每日服用 1 次即可。

6、是否药物联用不合理

单一药物治疗在开始时多可奏效，在服药数年后，常出现药效降低，血糖逐渐升高现象，此时应及时采取联合用药方案。但有些病人错误地将作用机制完全相同的同类药物联用，如用优降糖与美吡达联用，这样不仅达不到理想的降糖效果，反而会增加药物的副作用。联合用药要求将两种（或两种以上）作用机制不同的药物联用，例如"糖适平＋二甲双胍"、"诺和龙＋阿卡波糖"等等，这样降糖效果更好，而副作用较小。

7、是否治疗依从性太差

由于种种原因，有些病人治疗依从性较差，经常忘记服药，结果导致血糖升高、波动。不少病人服药后，血糖降至正常后就停用降糖药，等到血糖回升到很高时，再服原先降糖药的剂量就很难达到治疗目标。千万要记住，糖尿病只能控制而不能根治，降糖治疗不能一劳永逸，必须长期维持。

8、是否胰岛功能衰竭

随着病程的延长，2 型糖尿病患者的胰岛功能将逐渐减退以至完全衰竭。许多降糖药物（主要指胰岛素促泌剂）发挥药效的前提是患者尚保留一定的胰岛功能，因为此类药物主要是通过刺激胰岛（细胞分泌胰岛素发挥降糖作用的。当患者胰岛功能严重降低，这类降糖药物的作用就会大打折扣甚至完全失效，致使血糖居高不下。

9、机体是否存在胰岛素抵抗

"胰岛素抵抗"通俗地讲就是机体对胰岛素不敏感，多见于肥胖的 2 型糖尿病患者。如果病人存在胰岛素抵抗，必须配合使用改善胰岛素抵抗的药物（如双胍类、噻唑烷二酮类），单独使用胰岛素或胰岛素促泌剂往往效果欠佳。

10、是否同时服用了升血糖药物

有些糖尿病人并存其他疾病，服用的一些药物具有升糖作用，如糖皮质激素、（-受体阻滞剂（如心得安）、噻嗪类利尿剂（如双氢克尿噻）、雌激素、甲状腺激素等等，很容易导致血糖升高失控。

11、是否并存其它内分泌疾病

有些糖尿病患者同时合并其它内分泌疾病，如肢端肥大症（生长激素分泌过多）、库兴氏病（皮质醇分泌过多）等，这些内分泌疾病同样可以导致血糖升高。

12、是否处于应激状态

感染、外伤、手术、急性心脑卒中、妊娠等应激因素皆可使肾上腺素、糖皮质激素、雌激素等升血糖激素分泌增加，削弱了胰岛素的降糖作用，导致血糖升高。对于血糖居高不下的患者，一定要注意排除感染等应激因素，如呼吸道感染、泌尿道感染、牙周炎等等。

13、是否受不良情绪刺激

心理因素对血糖的影响很大，紧张、焦虑、气恼、大喜大悲、过度兴奋等情绪变化都会引起引起交感神经兴奋，使儿茶酚胺等升糖激素分泌增加，导致血糖升高，因此，保持情绪稳定十分重要。另外，生活不规律，过度疲劳也会引起血糖的波动。

专家点评： 血糖控制是一项复杂的"系统工程"，哪一个环节出了问题，都会影响对血糖的控制。只有全面考虑，仔细排查，才能找准原因，对症下药。

14、是没有失眠

糖尿病病友每天需要保证6~8小时的睡眠时间。长期熬夜或失眠会导致交感神经过度兴奋，抑制胰岛素分泌，使肾上腺素等升糖激素分泌增加，从而使血糖升高。

15、是否受到气候因素的影响

临床发现：糖尿病人的血糖常常因季节变化而波动。每当冬季来临，病人饭量增加，户外活动减少，加之寒冷刺激促使肾上腺素等胰岛素拮抗激素分泌增加，这些因素均可导致血糖升高。

16、是否存在误诊误治

1型糖尿病主要见于儿童，但实际上，成人期发病的1型糖尿病（LADA型糖尿病）也不罕见，由于它的某些症状与2型糖尿病颇为相似（如发病迟、起病隐匿、病程初期对口服降糖药治疗有效），再加上目前临床对糖尿病自身抗体的检查尚未普及，因此，常被误诊为2型糖尿病。这种病人在病程早期，口服降糖药有效。但因其胰岛功能衰竭很快，过不了多久，病人就会出现口服降糖药继发性失效，导致血糖反弹。

17、是否疏于血糖监测

定期的血糖监测，有助于了解病情，指导用药。有些病人不重视血糖监测，吃药凭着感觉走，这样做血糖很难得到良好控制。

总之，血糖控制是一项系统工程，哪一个环节出了问题，都会影响对血糖的控制。但只要找准原因，对症施治，控制好血糖也并非难事。

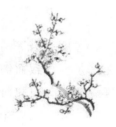

十七、降血糖是否越快越好

要点聚焦： 机体内环境的剧烈变化，病人往往很难迅速适应，有时甚至会引发新的健康问题。血糖控制也是同样的道理，一定要循序渐进，不可急于求成。

在导致糖尿病并发症的诸多危险因素当中，高血糖的危害首当其冲。急性血糖升高可引起糖尿病酮症酸中毒、高渗性昏迷等急性并发症而危及生命；长期慢性高血糖则可导致心脑血管疾病、下肢血管病变、肾脏损害、视网膜病变以及神经病变等诸多慢性并发症。正因如此，糖尿病友无不对高血糖心生恐惧，许多病友甚至到了血糖一天不降，终日寝食难安的地步。

不可否认，严格控制血糖对防止和延缓糖尿病急、慢性并发症的发生与发展具有非常重要的意义，然而，是不是血糖降得越快越好呢？在回答这个问题之前，让我们先来看看下面几个病例。

1、导致"反应性低血糖"

病例1：张先生，40岁，体胖，某公司业务员。前不久单位体检发现血糖升高，空腹血糖 12.0mmol/L，餐后 2 小时血糖 16.0 mmol/L，确诊有 2 型糖尿病。自此之后，张先生开始严格控制饮食并口服降糖药物治疗，没过几天重新复查，空腹血糖：6.5 mmol/L，早餐后 2 小时血糖：9.0 mmol/L，午餐前血糖：7.0 mmol/L，均接近正常，但他本人感觉乏力、头昏，午餐前心悸、出汗、颜面潮热，用他自己的话说，查出糖尿病之前，还没觉得那儿不舒服，现在血糖降下来了，反倒浑身不得劲。

病例解析：该患者血糖控制得比较满意，也没发生低血糖，为何会出现这些不适症状呢？这是由于患者此前长期处于高血糖环境中，机体对这种状态已经比较适应了，一旦血糖在短期内快速下降，患者反而很难一下子完全适应，于是就会出现轻度头晕、头昏；此外，随着血糖进一步下降，还会诱发交感神经兴奋，使患者出现心悸、乏力、出汗、手抖、面部潮热等不适。临床把这种具有低血糖症状但血糖值正常的现象，称之为"反应性低血糖"。这是机体对内环境剧烈变化尚不适应的一种表现，症状轻重也因每位患者年龄、基础血糖水平、自我调节能力、机体敏感性等不同而存在个体差异，经过一段时间的适应，上述症状会逐渐减轻或消失。事实上，循序渐进地降糖，完全可以避免上述症状地发生。

2、视物模糊及下肢浮肿

病例2：王女士，58岁，退休教师，有十余年的糖尿病史，长期口服达美康等降糖药物。近一年来，药效越来越差，加大剂量也无济于事，血糖长期居高不下，于是到医院就诊。医生告诉她：像她这种情况属于"口服降糖药继发性失效"。在医生的建议下，王女士开始接受胰岛素治疗，短短两三天血糖就降下来了。血糖虽然不高了，但却出现了看东西模糊、双下肢浮肿、手脚麻木等症状。眼底检

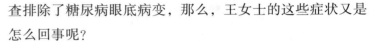

专家点评： 血糖居高不下固然有害，但血糖降得过快同样对病人不利。凡事欲速则不达，降血糖也并非越快越好。患者应在专科医生指导下，循序渐进地调整药量，实现安全平稳降糖，避免因血糖下降过快引起低血糖或诱发严重心血管事件。

查排除了糖尿病眼底病变，那么，王女士的这些症状又是怎么回事呢？

病例解析：血糖升高导致房水渗透压相对降低，房水渗入晶状体内，晶体屈光度增加表现为"近视"；当血糖下降较快时，房水渗透压相对升高，晶状体脱水，晶体屈光度减低表现为"远视"。此外，伴随着血糖快速下降，血浆渗透压也随之降低，血液中的水分向皮下组织转移可以引起下肢轻度浮肿；而末梢神经周围渗透压的改变，则可导致手脚麻木。当然，这种由血糖波动引起的视力模糊及下肢浮肿往往呈一过性，经过短期的适应，一般会自行消失，通常不需要药物治疗。

3、低血糖昏迷及脑水肿

病例3：李大爷患糖尿病多年。日前，因咳嗽、咳痰一周，加重伴有昏迷2小时急症入院。急查随机血糖24.0 mmol/L，尿酮体（++++），确诊为"肺部感染"、"糖尿病酮症酸中毒昏迷"。值班医生立即给予快速大量补液，静脉点滴胰岛素，3小时后患者意识逐渐恢复，可随后不久又再次陷入昏迷，急查血糖为1.2 mmol/L，经内分泌专家会诊，考虑此次昏迷是由于胰岛素用量过大、血糖下降速度过快，导致严重低血糖昏迷及脑水肿。经过静脉补充葡萄糖、甘露醇脱水治疗后，患者转危为安。

病例解析：在抢救糖尿病酮症酸中毒、高渗性昏迷这类危重患者时，虽然要求把病人血糖尽快控制下来，但对降糖速度也有一定限制，治疗过程中需加强血糖监测（每1~2小时测一次血糖），每小时血糖下降速度不宜超过5.6 mmol/L（100mg/dl），否则，由于血液渗透压的改变，患者很容易发生脑水肿，从而加重意识障碍。此外，快速降糖还可能矫枉过正，导致严重低血糖，并诱发严重心血管事件甚至猝死。目前临床上多采用持续、小剂量胰岛素静脉滴注的方法控制血糖。胰岛素以0.1U/kg·h的速度静脉滴注，使血糖浓度逐渐平稳下降至正常范围。而对于非急症糖尿病患者，原则上不采取静滴胰岛素快速降糖的办法。

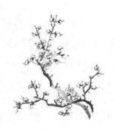

通过以上几个病例可以看出，降糖治疗并非越快越好。如果血糖降得太快，不仅病人身体难以适应，而且很容易矫枉过正引起低血糖，患者轻则出现心慌、出汗、手颤、全身软弱无力，重则导致意识障碍、昏迷乃至死亡。低血糖还可引起心动过速、心律紊乱，诱发心肌梗死和猝死。不仅如此，低血糖还会引起反跳性高血糖，使血糖忽高忽低，不利于对血糖的平稳控制。

需要特别指出的是，老年人由于机体各脏器调节功能下降、神经感觉衰退，比年轻人更易发生低血糖，尤其是无症状性低血糖症发生率较高，因此危害更大。有鉴于此，老年糖尿病病友的血糖控制标准宜适当放宽，即空腹血糖小于 8.0mmol/L，餐后 2 小时血糖小于 10.0mmol/L，目的是避免低血糖的发生。

十八、血糖波动比高血糖危害更大

要点聚焦：诸多基础及临床研究充分证实：糖尿病慢性血管并发症不仅与长期高血糖有关，而且与血糖波动性（即"忽高忽低"）增加有关，血糖波动性越大，糖尿病慢性血管并发症的发生率越高，预后越差。因此，在糖尿病治疗过程中，既要重视对血糖的严格控制，又要尽可能地减少血糖的波动性。

临床实例

刘女士的父母均有糖尿病，由于血糖长期控制不好，母亲于三年前死于糖尿病肾病，如今父亲也因脑中风瘫痪在床。也许是遗传的缘故，今年刚过 40 的刘女士，6 年前就被查出有糖尿病。当时除了血糖高以外，血压、血脂、心电图等指标均正常。因为有父母的前车之鉴，刘女士对血糖的控制异常严格，甚至多次因为节食过度导致低血糖，这些年间她多次化验糖化血红蛋白均大致正常。前不久，她因劳累后出现胸闷、心前区不适到医院检查，被告知患有冠心病。刘女士对此很不理解，自己血糖一直控制得不错，怎么还会出现并发症呢？

1、血糖波动的危害比高血糖更大

不可否认，长期高血糖是导致糖尿病慢性并发症的最重要的危险因素，通过严格控制血糖，可以显著减少糖尿病的慢性并发症（尤其是微血管并发症）。近年研究还表明，糖尿病慢性并发症的发生与发展不仅与整体血糖水平的升高密切相关，而且与血糖波动性也有密切关系。

基础研究证实：组织细胞对于稳定的高血糖环境，具有一定的适应能力，而当处于反复波动的高血糖环境时，适应能力欠缺，从而导致血管内皮细胞的损伤及凋亡，促进血管并发症的发生与发展。临床研究证实：血糖反复波动，容易导致治疗过程中频繁发生低血糖，使交感神经兴奋性异常增高，从而增加心脑血管疾病的发生率及死亡率。

一般说来，血糖波动性越大，慢性并发症的发生率越高、预后越差。前面提到的刘女士，尽管平均血糖水平不高，但血糖波动幅度却很大，由此导致并发症的发生。

2、正常人的血糖波动特点

正常生理状态下，血糖值也并非恒定不变，一天当中的不同时间（如餐前与餐后）或是在非同日的同一时间，血糖往往都有一定的波动，只是波动的幅度不大，这主要有赖于机体具有非常精细的神经内分泌调节系统，使血糖在一定范围内保持相对稳定。

正常人空腹血糖通常保持在 3.9~5.6mmol/L，一般进餐开始 10 分钟后，由于饮食中碳水化合物的吸收而使血糖浓度开始升高，1 小时内血糖浓度达到高峰，但通常不超过 7.8mmol/L，并于 2~3 小时内回到餐前水平，同一天内血糖波动幅度在 2.0~3.0mmol/L，而不同日之间血糖波动幅度为 0.8mmol/L。

3、糖尿病人的血糖波动的特点

糖尿病人血糖波动显著，除基础血糖水平升高外，还表现为同一天内及不同日之间血糖波动幅度明显增大，波动幅度分别高达 6.0mmol/L 和 2.0mmol/L，是正常个体的 3 倍和 2.5 倍，甚至更大。

引起血糖大幅波动有内、外两方面的原因：内因是病人自身胰岛功能衰竭，内源性胰岛素水平很低，对血糖调节能力很差，此类病人对降糖药物（特别是胰岛素）非常敏感，只要有一点点的影响，血糖就会大起大落，临床常见于 1 型糖尿病人和胰岛功能近乎衰竭的晚期 2 型糖尿病人；外因是饮食控制欠佳、运动不规律、用药方案不合理、治疗依从性差、情绪激动、失眠、酗酒、感染发热等疾病状态，这些因素均可引起血糖显著波动。

4、血糖控制的新理念

国内外大量循证医学试验证实，严格控制血糖对于减少糖尿病的慢性并发症，尤其是微血管并发症具有十分重要的意义。为了减少并发症、改善病人的预后，要求临床上对糖尿病人的血糖控制较以往更加严格。但同时必须看到，血糖控制越严格，相伴而来的低血糖风险也越高，血糖波动的幅度也相应增加，前者的获益在一定程度上被后者所抵消。为了趋利避害，取得最佳的临床效益，国际上提出了"精细降糖，平稳达标"这一新的治疗理念，按照这个理念，血糖控制应包含两层含义，一是对血糖总体水平的控制（即"糖化血红蛋白"要控制达标）；二是对血糖波动性的控制。不可片面强调对血糖的严格控制，而忽视对血糖平稳的要求。

5、如何全天候监测血糖波动

糖化血红蛋白（HbA1c）是监测血糖总体（量的方面）控制水平的一项良好指标，但不能很好地反映血糖波动（质的方面）的情况，两个病人糖化血红蛋白（HbA1c）相同，但其血糖波动幅度可以相去甚远，预后也截然不同。

过去主要是通过频繁采集静脉血测定血糖来评价日间血糖的波动性，这种方法对于评价全天血糖波动性有很大的局限性，而动态血糖监测系统（CGMS）通过测定组织间液葡萄糖的浓度来计算血糖浓度，能够准确记录24小时血糖波动的情况；连续72小时的血糖监测可以获得平均血糖、血糖标准差、高血糖和低血糖时间百分比等多项评价血糖波动性的指标，为评价日常血糖波动性提供更详细和更有说服力的数据资料，而且还可以及时发现导致血糖波动性增大的诱因。

6、如何应对血糖波动

鉴于血糖显著波动与高血糖具有同样的危害性，因此，我们在严格控制血糖的同时，还应尽可能地降低空腹和餐后血糖的波动性。为此，除了进食要定时定量、少量多餐，避免暴饮暴食以外，合理选择降糖药物及给药方式也非常重要。

（1）如何降低空腹血糖的波动性

以往通常采取睡前注射中效胰岛素（NPH）作为补充基础胰岛素不足的手段，但由于NPH作用时间相对较短（不能覆盖24小时），尤其是注射后存在血药浓度高峰，容易引起夜间低血糖及清晨反跳性高血糖，使血糖波动性增加。而长效胰岛素类似物（如地特胰岛素、甘精胰岛素等）能较好地模拟基础胰岛素分泌，没有明显的血药浓度高峰，作用平稳而持久，对于降低基础血糖（尤其是空腹血糖）的波动性效果较好，在很大程度上克服了中效胰岛素的不足。

（2）如何降低餐后血糖的波动性

格列奈类（如诺和龙）、（–糖苷酶抑制剂（如拜唐平）、DPP–4抑制剂、速效胰岛素类似物（如诺和锐）和GLP–1受体激动剂（如诺和力）等药物对降低

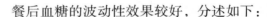

餐后血糖的波动性效果较好，分述如下：

①格列奈类：包括瑞格列奈（诺和龙）和那格列奈（唐力），此类药物具有恢复早时相胰岛素分泌，起效迅速（10分钟）、达峰快（30分钟）、作用持续时间短（2~4小时）等特点，药效高峰与餐后血糖高峰同步性好，能有效降低餐后高血糖而不容易发生低血糖，全天24h血糖曲线波动相对较小。

②（-糖苷酶抑制剂：即阿卡波糖，此类药物可以延缓碳水化合物在胃肠道的吸收，对餐后血糖起到"削峰平谷"的作用，在降低餐后血糖的同时，还可减少下一餐前低血糖的发生。

③DPP-4抑制剂：此类药物主要是通过抑制二肽基肽酶的活性，减少肠促胰素（GLP-1）的降解，增加内源性GLP-1水平来发挥降糖作用，它具有血糖依赖性的降糖特点，降糖作用平稳，低血糖风险小。

④速效胰岛素类似物：包括门冬胰岛素（诺和锐）和赖脯胰岛素（优泌乐），与普通胰岛素（RI）相比，超短效胰岛素类似物皮下注射后，迅速由六聚体解离为单体，很快被吸收并迅速起效，可有效地控制餐后高血糖，而且不容易引起下一餐前低血糖，故可有效降低餐后血糖的波动性。另外，由于是餐前即刻注射，因此患者的治疗依从性更好。

⑤GLP-1受体激动剂：具有葡萄糖浓度依赖性的胰岛素促泌作用，此外，还可作用于胰岛 α 细胞，抑制胰高血糖素的分泌，故可有效降低餐后血糖的波动。

（3）改进胰岛素输注方式

一日多次皮下注射胰岛素的给药方式并不完全符合生理性胰岛素分泌模式，胰岛素作用与血糖浓度同步性差，导致血糖忽高忽低，波动性较大。而胰岛素泵可以很好地模拟生理性胰岛素分泌，在血糖得以良好控制的同时，又可显著降低血糖的波动。

专家点评： 从某种意义上讲，血糖波动的危害甚至比稳定性高血糖还大，因此，无论是在日常饮食还是药物选用上，都要注意尽可能减少血糖波动。且不可片面强调对血糖的严格控制，而忽视对血糖平稳的要求。只有这样，才能延缓糖尿病慢性血管并发症的发生和发展，提高患者的生存率。

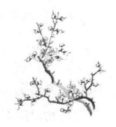

十九、导致血糖忽高忽低的十大因素

要点聚焦：血糖受多种因素的调控和影响，如药物因素、饮食因素、应激因素、精神因素等等。当病人出现明显的血糖波动时，一定要注意分析原因，对症处理。

现已知道，不仅是高血糖，血糖波动同样可导致血管内皮损伤，诱发或加重糖尿病的慢性并发症。因此，保持血糖平稳对糖尿病人也非常重要。那么，导致血糖波动的常见因素有哪些呢？

1、降糖药量不合适
降糖药（包括胰岛素）用量不足或随意减量，均可导致血糖迅速升高；相反，如果用量过大或重复用药，则可导致血糖严重降低。

2、间断服药
有些患者由于担心药物对肝肾有副作用，不愿坚持长期服药。往往是血糖一降下来，就把药停了；等到血糖升上去，再重新开始服药；还有些患者由于出差、工作忙碌等原因，经常忘记服药，因而导致血糖忽高忽低。

3、饮食不规律
吃饭不定时定量，饭菜可口就无节制地多吃，不合胃口就少吃或不吃，经常饥一顿饱一顿，势必导致血糖忽高忽低。

4、运动不当
科学合理的有氧运动有助于降低血糖。如果患者整日宅在家里、好吃懒动，则易导致血糖升高；但如果运动强度太大，而又未及时加餐，则可能导致低血糖。

5、生活起居不规律
起居无常，经常加班熬夜，容易导致血糖升高；过度劳累，进餐不及时，又会导致低血糖。

6、气候变化
寒冷刺激，促使体内肾上腺素大量释放、肝糖原输出增加，使血糖升高；天气炎热，机体代谢加快、能量消耗加大，血糖容易偏低。

7、情绪波动
紧张、焦虑、愤怒、失眠等情绪变化可导致交感神经兴奋，使体内的升糖激素分泌增多，引起血糖升高。因此，糖尿病友学会控制和调整自己的情绪十分重要。

专家提醒：血糖波动并非都是药物因素所致，因此，当临床上遇到血糖显著波动的病人时，在没彻底搞清原因之前，不要贸然调整降糖药物。

8、应激因素

感冒发烧、急性感染、外伤手术、急性心梗、脑卒中等应激因素，均可导致血糖显著升高。另外，女性患者月经来潮或妊娠、分娩，血糖多数升高。

9、其它药物的影响

糖皮质激素、噻嗪类利尿药（如氢氯噻嗪）、β受体阻断药（如普萘洛尔）、雌激素（如避孕药）等，常用可致血糖升高；而水杨酸类药、磺胺类药、利血平等，常用可致血糖降低。

10、血糖监测有误

血糖监测准确与否对血糖控制非常重要。一个不准确的检测结果，往往会误导临床用药，导致血糖居高不下或低血糖的发生。

二十、高血糖、低血糖各有哪些危害

要点聚焦：良好的血糖水平对于维持人体正常的新陈代谢以及各组织器官的功能非常重要，血糖无论过高或是过低（统称为"血糖异常"）均对人体有害。

正常人的血糖稳定在一个狭小的区间内，空腹血糖在 4.4~6.1mmol/L 之间，餐后血糖在 4.4~7.8mmol/L 之间。正常的血糖水平对于维持人体新陈代谢以及各组织器官的功能非常重要，血糖无论过高或是过低（统称为"血糖异常"）均对人体有害。下面我们就来盘点一下高血糖及低血糖的种种危害。

1、高血糖有哪些危害

（1）引起消瘦乏力、精力不济

糖尿病患者由于胰岛素分泌不足及胰岛素抵抗，血液中的葡萄糖不能被转运至细胞内参与代谢，使得血糖升高，

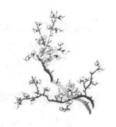

尿糖排泄增加；而细胞内由于缺乏葡萄糖，能量产生严重不足，导致病人疲乏无力、萎靡嗜睡，工作能力及生活质量明显下降。

（2）免疫力降低，容易继发感染

由于患者处于高糖状态，脂肪、蛋白质过度分解及营养不良，导致免疫力降低，容易继发各种感染，如尿路感染、肺部感染、皮肤疖肿、创面感染等等，而且感染往往难以治愈、创面久不愈合。

（3）导致电解质紊乱及酮症酸中毒

高血糖时，病人尿量明显增加，并从尿中带走大量电解质，导致电解质紊乱。同时，由于病人存在糖的利用障碍，转而通过分解脂肪产生能量，伴随着脂肪分解，酮体生成增加，导致"糖尿病酮症酸中毒"。

（4）导致机体脱水及高渗状态

高血糖使得大量葡萄糖随尿液排泄，引起高渗性利尿，导致机体脱水。脱水造成细胞外液渗透压增高，吸引水分由细胞内向细胞外转移，严重脑组织细胞脱水可引起脑功能紊乱直至昏迷，临床上称之为"高渗性昏迷"。

（5）导致胰岛功能衰竭

体内长期高血糖状态对胰岛 β 细胞具有"毒性作用"，会加速胰岛 β 细胞凋亡，导致胰岛功能衰竭。

（6）导致各种血管、神经慢性并发症

糖尿病患者长期高血糖会损害血管（包括大血管及微血管）及神经（主要是感觉神经及植物神经），导致心脑血管疾病、糖尿病肾病、视网膜病变、周围神经病变、糖尿病足坏疽等慢性并发症的发生与发展。

2、低血糖有哪些危害

糖尿病人大多对高血糖比较关注和担心。其实，低血糖对人体危害丝毫不逊于高血糖，甚至有过之而无不及。高血糖引起慢性并发症一般要经过几年，甚至十几年的时间，而低血糖对人体的严重危害则可能在短暂的几个小时内发生，严重者甚至可以致命。

短期、轻度的低血糖只会使患者产生饥饿、心慌、出冷汗、乏力、颤抖等躯体不适感，一般不会对人体造成太大的伤害。严重（或长期）低血糖会对人体会产生较大的危害，主要表现为：

（1）导致反跳性高血糖及血糖波动

低血糖会引起反跳性高血糖，进而造成血糖大幅波动，使病情变得难以控制。这是因为在发生低血糖的同时，体内的升糖激素（如肾上腺素、糖皮质激素等等）分泌增加，导致低血糖后血糖反跳性升高（苏木杰反应），加剧血糖波动。现已证实：

专家点评：糖尿病患者往往对高血糖比较重视。事实上，低血糖的危害丝毫不亚于高血糖，一次严重低血糖带来的危害足以抵消患者一辈子控制高血糖的全部获益。

血糖波动的危害甚至比持续高血糖有过之而无不及，是导致糖尿病慢性并发症的独立危险因素。

（2）导致精神错乱及昏迷

血糖是机体最重要的能量来源，尤其是脑组织，其代谢活动所需的能量全部由血中的葡萄糖提供，因此，低血糖对中枢神经系统损害尤为严重，可使病人出现肢体抽搐、癫痫样发作及精神失常，重者可导致昏迷甚至死亡。

（3）长期低血糖可导致智力下降及痴呆

脑组织活动需要靠源源不绝的血糖供应，因此，长期低血糖发作可导致中枢神经系统不可逆的损害，导致智力下降、性格改变、痴呆等，严重者可成为植物人。

（4）诱发心脑血管意外及猝死

低血糖还可以刺激交感神经兴奋，使血管收缩、血压升高、心率加快、心肌耗氧量增加，增加心脑血管意外的危险性。尤其是老人发生低血糖时，极易诱发心律紊乱、心绞痛、心肌梗死、脑中风等并发症，应格外小心。

（5）造成意外伤害

由于低血糖导致患者头晕、意识恍惚甚至昏厥，由此导致摔伤、骨折等意外事件的发生率大大增加。

总之，不论是高血糖，还是低血糖，都会对患者身体带来严重伤害。所以，一定要平稳控制血糖，尽量避免血糖大幅波动。

二十一、血糖：向左走 向右走

要点聚焦：在神经内分泌的正常调节下，血糖得以维持在一个相对狭窄的范围内。由于某些原因，血糖的这种稳态一旦被打破，就会导致高血糖或低血糖。

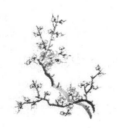

"血糖"即血液中的葡萄糖，人体组织主要靠血糖供应能量。在正常情况下，血糖的"收"与"支"保持动态

平衡，维持在一个相对狭窄的范围内。一旦这种平衡被打破，就可能导致高血糖或低血糖的发生。

人体血糖的这种动态平衡是机体神经、内分泌激素（如胰岛素、胰高血糖素等）协同作用的结果，其中，胰岛素是最重要的糖调节激素，也是惟一的生理性的降糖激素。在正常情况下，胰岛素的分泌能够随着血糖的升高而增加，使血糖维持在正常水平。

当体内胰岛素分泌不足和 / 或作用障碍，就会导致血糖升高。如果患者血糖水平高于正常，但尚未达到糖尿病诊断标准，称为"糖调节受损"（即糖尿病前期），再进一步发展，就会导致糖尿病。急性高血糖可引起酮症酸中毒、非酮定高渗性昏迷等急性并发症，危及生命；慢性高血糖可引起心、脑、肾、眼、神经及下肢血管等各种脏器的损害，导致残疾或死亡。

低血糖是指各种原因导致血糖浓度过低，引起的一系列临床综合征，病人可表现为头晕、心慌、出汗、颤抖、饥饿感及神智异常。引起低血糖的原因很多，如降糖药物（包括胰岛素）剂量过大、进食量不足或进餐延迟、运动量过大、空腹饮酒等。由于脑组织不能合成葡萄糖，且贮存的糖原极少，故短暂的低血糖就能引起明显的脑功能障碍（如胡言乱语、行为反常、嗜睡、神志不清等）。如果严重低血糖长时间未得到纠正，将会导致永久性神经系统损伤，甚至死亡。

低血糖和高血糖处于血糖波动的两个极端，貌似互不相干，其实相互关联。比如，夜间发生严重低血糖后，可引起反跳性的晨起高血糖，即"苏木杰反应"。有些肥胖者，往往最初表现为餐后 3~5 个小时出现心慌、多汗、饥饿等低血糖症状，再后来，才出现了血糖升高及"三多一少"糖尿病症状，最终被确诊为 2 型糖尿病。这是因为在 2 型糖尿病初期，胰岛素分泌延迟，就是在血糖高峰过后，胰岛素的分泌才达到高峰，这时血糖浓度已经下降，过多的胰岛素使血糖进一步降低，于是导致低血糖发生。所以，

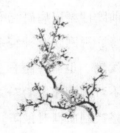

2 型糖尿病常常是以低血糖作为首发症状。

作为糖尿病人，大家都希望自己的血糖既不偏左，也不偏右，每天都平平稳稳。而要真正做到这一点，就要加强自我管理，驾驭好"五架马车"。不过，即使偶尔跑偏了也不要过于紧张，只需及时加以纠正就可以了。

二十二、只要控制好
血糖，就能确保不出并发症吗

要点聚焦：糖尿病慢性并发症是包括高血糖在内的多种因素共同作用的结果。只有及早开始干预，全面有效地控制各种心血管危险因素（如血糖、血压、血脂、肥胖等），才能显著减少糖尿病慢性并发症的发生。

临床实例

五年前，张老师退休时体检查出有 2 型糖尿病。对于糖尿病的危害，张老师深有体会，她的母亲早些年就是因为糖尿病并发心梗去世的，因此，自从被确诊以后，无论是饮食还是用药，张老师一点也不敢马虎，血糖控制得也很好，多次查空腹血糖都在 7.0mmol/L 以下。最近张老师又到医院进行全面检查，结果被查出冠心病。对此，她深感疑惑：自己血糖控制得一直挺好，怎么还会出现并发症呢？

像张老师这种情况临床并不少见，个中因素比较复杂，归纳起来，可能有以下几方面的原因：

1、严格控制血糖，只是显著减少但不能完全避免糖尿病并发症

国际糖尿病领域两项大型研究——糖尿病控制与并发症试验（DCCT）和英国前瞻性糖尿病研究（UKPDS）证实：严格控制血糖可以使糖尿病微血管并发症（即肾、视网膜及神经系统的并发症）大约减少 2/3，对大血管并发症（即心脑血管并发症）也有一定程度的降低。但"减少"并不等于"没有"。然而作为患者，切不可因为不能百分之百地防止并发症的发生，就放松对血糖的严格控制，毕竟严格控制血糖对预防并发症的效果还是相当肯定的。

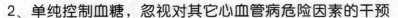

2、单纯控制血糖，忽视对其它心血管病危险因素的干预

高血糖是导致糖尿病并发症的重要危险因素，但不是唯一的因素。事实上，糖尿病的血管并发症是多重危险因素（高血压、高血糖、血脂异常、吸烟、肥胖等）共同作用的结果。观察发现，高血压在糖尿病眼底病、肾病及心脑血管病的发生、发展过程中起着非常重要的作用。因此，预防糖尿病慢性并发症，仅仅控制血糖是远远不够的，还要控制血压、血脂、血黏度及体重，并使其严格达标。如果仅仅是血糖控制良好，其他危险因素控制欠佳，仍可出现心血管并发症。

3、对餐后血糖控制不利

有研究证实：与空腹高血糖相比，餐后高血糖对全天的总体血糖水平贡献更大，与糖尿病大血管并发症的关系更为密切，对糖尿病的危害也更大。所以，糖尿病患者在进行病情监测时，不能只查空腹血糖，还要查餐后血糖及糖化血红蛋白。如果患者空腹血糖正常，但糖化血红蛋白升高，说明患者总体血糖水平控制得并不理想，很可能存在餐后高血糖，需要重新调整治疗方案。

4、血糖波动较大，频发低血糖

近年研究表明，糖尿病慢性并发症的发生与发展不仅与血糖整体水平升高有关，而且与血糖波动性（即忽高忽低）也有密切关系，血糖波动性越大，慢性并发症的发生率越高，尤其因血糖波动幅度过大而引发的低血糖，其危害程度甚至比单纯高血糖更严重。有专家曾这样说："一次严重的医源性低血糖，足以抵消患者毕生严格控制血糖所带来的益处"。因此，我们在严格控制高血糖的同时，还应尽可能地避免出现低血糖，以减少血糖波动所带来的危害。

5、心血管并发症可以发生于糖尿病前期

研究认为，大血管并发症早在糖尿病前期，伴随着胰岛素抵抗的出现可能就已经发生，并非都是确诊糖尿病之后才出现。这就是为什么有些刚被确诊的糖尿病患者就已经有了心血管并发症。因此，目前强调：对糖尿病前期的高危人群就应积极采取干预措施，这样做不仅是为了减少糖尿病的发生，同时对预防心血管并发症也大有裨益。

6、代谢记忆效应

"代谢记忆效应"是指身体可以将血糖的高低变化记忆下来，并做出相应的持久反应。换句话说，就是在病程早期对血糖实施严格控制，能够使患者长久获益，相反，如果在发病初期血糖控制得不好，若干年后才引起重视，亡羊补牢效果会大打折扣，这种情况在我国糖尿病患者中屡见不鲜。试想，患者如果已经出现了严重的眼底病、肾病、心血管疾病，此时即使控制好血糖，并发症也难以逆转。

专家点评：糖尿病慢性并发症是多重危险因素共同作用的结果，因此，糖尿病的治疗应当是全方位综合治疗，而不是单打一（仅仅控制血糖），只有这样，才能显著减少糖尿病慢性并发症的发生。

因此，糖尿病治疗一定要趁早，留下好的"血糖记忆"，这样才能有效预防并发症。

7、遗传易感性

临床上经常会看到这样的现象：在病程长短及血糖控制水平都差不多的情况下，有的患者发生了眼底病、肾病，有的患者则没有。这说明糖尿病并发症的发生发展与遗传背景有关，不同个体具有不同的遗传易感性。

综上所述，糖尿病并发症是多种心血管危险因素（高血糖、高血脂、高血压、肥胖、吸烟等）共同作用的结果，单纯控制好血糖并不能确保不发生并发症。何况许多患者所说的血糖"正常"仅仅是建立在一两次空腹血糖检测正常的基础上，往往缺乏全方位的血糖（特别是餐后血糖）监测；再者，有些患者血糖"正常"是在并发症已经发生之后，而患者本人对自己已患病多年这一事实却一无所知。

因此，要想更好地防治糖尿病并发症，一定要早发现，早治疗。在治疗中，一定要注意平稳降糖，减少血糖波动，同时，还要注意对多种危险因素进行全面控制。

二十三、控制糖尿病，必须全方位达标

要点聚焦：2 型糖尿病患者除了高血糖以外，往往同时伴有高血压、血脂异常及肥胖等，这些危险因素的聚集，致使心血管疾病的风险明显增加。因此，为了有效地防治糖尿病的并发症，最大限度地降低慢性并发症，除了要严格控制血糖，还必须同时控制高血压、血脂异常及肥胖。

糖尿病治疗讲究的是控制达标，治不达标，形同未治，白白浪费了钱财不说，也起不到防止或延缓并发症的目的。

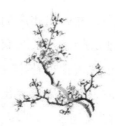

治疗糖尿病怎样才算达标呢？有些人认为是感觉良好，不影响吃喝；有些人认为是空腹血糖正常；还有些人则把尿糖阴性看作达标。这些认识都是不全面的，糖尿病的控制需要全方位达标，具体包括血糖、血脂、血压、体重指数等多项指标（表1-1）。

表1-1　糖尿病的控制指标

	理想	一般	不良
空腹血糖（mmol/L）	4.4～6.1	≤ 7.0	> 7.0
餐后血糖（mmol/L）	4.4～8.0	≤ 10.0	> 10.0
糖化血红蛋白（HbA1c）（%）	< 6.2	6.2～8.0	> 8.0
血压（mmHg）	< 130/80	130/80～140/90	> 140/90
体重指数（BMI）　男（kg/m²）	< 25	25～27	> 27
女（kg/m²）	< 24	24～26	> 26
总胆固醇（TC）（mmol/L）	< 4.5	4.5～6.0	> 6.0
三酰甘油（TAG）（mmol/L）	< 1.5	1.5～2.2	> 2.2
高密度脂蛋白－胆固醇（HDL-C）（mmol/L）	> 1.1	1.1～0.9	< 0.9
低密度脂蛋白－胆固醇（LDL-C）（mmol/L）	< 2.5	2.5～4.0	> 4.0

二十四、糖尿病"不治而愈"，背后是喜是忧

要点聚焦：任何事件都有前因后果，决不会凭空发生。糖尿病"不治而愈"的背后，必有因由。

临床实例

刘大爷患糖尿病有7~8年了。在医生的建议下，他严格控制饮食，常年坚持运动，每天注射胰岛素。这些年刘大爷血糖控制得还算不错，但为此付出的酸甜苦辣也真是不少，刘大爷经常对别人感叹：要是能随意吃喝，不用打针吃药血糖也不高，那该有多好！

想不到，刘大爷的愿望最近还真变成了现实。近一段时间，尽管他的药量没有增加，但仍经常出现心慌、出汗、饥饿感等症状，经化验检查证实为低血糖发作。他将胰岛素减量以后，测的血糖值还是偏低，以后他干脆把胰岛素全部停了，血糖才恢复正常。

一些老病友听说刘大爷多年的糖尿病不治而愈，如今不再打针吃药，血糖还能维持正常，都相约纷纷赶来向他取经。走进刘大爷的家，眼前的情况令众人大吃一惊：一向精神矍铄、人称"话匣子"的刘大爷像换了一个人似的，身上穿着与季节不符的厚厚的棉衣，无精打采，寡言少语，细心的人还发现他眉毛稀疏，胡须也掉光了，颜面还有些浮肿。据家人介绍：刘大爷最近一点食欲也没有，而且老是便秘，总是感觉全身发冷、四肢冰凉，精神状态大不如前，一天到晚不愿动弹。如今虽然血糖不高了，但食欲和精神头也没了，真是按下葫芦又起瓢。经过众人的提醒，第二天家人带他去医院内分泌科看病。

检查所见：血压偏低（90/60mmHg），体温36.5℃。患者表情淡漠、反应迟钝、声音低沉、颜面虚肿、皮肤干燥，腋毛、阴毛、胡须以及眉毛的外1/3完全脱落，全身肌肉松弛萎缩，化验血糖正常，血钠偏低，垂体及靶腺（甲状腺、性腺、肾上腺）激素普遍降低，头颅核磁共振检查脑垂体发现有梗塞灶。最终确诊是"Houssay综合征"导致的"垂体前叶功能减退"，并给予激素替代治疗，每天口服氢化考的松、甲状腺素片、安雄（一种雄性激素），2~3周以后，刘大爷精神头及食欲明显改善，颜面浮肿也消退了。随着身体状况逐渐好转，血糖水平也开始回升，刘大爷又重新恢复胰岛素治疗，血糖得以维持正常。

"Houssay综合征"究竟是一种什么病呢？这还得先从脑垂体的功能说起。我们知道，脑垂体（包括腺垂体和神经垂体）是一个重要的中枢性内分泌器官，当腺垂体由于某种原因受损时，由它分泌的各种促分泌激素以及由后者所调控的靶腺（如肾上腺、甲状腺、性腺等）激素（如肾上腺皮质激素、甲状腺激素、性激素等）均降低，而这些激素均属于胰岛素拮抗激素（即升糖激素），具有升高血糖的作用，所以这些激素减少以后，会导致血糖下降以及糖尿病症状消失。但这并非是好现象，而是用一种疾病掩盖了另一种疾病。

"Houssay 综合征"就是由于糖尿病微血管病变引起垂体缺血性梗塞所导致的代谢异常综合症。Houssay 是一位阿根廷的诺贝尔奖获得者，他在 1924 年首次发现糖尿病狗（通过切除狗的胰腺，使狗患上糖尿病）的症状可通过切除垂体而明显减轻。后来，他和其他学者发现了垂体提取物具有致糖尿病的作用。糖尿病自行好转常常提示糖尿病人的胰岛素拮抗激素（如肾上腺皮质激素、甲状腺激素、性激素、生长激素等等）分泌不足，而后者往往是由于垂体前叶功能减低所致。刘大爷就是因为微血管病变，导致垂体缺血性梗死，使得升血糖激素分泌减少，从而出现低血糖。

专家提醒：糖尿病无故自行消失未必就是一件好事，很可能是垂体卒中或垂体炎。因此，临床上一旦遇到这种情况，一定要及早去医院进一步检查，以免误把坏事当好事，延误了原发病的诊治。

二十五、治疗
糖尿病，中医好还是西医好

要点聚焦：治疗糖尿病，中药和西药各具优势、同时也各有不足，两者不能相互替代，中西医结合才是王道，厚此薄彼的做法并不可取。

临床上经常有患者询问："治疗糖尿病究竟是中医好还是西医好？"。这个问题绝非"是"或"否"那么简单。

常言道：尺有所短，寸有所长。西药的特点是作用机制明确，起效迅速，降糖、救急（指急性并发症）效果显著，缺点是存在一定的不良反应；中药的优势在于整体调理及辨证论治，在改善自觉症状、防治慢性并发症等方面优势明显，对肝肾副作用及低血糖风险相对较小，缺点是降糖作用十分有限，目前还没有哪种纯中药制剂能达到西药的降糖效果。

不可否认，通过有效地控制血糖，可以显著减少糖尿病微血管并发症（如糖尿病肾病、糖尿病视网膜病变等）。但同时我们也观察到，临床上有些糖尿病患者，尽管血糖

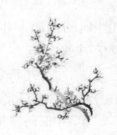

控制良好，但仍存在疲乏无力等自觉症状，有的甚至最终也出现了心脑血管并发症。这说明，单纯控制好血糖并不能解决所有问题，糖尿病需要全方位综合治疗。

举例来说，有的糖尿病患者尽管血糖控制良好，尿糖阴性，却仍感觉口干舌燥、疲乏无力，西医不好解释这种现象，也没什么特殊治疗。而中医则认为降糖只是解决了"标"的问题，没有解决肾阴虚的"本"，主张采取补肾、养阴、清热、利湿等治则，此举确实能明显改善病人的临床症状，充分体现了中医辨证论治、标本兼治的优势。再比如，慢性血管并发症是糖尿病人面临的最大威胁，而中药具有活血化淤、改善循环的作用，可以起到良好的防治作用。此外，有些中药还具有一定的辅助降糖作用，可单独用于一些血糖稍高、病情较轻的糖尿病患者。

然而，中药治疗糖尿病也有不足，由于其起效较慢，且降糖作用有限，故对严重高血糖以及酮症酸中毒等糖尿病急性并发症，不能单独用中药治疗，否则有可能贻误病情。临床上只对空腹血糖在 8.9mmol/L 以下的糖尿病患者，才考虑单独应用中草药或降糖中成药治疗。临床上，经常遇到一些中医大夫给糖尿病人用中药治疗时，要求病人把西药（包括胰岛素）全部停掉，结果导致血糖反弹，甚至诱发酮症酸中毒。

有些患者也对西医抱有偏见，认为西药副作用大，对肝肾有损害，而中药则安全无毒。事实上，凡被批准用于临床的西药总的来讲是比较安全的，对于肝肾功能正常的患者而言，如果不是用药剂量过大，一般不会对肝肾造成损害；相反，倒是药物该用却不用，血糖长期得不到有效控制，反而容易导致肝肾的并发症。

西医的优势是控制血糖以及急症抢救，中医的优势在于改善症状、防治慢性并发症。通过中西医结合，可以取长补短，在西医控制血糖的基础上配合中医辨证论治，更有利于糖尿病患者病情的控制及慢性并发症的预防。比如糖尿病足的治疗，如采用益气活血、舒筋通脉、化瘀通络的中药内服和外用泡脚，可以明显缓解患者凉、麻、胀、痛的症状。

在如何看待中医药治疗糖尿病这个问题上，一定要实事求是、客观公正。以下几点务必须要牢记：

1、无论中药还是西药，目前都不能彻底根治糖尿病。

2、中药只是作为糖尿病的辅助治疗，并不能完全代替西药。由于中药的降糖作用十分有限，对于血糖较高的糖尿病人，切忌单独用中药治疗，必须加用降糖西药或胰岛素。

3、中药并非绝对安全，也有一定的毒副作用。举例来说，国内许多患者就是由于吃了含有马兜铃酸的草药而导致肾功能衰竭。

4、中医同样非常重视饮食及运动治疗对血糖控制的重要性，并非如某些虚假广告所言："用中药治疗可以随意吃喝，无需控制饮食"。

5、切勿轻信广告宣传的所谓中药偏方、民间秘方。市场上许多用于治疗糖尿病的"纯中药"制剂大都名不副实，往往掺有价格低廉、副作用较大的降糖西药（如优降糖、降糖灵等），而老百姓不明真相，在使用过程中误以为是"纯中药"便随意增大用药剂量，以至引起严重低血糖而危及生命。对此，糖尿病人一定要擦亮眼睛、谨防上当。

总之，糖尿病的治疗非常复杂，应根据病情仔细分析和考虑。中医与西医属于两种完全不同的医疗体系，中药与西药各有优势与不足，无所谓哪个更好，中西医结合可以取长补短，不失为糖尿病治疗的理想之选。

二十六、治疗
糖尿病，切忌走极端

要点聚焦：作为糖尿病患者，理应对自身疾病高度重视并积极治疗，只有这样，才能有效地预防各种急慢性并发症，改善生活质量及长期预后。但是，无论做任何事情都要把握好"度"，对糖尿病的治疗不能矫枉过正，否则会过犹不及，引发新的问题。

1、降糖过低或过快

糖尿病患者都害怕血糖高，对高血糖比较重视。事实上，低血糖的危害丝毫不亚于高血糖，一次严重的低血糖以及由此引发的身体伤害足以抵消患者一辈子控制高血糖所带来的益处。轻度低血糖可引起心慌、出汗、头晕、瘫软无力，严重者可导致意识障碍、昏迷乃至死亡。不仅如此，低血糖还会增加交感神经的兴奋性，使血管收缩、血压升高，诱发严重心脑血管事件（如心肌梗死、脑血栓等），甚至猝死。另外，长期慢性低血糖还会影响智力，导致痴

细节提醒：临床上用的许多降糖中成药（如消渴丸、糖威胶囊等）其实都不是纯中药，例如，每10粒消渴丸中含2.5mg（1片）格列本脲，每5粒糖威胶囊含2.5mg（1片）格列本脲。许多病人不了解这一点，误以为是纯中药而随意服用，结果导致严重低血糖甚至昏迷死亡。

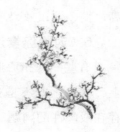

呆（特别是老年人）。

2、吃得太少或偏食

饮食控制可以降低血糖、减少药量、减轻体重，是糖尿病治疗的基础。但是，控制饮食并不等于"饥饿疗法"，而是在确保患者正常代谢所需的前提下，适当限制食物的总热量，同时，还要注意饮食多样化，以保持营养均衡。过度节食或者偏食，不仅会造成全身乏力、营养不良、贫血、饥饿性酮症以及机体免疫力下降，还可能导致低血糖后血糖反跳性升高，加剧血糖波动。此外，饮食治疗不能搞"一刀切"，对某些特殊人群，如糖尿病孕妇或明显消瘦的糖尿病患者，应当适当放宽饮食控制。

3、过分控制体重

肥胖是导致糖尿病的独立危险因素，减肥有助于改善胰岛素抵抗，增强降糖药物的疗效。糖尿病人宜将体重控制在标准体重范围为宜，绝非越瘦越好。因为过度消瘦会导致营养状况恶化，机体免疫力致使及抗感染能力下降。而且，消瘦的病人由于肝糖原储备降低，对低血糖的自我调节能力下降，发生低血糖的风险增加。

4、运动强度过大

运动疗法也是糖尿病的基础治疗之一，适当运动对糖尿病患者益处多多：可以增加能量消耗，辅助降低血糖，控制体重，改善胰岛素抵抗；另外，还可以促进血液循环，提高心肺功能、预防骨质疏松等等。但运动一定要循序渐进，运动强度不宜太大，否则，可能会适得其反。剧烈的运动（属于"无氧运动"）可以兴奋交感神经，导致儿茶酚胺等升糖激素分泌增加，使血糖升高。此外，如果运动量过大（尤其是在空腹状态下）、运动时间过久，还会增加低血糖的风险。

5、过分依赖降糖药物

治疗糖尿病仅靠药物远远不够，还需要饮食控制和适当运动，后者是糖尿病治疗的基础。有些患者片面地认为只要用上降糖药，就可以敞开肚子、随意吃喝了，这种观点是完全错误的。如果不注重生活方式干预，一味地靠增加降糖药来控制高血糖，不仅效果不好，反而会因为药量过大而增加药物副作用。

6、对胰岛素过于抵触

有些病人担心胰岛素有成瘾性或是嫌麻烦怕疼，对胰岛素当用而不用。事实上，胰岛素既不是鸦片，也不是麻醉药品，而是一种生理性的降糖激素，根本不存在成瘾性的问题。至于是短期应用还是终身应用，则完全取决于患者自身的病情，尤其是自身胰岛功能状况。事实上，对初诊时血糖较高的糖尿病患者实施短期胰岛素强化治疗，有助于保护和修复胰岛功能，有些患者甚至可以完全停药，单靠饮食控制便可降血糖维持正常达数年之久。

7、过于相信自我感觉

血糖监测非常重要，它可以帮助患者了解病情，指导临床用药。但有些患者疏于血糖监测，治疗用药全凭自我感觉。症状明显时就吃药或增加药量，没有症状时就减药甚至停药。实际上，自我感觉并不可靠。有些病人，特别是老年人或有神经病变的患者，无论是血糖高还是低，往往都没有明显的症状，但如果不及时处理，很容易发生危险。

8、对疾病过于恐惧担忧

糖尿病的危害的确很大，但糖尿病并非不治之症，只要把病情控制良好，患者完全可以像健康人一样长寿。整日忧心重重、寝食难安，不仅于事无补，相反，还会引起血糖升高及波动。因此，患者要尽量卸下包袱、放松心态，正视现实，积极配合治疗，这样才有助于血糖的平稳控制。

9、对疾病太麻痹大意

有些患者觉得糖尿病不过是血糖高点，又不影响吃喝，因此满不在乎，既不控制饮食，也不正规用药。殊不知，糖尿病往往是"秋后算账"，长期高血糖会导致各种严重的慢性并发症（如失明、肾衰、心脑卒中等），到那时候，恐怕吃后悔药也来不及了。因此，糖尿病患者一定要高度重视，切不可疏忽大意，否则日后只会自吞苦果、悔之晚矣。

10、治疗过于依赖医生

良好的血糖控制，不是医生单方面的事，它需要患者及家属的积极参与。再好的治疗方案，也需要通过患者配合来落实。糖尿病患者大多数时间是在院外，因此，糖尿病患者要不断学习糖尿病防治知识，提高自我管理能力，而不能完全依赖医生。

专家点评： 不管做任何事情都要讲究个"度"，治疗糖尿病也是如此。如果矫枉过正，很可能欲速不达，反为其害。

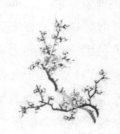

二十七、糖尿病认识误区大盘点

要点聚焦：健康教育的重要性不言而喻。患者的行为，需要科学的引导，不然很容易误入歧途。虽然人们对糖尿病耳熟能详，但在认识观念上依旧误区多多，因此，需要拨乱反正。

误区 1、只要血糖高就是糖尿病

在严重感染、外伤、手术、急性心梗、脑中风等应激状态下，病人血糖可以明显升高，但却不能轻率地诊断为糖尿病。因为一旦激状态解除，这些病人的血糖大多可以重新恢复正常，因此，诊断糖尿病一定要注意排除应激因素的影响。

误区 2、只要空腹血糖正常就可以排除糖尿病

目前糖尿病的诊断标准是空腹血糖 ≥ 7.0mmol/L 和 / 或者餐后 2 小时血糖 ≥ 11.1mmol/L。有些人认为只要空腹血糖不高就能排除糖尿病了，其实未必，如果患者餐后血糖增高，并且达到糖尿病的诊断标准，同样也可诊断为糖尿病。因此，为了避免漏诊，在诊断糖尿病时，不能只查空腹血糖，还要查餐后血糖。

误区 3、"尿糖阳性"可确诊糖尿病，"尿糖阴性"可排除糖尿病

很多人望文生义，认为糖尿病人的尿糖一定是阳性；如果尿糖阴性，则肯定不是糖尿病，这种观点是不对的。这是因为诊断糖尿病靠的是血糖而不是尿糖。尿糖受"肾糖阈"（即患者开始出现尿糖时所对应的血糖值）的影响，有时与血糖并不完全一致。当"肾糖阈增高"时，血糖浓度虽高但尿糖可以阴性；当"肾糖阈降低"时，血糖浓度正常，尿糖却呈阳性。

尿糖阳性与否是由三方面因素决定的，即血糖浓度、肾脏对血糖的滤过能力和再吸收能力。如果肾脏对血糖的滤过能力降低，而对滤出血糖的再吸收能力尚好时，医学上称之为"肾糖阈增高"，常见于老年患者；反之，当患者肾小管对葡萄糖重吸收能力下降时，即便血糖浓度正常，尿糖也可呈阳性，称为"肾糖阈降低"，常见于妊娠期妇女及肾小管病变患者。综上所述，尿糖结果并不能准确反应血糖浓度的真实情况。因此，依据尿糖来诊断糖尿病并不可靠，血糖才是诊断糖尿病的金标准。

误区 4、糖尿病一定要有"三多一少"症状

"三多一少"（即多饮、多尿、多食和体重减轻）是糖尿病人的典型症状。导致"三多一少"的根本原因在于高血糖。血糖升高造成大量糖分从尿中丢失，带出了大量水分，一方面造成了体内脱水而口干多饮，另一方面大量营养物质丢失而使人易饥多食。一般说来，血糖水平超过 10 mmol/L 以上，尿中才会出现糖，进而才会出现"三多一少"症状。

对于空腹血糖水平超过 7 mmol/L，但低于 10 mmol/L 的患者，尽管其"三多一少"症状不明显，同样也要诊断糖尿病。记住："三多一少"症状只能作为诊断糖尿病的线索，最终确诊还是要以血糖为准绳。

误区 5、儿童期发生的糖尿病都属于 1 型糖尿病

在以往，儿童糖尿病绝大多数都是 1 型糖尿病（旧称"胰岛素依赖型"）。目前，随着生活水平的提高，肥胖儿剧增，儿童 2 型糖尿病（旧称"非胰素依赖型"）也越来越多，后者与遗传、高脂肪高热量饮食、缺乏活动、营养过剩等有关。在日本，2 型糖尿病已经取代 1 型糖尿病成为儿童糖尿病的主体。

误区 6、成年期发生的糖尿病都属于 2 型糖尿病

以往认为，成年期发生的糖尿病都属于 2 型糖尿病。殊不知，还有一种介于 1 型和 2 型糖尿病之间的所谓"1.5 型糖尿病"，它的学名叫"成人隐匿性自身免疫糖尿病"（英文简称为 LADA），它本质上属于 1 型糖尿病，因为这类患者自身抗体检查呈阳性。但它起病又具有迟发、隐匿的特点，发病初期口服降糖药治疗有效，无须使用胰岛素，这点又符合 2 型糖尿病的特点，所以极易被误诊为 2 型糖尿病。目前估计，LADA 这种特殊类型的糖尿病约占 10%~15%。对于这部分病人，应争取早期确诊，尽早使用胰岛素，以保护残存的胰岛功能，避免并发症发生。

误区 7、糖尿病是因为吃糖多引起的

目前认为，糖尿病的发生与"遗传因素"和"环境因素"有关。所谓"环境因素"是指"多吃、少动"以及由此引起的营养过剩及肥胖。"进食糖类食物（即碳水化合物）导致糖尿病"的说法缺乏科学依据，相反，糖尿病人对糖类食物的摄入量不宜过低，它所提供的热量在总热量中所占的比例应达到 55%~60% 为宜。事实上，目前我们饮食结构存在的问题主要是脂肪和蛋白质类的食物摄入过多，而糖类食物（主要指米、面等淀粉类）摄入相对不足。限制高脂肪、高热量饮食以及增加运动才是预防糖尿病的根本措施。当然，我们并不提倡多吃白糖、红糖等单糖以及含大量精制糖的糕点和饮料，因为容易引起血糖迅速升高，而且吃得多了，还容易导致热量过剩及肥胖。

误区9、糖尿病很恐怖或糖尿病没啥大不了

患者对待糖尿病常常会出现两个极端，要么过度担忧，要么不以为然。其实这两种态度均不可取。因为糖尿病是完全可以被控制的，而且如果控制好的话，生活质量和生存寿命基本接近常人，因此，病人没必要惶惶不可终日。但也不能不当回事，继续好吃懒动，否则并发症迟早要秋后算账。因此，对待糖尿病最好的方法就是：在战略上蔑视它，在战术上重视它。

误区10、血糖恢复正常表明糖尿病彻底好了

有些病情较轻的初诊糖尿病患者，经过一段时间的强化治疗，血糖恢复正常，甚至不用药也可将血糖维持在正常范围，但这并不意味着糖尿病已经彻底治愈了。以目前的科学水平，糖尿病暂时还不能彻底根治，如果不注意饮食控制和运动锻炼，高血糖很快还会卷土重来。

误区11、糖尿病人只要把血糖降下来就够了

糖尿病是一种代谢紊乱综合征，除了高血糖以外，往往同时还合并高血压、血脂异常、高尿酸血症、肥胖等多种代谢紊乱，如果仅仅控制血糖，并不能有效地防止糖尿病慢性并发症（尤其是心脑血管病等大血管并发症）的发生，因此，对于糖尿病的治疗，不能光盯着血糖，还应使血压、血脂、体重等全面控制达标，以延缓糖尿病各种并发症的发生。

误区12、血糖降得越快越好

作为糖尿病人，谁都希望自己的高血糖能够迅速降下来，但事实上，血糖并非降得越快越好。这是因为病人机体对长期高血糖状态已经具有了一定的适应力，如果急于把血糖降至正常，人体对内环境剧变不能马上适应，很容易出现不适症状。此外，血糖显著波动还可导致视物模糊以及心血管意外事件的发生。因此，降糖治疗一定要循序渐进，切勿急于求成，防止矫枉过正。

误区13、打胰岛素有成瘾性

有些病友错误地认为，胰岛素与毒品一样，具有成瘾性，用上以后就再也撤不下来了，因而拒不使用胰岛素。事实上，胰岛素是人体自身分泌的一种具有降糖作用的生理激素，对于胰岛素分泌严重不足的糖尿病患者，给患者补充胰岛素，完全是自身病情所需。尽早使用胰岛素，不仅能够有效地控制血糖，防止或延缓并发症的发生，而且有助于保护和修复胰岛功能。倘若患者自身胰岛功能恢复良好，病人完全可以停用胰岛素，改用口服降糖药治疗，根本不存在"成瘾"的问题，即便患者需要长期注射，也是病情所需。

误区14、糖尿病人吃的越少越好

糖尿病必须控制饮食，但并非吃的越少越好。如果过度节食或偏食，很容易引起低血糖，诱发严重心血管事件，长此以往，还会导致营养不良，机体免疫力下降。正确的作法是：在医生的指导下，根据身体胖瘦及活动量大小决定进食量多少，并尽可能做到食物多样化，多吃蔬菜、粗杂粮，这对病情恢复大有裨益。

误区 15、治疗糖尿病主要靠药物，饮食控制和运动疗法可有可无

饮食治疗和运动治疗都是控制糖尿病的重要手段，能够帮助控制体重、降低血糖、减少药量，对糖尿病人非常有益。有些糖尿病人光重视药物治疗，而将饮食控制和运动治疗视为可有可无的事情，这是完全错误的。如果不控制饮食，再好的药物也是枉然。

误区 16、轻信虚假广告，迷信中药保健品

目前，糖尿病尚不能彻底根治，需要终身治疗。有些患者对糖尿病治疗的长期性认识不足，再就是担心药物的副作用。不法商家迎合患者这种心理，打着纯中药"祖传秘方"幌子，宣称能够彻底根治糖尿病，高价兜售保健品。不少患者信以为真，有病也不去正规医院，而是迷信保健品，甚至用保健品代替药物，最终落得个人财两空的结局。

深度阅读 ▶▶▶

减重手术——根治糖尿病的新希望

2 型糖尿病的传统治疗方法是以内科综合治疗为主，包括控制饮食、运动治疗、应用降糖药物（包括胰岛素）等等。尽管这些方法能使血糖得到有效地控制，但却不能彻底根治，患者往往需要终生用药。而且一旦血糖长期控制不好，还会引起各种严重的急、慢性并发症，导致残疾或早亡。根治糖尿病，一直是人们长期以来苦苦寻觅而至

专家点评： 健康教育是糖尿病防治五驾马车当中的驾辕之马。糖尿病友只有加强学习，用科学知识武装自己的头脑，才能提高辨别能力，避免上当受骗，真正成为自己健康的主人。

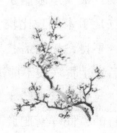

今未果的一个奋斗目标，而近年来国内外兴起的减重手术让我们看到了治愈糖尿病的新希望。

1、歪打正着，减重手术带来意外收获

二十世纪 50 年代，减重手术开始用于治疗肥胖症病人。在长期随访中，医生意外地发现：许多肥胖糖尿病患者在实施减重手术之后，在体重还没有明显下降的时候，糖代谢紊乱已得到显著改善。2012 世界权威的《新英格兰杂志》发表的研究资料表明，减重手术可使 85% 伴有肥胖的 2 性糖尿病患者或的明显缓解，其效果由于药物治疗。进一步的研究还发现：不同术式的减重手术（如胃转流手术、胃袖状切除术、可调节胃束带手术等）对 2 型糖尿病的治愈率存在较大差别，其中以胃转流手术的治疗效果最好。有资料显示，对肥胖的 2 型糖尿病患者采用胃转流手术治疗，治愈率高达 83%，有效率超过 95%。真可谓"有心栽花花不开，无心插柳柳成荫"，为此，国际糖尿病联盟正式发表声明，承认减重手术可作为治疗 2 型糖尿病的一种有效方法。

2、胃)减重手术分哪些种类

减重手术包括胃转流手术（也叫"胃旁路术"）、胃袖状切除术以及可调节胃束带手术。

胃旁路术是将患者的胃分成两部分：较小的上部（1/5）和较大的下部（4/5），然后在小胃的切口处开一条岔路，与截取的空肠远端吻合，将胃与小肠的大部分旷置起来，这种术式的独特之处在于改变了食物的正常生理流向，让所摄入的食物不经过胃远端、十二指肠和第一段空肠，而是经由胃的近端直接到达空肠远

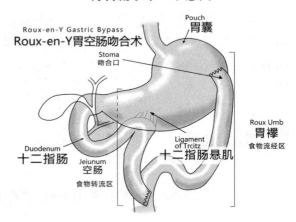

"胃转流手术"示意图

端，极大地限制了食物的摄入和吸收，从而达到减轻体重和降低血糖之目的。缺点是手术风险比较大，手术后营养问题较多，术后为了防止贫血、骨质疏松和营养不良，患者需长期服用维生素、微量元素和钙片。同时由于患者胃被隔断，以后发生胃病便不能进行胃镜检查和治疗。

胃袖状切除术是把胃作纵行切除，食物进入胃内的量减少，从而达到减重的目的，同样对肥胖 2 型糖尿病患者效果较好。这种手术方式简单安全，不改变胃

肠道的生理结构，对手术后代谢和营养影响较少，而且不影响胃镜检查，是目前采用最多的术式。

可调节胃束带手术是在胃上绑一个带子，通过一根管子，连接埋藏于皮下的注水器。抽出注水器中的水，可以放松束缚带，反之会收紧束缚带，从而起到调节进入胃内食物容量的作用。绑在胃上的束带作为异物，时间长了会嵌入胃内，引起胃的破裂或穿孔。目前这种减重术式已经废弃。当前广泛开展的减重手术方式主要是胃旁路术及胃袖状切除术。

3、减肥手术降低血糖的可能机制

"胃转流手术（GBP）"治疗2型糖尿病的机制尚不十分明了，起初认为可能与手术后患者体重下降有关，但随后大量的病例观察否定了这种观点，因为在胃转流术后的早期，减肥效果尚未显现时，病人血糖就已出现戏剧性地显著下降。还有观点认为可能与进食减少有关，不过这种猜测随后也被否定，因为在各种减肥术式中，调节式胃束带术（AGB）限制摄食量作用最强，然而AGB术后患者血糖水平并无明显改善。随着"肠促胰岛素"概念的神秘面纱被揭开，医学家逐渐意识到，其实是由于手术改变了胃肠道的解剖序列而引起肠促胰岛素分泌模式的变化从而对代谢起到了巨大的调整作用，这才是术后减重、降糖、代谢改善的关键所在！

胃转流手术前，2型糖尿病患者的上消化道经食物刺激产生"胰岛素抵抗因子"，使人体产生胰岛素抵抗现象，被认为是2型糖尿病主要病因。胃转流手术后，一方面，食物对上消化道的刺激消失或减轻，"胰岛素抵抗因子"不再产生；另一方面，未完全消化的食物通过食物转流区直接进入远段小肠，刺激肠道内分泌细胞分泌肠促胰岛素（胰高血糖素样肽-1，GLP-1），GLP-1作用于胰岛，通过促进胰岛（细胞再生以及胰岛素的合成与释放，抑制胰岛 α 细胞分泌胰高血糖，延缓胃排空，抑制食欲并通过减重改善外周组织对胰岛素敏感性等作用而达到治疗肥胖2型糖尿病的目的。

4、"胃转流术"的适应症和禁忌症

外科手术可以治愈糖尿病，对广大糖尿病患者的确是一个福音。然而，并非所有糖尿病患者都适合做"胃转流手术"。2011年7月，中华医学会糖尿病学分会与中华医学会外科学分会共同发布了《手术治疗糖尿病专家共识》。该《共识》明确规定了该项手术的适应症。

实施胃转流手术必须全部满足以下条件：①符合2型糖尿病诊断标准；②年龄＜60岁；③糖尿病病程＜15年；④患者胰岛储备功能在尚可，C肽≥正常下

专家点评： 胃转流手术为我们治疗糖尿病提供了一种新的方法，但这种方法并不适合于所有的糖尿病患者，只对符合手术适应症的2型糖尿病患者效果较好，体重过轻、胰岛功能较差的患者手术效果往往不理想。目前，手术降糖的确切机制尚不十分明了，还缺乏大样本研究的长期疗效与风险分析，例如，手术近期或远期可能带来的并发症（如吻合口瘘、肠梗阻、胆石症等）问题，术后是否会造成营养缺乏以及肠道内分泌功能紊乱？远期疗效如何？这都是我们不能不考虑的问题，这方面还有大量基础研究和临床工作要做。因此，对这项技术的应用不可盲目跟风，多数专家认为应当严把指证，谨慎为好。

限值的1/2；⑤体重指数（BMI）≥35；⑥BMI在30~35时，生活方式和药物治疗难以控制血糖或并发症，尤其是具有心血管风险者；⑦BMI为28~30时，有向心性肥胖（腰围：男性≥90cm，女性≥85cm），且至少存在两条代谢综合征标准（高甘油三酯、低高密度脂蛋白胆固醇水平、高血压）。

注：WHO定义亚洲成年人BMI正常范围18.5~23；23~25为超重；25~28为轻度肥胖；28~35为中度肥胖；35为重度肥胖。

凡有下列情况之一者，不宜实施胃转流手术：①1型糖尿病患者；②胰岛功能完全丧失的2型糖尿病患者；③糖尿病病程＞15年或年龄＞65岁；④患有严重器质性疾病（如心衰、肾衰等严重并发症）不能耐受手术者；⑤胃肠道功能紊乱、中重度糖尿病性胃轻瘫。

▋ 深度阅读 ▶▶▶

浅谈"胰腺移植"和"胰岛细胞移植"

无论是哪种类型的糖尿病，其病因都与胰岛（细胞的功能降低有关。于是人们想到，能否采取移植的方法——将整个胰腺或胰岛移植到糖尿病患者体内（医学上称作"同种异体移植"），来重新恢复糖尿病人的胰岛功能，科学家在这方面的探索一直没有停止，但真正采用现代科技，进行带血管的胰腺移植或分离的胰岛移植治疗糖尿病是从上个世纪60年代开始的。

1、胰腺移植

胰腺位于胃的后下方，正常胰腺重约50~75g，胰岛是胰腺中数以万计的像小岛一样分布的细胞团。胰岛素是由胰岛（细胞分泌的一种具有降糖作用的激素。

（1）胰腺移植的概念及分类：简单地说，胰腺移植就是将供者的胰腺整体移植给受者，主要适用于1型糖尿病患者。目前临床应用的胰腺移植分为：①单纯胰腺移植：适用于不合并晚期肾病的糖尿病患者，但由于患者需经历手术并发症、免疫排斥反应及免疫抑制药物毒副反应的风险，而患者获益有限，使临床应用受到一定的限制，因而手术数量很少。②肾移植后胰腺移植：适用于以前肾移植成功的糖尿病患者。③胰肾联合移植：适用于糖尿病（尤其是 1 型糖尿病）合并慢性肾功能衰竭患者，优点是患者只接受一次手术可以同时治疗糖尿病及慢性肾功能衰竭，且胰腺及肾脏来自同一供体，对排斥反应监测方法简单，术后免疫抑制剂的用量基本等同于单纯肾移植手术，大量研究显示，胰肾联合移植患者生存率及生活质量明显优于单纯肾移植，所以胰肾联合移植是目前国际上应用最多的胰腺移植方式。

（2）胰腺移植的优点：移植后的胰腺能以同正常人一样的生理方式调控糖代谢，病人可以停用外源性胰岛素，除可避免血糖显著波动及低血糖以外，还有防治糖尿病慢性并发症的作用。此外，病人不需控制饮食，生活质量得到明显改善及提高。

（3）胰腺移植存在的问题：主要是供体来源不足及免疫排斥，移植后患者需要长期服用免疫抑制剂，而后者具有一定的副作用，而且费用昂贵，手术操作相对复杂。近年来，由于手术方法的改进以及新型免疫抑制剂的应用，使胰腺移植的成功率得到明显提高，移植物 1 年存活率已达到 70% ~93%，与其他脏器的移植效果相近。然而，考虑到器官供体的数量有限，胰腺移植数量的上升空间不太可能很大。

2、胰岛细胞移植

2000 年 10 月加拿大科学家首次报道成人胰岛细胞移植获得成功。2006 年底，解放军南京军区福州总医院宣布，该院已经掌握了"成人胰岛细胞移植"这一新技术，先后成功治疗了 7 例重症 1 型糖尿病患者。

（1）胰岛细胞移植的方法：胰岛细胞移植是从供者胰腺中分离、纯化出胰岛细胞，通过短期体外组织培养后，经过患者肝脏的门静脉将这些胰岛细胞注射入体内，使它们在肝脏生长并分泌胰岛素。该手术不需要剖腹，操作在 B 超引导下进行，从患者上腹部插入导管，通过导管将事先分离好的胰岛细胞注入患者的肝脏门静脉，使它们在肝脏内生长并模拟生理性胰岛素分泌。手术本身比较简单，全程不超过 1 小时，只需局部麻醉。经过一段时间，植入的胰岛建立血液供应，就会开始释放胰岛素了。胰岛移植须事先在培养基中处理要植入的胰岛，对供体抗原进行特殊脱敏处理，降低其免疫原性，以减轻移植后的免疫排斥反应。

（2）胰岛细胞移植的适应症：胰岛细胞移植主要适用于外源性胰岛素控制欠

佳、伴有各种并发症、病史超过五年的 1 型糖尿病患者。一般不建议用于 2 型糖尿病患者，这是因为 2 型糖尿病（尤其是超重及肥胖者）的基本病因是"胰岛素抵抗"，而胰岛细胞移植解决不了这个问题，种植的胰岛细胞发挥的作用和胰岛素抵抗相互抵消，不但白花了钱还会耽误病情。

（3）胰岛细胞移植面临的难题：胰岛分离和免疫排斥是胰岛移植的两大技术难题。当前，胰岛的分离技术已相当成熟。但免疫排斥的问题尚未得到很好的解决。患者在术后为了避免发生排异反应，需要长期服用价格不菲的抗免疫排异药物，最近，巴西科学家报告了一项新技术。该技术是将动物胰岛细胞用聚合物制成的薄膜包裹起来再植入病人体内，细胞产生的胰岛素可穿过这层薄膜进入血液，但是患者自身的抗体却不能透过薄膜接触胰岛细胞，因此可避免出现排斥反应和由此产生的并发症。据介绍，这种利用薄膜包裹的细胞移植疗法有望在 5 年内用于临床。

除了技术问题以外，胰岛的来源也是当前胰岛移植开展的一大障碍。虽然目前已解决了胰岛自身消化、细胞分离、纯化与预处理等一系列技术难题，但因胰岛来源有限，仍无法让大多数糖尿病患者从中获益。

（4）胰岛细胞移植的评价：的确，胰岛细胞移植是当今糖尿病治疗领域的一大突破，尤其是对胰岛功能完全衰竭的 1 型糖尿病人，这确实是一个福音。但是，糖尿病人群中绝大多数都是 2 型糖尿病，后者的主要病理机制是胰岛素抵抗，而胰岛细胞移植只能解决胰岛素分泌不足的问题，因此，该项技术对 2 型糖尿病的治疗价值究竟多大目前仍是个问号。

胰岛细胞移植并非一劳永逸，尽管短期内效果不错，但随着时间的延长，存活的胰岛细胞会逐渐减少，5 年以后，大约 90% 以上的病人又要靠注射胰岛素才能有效控制血糖，即 5 年后的移植失败率达到 90% 以上。

此外，胰岛细胞移植需要高昂的手术费用（大约 20 多万），以后还要长期服用价格不菲的免疫抑制剂，这些都是患者事先需要考虑到的。

深度阅读 ▶▶▶

干细胞移植：根治糖尿病的新曙光

人类与糖尿病斗争的历史已经持续了数千年，但目前仍缺乏有效的根治方法。前面提到的胰腺移植或胰岛移植，由于供体来源和免疫排斥等方面的问题，很难在临床上全面推广，近年来，人们逐渐将目光投向"干细胞移植"。

"干细胞"是指尚未分化的细胞，具有"无限增殖"和"多向分化"的潜力，可以分化发育为各种功能细胞，甚至在一定的诱导条件下，还具有发育成某一器官的能力。

干细胞存在于骨髓、早期胚胎、脐带、胎盘中，具有多种分化潜能的细胞，就像"种子"一样，将一定数量的自体干细胞通过动脉导管迁移到胰腺组织中，"种子"就会在胰腺组织微环境的诱导下分化增殖为胰岛样细胞，替代损伤的胰岛 β 细胞分泌胰岛素。自体干细胞移植克服了供体不足和免疫排斥两大难题，安全性也大大提高。国内外现有的文献均显示自体干细胞移植短期疗效肯定，能达到停用或减少胰岛素的目的，且安全性好，无明显并发症或不适。

临床上，根据自体干细胞采集的方法不同分为"自体骨髓干细胞移植"和"自体外周血干细胞移植"。前者先在无菌条件下采集患者自体骨髓 350~500ml，通过分离、纯化等过程，制成含有足够数量干细胞的细胞悬液进行移植；后者是给患者注射 4~5 天粒系集落刺激因子，以动员骨髓干细胞进入外周血，使其在外周血中达到一定数量，再用血细胞分离机分离出需要的干细胞进行移植。在治疗糖尿病时，我们只需把制备好的干细胞悬液通过动脉导管送到直接供应胰腺的动脉内，使其在胰腺微环境的诱导下分化增殖为胰岛样细胞并分泌胰岛素。

在大量动物实验和已经进行的临床病例中，自体干细胞移植后未发现胰腺炎及肝肾功能损害，未发现移植后肿瘤形成。

凡是具备以下条件可以考虑进行自体干细胞移植：① 1 型糖尿病患者或胰岛功能很差的 2 型糖尿病患者；②年龄 18~65 岁；③合理应用胰岛素和 / 或口服药血糖仍控制不佳者；④具有一定的经济条件。

存在以下情况不适合进行自体干细胞移植：①恶性肿

专家点评：该项治疗技术目前刚刚起步，远期疗效还有待于进一步观察，但它毕竟使我们看到了彻底根治糖尿病的一丝曙光，前景值得期待。

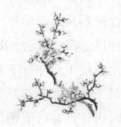

瘤患者；②严重心脏病患者；③急性或慢性肾衰患者；④严重哮喘或其他严重呼吸功能不全；⑤出血性疾病或凝血异常；⑥先天性或获得性的免疫缺陷性疾病；⑦造影剂过敏；⑧正在应用抗凝药物。

深度阅读 ▶▶▶

当今 2 型糖尿病治疗理念的若干转变

作为一种罹患甚广、危害严重的慢性代谢性疾病，糖尿病目前尚不能彻底根治。但随着对糖尿病研究的不断深入，如今糖尿病的防治理念较以往发生了很大的变化，治疗手段也更加丰富。与传统治疗模式相比，新的治疗理念更加科学和理性，更接近疾病的本质，其核心内容就是主张早期干预、早期联合用药、早期强化治疗修复胰岛功能、多重危险因素全面控制达标，从而减少或延缓慢性并发症的发生。具体表现在以下几个方面的转变：

1、起始治疗由"单纯生活方式干预"向"生活方式干预与药物干预并举"转变

对于新诊断的糖尿病人的治疗，传统做法往往是先从生活方式干预开始，治疗一段时间以后血糖仍控制不佳再启动药物治疗。这样做不利于病人血糖及早控制达标，同时，还有可能错失修复胰岛功能的最佳时机。再者，让患者彻底改变自己原来的生活方式并不容易，而长期坚持下去则更难，因此，大多数患者还是需要借助降糖药物的帮助才能控制好血糖，尤其对那些血糖较高的初发糖尿病患者更是如此。

根据最新的国内外 2 型糖尿病防治指南，2 型糖尿病人一经确诊，就应同时启动生活方式干预及药物治疗，并推荐二甲双胍作为与生活方式干预共同开始的一线治疗药物。

2、由传统"阶梯式治疗"向"提早启动胰岛素治疗"转变

2 型糖尿病的传统治疗模式是所谓"阶梯治疗"。即先从改变生活方式（饮食控制及运动治疗）开始，然后采取一种口服降糖药治疗，无效再采取两种及两种以上药物联合，直至最后万不得已才使用胰岛素。这种按部就班式的阶梯治疗模式过于保守，不利于血糖尽快地控制达标，致使患者长期处于高血糖状态，不利于延缓或阻止并发症的发生。此外，由于胰岛素应用太晚，高糖毒性得不到及时纠正，有可能错失修复胰岛功能的最佳时机，致使胰岛（细胞功能衰竭的趋势

不可逆转。

2011 年中华医学会内分泌学分会最新颁布的《成人 2 型糖尿病胰岛素临床应用中国专家共识》建议：新诊断的 2 型糖尿病患者 HbA1c ≥ 9.0% 同时合并明显临床症状，或合并严重并发症，或两种及两种以上口服降糖药次大剂量治疗 3 个月后仍不达标者（HbA1c ≥ 7.0%），就应及时启动胰岛素治疗，无论是基础胰岛素还是预混胰岛素均可作为胰岛素起始治疗之选。

3、初发患者从"普通常规治疗"向"短期强化治疗"转变

国内外诸多临床研究已经证实，对初发 2 型糖尿病患者实施短期胰岛素强化治疗，可以迅速解除高血糖的毒性作用，有效保护胰岛 β 细胞，使患者受损的胰岛 β 细胞得以休息和修复，自身胰岛素分泌功能得到显著改善，许多患者甚至此后无需用药，仅靠饮食控制便能使血糖得到良好控制达数年之久。因此，国内外许多学者主张在 2 型糖尿病确诊伊始即应采取短期（2~4 周）胰岛素强化治疗

此外，以 DCCT、UKPDS 为代表的诸多大型临床研究业已证实，早期胰岛素强化治疗可以显著减少糖尿病的慢性并发症，并且这种受益在停止强化治疗以后的若干年中仍能得到持续体现，这是由于血糖控制存在"代谢记忆效应"的结果，关于这一点已被 UKPDS 及 DCCT 的后续研究所证实。正因如此，许多国内外学者建议，对于没有强化治疗禁忌症的 2 型糖尿病患者，应早期启动胰岛素强化治疗。

4、血糖控制目标由"一刀切"向"个体化"转变

高血糖是导致糖尿病各种急慢性并发症的重要危险因素，良好的血糖控制可以有效减少糖尿病的急、慢性并发症，改善患者的预后。但是，对血糖控制越严格，患者低血糖的风险也越高，而一次严重低血糖事件的危害，足以抵消患者毕生控制血糖所带来的益处，最终得不偿失。因此，血糖控制目标应当宽严适度，因人而异，而不是一刀切。

2007 年版《中国 2 型糖尿病防治指南》建议，2 型糖尿病患者空腹血糖宜控制在 4.4~6.1moml/L，餐后 2 小时血糖控制在 4.4~8.0 moml/L，糖化血红蛋白控制在 < 6.5%。为了减少低血糖的风险及危害，2010 年版《中国 2 型糖尿病防治指南》重新修订了血糖控制目标，新指南建议，2 型糖尿病患者空腹血糖宜控制在 3.9~7.2 moml/L，餐后 2 小时血糖控制在 10 moml/L 以内，糖化血红蛋白控制在 < 7.0%。对比可见，新指南放宽了血糖达标的标准。

但上述血糖控制标准也不是绝对的。对于高龄、有频发低血糖倾向、预期寿命较短以及合并心血管疾病和严重的急、慢性疾病等患者，血糖控制目标宜在此基础上适当放宽；而年轻、病程较短、预期寿命较长、没有并发症、未合并心血

管疾病的 2 型糖尿病患者在确保不发生低血糖的情况下，应使糖化血红蛋白水平尽可能接近正常水平。

5、由"普通胰岛素促泌剂"向"早时相胰岛素促泌剂"转变

在正常生理情况下，胰岛素分泌包括基础状态胰岛素分泌和和餐后（葡萄糖负荷后）胰岛素分泌。正常人的 β 细胞受到葡萄糖负荷刺激呈双相式胰岛素分泌。其中，早时相（第一时相）胰岛素分泌对调控血糖，特别是餐后血糖尤为重要，其主要作用是抑制肝脏葡萄糖产生，减少肝糖输出，减少脂肪分解和游离脂肪酸释放。早时相胰岛素分泌缺陷致使进餐后肝糖输出不能被抑制以及脂解加速、糖异生增加，由此造成餐后高血糖及高胰岛素血症，加速胰岛（细胞的衰竭。现已知道，2 型糖尿病的早期阶段即已出现早时相胰岛素分泌缺陷，而早时相胰岛素促分泌剂（如诺和龙、唐力）可以明显改善胰岛（细胞早时相分泌，产生类似生理性胰岛素分泌的模式，而此类药物独有的"快进、快出"的作用特点，使其既能有效降低患者的餐后血糖，而且不容易发生低血糖，并且因为避免了药物对胰岛（细胞的持续过度刺激，故对胰岛（细胞还具有一定的保护作用。

6、由"胰岛素促泌剂"向"肠促胰素"转变

现已知道，2 型糖尿病的病理机制除了"胰岛素抵抗（即机体对胰岛素不敏感）"和"胰岛素分泌不足"以外，消化道内分泌失衡（主要是 GLP-1 分泌不足）也是一个重要原因。我们还知道，2 型糖尿病不是一个简单的高血糖问题，患者常常合并高血压、高血脂、肥胖、高尿酸血症等多种心血管危险因素，心血管疾病是糖尿病患者面临的最大威胁。

胰岛素促泌剂的降糖作用毋庸置疑，但有导致低血糖和体重增加的副作用，而且，如果长期不恰当地服用胰岛素促泌剂（如优降糖），不但不能保护胰岛（细胞，反而可能会加速胰岛（细胞的衰竭，导致降糖药物继发性失效。而针对消化道内分泌失衡的新药——GLP-1 受体激动剂（如利拉鲁肽、艾塞那肽）与 DPP-4 抑制剂（如西格列汀、维格列汀、沙格列汀、阿格列汀等），具有血糖依赖性的降糖作用，不会导致低血糖，而且对胰岛 β 细胞具有保护和修复作用，尤其是能够降低体重、血压和血脂，具有心血管及肾脏保护作用，充分展现了其标本兼治、作用全面、安全性好的特点和优势，为 2 型糖尿病的治疗开启了新的篇章。不仅有利于实现长期稳定的血糖控制，延缓 2 型糖尿病进展，而且可以减少糖尿病微血管和大血管病变的发生率。

7、由"足量单一用药"向"早期联合用药"转变

以往在使用降糖药物时，一般是先用一种药物"单打独斗"，待用至最大剂

量而血糖仍然得不到满意控制时，才被迫采取"联合作战"。目前认为，这种被动的"联合用药"不利于血糖尽快控制达标，不利于保护患者的胰岛功能，不利于有效防治糖尿病的各种并发症。

新的治疗模式推荐早期联合治疗，即在单一药物的半量（最大允许剂量的一半）不能使血糖得到满意控制时，不再一味地增加单药的剂量，而是积极采取非同类药物联合治疗。早期联合用药可以充分发挥不同药物之间的互补作用，增强降糖疗效；减少因各自药物剂量过大可能带来的副作用；有助于改善胰岛素抵抗，保护胰岛（细胞的功能，防止"口服降糖药继发性失效"；有效延缓或减少慢性并发症的发生和发展。

最新的国际糖尿病联盟（IDF）2型糖尿病全球指南推荐，二甲双胍可作为2型糖尿病单药和联合治疗的首选和基础用药。换言之，如果患者没有使用双胍类药物的禁忌症，二甲双胍将是联用药的必须之选。

8、由"偏重空腹血糖"向"空腹血糖、餐后血糖并重"转变

研究证实，餐后高血糖在大血管病变（主要指心血管疾病）中起到关键作用，可导致早相胰岛素分泌缺陷、加重胰岛素抵抗、引起氧化应激及内皮功能紊乱等一系列病理生理改变，最终导致动脉粥样硬化斑块的形成及血管损害。

与空腹血糖相比，检测餐后血糖不仅有助于早期发现糖尿病，而且能够更好地预测心血管事件的发病风险。STOP-NIDDM研究显示，早期干预餐后血糖能够显著减少心血管事件的发生率，使病人获得较好的临床转归。因此，在血糖管理方面，一定不要忽视对餐后血糖的监测与控制。

9、由"降低平均血糖"向"控制血糖波动"转变

研究表明，糖化血红蛋白（HbA1c）是反映患者血糖平均控制水平的金指标，患者HbA1c越高，发生糖尿病慢性并发症的风险越大。同时，研究者还注意到：HbA1c水平相同的两组患者，其并发症发生的风险并不相同。后来发现，这两组患者尽管HbA1c相似，但其血糖波动的幅度相差甚远。由此得出结论，糖尿病慢性并发症的发生与发展不仅与血糖整体水平升高有关，而且与血糖的波动性密切相关，血糖波动性越高，慢性并发症的危险性越大，血糖忽高忽低比稳定性高血糖的危害更大。

因此，当今血糖的控制目标不仅要力争使HbA1c达标（量的控制），还要尽可能地减轻患者的血糖波动（质的控制），换句话说，"既要降糖，更要稳糖"。

10、由"单纯控制血糖"向"控制多重心血管危险因素"转变

糖尿病是一种主要以心血管疾病为结局的疾病，大约3/4的2型糖尿病人最

终死于心血管疾病。英国前瞻性糖尿病研究（UKPDS）等循证医学研究表明，严格控制血糖虽可显著减少糖尿病微血管并发症（如糖尿病肾病、糖尿病眼病），但患者大血管并发症（主要指心血管疾病）并无显著降低。现已知道，糖尿病作为代谢综合症的一部分，聚集了众多的心血管疾病危险因素，包括高血糖、脂代谢紊乱、高血压、腹型肥胖、高凝及慢性炎症状态等等，这些危险因素共同促进了动脉粥样硬化的形成。因此，目前认为，对 2 型糖尿病的治疗，应当超越"以血糖控制为中心"的传统理念，代之以对各种心血管危险因素（如高血压、高血脂、肥胖等等）的全面控制，进而达到减少糖尿病慢性并发症，改善病人预后之目的。

11、由"单纯内科治疗"向"内、外科治疗并举"转变

一直以来，2 型糖尿病的治疗都是采取内科手段，即在生活方式干预的基础上，给予适当的药物治疗（包括口服降糖药和胰岛素），但药物治疗通常只能控制而不能根治，尤其是对伴有重度肥胖的 2 型糖尿病患者效果往往不尽人意。上世纪末，外科医生在为糖尿病人实施减肥手术后发现，患者的糖代谢紊乱较术前有明显改善，有些糖尿病患者甚至完全停药也能维持血糖正常，完全缓解率高达 70%~80%，较目前任何一种单药治疗都更为有效。之后，国内外许多学者对手术治疗糖尿病的机制、疗效、安全性及可行性等方面又进行了深入的观察和研究，结果非常令人鼓舞。2011 年 3 月，国际糖尿病联盟（IDF）发表声明肯定减重手术是治疗 2 型糖尿病的可选方法之一，并对该方法进行规范，提出未来需要解决的问题。同年 6 月，中华医学会糖尿病分会和中华医学会外科学分会联合发表了《手术治疗糖尿病专家共识》，共识指出，对于药物治疗未达标的严重肥胖（BMI ≥ 30kg/m^2）2 型糖尿病患者，尤其是同时存在其他重要合并症（如高血压、心血管疾病、睡眠呼吸暂停综合征等等）时，可以考虑选择减重手术。

手术治疗糖尿病突破了 2 型糖尿病的传统治疗模式，为 2 型糖尿病治疗开辟了一条新路，具有里程碑式的意义。但手术治疗毕竟有创伤，而且并非对所有糖尿病患者均有效，因此，要严格掌握手术的适应症和禁忌症。一般说来，手术治疗特别适合于病程较短、胰岛功能尚可的肥胖 2 型糖尿病患者；对于胰岛功能完全丧失的 1 型糖尿病人以及病程较长、胰岛功能衰竭严重的 2 型糖尿病人无效。

12、由"重治轻防"向"防治并重"转变

"糖尿病前期"是指血糖（包括空腹血糖和餐后血糖）介于正常人和糖尿病人之间的过渡阶段。这类病人除了血糖偏高之外，往往还同时伴有胰岛素抵抗（IR）、高血压、肥胖、脂代谢紊乱，不仅日后容易进展为糖尿病，而且很容易发生心脑血管疾病。因为糖尿病和心血管疾病一般来说是不可逆的，患者花费很多，但最后效果还是不好。最好的办法是将防控战线前移，在"糖尿病前期"即对患者进

行生活方式干预或药物（如阿卡波糖、二甲双胍等）干预，这样，不但可以减少糖尿病的发生率，还可以减少心血管疾病的发生率，从而大大降低医疗成本，提高患者的生活质量。国内外循证医学试验（如国内的大庆研究、国外的糖尿病预防研究等等）证实：生活方式干预比药物干预更为有效，也更经济，值得大力提倡，具有重大的临床意义和实用价值。

结语：心血管疾病是 2 型糖尿病最常见、最严重的慢性并发症，大约 3/4 的 2 型糖尿病患者最终死于心血管疾病。"英国前瞻性糖尿病研究（UKPDS）"显示，单纯严格控制血糖虽可显著降低糖尿病肾病、糖尿病视网膜病变等微血管并发症的发生率，但对降低心血管等大血管并发症效果不甚明显；丹麦 Steno-2 研究显示：通过全面控制多重心血管危险因素（包括高血糖、高血压、高血脂、高血粘、肥胖、吸烟等等）可以显著降低 2 型糖尿病患者大血管并发症及死亡率，由此促使糖尿病治疗理念发生重大转变，即由传统的以单纯降糖为中心转变为以减少心血管事件为中心，注重对多重危险因素的全面控制和对胰岛功能的保护与修复，提倡预防为先，强调个体化治疗及用药安全，治疗目标更趋理性。

第 1 章　自测题

★名词解释

1、胰岛素抵抗；2、糖异生作用；3、糖耐量低减；4、肾性糖尿

★填空题

1、1 型糖尿病发病的病理机制是：自身免疫损伤和胰岛素绝对缺乏

2、2 型糖尿病发病的病理机制是：胰岛素抵抗和胰岛素分泌不足。

3、人体最重要的糖调节器官是肝脏；最主要的两个糖调节激素是胰岛素和胰高血糖素。

4、糖尿病"三多一少"症状指的是多尿、多饮、多食、消瘦。

5、糖尿病的诊断标准是：空腹血糖 ≥ 7.0mmol/L 或者餐后 2 小时血糖 ≥ 11.1mmol/L，两者具备其一即可。

6、口服葡萄糖耐量试验（OGTT）的采血时间分别是：0 分钟、30 分钟、60 分钟、120 分钟、180 分钟。

7、根据病因，糖尿病可以分为四大类型，即 1 型糖尿病、2 型糖尿病、妊娠糖尿病、其他特殊类型糖尿病。其中，1 型糖尿病约占 5%，2 型糖尿病约占 90%。

8、糖尿病的高危人群包括：<u>有糖尿病家族史者</u>、<u>糖调节异常者</u>、<u>体型肥胖（尤其是腹型肥胖）</u>者、<u>有巨大儿分娩史者</u>、<u>高血压</u>、<u>血脂异常</u>、<u>脂肪肝及早发冠心病者</u>。

9、治疗糖尿病的"五驾马车"分别是：<u>饮食治疗</u>、<u>运动治疗</u>、<u>药物治疗</u>、<u>血糖自我监测</u>、<u>糖尿病教育及心理调节</u>。

10、每年的 <u>11 月 14 日</u>为"联合国糖尿病日"。

11、FBG 代表<u>空腹血糖</u>，其正常值为 <u>4.4~6.1mmol/L</u>；PPG 代表<u>餐后血糖</u>，其正常值为 <u>4.4~8.0mmol/L</u>，HbA1c 代表<u>糖化血红蛋白</u>，其正常值为 <u>4~6%</u>。

★ 单选题

1、糖尿病是一组病因不明的代谢性疾病，其共同特征是：（D）

　　A、多饮、多尿、多食

　　B、乏力

　　C、消瘦

　　D、高血糖

　　E、尿糖阳性

2、关于 2 型糖尿病病因和发病机制，下列说法正确的是：（A）

　　A、遗传因素与环境因素共同参与其发病过程

　　B、主要与遗传及免疫因素有关

　　C、遗传易感性是其主要发病因素

　　D、自身免疫反应起主要作用

　　E、环境因素导致胰岛素分泌不足

3、导致 2 型糖尿病最重要的危险因素是下列哪一项？（B）

　　A、吸烟

　　B、肥胖症

　　C、血脂异常

　　D、高尿酸血症

　　E、糖摄入过多

4、关于 2 型糖尿病的论述，错误的是：（D）

　　A、年龄多在 40 岁以上，常超重或肥胖

　　B、可无明显"三多一少"症状

　　C、血胰岛素水平可正常或升高

　　D、患者一定是成年人

　　E、口服降糖药通常有效

5、关于 1 型糖尿病的论述，错误的是：（E）

    A、多见于儿童

    B、起病急、"三多一少"症状明显

    C、有自发酮症酸中毒倾向

    D、胰岛素释放曲线低平

    E、不依赖胰岛素治疗

6、1 型糖尿病与 2 型糖尿病，最主要的区别在于（D）

    A、症状轻重不同

    B、发生酮症酸中毒的倾向不同

    C、对胰岛素的敏感性不同

    D、发病原因不同

    E、胰岛素释放曲线不同

7、诊断糖尿病的主要依据是：（C）

    A、"三多一少"症状

    B、尿糖测定

    C、血糖测定

    D、糖化血红蛋白测定

    E、血胰岛素测定

8、关于糖尿病诊断，错误的是：（C）

    A、尿糖阳性，不能确诊糖尿病

    B、尿糖阴性，不能排除糖尿病

    C、空腹血糖正常，便可排除糖尿病

    D、空腹血糖正常，不能排除糖尿病

    E、诊断糖尿病，必须排除应激情况

9、对糖尿病分型最有价值的检查是：（C）

    A、空腹血糖 + 胰岛素

    B、餐后血糖 + 胰岛素

    C、葡萄糖耐量试验 + 胰岛素（或 C 肽）释放试验 + 糖尿病自身抗体

    D、糖化血红蛋白

    E、餐后血糖 + C 肽释放试验

10、糖尿病的基础治疗包括：（A）

    A、饮食治疗和运动治疗

    B、口服降糖药物治疗

    C、胰岛素治疗

    D、胰腺移植

    E、胰岛细胞移植

11、某患者，体检时检查空腹血糖为 6.4mmpl/L，做葡萄糖耐量试验（OGTT），喝糖水 2 小时后血糖为 8.6mmpl/L，下列哪一项是正确的？（E）

    A：可诊断糖尿病

    B：可排除糖尿病

    C：应重复做葡萄糖耐量试验

    D：空腹血糖过高

    E、糖耐量减低

12、糖尿病患者如需静脉滴注葡萄糖液，每几克葡萄糖加 1 单位普通胰岛素？（D）

    A：1~2g

    B：2~3g

    C：3~4g

    D：4~6g

    E、6~8g

★判断题

1、糖尿病是吃糖多引起的。（×）

2、糖尿病人绝对不能输葡萄糖。（×）

3、糖尿病早期多无典型"三多一少"症状，而往往表现为餐前低血糖。（√）

4、无论是血糖还是尿糖，均可作为糖尿病的诊断依据。（×）

5、只要血糖恢复正常，就表明糖尿病已经痊愈。（×）

6、血糖高低是评价糖尿病人病情轻重的唯一标准。（×）

7、血糖显著波动甚至比持续稳定高血糖的危害更大。（√）

8、只要把血糖控制好，就可以保证糖尿病人不出并发症。（×）

9、"糖调节受损"者是最重要的糖尿病高危人群。（√）

10、西药副作用大且治标不治本，中药无副作用且可彻底根治糖尿病。（×）

11、由于糖尿病是终身性疾病，所以治疗的意义不大。（×）

★问答题（答案略）

1、简述血糖的来源和去路

2、简述糖尿病的诊断标准。

3、简述 1 型糖尿病与 2 型糖尿病的主要区别。

4、简述糖尿病有哪些危害？

5、简述糖尿病的三级预防。

第二章：饮食治疗

本章导读

常言道："病从口入"。不过这个"病"不光是指因饮食不洁导致的胃肠疾患，还应包括不合理膳食（营养不足或过剩）所导致的各种疾病，如糖尿病、血脂异常、肥胖症、痛风等等。

饮食治疗是糖尿病治疗的基础，糖尿病患者无论属于哪种类型，无论病情轻重，无论是否用药，都必须坚持饮食治疗。

饮食治疗有助于病人恢复和维持正常的血糖、血脂水平，减轻超重及肥胖，进而防止各种并发症的发生、发展。降糖药物只有在饮食治疗的配合下才能起到良好的降糖效果。对于早期轻症糖尿病患者，甚至不必用药，仅仅通过单纯的饮食治疗，就可以使血糖得到良好的控制。

对糖尿病人而言，"吃"不光是为了填饱肚子、满足口腹之欲，同时，也是一种行之有效的治疗。吃什么？吃多少？怎么吃？这里面都大有学问。事实上，许多糖尿病友并不懂得科学膳食，往往不是极左，便是极右，真正能做到适量而均衡饮食者少之又少。不少病友因为这也不敢吃，那也不敢碰，整日饥肠辘辘，不仅导致营养不良，也失去了许多生活的滋味和乐趣；也有不少病友在吃上满不在乎，随心所欲，胡吃海喝，致使血糖居高不下，最终并发症缠身。

那么，糖尿病人的饮食究竟有哪些讲究？如何量身订制个体化的饮食治疗方案？怎样才能吃得既美味、又健康？又要提防哪些饮食治疗的误区？请细细研读本章内容，从中不难找出答案。

一、何谓"食品交换份"

要点聚焦：一个"食品交换份"的任何食物其所含的热量均为 90kcal。食物按照"食品交换份"进行等量交换（即一份换一份），可以在热量保持不变的前提下，实现饮食多样化。

1、"食物交换份"的概念和意义

"食品交换份"是营养学上的一个重要概念，凡能产生 90kcal 热量的食物即为一个"食品交换份"，换句话说，一个"食品交换份"的不同食物所含的热量均为 90kcal，但其重量可以不同，例如，1 个"食品交换份"的食物相当于米面 25g、绿叶蔬菜 500g、水果 200g、牛奶 125ml（半袋）、瘦猪肉 50g、鸡蛋 50g（1 个）、油 10g（1 汤匙）等等。

食物按照其来源及营养成分的不同分为四大类（谷薯组、菜果组、肉蛋组、油脂组）、八小类（谷薯类、蔬菜类、水果类、大豆类、奶制品、肉蛋类、坚果类、油脂类），同类食品其蛋白质、脂肪、碳水化合物的比例大体相当。同一类当中的不同种食品可以按照"食品交换份"相互交换而热量保持不变。例如：在谷薯类当中，50g 大米可以与 50g 白面、50g 干粉条、75g 馒头、150g 米饭以及 6~8 块苏打饼干相互交换；在肉蛋类当中，50g 瘦猪肉可以与 100g 瘦牛（或羊）肉、100g 鱼虾、1 个鸡蛋、50g 豆腐干、100g 北豆腐（或 150g 南豆腐）相互交换；在水果类当中，100g 苹果可以与 100g 橘子、100g 猕猴桃、100g 鸭梨、100g 桃子相互交换。

不同种类的食物当营养素结构相似时，也可以互换，

细节提醒：营养素比例相似的同类食物之间方可自由交换，例如，不同主食之间可以互换；肉类、蛋、鱼、豆制品等副食品之间可以互换；坚果类食物与油脂可以互换。不属于同一大类的食品，由于其营养成分差别较大，不适宜进行交换。

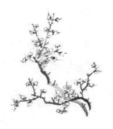

例如 25g 燕麦片可以和 200g 橘子互换，它们所含热量、碳水化合物基本相近。

因此，运用食品交换法，可以在保持热量平衡的基础上，相对自由地选择不同的食物，品尝各种佳肴，使自己的饮食不再单调。

2、"食物交换份"使用注意事项

（1）可以根据自己的口味在同类食品中进行交换，如：肉、蛋、鱼、禽、豆制品可以交换；植物油可以与硬果类食物互换；白菜可以换成油菜；馒头可以换成窝头。

（2）不同类食物所含的营养素是不同的，即使热量一样，也无法达到营养平衡，所以只有当营养素结构相似时，才可互换，例如，25g 燕麦片可以和 200g 橘子互换，因为它们所含热量、碳水化合物基本相似。

（3）水果的含糖量较高，因此不宜与蔬菜交换。可以用主食和水果交换，如吃 1 份水果（大约 200g）减半两（25g）主食即可。

（4）硬果类含脂肪高，可少量食用，但要减少烹调油的摄入。

表 2-1 食品交换份

组别	类别	每份重量（g）	蛋白质（g）	脂肪（g）	糖类（g）	主要营养素
一、谷薯类	1．谷薯类	25	2.0	0.5	19	碳水化合物、膳食纤维
二、菜果类	2．蔬菜类	500	4.0	—	18	无机盐、维生素、膳食纤维
	3．水果类	200	2.0	—	18	
三、肉、蛋、奶类	4．大豆类	25	8.0	5.0	—	蛋白质、脂肪
	5．奶 类	125（半袋）	4.0	5.0	6.0	
	6．肉蛋类	50	9.0	6.0	—	
四、油脂类	7．油脂类	10	—	10	—	脂肪
	8．坚果类	15	—	15	—	

二、如何运用"食品交换法"设计食谱

要点聚焦：糖尿病人绝非这不能吃，那不能吃，只能过苦行僧式的生活。事实上，除了含糖食品需要严格限制以外，大多数食物糖尿病友均可享用。通过运用"食品交换份"科学安排饮食，糖尿病友同样可以像健康人一样吃得丰富多彩。

在许多人看来，一旦患上糖尿病，就意味着与美味佳肴彻底绝缘，这也不能吃，那也不能吃，其实这种观点是不对的。

糖尿病的膳食原则是"总量控制、营养均衡"，也就是在限制总热量的前提下，尽量使"食物多样化"以保持营养均衡。事实上，除了含糖食品需要严格限制以外，大多数食物糖尿病友均可享用，这也是营养均衡的需要。

根据食品的主要营养成分不同，食品分为谷薯类、蔬菜类、水果类、豆类、奶类、肉蛋鱼类、坚果类、油脂类。根据前面学过的"食品交换份"知识，每个"食品交换份"的食物均含有 90kcal 的热量，同一类的不同食物之间以及不同种类间的食物，均可按照"食品交换份"进行等量交换。具体地说，可以在各种主食之间、主副食之间、副食之间、蔬菜之间、水果之间一份换一份，因此，只要掌握了食品交换法，就可以在确保热量不变的情况下自由地选择不同的食物，从而使食谱更加多样化。

作为糖尿病友，应如何运用"食品交换份法"设计食谱呢？

第一步：计算出标准体重

标准体重（kg）= 身高（cm）−105。

第二步：计算每日所需总热量

每日总热量（kcal）=kcal/kg·d× 标准体重（kg）。

每日每千克标准体重所需热量可根据表 2–2 查得。

表 2–2 成年糖尿病患者每日每千克标准体重能量供给表

	重体力劳动	中等体力劳动	轻体力劳动	卧床休息
肥胖	35	30	20～25	15
正常	40	35	30	15～20
消瘦	45～50	40	35	20～25

第三步：计算出每日所需食品交换份数

每日食品交换份数 = 总热量（kcal）÷90。

对部分肥胖病友来说，实际体重与标准体重相差明显，计算出的食物总份数与病人实际进食量相差较多，病人饥饿感明显，这时可灵活掌握，逐月减少摄入总量，最后达到理想体重所需摄入的食品总份数。

第四步：根据科学营养分配原则，合理分配三大营养素

三大营养素指的是碳水化合物、蛋白质和脂肪，分配原则是碳水化合物占每天总热量的 55%～60%，脂肪占每天总热量的 25%～30%，蛋白质占每天总热量的 15%～20%。

谷薯类主要成分为碳水化合物，也含有少量蛋白质及脂肪；肉、蛋、奶、豆主要成分为蛋白质，也含有脂肪；蔬菜类主要提供维生素、无机盐及膳食纤维，含热量较少；油脂类及坚果类主要提供脂肪。

人一天的食物不外乎主食（谷薯类）、副食（肉、蛋、奶、豆、鱼）、蔬菜、油脂及水果。主食一般为200~300g（指干重，8~12个食品交换份），油脂一般每日不超过25g（2.5个食品交换份），剩余由副食及蔬菜、水果补齐。在餐后血糖低于8.0mmol/L时。可在餐后2~3小时加1份（200g左右）水果。

第五步：将食物安排至各餐次中，制定平衡膳食

糖尿病人应定时定量进餐，可将全天食物按1/5、2/5、2/5分配于早、中、晚三餐，亦可根据个人情况在两餐之间或睡前适当加餐。

副食的三餐分配：早餐选择0~0.5个副食交换份，午餐选择全天副食交换份的50%，晚餐选择全天副食交换份的45%~50%。

为了方便糖尿病患者自制食谱，营养学家们把不同热量的饮食按照适宜的比例预先进行了换算，患者可按上述步骤计算出每日所需总热量后，参照表2-3进行选择。

表2-3 不同热量糖尿病饮食分配

热量（kcal）	交换份	谷薯类		菜果类		肉蛋类		豆乳类		油脂类	
		重量	份	重量	份	重量	份	重量	份	重量	份
1200	14	150g	6	500g	1	150g	3	250g	1.5	2汤匙（20g）	2
1400	16	200g	8	500g	1	150g	3	250g	1.5	2汤匙（20g）	2
1600	18	250g	10	500g	1	150g	3	250g	1.5	2汤匙（20g）	2
1800	20	300g	12	500g	1	150g	3	250g	1.5	2汤匙（20g）	2
2000	22	350g	14	500g	1	150g	3	250g	1.5	2汤匙（20g）	2
2200	24	400g	16	500g	1	150g	3	250g	1.5	2汤匙（20g）	2

实际应用举例：某患者，身高177cm，轻体力劳动者，较胖。

标准体重=177-105=72kg；

每日所需总热量=72（kg）×25（kcal/kg·d）=1800kcal/d；

每日所需总交换份=1800（千卡/日）÷90（千卡/份）=20份/日。

从上表中可以查出，该患者全天的食物分配应为：主食12份（300g）、蔬菜1份（500g）、肉蛋类3份（150g）、豆乳类1.5份（250g）、油脂类2份（2汤匙）。

根据食品交换份的原理，病人可以在同类食品间自由交换，从而确保其伙食花样翻新、品种多样。

为了方便患者，笔者下面列出各类食品在等热量交换时的重量关系，供患者在具体应用时作为参考。

谷薯类：50g 大米（相当于 2 个食品交换份）可以和 50g 小米、50g 面粉、50g 玉米面、50g 绿豆、50g 干粉条、75g 馒头（或咸面包）、150g 大米饭、6~8 块苏打饼干、200g 土豆（或红薯）进行交换。如某人原来每顿吃白米饭 50g（指干重），他想改吃面条、则可用富强粉制作的干面条 50g 来交换替代。

蔬菜类：1 个食品交换份的大白菜、卷心菜、菠菜、韭菜、芹菜、西红柿、冬瓜、苦瓜、黄瓜、绿豆芽、丝瓜均是 500g；1 个食品交换份的柿椒、南瓜、白萝卜、菜花是 350g；1 个食品交换份的胡萝卜、蒜苗是 200g。按照等量交换原则，500g 大白菜与 350g 柿椒或 200g 蒜苗交换。

肉蛋奶类：50g 精瘦肉（相当于 1 个食品交换份）可以和 25g 五花肉、35g 熟肉、20g 香肠、1 个鸡蛋、100g 鱼虾、50g 豆腐干、100g 北豆腐（或 150g 南豆腐）、160ml 鲜奶及 20g 奶粉进行交换。

油脂类：1 个食品交换份的烹调油为 10g（约 1 汤匙），它可与 25g 花生米、核桃仁、葵花子进行交换。

水果类：200g 苹果、梨、桃子、橘子可与 500g 西瓜或 25g 主食进行交换。

三、"食物升糖指数（GI）"，助您科学"挑食"

要点聚焦："食物升糖指数（GI）"是衡量进食某种食物后对餐后血糖影响大小的一项指标，它是继"食品交换份"之后，糖尿病营养治疗的又一个重要概念。有"食物升糖指数"作为参考，糖尿病患者在选择食物时就不再盲目和无所适从了。

长期以来，我们一直是用"食品交换法"指导糖尿病人如何控制饮食，该方法在帮助病人控制血糖、丰富食谱等方面曾发挥了重要作用。但人们也注意到：同等热量的不同食物，吃下去之后对餐后血糖的影响并不完全相同，比如说，25g 面粉和 25g 大米可等量交换，但是大家用 25g 面粉蒸馒头，25g 大米煮稀饭后食用，两者的餐后血糖相差甚远；即便是等量的大米（或面粉）使用不同的烹饪方法，对血糖的影响也不尽相同。为了衡量不同食物对餐后血糖影响的差异，营养学家引入了"食物升糖指数（Glycemic index 简称 GI）"的概念，以帮助糖尿病患者更有效地控制血糖（尤其是餐后血糖）。"食物升糖指数（GI）"是继"食品交换份"之后糖尿病营养治疗的又一重要概念。将"食物升糖指数"与"食物交换份法"结合在一起，将使糖尿病饮食治疗更加科学。

1、"食物升糖指数（GI）"的概念

糖尿病患者不仅要关心吃什么，吃多少，更应关心吃后对血糖影响如何。而"食物升糖指数（GI）"是指摄入含50g碳水化合物的食物与摄入同等量（50g）的葡萄糖在一定时间内（一般为2小时）生成的血糖时间曲线下面积的百分比，它反映的是食物与葡萄糖相比升高血糖的速度和能力，是衡量食物对餐后血糖影响大小的一项可靠指标。

简单来说，食物升糖指数（简称"升糖指数"）就是各种食物与葡萄糖升糖能力和速度的比较。我们通常把葡萄糖的血糖生成指数（GI）定为100（实际是100%，此处略去%，以下同）比葡萄糖升糖快和高的，就大于100（如麦芽糖105），反之，则小于100。

GI较高的食物，由于其消化、吸收较快，故进食后血糖升高的速度快、峰值高；相反，GI较低的食物，由于其消化、吸收较慢，进食后血糖升高的速度慢、峰值低。

2、"食物升糖指数（GI）"受哪些因素的影响

临床中很多病人反映说，今天没有多吃啊，怎么血糖这么高呢？大家有没有仔细想过，是不是烹饪方法和平时不一样？比如说吃面条，同样热量的面条，如果是干的细面条，GI为41，换另外一种湿的鲜面条，GI为81，两者相差一倍。下面我们就来谈谈影响GI的有关因素：

（1）食物中碳水化合物的含量：碳水化合物含量越高，GI值就越高，特别是精制的白面包、白砂糖等。

（2）食物中膳食纤维的含量：纤维含量越高，GI值越低。这就是为啥粗粮GI值较低，而细粮（精制面粉）GI值较高的原因。

（3）食物成熟度：食物愈成熟，GI值愈高，如：熟透的水果比未熟的GI值高。

（4）稀烂或磨碎程度：越是稀烂的食物，GI就越高，这就是为什么喝粥容易导致血糖升高的原因。

（5）脂肪量：脂肪含量越高，GI会相对较低。

3、如何降低"食物升糖指数（GI）"

（1）"粗"粮不细作：尽量控制粮食碾磨的精细程度。以面包为例，白面包的GI为70，但掺入75%~80%大麦粒的面包GI为34，所以，提倡用粗制谷物代替精制谷物，例如，用带碎谷粒制成的面包代替精白面包。

（2）做菜"粗枝大叶"：蔬菜能不切就不切，豆类能整粒吃就不磨碎。一般

细节提醒： 糖尿病友要尽量选择"升糖指数（GI）"较低的食物。但是，即便是低升糖指数的食物也不可无限制食用，吃多了同样也会升高血糖。常见食物的升糖指数见表2-4。

薯类、蔬菜类等不要切得太碎或成泥状，宁愿多嚼几下，肠道多运动，这样对血糖控制有利。

（3）多吃富含膳食纤维的食物：平常多吃一些富含膳食纤维的食物，如魔芋、芹菜、竹笋、苦瓜、木耳、菇类等。

（4）增加主食中的蛋白质：普通的小麦面条GI为81.6，强化了蛋白质的意大利细面条GI为37，加鸡蛋的小麦扁面条GI为55。饺子是北方常用食物，蛋白质、纤维含量都高，也是低GI食品。

（5）急火煮，少加水：食物的软硬、稀稠、颗粒大小等因素，对食物GI都有影响。谷类熬煮的时间不宜过久，以免加快血糖上升速度。

（6）食物巧搭配：高GI的食物与低GI的食物搭配，可以制作成中GI膳食。例如，大米饭GI值为88，而米饭加蒜苗（富含膳食纤维）GI值为57.9；馒头GI值为88.1，馒头加酱牛肉（富含蛋白质）GI值只有49.4；馒头和蔬菜搭配要比单独吃馒头GI低得多；玉米面、黄豆面的GI低，可与GI高的白面混合制成发糕或窝头，均可达到降低GI的目的。

（7）吃点醋：食物经发酵后产生酸性物质，可使食物GI值下降一些。因此，糖友不妨在食物中加点醋。

4、"升糖指数（GI）"高低可以指导食物选择

"食物升糖指数"概念的引入，使我们能够了解到不同食物对血糖的影响程度不同。根据食物对血糖影响的大小，可将食物分为三个等级：低GI食物：GI＜55；中GI食物：55＜GI＜70；高GI食物：GI＞70。像各种粗加工的全麦食品（如全麦面包）、荞麦面、莜麦面、玉米渣子、各种豆制品、绿叶蔬菜及薯类（如魔芋、山药等）均为低GI食物。

有了"食物升糖指数（GI）"，糖尿病患者在选择食物时就不再盲目，在摄入同等热量时，我们尽量选择那些低GI的食物（如富含膳食纤维的燕麦、豆制品等）；也可以将高GI食物与低GI食物互相搭配，制作成GI中等的膳食；还可以放心地选食水果，而不必过于担心影响血

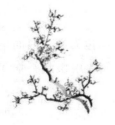

糖，既可满足食欲，又有利于血糖控制。

研究表明，长期食入低 GI 的食物，可明显改善糖尿病患者的餐后高血糖状态，减少血糖波动，并可降低血脂，延缓糖尿病慢性并发症的发生。

表 2-4 常见食物的血（升）糖指数（GI）

食物名称	GI	食物名称	GI	食物名称	GI
一、混合膳食		玉米面粥	50.9	苹果	36.0
三鲜水饺	28.0	玉米碴粥	51.8	梨	36.0
肉馅馄饨	39.0	大米粥	69.4	西瓜	72.0
包子（芹菜猪肉）	39.1	小米粥	61.5	**李子**	24.0
牛肉面	88.6	燕麦片粥	83.0	柑	43.0
二、谷类食物		**四、豆类**		芒果	55.0
大麦粒（煮）	25.0	大豆	18	樱桃	22.0
大麦粉（煮）	66.0	蚕豆	79	柚子	25.0
荞麦面条	59.3	扁豆	18.5	桃子	28.0
甜玉米（煮）	55.0	绿豆	27.2	**香蕉**	52.0
二合面窝头	64.9	冻豆腐	22.3	芭蕉	53.0、
黑米	42.3	**五、根茎类**		猕猴桃	52.0
大米饭	80.2	**土豆**	54.0	菠萝	66.0
糯米饭	87.0	土豆泥	73.0	葡萄	43.0
小米（煮）	71.0	魔芋	17.0	葡萄干	64.0
小麦扁面条	55.0	藕粉	32.6	杏干	31.0
面条	81.6	山药	51.0	橘子汁	57
精粉面包	100.0	胡萝卜	71.0	可乐	40.3
粗面面包	64.0	煮红薯	76.7	**八、其他**	
麦麸面包	65.0	**六、奶制品**		蔗糖	65.0
黑麦面包	65.0	低脂奶粉	11.9	葡萄糖	97.0
馒头	88.1	老年奶粉	40.8	巧克力	49.0
烙饼	79.6	酸奶	83.0	果糖	23.0
油条	74.9	全脂牛奶	27.0	蜂蜜	73.0
苏打饼干	72.0	牛奶	27.6	麦芽糖	105.0
爆玉米花	55.0	脱脂牛奶	32.0	南瓜	75.0
麦片	69.0	冰淇凌	61.0	乳糖	46.0
三、粥类		**七、水果类**		白糖	83.8.

四、"一手"搞定糖尿病饮食

要点聚焦：如何科学安排饮食一直是困扰广大糖尿病病友的一个难题，如今有了"手掌法则"，糖友们再也不必为"吃"犯愁了，只需伸出您的手，便可轻松帮您搞定"吃"的问题。

众所周知，饮食治疗是维持血糖稳定的基础，如何"管住嘴"对糖尿病患者至关重要。但一日三餐究竟该吃多少？营养又该如何搭配？不少病友依然是一头雾水。如果严格按照"称量法"，每次饭前都拿个天平秤称一下要吃的东西过于烦琐。现在，糖尿病病友再也不必为"吃"犯愁了，只需伸出您的手，便可轻松帮您搞定"吃"的问题，这就是下面将要介绍的饮食控制"手掌法则"。

1、主食：一顿一个拳头（图 2-1）

1g 碳水化合物能提供 4kcal 热量，碳水化合物应占你总热量摄入的55%。普通成人一天的主食（即碳水化合物）约为 250~300g。每顿吃的淀粉类主食（如馒头、花卷、米饭等），一个拳头大小就够了。一天 2~3 个拳头的主食就差不多了。

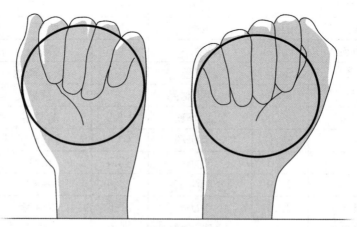

图 2-1　主食：一顿一个拳头

2、蛋白质：一天一个手掌心（图 2-2）

1g 蛋白质能提供 4kcal 的热量，蛋白质应占你总热量摄入的 15%~20%。一个人每天摄入的蛋白质量大约每 kg 体重 1g。如果你的体重有 50kg，那么一天 50g 蛋白质差不多就够了，50g 蛋白质如果换算成肉、蛋或者豆制品，大约相当于掌心大小、约为小指厚的一块。病人每天吃 50~100g 的蛋白质即可满足一天所需。

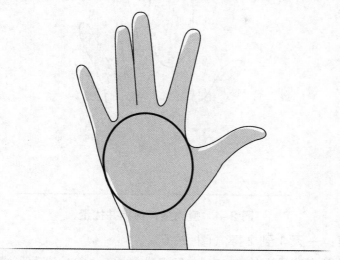

图 2-2　蛋白质：一天一个手掌心

3、油脂：每天一个拇指尖（图 2-3）

1g 脂肪能提供 9kcal 热量，脂肪应占你总热量摄入的 25%~30%。而我们一天所摄入的脂肪，除了来自于烹饪油，还包括大量的肉类、奶类甚至坚果类。因此，在烹饪时油就不能放太多，一般一个人一天的摄入量控制在一个大拇指尖（第一节）就够了。如果是三口之家，那就是全家一天摄入 3 个大拇指尖的量就够了。

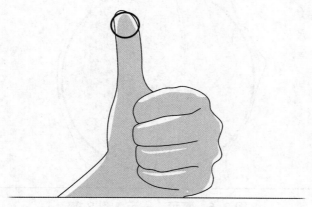

图 2-3　油脂：每天一个拇指尖

4、瘦肉量：两指并拢量（图 2-4）

切一块与食指厚度相同，与两指（食指和中指并拢）的长度、宽度相同的瘦肉相当于50g的量，可满足一天需要。

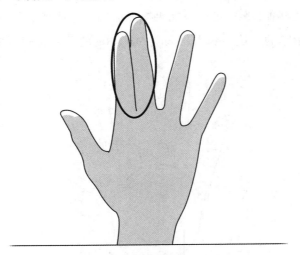

图2-4　瘦肉量：两指并拢量

5、蔬菜：一天1到2捧（图 2-5）

两手一捧的青菜量大约有500g，每天进食500~1000g蔬菜可满足需要。当然此处所说的蔬菜是指低碳水化合物的绿叶蔬菜，如白菜、菠菜、卷心菜、豆芽等。但要注意的是，象土豆、山药、红薯、莲藕等根茎类蔬菜由于淀粉含量较高，应该按主食算，如果吃了这类蔬菜就要将其所含热量从主食中扣除；另外，果仁类（如花生米、核桃仁等）油脂含量很高，也不能按蔬菜对待。

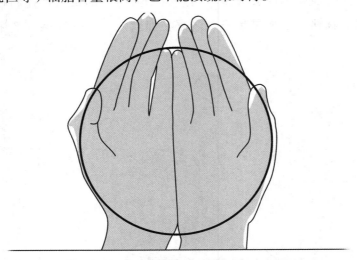

图2-5　蔬菜：一天1到2捧

6、水果：每天一个拳头（图 2-6）

水果200g相当于1个拳头大小，一天需要的水果量一个拳头大小就够了。

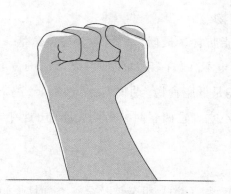

图2-6　水果：每天一个拳头

7、酒：每次一个手指（或指节）高度

糖尿病人最好不要喝酒，如果一时难以戒掉，也要尽量少喝。最好选择红酒、啤酒等，高度烈性白酒应当禁饮。用标准的杯子作为参照，建议每次红酒的量以一节食指高度为准，啤酒的量则以中指高度为准。

需要说明的是，如果您的体型肥胖、而且活动量不足，那么热量摄入就要限制严格一些；反之，如果你的体型偏瘦，并且活动量较大，那么热量摄入则应适当放宽。此外，糖尿病人也要饮食多样化，并非什么都不能吃，但要注意热量平衡，比如今天多吃了几颗花生米，那就应该做饭时少放点油、少吃点肉以保持平衡。

五、烹制糖尿病饮食的八大妙招

要点聚焦: 很多糖尿病人对所吃食物的种类非常在意，殊不知，糖尿病饮食的烹制也大有讲究。正确的烹饪方法可让糖尿病人吃得又好又健康。

关于糖尿病饮食，合理安排进食量固然很重要，但是，食材搭配及烹饪方法同样不可忽视，如何既能让患者满足口福，又有利于病情控制，这里面有许多妙招。

专家点评: "手掌法则"虽然不是特别精确，但具有直观、形象、可操作性强的优点，易学易懂，非常适合在糖尿病友中普及推广。

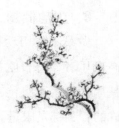

1、选择脂肪含量较少的食物

鱼肉、去皮的鸡肉、兔肉等脂肪含量最低，瘦猪肉、去黄禽蛋、脱脂牛奶脂肪含量也较低；豆制品的脂肪含量也不高。许多蔬菜（如白菜、萝卜、黄瓜、蘑菇等）、菌藻类食物（如海带、海蜇等）等均是低脂食物。动物内脏（如牛杂、鸡杂、猪杂等）、蛋黄等含胆固醇较高，应限制或不吃。吃西餐时，可用无脂肪的沙拉酱替代脂肪含量极高的黄油。

2、选择高纤维食物

如各种青菜、水果、海带、紫菜、豆类、粗杂粮及全谷类食物（如玉米面饼、全麦面包）。

3、食物的保存和加工

为减少营养素的丢失，买回来的蔬菜应存放在干燥、通风、避光的地方，绿叶蔬菜保存时间不超过两天，水果不超过一周，尽量随吃随买；米和蔬菜不要长时间浸泡，淘米时少用手搓，冲洗两遍即可；做菜先洗后切，不要切得太小，现切现烹调，切好的肉菜勿放置过久。

4、烹饪前对食物的预处理

例如，剔除附在禽畜肉上的脂肪，或将肉放入沸水锅中煮一段时间，将肉中的不可见脂肪溶解出来，经过脱脂后的熟肉可直接拌入调料食用（热拌），肉汤凉后放入冰箱中冷冻，等浮油凝结后再将油去除，去油之后的肉汤可用来做汤菜或面汤；再如烧茄子，若能将茄子切好后上笼屉蒸几分钟再烧，不仅省油而且味道更好。

5、改变烹饪方法

为了尽量保证食物中的营养素不被破坏，而且做到低脂少油，烹饪方法的选择就显得尤为关键。为此，糖尿病人要尽量采用汆、炖、蒸、拌等少油或无油的烹饪方法制作菜肴，尽量不用煎、炸、红烧、爆炒等烹饪方法，后者不仅耗油多，而且高温会导致蛋白质、维生素的严重变性或丧失，此外，糖醋、糖渍、拔丝和盐腌、盐浸等烹饪方法也不宜采用。

6、少盐低糖，清淡为主

做菜不要用动物油，而要用植物油；糖尿病患者要少吃盐，特别是同时合并高血压者，每日吃盐最好不要超过 6 克，为限制钠摄入过量，盐和酱油要少放；糖尿病患者不是绝对不能吃糖，在烤面点或做菜时加入少许糖作调味之用也是允许的，关键是限量。

7、增加配料

多数菜肴的营养素含量不光取决于主料营养素，还要考虑辅料的营养素。荤素搭配使营养更趋全面，并且还符合人体酸碱平衡的需要。例如"青椒炒肉"就比光"炒肉"营养均衡。此外，这些配料还有助于降低肉制品的"升糖指数（GI）"，有利于糖尿病患者控制血糖。适当加入醋、花椒、大料、葱、姜、蒜等调料不光能改善菜肴的口味，而且也能补充一些营养素。

8、选用不黏锅系列炊具

许多菜肴在烹饪过程中，由于少油或无油而极易黏锅，使菜肴烧糊或影响菜肴的外观。如果使用不黏锅系列炊具，就完全可以在少油或无油的情况下，制作出满意的菜肴。

细节提醒：糖尿病患者饮食烹饪需要注意以下四点：①肉类食物应尽量选择瘦肉、去皮鸡肉和鱼等；②尽量选择清蒸、煮、焖等烹调方法，少用油煎炸；③调味以清淡、少盐为主，尽量不用大量的调味料和油；④可以用不粘锅来减少用油量。

六、餐后血糖高，或许是进餐顺序不对

要点聚焦：顺序不对，血糖翻倍。"吃什么"固然很重要，但"如何吃"同样也不可忽视。正确的进餐顺序能让病人吃得不多，还不觉得饿。

吃饭对糖尿病患者而言是个大问题。患者在如何吃饭的问题上，大多只关注每顿饭吃多少？什么东西能吃？什么东西不宜吃？但却往往忽略了进餐顺序对血糖的影响。事实上，正确的进餐顺序对控制血糖（尤其是餐后血糖）也有一定的帮助，如果按照"蔬菜（主食（肉类（汤"这一顺序进餐，可以在一定程度上帮助病人控制进食量，而且病人依从性较好。

先吃粗纤维的蔬菜，增加饱腹感，就能不自觉地减少后面主食的摄入。如果需要控制主食的摄入量，就要在吃饭时先多吃些蔬菜。

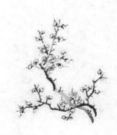

细节提醒： 前面所讲的进餐顺序有时也要根据自己的血糖情况灵活调整。比如，你饭前活动量较大，餐前血糖明显偏低（＜5mmol/L），就应该先吃升糖指数较高的碳水化合物（主食），以利于血糖快速上升，防止低血糖发生。

而主食选择应少稀多干，尽量选择那些富含膳食纤维的食物，如小米、窝头等，这些粗粮在胃里消化的时间长，血糖上升较慢，可以有效降低糖尿病人的餐后血糖。

由于糖尿病患者要少摄入高油、高脂的食物，所以肉类等食物应放在主食后食用。糖尿病患者吃了一定数量的主食后，摄入的肉类自然就会相应减少，从而减少油脂摄入。另外，鱼、肉的制作也应采用较为清淡的烹调方法，如清蒸、水煮等，避免油炸。

把汤放在最后喝，是因为先喝汤的话，会很快就感觉饱了，但不久又会感到饥饿，只能再吃些别的食物充饥，这样不利于糖尿病人的血糖控制。

七、糖友"加餐"，大有学问

要点聚焦： "加餐"并不是要增加病人全天的总热量，而是在总热量保持不变的前提下增加餐次，即"少吃多餐"。

国人的饮食习惯通常是一日三餐，但对糖尿病人来说，这种餐次安排却未必合理，尤其是对那些血糖波动大、容易出现低血糖的糖尿病患者，"加餐"不失为一个不错的选择。

需要说明的是，"加餐"并不是要增加病人全天的总热量，而是在维持原来热量的基础上增加餐次，换句话说，就是"少吃多餐"。举个例子，患者可从正餐中分出一小部分（大约25~50g）作为两餐之间或临睡前的加餐，但全天总的进食量仍保持不变。

1、"糖友"加餐好处多

（1）减少正餐摄入量，可以减轻胰岛 β 细胞的负担，避免餐后血糖明显升高，减少降糖药物的用量。

（2）在两餐之间及睡前加餐，可以有效防止低血糖

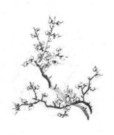

的发生，尤其是对预防下一餐前和夜间低血糖特别有效。

（3）"少食多餐"可以减少血糖波动，有利于血糖的平稳控制。

（4）加餐不仅有助于控制血糖，而且可以减轻因饮食控制所造成的饥饿感，提高病人的生活质量。

2、"糖友"加餐有讲究

（1）加餐的时间安排：加餐的时间最好相对固定，不能随意想吃就吃，一般选择在低血糖发生之前加餐，如上午 10 点左右，下午 3~4 点间，晚上 10 点左右，这对预防低血糖是非常有帮助的。当然，如果有时体力劳动增加时，也可提早加餐。至于一天需要加餐几次，可根据病情需要灵活决定。夜间低血糖是糖尿病人需要严加提防的一种严重情况，预防的办法就是睡前加餐，而睡前是否需要加餐主要取决于临睡前的血糖值，如血糖小于 6.0mmol/L，则提示夜间发生低血糖的风险较大，需要在睡前加餐。

（2）加餐的食物选择：上班族加餐要方便可行，因此上午和下午的加餐可以随便一些，饼干、面包或豆腐干等都可以，晚上的加餐则应品种丰富一些，除少量主食外，最好最配备一些蛋白质的食物（如鸡蛋，瘦肉，鱼虾等），因为这些蛋白质转变成葡萄糖的速度较其他食物缓慢而持久，这样就能避免在后半夜发生低血糖。

当然对每个具体患者而言，这些也不是绝对的，原则是既要防止餐后高血糖，又要避免下餐前低血糖。

八、糖尿病人饥饿难耐该咋办

要点聚焦： 在控制饮食的最初阶段，糖尿病友往往都要经历"饥饿"的考验，少吃多餐、以粗代细、果蔬充饥就是帮您度过这段"艰难"时光的良策。

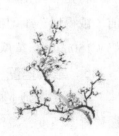

　　糖尿病友在最初控制饮食时，难免会遭遇"饥饿难耐"的痛苦，有些病友甚至因为无法忍受而放弃饮食治疗，遇到这种情况究竟该怎么办呢？

　　首先，应该清楚地认识到，饥饿感原本就是糖尿病的一种症状。由于糖代谢紊乱，尽管病人吃得不少，但大量的葡萄糖从尿中流失而不能转化为能量为身体利用，因此患者仍会有饥饿感（但这与低血糖时出现的饥饿感不是一回事，通过检测血糖便可区分开来）。经过治疗，随着血糖下降及糖利用改善之后，饥饿感也会随之减轻或消失。

　　其次，控制饮食后，进食量比原来明显减少，胃肠道可能会一时不适应而感到饥饿，经过一段时间的适应，饥饿感会逐渐减轻。

　　那么，糖尿病患者究竟应该咋吃才能减轻节食带来的饥饿感呢？以下这些措施或许对您有所帮助：

1、每天主食量需因人而异

　　就是根据每个病人的身体胖瘦及劳动强度来决定每天的主食量，不搞一刀切。轻体力劳动者每日主食量为 250~300g，重体力劳动者每日则应达到 400g 以上。

2、饮食控制应循序渐进

　　如果主食量限制过快，一下子从 1000g 降 300g，很容易导致饥饿性酮症，对机体反而有害。可尝试每周减少主食量 100~200g，一般一个月左右应限制到每日 300g 左右。

3、多吃些低热量、高容积的蔬菜

　　如西红柿、黄瓜、东瓜、大白菜、菠菜、绿豆芽、蘑菇、豆腐等蔬菜，热量低，容积大，可以增加饱腹感。

4、用粗杂粮代替精细粮

　　因为粗粮纤维素含量高，可以延缓胃排空，增加饱腹感。如荞麦面、玉米面、二合面（玉米面、黄豆面）、三合面（玉米面、黄豆面、白面）制作的馒头、面条等。

5、少吃多餐

　　将正餐匀出一小部分作为加餐用，这样既能避免餐后高血糖，又可避免下餐前"饿得慌"（即低血糖反应）。可以选择馒头、煎饼、饼干、鸡蛋（50g）、牛奶（150ml）、黄瓜、西红柿等作为加餐食品。

6、荤素搭配

　　不要一味地光吃素，而要荤素搭配，可适当吃一些瘦肉和鱼虾，这样可以延缓胃排空速度，减轻饥饿感。

7、细嚼慢咽

尽量细嚼慢咽，放慢吃饭速度，也可以降低过于旺盛的食欲。

九、糖尿病人如何吃主食

要点聚焦：糖尿病人主食不宜吃得太少，更不能不吃主食而以副食代替主食。

主食指的是富含淀粉的谷薯类食物，谷类如大米、小米、玉米、面粉等；薯类如红薯、土豆、山药、莲藕、芋头、胡萝卜等。主食的成分主要是碳水化合物，经过肠道的消化吸收最终转化为葡萄糖，再通过血液运送到全身各个脏器，为人体生命活动提供能量。碳水化合物是人体最重要的能量来源，人体每天所需的热量60%是由碳水化合物提供的。

长期以来，吃多少主食一直让糖尿病患者颇费心思，吃的太少身上没劲，吃的多了又担心血糖升高。那么，糖尿病友应该如何对待吃主食这个问题呢？

1、主食不能不吃

许多糖尿病人认为主食富含碳水化合物，容易使血糖升高，所以尽量少吃甚至不吃主食，其实这是一种误解。主食摄入不足，缺乏热量来源，无法满足全身代谢所需，机体势必就要动用脂肪和蛋白质来提供能量。脂肪分解会产生酮体，易导致"饥饿性酮症"；蛋白质分解会引起消瘦、乏力、抵抗力下降，诱发各种感染。此外，人在饥饿状态下容易发生低血糖，而低血糖后又会产生反跳性高血糖，从而造成血糖大幅波动导致血糖失控。还有些病人，虽然主食吃得很少，但肉蛋及油脂等副食的摄入增加，最终不但使总热量明显超标，而且导致血脂升高。因此，糖尿病

> **细节提醒：**解决饥饿问题除了采取"粗粮代替精粮"、"少食多餐"等方法以外，还可以调整进餐顺序，先多吃些低热量，高容积的青菜（如黄瓜、白菜等），然后再吃主食，这样可以增加饱腹感，而且热量不超标。

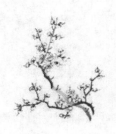

细节提醒：糖尿病人主食不仅要"吃"，而且还要"会吃"。一是"少量多餐"，这样有助于降低餐后血糖，减轻胰岛负担，保持血糖平稳；二是"粗细搭配"，因为粗杂粮富含膳食纤维，消化吸收慢，餐后血糖升幅低；三是"吃干不喝稀"，因为稀饭的升糖指数高，喝稀饭会使餐后血糖明显升高；四是"吃糖分高的根茎类蔬菜（如土豆、山药等）要相应减少主食"。

人不能靠不吃主食来控制血糖，主食不仅要吃，而且不能吃得太少，每日主食不能少于 150 克这样一个最低限度。

2、主食应该吃多少

糖尿病患者每天摄入的总热量因人而异，应当根据身体胖瘦、劳动强度大小等具体情况而定。原则上讲，糖尿病患者的主食应占每天总热量的 55%~65%。总的原则是多动多吃，少动少吃，一般情况下每天 200~300g（指食物的生重），特殊情况每天可到 400g，其中，休息患者，每日 200~250g；轻体力劳动者，每日 250~300g；中等体力劳动者，每日 300~350g；重体力劳动者，每日 400g 以上。

3、什么样的主食能吃

有些人认为糖尿病人不能吃米饭、馒头，这种观点是错误的，我们平常吃的米饭和面食糖尿病人同样可以吃。由于粗杂粮富含膳食纤维及维生素，有助于延缓餐后血糖升高，因此，糖尿病人的主食最好是粗（粮）细（粮）搭配，不要光吃精白米面。另外，一些高脂高油的主食应尽量少吃或不吃，如油条、月饼、麻花、蛋糕、粽子、年糕等。

4、主食应该怎么吃

对于轻型糖尿病患者，需保证一日三餐，早、中、晚按 1/5、2/5、2/5 分配热量；对血糖较高、病情不稳定的患者，提倡少量多餐，从正餐中匀出一小部分食物作为加餐用，每天 5~6 餐，这样做的好处是既可防止餐后高血糖，又可避免下餐前低血糖。

十、糖尿病人宜吃哪些蔬菜

要点聚焦：蔬菜富含膳食纤维、维生素及矿物质，并且热量较低，多吃蔬菜有利于通便、增加饱腹感、降低餐后血糖，对糖尿病人大有裨益。

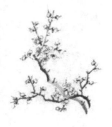

蔬菜含有多种营养素，人们几乎每顿饭都离不开蔬菜。但是，不是所有蔬菜糖尿病人都可以不限量地随便吃。那么，糖尿病人究竟该选择那些蔬菜呢？

原则上，含糖量低的蔬菜对糖尿病人最为适宜。

含糖量在4％以下的蔬菜有大白菜、卷心菜、芹菜、菠菜、油菜、韭菜、苦瓜、黄瓜、冬瓜、丝瓜、西葫芦、白萝卜、西红柿、莴苣、茄子、菜花、绿豆芽、鲜蘑、茭白、竹笋等等。对这些含糖量较低的蔬菜，每天的量不做严格限制，可以吃500~750g。

含糖量在10％左右的蔬菜有胡萝卜、洋葱、蒜苔、蒜苗、豇豆、扁豆等等。

含糖量高达20％的蔬菜主要有土豆、山药、芋头、藕、百合等薯类。由于这些蔬菜糖分较高，故不宜多吃。当食用量较大时，必须相应减少主食的摄入。

下面重点推荐一些适合糖尿病病人经常食用的蔬菜：

1、苦瓜：性寒味苦，不仅富含维生素C，而且还含有一种类似胰岛素的物质，常吃有利于降低血糖，所以，苦瓜常被作为糖尿病的一种食疗佳肴。

2、黄瓜：爽脆甘甜，含糖量仅1.6％，糖尿病病人可用它来代替水果，并可从中获取维生素C、胡萝卜素、纤维素、矿物质等。此外，黄瓜中还含有丙醇二酸，后者可抑制糖类转化为脂肪，故身体肥胖及合并高血脂的糖尿病人更应多吃黄瓜。

3、莴苣：也叫莴笋，其含糖量很低，且富含胰岛素激活剂，为糖尿病人的必食佳蔬。

4、竹笋：为低糖、高纤维素食物，可延缓肠道中食物的消化与吸收，有助于降低糖尿病人的餐后血糖。

5、卷心菜：含糖量很低，但由于略有甜味，以致很多病人不敢吃卷心菜，这是普遍存在的一种误解。

6、银耳：银耳热能较低，又富含膳食纤维，糖尿病病人食之有延缓血糖升高的作用。近年来有研究报道，银耳中含有较多的银耳多糖，它可提高胰岛素的降糖活性。

细节提醒： 对于含糖量较低的蔬菜，糖尿病人不必加以限制；但在吃含糖量较高的蔬菜（如土豆、山药等）时，则要从主食中扣除相应的热量。

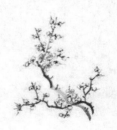

7、南瓜：南瓜富含多种膳食纤维（包括半纤维素、果胶等），同时还含有一种降糖活性成分——南瓜多糖，是适宜糖尿病人食用的蔬菜之一。然而，许多糖尿病患者把"可以吃南瓜"变成了"应当多吃南瓜"，甚至衍变成"多吃南瓜可以治疗糖尿病"，这显然是一种误解。由于南瓜的含糖量高于大多数普通蔬菜，所以在食用时也得计算热量，遵循"糖尿病食物交换份法"的原则，跟其他蔬菜"等份交换"，以免由于多吃南瓜而使摄入的总热量过多，影响血糖控制。怎样交换呢？粗略地说，如想吃100g南瓜，那就得减去100g萝卜或柿子椒；或减去50g胡萝卜或蒜苗；或减去200g卷心菜或黄瓜……可按各种蔬菜的含糖量类推。

十一、糖尿病病友喝什么好

要点聚焦：吃喝问题对糖尿病人是关乎血糖控制的大事，适合喝什么？不宜喝什么？这里面大有讲究

对糖尿病患者而言，吃喝无小事。前面讲了吃的问题，下面再讲讲喝的问题。

1、糖尿病患者适合喝什么

（1）白开水：糖尿病病友的最佳饮料是白开水，每天水要喝足，饮水量达到1500~2000ml。如果是合并痛风的糖友，每天的饮水量最好达到2000ml以上。当然，合并心力衰竭、水肿及肾功能不全的糖友除外。

（2）茶：茶叶中有咖啡因，可能会升高血糖。但也有观察发现，茶叶里的茶多酚可以降低血糖。换句话说，喝茶对血糖的影响，目前尚无定论。有的糖友喝茶后血糖下降，有的糖友喝茶后也可能血糖升高。

一般主张糖友喝淡茶，而且要注意监测血糖，如果喝

细节提醒：现在市场上，有打着各种旗号的"降糖茶"，大多是不靠谱的，谨防上当受骗。

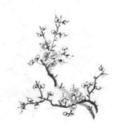

茶不影响血糖控制，才可以放心喝。

（3）咖啡：咖啡本身含有一定的热量，咖啡因可能还有升血糖作用，但和茶的情况一样，每个人的反应不同，适量喝点咖啡是可以的，但要注意监测血糖，如果发现喝咖啡后血糖波动较大，就不要喝了。

（4）牛奶或豆浆：牛奶和豆浆的血糖指数较低，而且富含蛋白质、钙等各种营养成分，尤其适合于老年糖尿病患者，推荐患者每天喝 1 杯（约 300ml）牛奶，最好选择低脂或者脱脂奶。如果不方便喝液体奶，也可以冲调奶粉，300ml 鲜奶换算成奶粉大概是 37.5g，约两瓷勺的量。如果不习惯喝牛奶，也可以换成酸奶。

2、糖尿病患者不宜喝什么

（1）果汁：水果榨成果汁，损失了大量的膳食纤维，后者有助于降低餐后血糖。而且，通过粉碎压榨，水果里面的糖类从细胞内释放出来，使我们更容易消化吸收，血糖升得更快。此外，许多果汁里除外水果本身的糖，还可能额外添加了糖，因此，糖尿病患者尽量不要喝果汁。如果实在想喝，也要限量，喝的时候不要加糖，最好把榨汁后的果渣也一起吃下去。

（2）碳酸饮料：糖尿病患者需要限制总热量，而且每天的简单糖摄入量也需要限制，但碳酸饮料里面含的热量和糖都不少，我们用可乐来举例：一瓶 500ml 的可乐，含糖量有大概 50g，约合 200kcal 的热量，一瓶饮料下肚，相当于吃了一碗米饭。因此，糖尿病患者最好不要喝碳酸饮料。

（3）蜂蜜：蜂蜜的升糖指数为 73，属于高升糖指数的食物，对血糖的影响跟米饭和馒头差不多。所以，糖友不宜喝蜂蜜，如果一定要喝，一次不要喝太多，冲泡蜂蜜水也别泡太浓，而且要注意监测血糖，观察长期的血糖变化情况。

（4）酒：饮酒不利于血糖控制，并可使糖尿病患者的并发症风险增加，空腹饮酒还容易诱发低血糖，因此，

细节提醒： 由于咖啡有一定的热量，糖尿病人喝了咖啡，就要控制其它的热量。另外，注意不要喝那种加了很多糖和奶油的花式咖啡，最好选择黑咖啡，或者只加纯奶的咖啡品种。

细节提醒： 不管是买牛奶、酸奶还是奶粉，都要注意看营养成分表，选择添加糖少的。

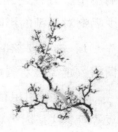

糖尿病病友最好戒酒。遇到特殊场合不得不喝，也要严格限量。每次饮酒不要超过 1 个酒精单位（注：1 个酒精单位相当于 400ml 啤酒、150ml 葡萄酒或 50ml 低度白酒），每周喝酒不要超过 2 次。注意避免空腹饮酒，再就是要把酒精所含的热量从食物当中扣除，即喝酒就要相应减少饭量。

十二、糖尿病人能喝粥吗

要点聚焦：把同等重量的粮食做成饭或是熬成粥，后者对餐后血糖的影响要比前者大得多，因此，对糖尿病人而言，粥还是尽量不喝为好。

许多人都有喝粥（稀饭）的习惯，尤其是早餐更离不开粥。这对普通人来讲也许不算什么，但对糖尿病人也许就不太适合了，这是因为与吃米饭或馒头相比，喝粥可以显著升高餐后血糖。

这究竟是为什么呢？因为粥含水分较多，而且经过长时间的熬制，米粒中长链的淀粉分解为短链的糊精，后者比淀粉更容易被肠道消化分解，变成葡萄糖被人体很快吸收，从而迅速升高餐后血糖。一般说来，粥熬的时间越长、越粘糊，人体吸收得越快，升高餐后血糖越明显。

食物升糖指数（GI）是衡量食物引起餐后血糖反应的一项客观指标，"高 GI 食物"在胃肠道消化快，吸收完全，葡萄糖迅速进入血液，升血糖作用显著；"低 GI 食物"在胃肠停留时间长，消化吸收慢，形成的餐后血糖峰值低，下降速度慢。大米粥的 GI 是为 69.4，而牛奶的 GI 仅为 27.6，且含有丰富的优质蛋白和钙，口感并不比粥差，故早餐用牛奶、豆浆、酸奶代替米粥更科学。

有些患者会说，喝粥是多年养成的习惯改不了；我牙口不好，吃干的不好嚼、咽不下。万一遇到这种情况，喝粥也不是绝对不允许，但要注意科学方法，以减少喝粥对血糖的影响。具体要求如下：

1、粥不要熬的时间太长、太粘。因为熬的时间越长，粥的糊化程度越高，升糖指数越高，对餐后血糖影响越大。

2、最好用粗粮熬粥，如高粱、玉米糁、燕麦片、绿豆、红小豆、白扁豆、芸豆等等，这是因为粗粮富含膳食纤维，消化吸收慢，可降低食物的升糖指数（GI），对餐后血糖影响小。

3、喝粥之前可以先吃点主食和蔬菜，多种食物混合后胃排空的速度减慢，对餐后血糖的影响也就比较小。

4、喝粥时应当慢慢地喝，拉长时间，这样可以延缓血糖升高的幅度。

十三、糖尿病人为何不宜限水

要点聚焦：水是生命活动须更不可缺少的物质。糖尿病患者如果体内缺水会使血液浓缩，血糖升高，导致各种并发症的发生或加重，因此，如果没有特殊情况糖尿病患者绝对不能限水，老年患者尤其要注意补充水分。

多饮、多尿是糖尿病的主要症状之一。有些糖尿病患者认为，多尿是由于多饮造成的，只要少喝水，就可以减轻上述症状，因而盲目限制饮水，即使口渴也不愿喝水或尽量少喝水，这是非常错误的。事实上，糖尿病喝得多是因为体内的血糖过高，所以必须增加尿量，使糖分从尿中排出，而正因为尿量增多，身体内的水分丢失过多，所以糖尿病病人才需要多饮水。也就是说，糖尿病人喝水多，是机体为了纠正体内缺水、维护机体内环境稳定的一种保护性反应。这时如果故意限制饮水，表面上看病人多饮、多尿症状减轻了，实际上由于血液浓缩病人血糖反而更高，脱水更加严重，甚至会引起酮症酸中毒或高渗性昏迷等严重急性并发症，这是非常危险的。根据有关资料分析统计，因饮水不当而诱发病情加重的，占糖尿病患者的一至二成。

中医主张"水要喝够，汗要出透，便要排清，才能长寿"，这种观点很有道理。多饮水，对糖尿病患者有以下几方面的好处：①喝水有利于体内代谢毒物的排泄，可以预防尿路感染；②喝水可以降低血浆渗透压、预防糖尿病

细节提醒：喝粥对餐后血糖的影响较大，糖尿病人还是不喝为好。如果非喝不可，一定要注意监测餐后血糖，根据检查结果，灵活调整降糖药物的用量，把喝粥对血糖的影响降到最低。

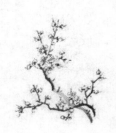

细节提醒： 许多病人只是在感觉口渴时，才会想到饮水。事实上，当人体感到口渴时，机体细胞已经处于轻度脱水状态，因此，糖尿病人要养成经常喝水的习惯，酮症酸中毒患者更应大量饮水。如果患者没有肾功能不全、下肢及全身浮肿等特殊情况，切勿刻意限制饮水。

性高渗昏迷和酮症酸中毒；③喝水可增加血容量、降低血粘度，改善血液循环，预防心脑血管卒中的发生。当然了，如果病人有严重肾功能不全，尿少、水肿时，适当限水还是很有必要的。

那么，糖尿病人每天补充多少水分比较恰当？现代医学研究表明，人体每日需水 1500~2500ml，糖尿病人则需要更多的水，每日至少饮水 2000ml 以上。在炎热的夏季或者运动量较大、出汗较多等情况下，均应更多地补充水分。如果病人失水较多而未得到及时的补充，或是喝了大量含糖饮料，很容易导致非酮症高渗性昏迷。

糖尿病患者可选用的饮用水有白开水、淡茶水、矿泉水等，此外，牛奶、豆浆也是糖尿病患者补充水分的好饮料，每天喝牛奶、豆浆能改善缺钙状况，豆浆还含有一定量的膳食纤维，因而更适合比较肥胖、血脂高、血压高的糖尿病患者饮用。但不宜饮用含糖饮料如可乐、雪碧等。

十四、别让"无糖食品"忽悠了您

要点聚焦： "无糖食品"也是用淀粉做的，食用时，同样要将其热量计算在每日应该摄入的总热量当中，而不能不加限制地过量食用。

典型病例

张大妈是南方人，出了名的好吃甜食。今年春节过后，大家发现张大妈特别能喝水，人也明显地瘦了，到医院一查，果然是糖尿病。按照医生的嘱咐，除了正规服用降糖药以外，还要控制饮食，尤其是甜食。为了自己的病，张大妈只好非常不情愿地与甜食"断交"。前不久，张大妈在超市发现有"无糖食品"出售，听导购小姐介绍，这类

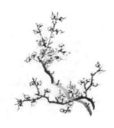

食品虽有甜味，但不含糖，多吃无妨。这正合张大妈的心意，于是她一下子买回一大包。回到家中无所顾忌、大口朵颐。前两天，她到我们医院复查血糖，整整比以前高出一倍。我告诉她，这都是"无糖食品"惹的祸。

饮食治疗是糖尿病综合治疗的一个重要组成部分，为了把血糖控制好，许多好吃甜食的糖尿病友不得不"忍痛割爱"。为了满足这部分患者的口味，"无糖食品"应运而生。为了达到促销目的，一些商家宣称："无糖食品"不含糖，糖尿病人多吃无妨。事实果真如此吗？

一提到糖，人们马上会想到葡萄糖、蔗糖（就是平时吃的白糖）。而医学上所说的糖与我们平常所说的糖有很大的差别。"糖"在医学上又称为"碳水化合物"，是单糖、双糖以及多糖的总称。葡萄糖、果糖属于单糖；蔗糖、乳糖、麦芽糖属于双糖；而我们平常吃的米、面则属于多糖。因此，从医学角度讲，"无糖食品"这种叫法并不科学。

无论吃进哪种糖，都是在肠道中被分解、转化为单糖后被人体吸收、利用。在各类糖中，人体对单糖的吸收速度最快，蔗糖次之，而多糖（即淀粉）则需要逐级分解后才能被人体吸收，因而吸收速度较慢。因此，糖尿病患者应尽量避免食用单糖、双糖，以防止进餐后血糖飙升。

市场上的"无糖食品"无非是不含蔗糖，或是用木糖醇等甜味剂替代蔗糖。就拿市场上销售的"无糖糕点"来讲，虽然没有加入蔗糖，但它本身也是用粮食做的，其主要成分——淀粉经消化分解后都会变成大量的葡萄糖，与我们日常吃的馒头、米饭所产生的热量没有多大区别，所以，"无糖食品"也不能无限量地吃。有些糖尿病患者由于不加节制地食用"无糖食品"，出现了血糖上升、病情反复的情况，就是由于对"无糖食品"不了解造成的。

还有一类称为"降糖食品"的产品，如降糖饼干、降糖面条、降糖麦片等，实际上这是一种商业炒作，糖尿病患者不要被误导。作为食品，本身不可能也不应该有"降糖"作用。这些宣称有"降糖"作用的食品不过是富含膳食性纤维或加入某些微量元素（如铬）的食物，由于这类食物的升糖指数（GI）较低，因此进食后血糖上升比较平缓，但并不说明其具有降糖作用。有些患者为了"降糖"，就大量食用这些食品，结果反而造成血糖升高。

还有一种情况是在食品中违法添加了降糖药，曾报道有不法厂家在奶粉中添加降糖灵。患者如果食用这些掺有降糖药物的食品则存在着极大的安全隐患，不但干扰了正常的药物治疗，还会带来很大副作用。

那么，糖尿病患者又该如何选择和享用"无糖"或"降糖"食品呢？

第一，要选购正规厂家的产品，以确保食品的质量。

第二，在选购"无糖食品"时，不仅要看其是否标注"无糖食品"的字样，还要看一看其配料表，看该产品添加了何种甜味剂（如木糖醇、麦芽糖醇、甜菊糖等）。对于标注"无蔗糖"字样的食品更应注意，不能盲目食用，因其中可能含有葡萄糖等其他糖类。

第三，即使是"无糖食品"，也不能无限量地食用。对糖尿病患者而言，无论是选择"无糖食品"，还是别的保健食品，食用时，同样要将其热量计算在每日应该摄入的总热量当中。

第四，在食用"无糖食品"后要检测餐后血糖，看看血糖是否有升高现象。如果血糖明显高于平时的水平，应立即停食。

总之，糖尿病患者应当认清"无糖"食品毕竟也是淀粉做的，只不过配料是用甜味剂代替了蔗糖而已，仅能起到改善口感、提高生活质量的作用，并不具备降糖效果，吃的时候应记入主食当中。切不可听信那些不负责任的宣传广告，认为"无糖"食品就可以放心无限制地食用，甚至靠吃这类保健食品来代替药品，这样做是完全错误的。

十五、糖友可享用哪些"甜味剂"

要点聚焦： 甜味剂是味道甜、热量低、对血糖无明显影响的非糖物质。食用甜味剂不会增加患者热量的摄入，而且可以解决某些糖尿病人喜欢吃甜的难题。

有些糖尿病患者很爱吃甜，但市面上大多数甜点、巧克力、蜂蜜、果酱、果汁、碳酸饮料中都含有较多的蔗糖、

细节提醒： "无糖食品"无非是不含蔗糖或是加了甜味剂，但终归还是用淀粉做的，吃多了同样会升高血糖，所以，不要以为是"无糖食品"就可以敞开肚子随便吃了。此外，"无糖食品"没有确切的降糖功效，患者切勿用它来代替降糖药物。

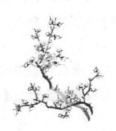

葡萄糖，热量......要收快，食入后会显著升高血糖。但如果不让他们吃甜，就意味着......享受到吃甜的乐趣，又可避免血糖升高。

甜味剂是甜度高、热量低、对血糖无明显影响的非糖物质。食用甜味剂不仅不会使血糖升高，而且也不增加热量摄入，因此不仅适用于糖尿病患者，而且适合于肥胖者以及所有中年以上的人。目前市面上的甜味剂分为含热卡的甜味剂和不含热卡的甜味剂二大类，现分别介绍如下：

1、含热卡的甜味剂

此类甜味剂均含热量，但是吸收相对较缓，对血糖的影响较小。

（1）木糖醇：本品味甜而吸收率低，在体内的代谢过程不需要胰岛素的参与，吃木糖醇后血糖上升速度远低于食用葡萄糖后引起的血糖升高。因木糖醇在肠道内吸收率不到20%，所以吃多了可能引起腹泻。

（2）山梨醇：主要存在于水果当中，甜度仅为蔗糖的一半，热量稍低于葡萄糖，进食后不会在体内转化为葡萄糖，所以其代谢不受胰岛素支配。适合于合并肝胆疾病的糖尿病患者食用。

（3）果糖：是一种营养性甜味剂，存在于于水果和蜂蜜中，比蔗糖略甜。少量食用既可满足口感，又不至于对血糖影响太大。但若进食过多，还是会影响血糖。

2、不含热卡的甜味剂

均为人工化合物，不含热量，不会升高血糖，但是已知有的化合物存在致癌作用，所以不建议大量进食此类人工合成的甜味剂。

（1）糖精：是最古老的甜味剂，甜度是蔗糖的500倍，但是稍多食会产生苦味，并且可能存在一定的致癌风险，因此应避免一次大量使用或长期应用。婴儿、孕妇食品禁止使用糖精。

（2）阿斯巴甜：商品名叫纽特糖，属于蛋白糖，是由苯丙氨酸和天门冬氨酸缩合而成的物质，是一种新型甜味剂，甜度比蔗糖高150倍，其热量与蔗糖相同，但由于甜度很高，按正常食用量产生的热量可以忽略，对血糖和热量的影响不大。由于它是一种肽类，遇热后可分解为氨基酸，并失去甜味，所以烹饪时应在最后（如出锅时）再添加。食物需要加热时不易用这种甜味剂。

（3）甜叶菊甙：是从天然植物中提取的甜味剂，甜度比蔗糖高300倍，而且热量较低，食用后对血糖和热量的影响不大。

（4）舒卡糖：也是一种新型甜味剂，比蔗糖甜600倍，它是糖在代谢过程中添加了氯以后形成的，在体内不被消化，性质非常稳定，因此可用于烘烤，并且细节提醒：尽管甜味剂本身热量很低，但用甜味剂加工而成的食品也不能多吃，因为食品主要成分还是淀粉，吃多了同样会升高血糖。

食后不留异味。

"糖尿病患者不能吃甜食"这是认识误区。所有的碳水化合物都可以称作"糖类"，血糖主要与吸收后转化为葡萄糖多少有关，而甜的食物不一定含的热量高，所以并不是越甜的食物越容易升血糖，不甜的食物也可能含有很高热量，还是很容易升高血糖。

十六、糖尿病人能吃水果吗

要点聚焦：糖尿病人不是绝对不能吃水果，关键是要掌握好吃水果的时机、种类、时间和数量四个方面的技巧。

临床实例

张女士出了名的喜食水果，甚至经常以水果代饭。不久前她在单位组织的体检中查出糖尿病，别人告诉她糖尿病不能吃甜，从今往后要跟水果彻底"拜拜"。这种说法对吗？

水果口感鲜美，色、香、味俱全，还能补充大量的维生素、果胶和矿物质，是人们非常喜爱的食品之一。但是由于水果中含有的单糖（如葡萄糖、果糖）和双糖（如蔗糖）较多，食用后易被小肠吸收进入血液而升高血糖，因而长期以来被排除在糖尿病患者的食品之外。每当夏天来临，不少糖尿病患者都怕面对瓜果梨桃的诱惑，甚至到了"谈水果色变"的程度，多数患者都有"家人吃瓜我吃皮"的经历。其实，糖尿病病人完全没必要对水果一概拒绝，关键是怎么吃，也就是要掌握好吃水果的时机、种类、时间和数量四方面的技巧。

1、吃水果的"时机"

不是所有的糖尿病患者都能吃水果，只有病情稳定，血糖控制良好的患者才可以吃。具体说是指空腹血糖控制在 7.8mmol/L 以下、餐后 2 小时血糖控制在 10mmol/L 以下、糖化血红蛋白在 7.5% 以下、血糖稳定无明显波动的患者，可以按照自己的喜好有选择性地吃些水果。需要说明的是，当血糖控制并不理想时，应暂不吃水果，可将西红柿、黄瓜等蔬菜当水果吃，等病情平稳后再酌情选用水果。

2、选择水果的"种类"

糖尿病患者选择水果主要是根据水果中含糖量及淀粉的含量，以及各种水果的血糖生成指数而定。像草莓、樱桃、苹果、梨、西瓜、甜瓜、柚子、橘子、李子、桃子、杏、猕猴桃、菠萝、柠檬、橄榄等含糖量较低（低于 10%），可以选用；而香蕉、荔枝、芒果、石榴、鲜枣、鲜山楂、甘蔗等则含糖量较高（10%~20%），慎重选用；含糖量特别高（超过 20%）的新鲜水果，如柿子、鲜桂圆、莱阳梨、肥城桃、哈密瓜、玫瑰香葡萄、冬枣、黄桃等不宜食用。此外，各种果脯以及干枣、蜜枣、柿饼、葡萄干、杏干、桂圆等干果的含糖量均在 50% 以上，应禁止食用。

3、吃水果的"时间"

吃水果的时间最好选在两餐之间，饥饿时或者体力活动之后，作为能量和营养素的补充。通常可选在上午 10 点、下午 3 点左右，或者晚上睡前。不提倡餐前或饭后立即吃水果，以避免一次性摄入过多的碳水化合物，致使餐后血糖过高，加重胰腺的负担。

4、吃水果的"数量"

虽然不绝对禁食水果，但每日进食水果的量应当控制在 1 个食品交换份左右，尽量选择那些含糖量较低的水果，计算水果所含的热能，并减去相应热量的主食。例如，吃 200g 左右的苹果或是 400g 左右的西瓜就需要每日减少主食 25g。

总之，糖尿病患者只有掌握科学的饮食方法，才能在享受水果美味的同时，又能保证血糖平稳。

细节提醒： ①所吃的水果都应估算其热量，并记入在每一天的总热量当中；②各种水果对血糖的影响也不一样，家中有血糖仪的患者最好在吃水果前后各测一下血糖，以便了解这种水果是否能吃？吃多少合适？

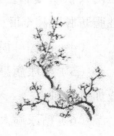

十七、糖尿病人能否饮酒

要点聚焦：饮酒对糖尿病人弊多利少，还是不喝为好；倘若实在推不掉，还是少喝为宜，而且要尽量选择酒精度数低的酒，如葡萄酒、啤酒等。

门诊上经常有糖尿病人向我咨询：得了糖尿病以后必须戒酒吗？如果允许喝点的话，需要注意哪些问题？

各种酒类的主要成分是酒精（化学名：乙醇），酒精进入体内后主要在肝脏进行代谢。据测算，1g 精在体内氧化可以产生 7.1kcal 然而，这些热量有相当一部分经体表毛细血管散发掉，实际能被人体利用的不足 5kcal，因此，原则上不宜与其它三大产热物质（即碳水化合物、脂肪和蛋白质）等热量交换。此外，酒里还缺乏维生素、微量元素和矿物质等营养元素。

我们知道，大量饮酒可以导致酒精中毒（俗称"醉酒"），而对于糖尿病人来说，危害就更多了。

1、酗酒对糖尿病人有哪些危害

（1）空腹饮酒容易发生低血糖。酒精可以抑制肝脏的糖原异生及肝糖原分解，还会刺激胰岛 β 细胞增加胰岛素的分泌，因此，空腹饮酒很容易发生低血糖，尤其是口服磺脲类降糖药或注射胰岛素治疗的患者更是如此。

（2）饮酒往往会打乱糖尿病人的正常饮食和用药，从而导致血糖波动和失控。例如，有的病人在饮酒同时吃进许多食物，由于酒精本身就含有较高的热量，这势必造成总热量摄入过多，致使血糖升高。

（3）酗酒能引起脂代谢紊乱，导致脂肪肝。饮酒可使患者血脂（主要是甘油三酯及低密度脂蛋白胆固醇）升高，加快肝脏中的脂肪合成和堆积，导致"酒精性脂肪肝"甚至肝硬化。另外，血脂升高，还能促进血管壁发生动脉硬化。

（4）乙醇可损害胰腺，甚至诱发急性胰腺炎。

（5）糖尿病患者常伴有高尿酸血症，饮酒可使血尿酸进一步升高，容易诱发或加重痛风。

（6）糖尿病人过量饮酒，可造成酒精性酮症酸中毒，严重的甚至危及生命。

由此可见，糖尿病患者饮酒危害多多，绝不可放纵豪饮。

2、哪些糖尿病人应绝对忌酒

凡有下列情况之一的糖尿病患者应当禁酒：

（1）血糖控制差，忽高忽低；

（2）近期内经常发生低血糖；

（3）有严重的糖尿病急、慢性并发症；

（4）伴有脂肪肝或肝功能异常；

（5）高脂血症；

（6）高尿酸血症。

3、哪些糖尿病人允许少量喝酒

糖尿病人若能把酒戒掉当然最好，但考虑到现实情况，做起来确有一定难度，况且适量饮酒可起到活血化瘀、舒筋通络的作用，对改善糖尿病的血管病变有益，因此，糖尿病人不是绝对不能饮酒，但要满足以下条件：

（1）血糖控制平稳，空腹血糖在 7.8mmol/L 以下；

（2）没有严重糖尿病并发症；

（3）不合并其他严重疾病（如心脏病、高血压、胰腺炎等）；

（4）肝功能正常；

（5）非肥胖者。

4、糖尿病人饮酒的注意事项

与普通人不同，糖尿病人饮酒有一些特殊要求：

（1）要严格限量。每次饮酒量以一个"酒精单位"为限，每周饮酒不宜超过两次。

相 关 知 识 链 接

（1）一个"酒精单位"大约含 90kcal 的热量，相当于啤酒（含 4% 酒精）400ml，或干葡萄酒（约含 10% 酒精）150ml，或低度白酒（30 度）50ml。

（2）不要空腹饮酒。因为空腹饮酒可导致严重低血糖。

（3）尽量选择酒精度数低的酒，如葡萄酒、啤酒等，高度烈性白酒应当禁饮。

（4）酒的热量应在碳水化合物的热量中扣除，如饮一个"酒精单位"的啤酒（约合一听）应减 25g（半两）主食。要尽量使每日摄入的热量以及各种营养成分的比例保持相对恒定，要避免进食不足及过量。

（5）要注意监测血糖，适当调整降糖药物的用量。

细节提醒：糖尿病人喝酒前一定要吃主食，切忌空腹大量饮酒，尤其是那些晚上注射胰岛素或服用降糖药（如优降糖）的糖尿病患者，以免夜间发生严重低血糖。另外，酒后勿用镇静、安眠药，否则会加强药物的镇静作用引起安眠药中毒。饮酒前、后应当监测血糖，一旦确认饮酒导致糖尿病病情控制不良甚至恶化者，要及时忌酒，并调整治疗方案。

总之，糖尿病患者饮酒弊多利少，有时还会酿成意想不到的意外事故，为了自身的健康长寿，酒还是不喝为好。倘若实在推不掉，还是少喝为宜。

十八、为什么糖尿病人必须戒烟

要点聚焦：吸烟对人体有百害而无一利，不仅可以导致呼吸道疾病，而且会导致心、脑、肾、眼及下肢血管病变。

众所周知，吸烟可导致慢性支气管炎、肺气肿、肺癌等多种呼吸道疾病，还可导致动脉粥样硬化及心脑血管疾病，而许多糖尿病患者对此似乎不以为然，你让他少吃点可以，甚至忌酒也能做到，唯独就是戒不了烟。殊不知，吸烟对糖尿病人的危害比普通人更大，不仅可以加重糖代谢紊乱，还可使糖尿病的血管并发症（如心脑血管、下肢血管等）风险大大增加。

1、吸烟可导致糖代谢紊乱

香烟中的尼古丁（烟碱）会兴奋交感神经，刺激肾上腺素分泌增加，而后者是一种升血糖激素，可引起血糖升高。目前有研究显示，吸烟的人比不吸烟的人患糖尿病的概率更高。

2、吸烟可导致心血管损害

众所周知，心脑血管疾病是糖尿病最常见的慢性并发症，而在导致心脑血管疾病的各种危险因素中，除了高血糖以外，还包括高血压、血脂异常、肥胖、吸烟、缺乏运动等等，其中，吸烟被公认为是最重要的危险因素之一。吸烟可以导致血管内皮损伤，升高"低密度脂蛋白胆固醇（LDL-C）"，诱发和加重动脉粥样硬化，此外，烟草中的尼古丁可使血管收缩，血压升高，心跳加快，心肌耗氧量增加。因此，吸烟会显著增加糖尿病患者心脑血管病的

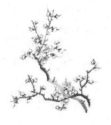

发生风险。研究表明，男性吸烟者心血管病的患病率和死亡率比不吸烟者增加 1.6 倍。从这个意义上说，糖尿病患者吸烟无异于慢性自杀。

3、吸烟增加患"糖尿病足"的风险

吸烟会加重下肢动脉硬化，引起血管收缩，造成下肢缺血。据统计，糖尿病人足坏疽的发生率是非糖尿病人的 10 倍，而"糖尿病 + 吸烟"者患糖尿病足的风险是非糖尿病病人的 40 倍。如果您不想因为下肢血管闭塞而彻夜疼痛难以入眠，或患上"老烂脚"，那就必须与香烟彻底断交。

综上所述，糖尿病患者除了要进行合理的控制饮食、运动、治疗及监测血糖外，还需要戒烟。

十九、如何安排糖尿病孕妇的饮食

要点聚焦：糖尿病孕妇在饮食上，既不能吃的太多太好，以免营养过剩，导致体重过度增加及血糖失控；但也不能控制得过严，因为母婴所需的基本营养必须得到保证。

关于糖尿病孕妇的饮食安排：一方面，要限制热量过多摄入，以使血糖得以控制在正常范围；另一方面，为满足母体和胎儿的营养需求，确保胎儿正常生长发育，饮食控制又不能过于严格。

在怀孕的头三个月，母体和胎儿对营养的需求增加不多，糖尿病孕妇的饮食控制要求与普通糖尿病患者一样，前三个月孕妇体重增加不应超过 1~2kg

怀孕三个月以后，胎儿生长速度加快，孕妇对热量的需求相应增多，每天主食应保证在 300~400g 之间，太少则不利于胎儿生长。要尽量选择富含膳食纤维的未精制主食（如：以糙米或五谷饭取代白米饭、选用全谷类面包或

专家点评：吸烟的危害是全身性的，会导致心、脑、肾、眼、下肢足部等各处病变，对糖尿病人而言更是一种慢性自杀。据美国糖尿病协会报道，需要截肢的糖尿病患者大都是吸烟者。因此，糖尿病人一定要戒烟。

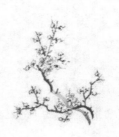

细节提醒：糖尿病孕妇的饮食方案并非一成不变，应当根据个体实际情况，制定相应的饮食方案。当情况发生变化时，要注意随之进行调整。例如，体型肥胖的孕妇，其饮食总热量的供应标准要订得低一些。反之，体形消瘦的孕妇则要订得高一些。又如，孕妇经过胰岛素治疗，血糖降至正常后，也可根据具体情况适当增加热量摄入，以满足母儿需要。但若血糖持续偏高，则应检查热量摄入是否超标？如果是的话，应重新调整饮食治疗方案。

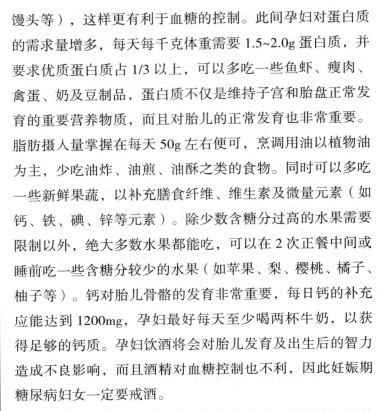

馒头等），这样更有利于血糖的控制。此间孕妇对蛋白质的需求量增多，每天每千克体重需要 1.5~2.0g 蛋白质，并要求优质蛋白质占 1/3 以上，可以多吃一些鱼虾、瘦肉、禽蛋、奶及豆制品，蛋白质不仅是维持子宫和胎盘正常发育的重要营养物质，而且对胎儿的正常发育也非常重要。脂肪摄入量掌握在每天 50g 左右便可，烹调用油以植物油为主，少吃油炸、油煎、油酥之类的食物。同时可以多吃一些新鲜果蔬，以补充膳食纤维、维生素及微量元素（如钙、铁、碘、锌等元素）。除少数含糖分过高的水果需要限制以外，绝大多数水果都能吃，可以在 2 次正餐中间或睡前吃一些含糖分较少的水果（如苹果、梨、樱桃、橘子、柚子等）。钙对胎儿骨骼的发育非常重要，每日钙的补充应能达到 1200mg，孕妇最好每天至少喝两杯牛奶，以获得足够的钙质。孕妇饮酒将会对胎儿发育及出生后的智力造成不良影响，而且酒精对血糖控制也不利，因此妊娠期糖尿病妇女一定要戒酒。

餐次安排在妊娠糖尿病患者的饮食中发挥非常重要的作用，一次进食大量食物会造成血糖快速上升；而母体空腹太久又容易产生饥饿性酮体，所以，建议孕妇少吃多餐，将每天应摄取的食物分成 5~6 餐，这样既能有效防止餐后高血糖又能避免低发生血糖症。

糖尿病孕妇除了要经常监测血糖以外，还要勤量体重，怀孕 3 个月以后每周体重增加 350g 为好，整个妊娠过程总的体重增长以 10~12kg 为宜。

二十、妊娠呕吐时如何调理饮食

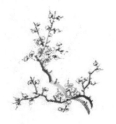

要点聚焦：孕妇妊娠呕吐期间，饮食要少量多餐，忌吃油腻，以清淡为主。

怀孕早期发生呕吐是一种正常的生理现象，不必过分紧张，通常对健康没太大影响，也不需要特殊治疗。多数人到怀孕12周以后，这些症状可以自行消失。但对糖尿病孕妇来讲，严重的妊娠呕吐不仅可引起水、电解质紊乱及营养缺乏，而且还有引发酮症酸中毒的危险，对母子健康极为不利，所以糖尿病人在妊娠呕吐期间更应科学地安排饮食。具体要求如下：

1、症状较轻者应鼓励孕妇进食，尽量给孕妇喜欢吃的、易消化的食物。

2、少量多餐，清淡易消化为主。以富含碳水化合物（例如苏打饼干、新鲜果蔬）及蛋白质（如瘦肉）的食物为佳，避免吃油腻、油炸、含人工香味的的食物。

3、孕妇每日主食不宜低于250g，以免发生饥饿性酮症酸中毒。可吃些烤面包、烤馒头片等食物，有助于减少呕吐。

4、如果孕妇完全不能进食，也应适当补充一些水分，可食用鲜果汁、牛奶、菜汤等食品，这样既补充水分，又能够补充因呕吐丢失的钾元素。必要时可给予静脉营养，以保母子平安。

5、尽量避免吃饭后平躺，应保持直立姿势一段时间（约20分钟），以避免胃酸返流造成恶心感。睡觉时也要垫高枕头，因为抬高头部可以减少食物返流。

6、早晨起床时动作宜缓慢，避免突然起身。

7、若早晨起床后容易恶心，可以在前一天睡觉前吃少量的面包干、苏打饼干等，可使症状改善。吃完后要做轻松运动约20分钟，不要马上入睡。若起床后有恶心感，也可以先吃点东西，然后再起床刷牙。

8、妊娠呕吐剧烈者对气味相当敏感，即使是酱油味、油味、鱼腥味、鸡蛋味也会引起呕吐，因此应让孕妇远离厨房的油烟味。在厨房做菜时要打开窗户，或使用排油烟机来将油烟排除。

9、注意维持室内的空气流通，多到空气良好的户外

细节提醒： 妊娠呕吐症状大多在怀孕3~4月即自行缓解，如果妊娠呕吐持续不停，则要注意是否有其它身体器官的疾病，如肠胃疾病（肠胃炎、消化性溃疡、慢性肝炎、胆囊炎等）、泌尿道疾病（慢性肾炎、尿毒症等）、内分泌代谢性疾病（糖尿病酮症酸中毒、阿狄森氏病、甲状腺机能亢进等）、多胞胎、葡萄胎、先兆子痫等等。此时必须及时与你的妇产科医师取得联系，接受治疗，以确保准妈妈及胎儿的健康。

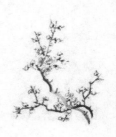

散步，因为新鲜的空气可以减轻恶心的感觉。

10、切勿自己乱吃止呕药，否则可引起流产、早产、畸胎、宫内发育迟缓，甚至胎儿死亡。如确有必要服用止吐药，则必须由产科医师开具处方，而且止吐药最好在怀孕10周之后再服用，以避开胎儿器官发育的关键期（怀孕4~10周），以减少药物致畸的风险。

二十一、"糖妈妈"坐月子该咋吃

要点聚焦：产妇由于要给宝宝哺乳，故此阶段的热量摄入须适当增加，而且要尽量做到饮食多样化，但也要注意避免营养过剩。

专家点评：民间有产妇坐月子要大补的传统习惯，其实大可不必。只要营养全面、热量适中就可以了。过度营养会导致血糖失控、体重增加，这对糖尿病人产后的血糖控制非常不利。

女性糖尿病患者产后的饮食管理对糖尿病的控制至关重要。产后妇女不仅自己需要营养，而且还要为宝宝的生长发育提供营养，因此，这一阶段要适当增加总热量的摄入，比怀孕前的饮食量增加15%~20%左右为好，但应把体重指数（BMI）控制在理想范围内。

糖尿病妇女产后的饮食原则与普通糖尿病人相似，但要根据需要灵活制定食谱。其要点是：

1、定时定量、少吃多餐，避免血糖骤然升高；

2、遵循食品交换份法，合理配餐，不偏食，确保饮食多样化；

3、饮食宜清淡，少油低盐，多选用蒸、煮、炖等烹调方式，尽量不吃油煎、油炸食品。

4、控制甜食及水果。可以适量吃点草莓、苹果和猕猴桃等含糖量较低的水果，而香蕉、桂圆、甘蔗、葡萄等含糖量较高，不宜选用。吃水果后，要适当减少主食。

5、多补充膳食纤维：膳食纤维摄入量以每天25g~30g左右为宜，如麦麸、玉米麸、南瓜粉、海藻多糖等。特别

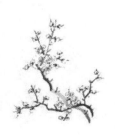

是可溶性的膳食纤维，有助于调节血糖。

6、为确保乳汁充足，产妇应多补充水分，可以选择蔬菜汤、鲜鱼汤、瘦肉汤，但尽量少喝油水较大的骨头汤。另外，大米粥、糯米粥等容易升高血糖，尽量不喝。

二十二、糖尿病性胃轻瘫患者该咋吃

要点聚焦："糖尿病性胃轻瘫"患者在饮食安排上主张少吃多餐，采取半流质或流质饮食，必要时，可配合服用促进胃肠动力的药物。

"糖尿病性胃轻瘫"是指由于自主神经病变所致的胃动力障碍，其主要特征是胃蠕动减弱及胃排空延迟，病人常常表现为上腹饱胀、食欲不振、嗝逆、恶心、呕吐等症状。临床胃排空试验显示固体排空延缓，液体排空基本正常。

"糖尿病性胃轻瘫"患者常常因为无法正常进食而影响常规治疗，久而久之会引起营养不良甚至出现饥饿性酮症。

胃轻瘫病人应给予低脂肪、低纤维饮食，少食多餐，流质为主，以利于胃的排空。具体指导如下：

1、食物成分的调整

高纤维膳食可延缓胃排空，从而降低餐后血糖，因而一般都建议糖尿病患者进高纤维素饮食。但糖尿病胃轻瘫患者本身胃排空已延长，故需降低食物中不消化纤维的含量。一些含丰富纤维素的蔬菜（如芹菜、白菜和马铃薯等），虽有降低餐后血糖作用，但是容易有腹泻、腹胀等胃肠道反应，故胃轻瘫患者尽量少吃这类蔬菜。

2、食物状态的调整

胃轻瘫时，固体食物排空受阻，因此，尽量将食物加工得稀、软一些，必要时甚至完全进食流质，以利于食物消化吸收，并使食物易于通过胃肠道，减轻胃肠道症状。

3、进餐次数的调整

将每日3大餐分为6~7小餐，分别在早晨、中午、下午、临睡前进餐，餐间安排2~3次点心，以减少餐后高血糖，同时避免餐前饥饿感。

细节提醒：糖尿病胃轻瘫患者由于存在进食障碍，比较容易发生低血糖，尤其是使用口服降血糖药及胰岛素者，常在没有典型低血糖前驱症状下就发生了意识改变，因此，身边的家属们要学会识别低血糖的表现，一旦发现患者由于饥饿出现有心慌、手抖、出汗、全身乏力时，应立即停用降糖药物，让其平卧休息，并给予甜食来缓解低血糖症状。

4、进餐时间的调整

由于胃排空延缓，不能将食物和药物从胃内以正常速度排出，从而引起血糖不稳定，所以要调整进餐与胰岛素注射的时差，以使胰岛素作用与注射时间相配合。胃轻瘫症状越严重，胰岛素注射时间与进餐时间间隔越短。

5、戒烟

因为吸烟能减慢胃排空。

6、运动锻炼

体育运动或经常顺时针按摩腹部可促进胃肠蠕动。

7、药物治疗

必要时可酌情服用促胃肠动力药，如吗丁啉、普瑞搏思等。

二十三、糖尿病肾病患者该咋吃

要点聚焦：糖尿病肾病患者在饮食方面，除了要遵守糖尿病饮食治疗一般原则以外，还有一些特殊要求，例如，低蛋白、低盐、低磷、高钙等等。

糖尿病肾病是糖尿病的常见并发症，也是糖尿病致死的重要因素之一。科学安排饮食，有助于控制血糖并延缓糖尿病肾病的进展。

糖尿病饮食的基本原则是"总（热）量控制、膳食平衡、少食多餐、高纤维素饮食"。与普通糖尿病人相比，糖尿病肾病患者在饮食方面着重强调"低盐、低脂、优质低蛋白饮食"。

1、优质、低蛋白饮食

蛋白质摄入过多会加重肾脏负担，蛋白漏出相应增多，而低蛋白饮食可减轻肾脏负担及尿蛋白排泄，并能减轻入球小动脉扩张，从而减低肾小球内"三高"（高压、高灌注及高滤过），延缓肾损害进展。所以，糖尿病肾病患者要限制蛋白质的摄入量，并尽量以动物蛋白（如牛奶、禽蛋、鱼虾及瘦肉中的蛋白）代替植物蛋白（如豆制品以及米、面中所含的蛋白），因为前者富含"必需氨基酸"。一般说来，对于尿常规检查蛋白呈阳性，肾功能尚属正常（即血尿素氮、肌酐正常）者，蛋白摄入量应控制在 0.8g/（kg·d）；对于肾功能不全（即血尿素氮、肌酐升高）者，摄入蛋白量应减至 0.6g/（kg·d）。总之，患者的肾功能越差，蛋白质摄入控制就越严格。

2、低脂肪饮食，热量适中

因为脂肪可加剧肾小动脉硬化，所以要坚持低脂饮食，将每日脂肪摄入量控制在 60g 以下。应以不饱和脂肪酸含量较高的植物油（菜籽油、橄榄油、鱼油等）为主，少吃富含饱和脂肪酸的荤油（猪、牛、羊油），尽量不吃动物内脏。由于热量供应不足会导致患者体内脂肪、蛋白质的分解，会引起肾功能中血肌酐、尿素等指标的升高，所以糖尿病肾病患者每天摄入的热量不宜太低。

3、低盐饮食

低盐（＜6g/d）有助于预防及降低高血压。当肾病出现水肿和高血压时，每天钠盐应限制在 3g 以下。除了控制炒菜用盐以外，还要注意控制隐性盐，比如腌制食品、酱油、味精等。

4、高钙、低磷、高纤维素饮食

糖尿病肾病容易出现低钙、高磷的情况，所以应给予高钙、低磷饮食。但是往往含钙高的食品含磷也很高，所以糖尿病肾病患者应该注重低磷饮食，不吃动物内脏、脑子、排骨、虾皮等，少吃瓜子等干果。此外，高纤维素饮食有利于保持糖尿病患者的代谢平衡，促进肠道排泄，所以糖尿病患者可适当多吃些粗粮、高纤维蔬果。

5、低嘌呤饮食

动物内脏、海产品、肉汤等都富含嘌呤，大量的嘌呤在机体中的代谢会加重肾脏的负担。故应严格控制这类食

细节提醒：糖尿病肾病患者只有在病情特别严重，血浆蛋白 ＜ 20mg/L、血液处于高凝状态、水肿难以纠正时，方可适量补充白蛋白。

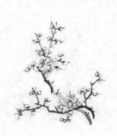

细节提醒： 对于糖尿病肾病患者的低蛋白血症，只能"堵漏"，不能"补充"，因为蛋白质摄入增加，蛋白随尿液排泄也随之增加，对纠正低蛋白无济于事，而且还会加重肾脏负担，加速肾功能恶化。低蛋白饮食一定要保证每日足够的热量摄入（30~35kcal/kg.d），以避免自身蛋白质为提供热量而分解消耗。此外，蛋白质摄入量减至0.6g/kg.d时，病人需要加服"复方α-酮酸（商品名：开同）"。"开同＋低蛋白饮食"具有减少蛋白尿和避免营养不良的双重功效，可有效保护肾功能，延缓糖尿病肾病的进展。

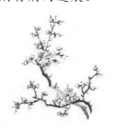

物的摄入量。

另外，在糖尿病肾病早期，患者不要限制饮水，适当多喝点水有利于体内代谢产物的排出和血糖的稀释。但当病人肾功能下降（血尿素氮、肌酐升高）、出现浮肿时，则应限制水的入量，以免加重水肿。

二十四、糖尿病饮食误区大盘点

要点聚焦： 饮食疗法是糖尿病治疗的基础，没有良好的饮食控制，再好的药物也是枉然。然而，在饮食治疗的具体实施过程中，由于受某些错误观念的误导，患者经常陷入这样或那样的误区，结果非但没能使血糖得到平稳控制，反而对生活质量造成不良影响。下面，笔者结合一些真实案例，就临床常见的饮食误区逐一加以剖析和点评，希望能对广大糖尿病友有所帮助。

误区1、饮食疗法＝饥饿疗法

临床病例： 张大爷最近因为口渴、多食、消瘦，去医院一查结果是糖尿病。医生告诉他，糖尿病属于"富贵病"，与"吃"有很大关系，病人应该"少吃多动"。张大爷觉得这话有道理，可不是嘛，在过去"连肚子都填不饱"的年代里，压根就没听说过"糖尿病"这个词。回家以后，张大爷开始严格限食，即便有时饿的饥肠辘辘、心慌手抖也绝不多吃一口，直到一天夜里出现了低血糖昏迷，多亏发现救抢及时，否则可能连命都搭上了。

错误剖析： 饮食治疗是控制糖尿病的基础，合理的饮食治疗有助于降低血糖、控制体重、减轻胰岛（细胞的负担，少数轻症糖尿病患者甚至只需控制饮食便能使血糖维持正常，因此，饮食疗法的重要性不言而喻。然而，饮食控制（忍饥挨饿。如果病人进食量太少（每天主食低于150g），很容易出现低血糖，而低血糖又可引起血糖反跳性升高（即"苏木吉现象"），导致血糖大幅波动乃至失控。不仅如此，由于热量摄入不足，还会造成体内自身脂肪及蛋白质过量分解，导致饥饿性酮症、身体消瘦、营养不良及免疫力下降。

因此，合理的饮食治疗应该是在保持膳食平衡的基础上，因人而异、适当地限制饮食的总热量，即根据病人年龄、胖瘦、劳动强度等具体情况，在不影响正常生长发育和日常工作与生活的前提下，适当地控制进食量，而不是一味地忍饥挨饿。

一般情况下，糖尿病人每顿主食不超过100g，不低于50g；主张少食多餐，即把正餐的主食匀出一小部分（如半两主食或者一个鸡蛋）作为加餐用；可以多吃些低热量、高容积、富含膳食纤维的食品，如各种绿叶蔬菜。

误区2：得了糖尿病，只能吃粗粮青菜

临床病例：自从查出糖尿病以后，李大娘就过起了苦行僧式的生活：鸡鸭肉蛋一概不吃，顿顿是粗粮青菜，就连最爱吃的水果也彻底拜拜，生活水平仿佛一下子回到了解放前。虽然血糖控制得还可以，但时间一长，体质明显下降，经常头晕、乏力，隔三差五就感冒，最近还查出患有贫血。

错误剖析：其实，李大娘的做法并不可取。糖尿病饮食治疗一方面要控制热量摄入，另一方面还要注意保持膳食平衡。我们每天都需要从食物当中按照一定的比例摄取碳水化合物、蛋白质、脂肪、矿物质、维生素和水等各种营养素，以满足人体的正常生理需要。但没有哪一种食物含有人体所需的各种营养素，这就需要饮食多样化而不能偏食。简单地说，对糖尿病人吃什么并无太多限制，关键是吃的量要合适。

误区3、主食少吃，副食不限

临床病例：患了糖尿病以后，张阿姨每顿饭主食比过去吃得确实少多了，但鸡、鸭、肉、蛋等副食品的摄入量却明显增加，平常肚子饿了，就用坚果类零食来垫垫。经过一段时间的观察，张阿姨发现自己血糖控制得并不好，她不禁有些纳闷，自己吃得并不多，问题究竟出在哪儿呢？

错误剖析：糖尿病饮食治疗法的首要原则是控制总热量的摄入，而热量不光来自主食，同样也来自副食，因此，饮食治疗既要控制主食，也要控制副食。

主食（米、面等）固然是热量的主要来源，但副食（鸡、鸭、鱼、肉、蛋、

各种坚果等等）所含的热量同样不可忽视。1g 碳水化合物产 4kcal 热量，1g 蛋白质也产 4kcal 热量，而 1g 脂肪可产 9kcal 热量。副食中的蛋白质和脂肪进入人体后有相当一部分可以通过"糖异生作用"转变成葡萄糖，因此，如果副食吃得太多，同样也会升高血糖。不仅如此，高脂肪、高热量饮食还会导致肥胖，使血脂升高，加速动脉硬化，引起心脑血管并发症。

有些糖尿病友经常花生、瓜子不离口，认为这样可以减轻饥饿感。殊不知，坚果属于高脂肪、高热量食物，100g 坚果（如花生、瓜子、核桃、杏仁等）所含的热量相当于 200g 主食，30 粒花生米（约 12g）所含的热量相当于一汤匙植物油（10g）或者 25g 面粉或大米。因此，坚果类的零食不能随便吃。

张阿姨尽管主食吃得很少，但血糖总控制不好，就是因为副食及坚果类零食吃得太多。

误区 4、为求限食，不吃早餐

临床病例：李女士是一位新诊断的糖尿病人，为了控制饮食，她早餐仅仅喝袋牛奶经常不吃早餐，或而不吃主食，以为少吃一顿可以更好地限制热量。

错误剖析：这种做法其实是错误的。因为它违背了糖尿病饮食治疗中的一条重要原则——"定时定量、少食多餐"，任意"减少餐次、饥饱不均"的做法都是不可取的。如果不吃早餐，很容易引起午餐前低血糖，这样病人午餐的进食量势必增加，致使餐后血糖明显升高，造成一天当中血糖大起大落，不利于病人血糖的平稳控制。所以，糖尿病人进餐一定要定时、定量，必要时，还需在三餐之外加餐。但要注意：加餐并非增加全天的总热量，只是从全天的总热量中分出一部分（例如，可把正餐的主食匀出 1/4 的量作为加餐用），用于两餐之间（上午 9 时、下午 3 时）或是晚上临睡前的加餐，睡前的加餐可以选用含蛋白质高的食物，如牛奶、鸡蛋等，因蛋白质转变为葡萄糖的速度较慢，有利于防止夜间低血糖。

误区 5、多吃点没关系，加大药量便可

临床病例：老刘是一家企业的办公室主任，每天应酬不断，顿顿不是喝高了，就是吃多了，饮食控制对他简直难于上青天。没有办法，老刘只好加大降糖药的用量，他以为这样就可以把多吃的食物抵消掉，而不必再担心血糖升高了。

错误剖析：不少糖尿病友认为，多吃点不要紧，增加点降糖药（或胰岛素）就能抵消，这种观点是不对。这种做法就好比"和面"，面多了加水，水多了加面，最终陷入一个恶性循环。多食势必会增加胰岛 β 细胞的负担，加速胰岛功能的衰

竭，最后导致口服降糖药继发性失效；加大药量，药效未必相应增加多少，反而会增加其对肝肾的毒副作用，因此，多吃饭多吃药的做法并不可取。

事实上，不论是那种类型的糖尿病，不管糖尿病的轻重如何，也不管病人是否已接受药物治疗，都不能放松对饮食的控制，因为饮食治疗是糖尿病治疗的基础，只有在饮食控制的基础上辅以药物治疗，才能取得理想的降糖效果。否则，即便药物再好，疗效也要大打折扣。

误区6、水果含糖量高，绝对不能吃

临床病例：郭女士格外爱吃水果，在得糖尿病之前，经常拿水果当饭吃。不过，自从查出糖尿病之后，郭女士不得不就此"忍痛割爱"。

错误剖析：水果中含有丰富的维生素、矿物质及膳食纤维，这些对糖尿病人都是有益的。水果中的糖分以果糖为主，此外还有少量葡萄糖及蔗糖，而果糖在代谢时不需要胰岛素参与，因此，糖尿病人在血糖控制良好（空腹血糖控制在7mmol/L左右，餐后2小时血糖不超过10mmol/L）的前提下，允许少量吃些水果，而不必一概排斥。

各种水果的含糖量都不一样，草莓、柚子、樱桃、西瓜含糖量较低（不到10%），冬枣、山楂、柿子、荔枝、桂圆、甘蔗含糖较高（约为20%）。建议糖尿病人尽量选择那些含糖量较低的水果；把水果作为加餐，放在两餐之间或睡前吃；将水果所含的热量计入全天总热量之内，并从主食中扣除这部分热量，譬如吃200g桔子或苹果就要少吃25g主食。但如果血糖控制不理想（空腹血糖控大于7mmol/L左右）或血糖波动较大，则暂不宜进食水果，此时可将西红柿、黄瓜等蔬菜当作水果吃，等病情平稳后再作选择。

误区7、"吃干"或"喝稀"，对血糖的影响都一样

临床病例：王大娘前不久曾因糖尿病入院治疗，住院期间，无论是空腹血糖还是餐后血糖都控制得很好。出院后王大娘继续按照原方案治疗，前两天去医院复查，发现早餐后血糖很高。医生后来了解到，王大娘早餐有喝粥的习惯，餐后高血糖与之有关，于是建议她早餐改吃干粮，几天后，王大娘再去复查，餐后血糖果然恢复正常了。

错误剖析：研究发现，糖尿病人进食等量大米做成的干饭和稀饭对餐后血糖的影响有很大差别，喝稀饭的病人餐后血糖显著升高。这是因为煮烂的稀饭很容易被肠道消化吸收，胃排空时间比较短，故餐后血糖上升得较快、较高。相比之下，

干饭消化、吸收及排空较慢，因而餐后血糖上升得较缓、较低。糖尿病人早餐后、午餐前的血糖处于一天当中较难控制的时段，如果早餐坚持吃干粮，将有助于此间的血糖的控制，进而有利于全天血糖的控制。所以，餐后血糖控制不好的糖尿病友应改掉喝稀饭的习惯。

误区 8、"无糖"食品，多吃点无妨

临床病例： 赵女士对甜食一向情有独钟，经常把冰激凌、小甜点当饭吃。自从患上糖尿病之后，医生建议她尽量别吃糕点，这让她简直难以忍受。后来，赵女士发现超市里有无糖糕点出售，这不禁让她大喜过望，每次逛超市，都要大包小包地采购一批，回到家里无所顾忌地猛吃一通，用她的话讲："反正不含糖，多吃点也不要紧"。不过没多久，她发现血糖水平再次反弹。

错误剖析： 有些患者错误地认为，"无糖食品"不含糖，因此，可以随便吃而无需控制。其实，所谓的"无糖食品"只不过是不含蔗糖而已，有些则是加入了甜味剂（如木糖醇），这些甜味剂可增加食品的甜度，但不增加食品的热量。但是，"无糖食品"毕竟都是淀粉做的，与米饭、馒头一样，吃多了同样会导致血糖升高。因此，糖尿病友不可被"无糖"二字所迷惑，不加节制地大量食用。需要说明的是，无糖食品没有确切降糖疗效，不能用它来取代降糖药物。

误区 9、凡是甜的东西，就决不能吃

临床病例： 李女士平时很喜欢吃甜。但自从三年前查出糖尿病以后，就再也没碰过"甜"食，因为她听周围很多病友讲：糖尿病是吃糖或"甜"食过量造成的。

错误剖析： "甜食"不完全等同于"糖类"。自然界中的甜味剂，除了大家所熟知的葡萄糖、果糖、蔗糖、麦芽糖等单糖和双糖外，还有糖精、木糖醇、山梨醇、阿斯巴糖、蛋白糖等"非糖甜味剂"。这些"非糖甜味剂"虽可增加食物的甜度，但不会增加食物的热量，市售的糖尿病"代糖"食品，就是用它们来添加"甜"味的。所以，加入甜味剂做成的食品糖尿病人是可以吃的。

需要注意的是，"代糖食品"毕竟还是由淀粉作的，如果不控制摄入量，同样会导致血糖升高。

误区 10、只吃粗粮，不吃细粮

临床病例： 王大伯是一位老糖尿病友。不久前，在一次糖尿病健康教育讲座上听说粗粮富含膳食纤维，而膳食纤维具有降糖、降脂、通便等多重功效。从此以后，王大伯顿顿吃粗粮窝窝，细粮干脆一点也不吃。

错误剖析：多吃点粗粮的确对糖尿病有益，但不可矫枉过正，一点细粮也不吃。事实上，就碳水化合物的含量而言，粗粮和细粮相差无几，大体都在75%~80%之间。区别在于粗粮（玉米、小米等）富含膳食纤维，后者除了能延缓肠道对葡萄糖的吸收，还具有降脂、通大便的功效，因此，对于血糖居高不下者，不妨用粗粮代替细粮。但如果粗粮吃的太多，就可能增加胃肠负担，影响营养素的吸收，长此以往会造成营养不良。所以，主食还是粗细搭配为好。

误区 11、严格限水，口渴也不敢多喝

临床病例：春节过后，彭先生不明原因出现口渴、多饮、多尿，身体明显消瘦，后经医院检查确诊是"2型糖尿病"。在他看来，多尿与喝水多有很大关系，为了减轻尿频、多尿症状，他严格限水，即使再渴也不肯多喝一口，直到有一天，彭先生因为"糖尿病高渗性昏迷"住进了医院。

错误剖析：彭先生的这种做法显然不妥。糖尿病人多尿不是由于喝水多，而是因为大量葡萄糖经尿排出，导致渗透性利尿的结果所致，而口渴、多饮恰恰是机体对高血糖及体内缺水的一种保护性调节反应。如果糖尿病人严重脱水而又不及时补充的话，将会进一步加重高血糖及体内高渗状态，造成机体内环境紊乱，严重者会发生"高血糖高渗昏迷"而危及生命，彭先生的经历就是过度限水惹的祸。因此，糖尿病人只要没有浮肿，心、肾功能正常，就不要盲目限制饮水，每天进水量至少应达到1500~2000ml。小便量越多，越要多补充水分，盲目限水会导致机体脱水、电解质紊乱、血粘度及血糖增高。

误区 12、食物若选对，做法无所谓

临床病例：患上糖尿病以后，刘女士在医生的建议下，由过去顿顿荤食改为荤素搭配，但血糖一直控制得不甚理想。通过了解，发现问题出在烹饪方式上。刘女士虽然荤食吃的少了，但做菜放油太多，而且经常吃一些煎炸食品（炸香春芽、炸萝卜丸子等），而油脂吃得太多同样会导致热量摄入过剩。

错误剖析：许多糖尿病人对"吃什么"以及"吃多少"都很在意，但对菜的烹饪方式却不那么讲究。其实，后者也是饮食治疗不可忽视的一个重要方面。在制作菜肴的过程中，如果烹饪方法不得当，在菜肴中加入了大量的油、淀粉、调味品，无形中就会增加菜的热量，不利于血糖控制。建议糖尿病人尽量采取凉拌、清蒸、水煮等烹饪方法，尽量避免煎炒、油炸及用淀粉挂糊。

误区 13、只要是蔬菜，就可随便吃

临床病例： 张大爷自从不久前查出糖尿病，就再也没敢吃饱过。在一次与病友聊天时，病友告诉他：主食要少吃，蔬菜随便吃。从那以后，张大爷主食量没增加，但每顿外添一大盘土豆丝或炒山药，肚子饿倒是解决了，不过血糖也上去了。

错误剖析： 不是什么蔬菜糖尿病人都可以敞开吃。绿叶蔬菜碳水化合物含量很少，通常不受限制；而象土豆、山药、芋头、南瓜、藕、荸荠、毛豆等根茎类蔬菜，其碳水化物的含量均较高，不应当作一般蔬菜随意吃，而应作为主食的一部分，在吃的时候要适当减少主食量。

误区 14、消瘦的糖尿病人不需要控制饮食

临床病例： 自从查出糖尿病，不到半年时间刘大娘体重足足降了20多斤，孩子回家探亲见了都劝她："人都瘦成麻杆了，不要再控制饮食了"。刘大娘听了也觉得在理。于是干脆放开了吃。前不久，她去医院复查血糖，结果又高上去了。

错误剖析： 消瘦的糖尿病患者可以适当放宽热量摄入，特别是增加优质蛋白的摄入量，目的是使其恢复正常体重。但这并不是说可以不控制饮食、随意吃喝，那样的话，将会加重血糖、血脂代谢紊乱，反而更不利于病情控制。

第二章　自测题

★ 名词解释

　　1、食品交换份；2、食物生糖指数；

★ 填空题

　　1、饮食治疗的基本原则是：<u>总量控制</u>、<u>膳食平衡</u>、<u>少食多餐</u>、<u>戒烟限酒</u>。

　　2、糖尿病饮食治疗中，总热卡是由<u>身体胖瘦</u>和<u>劳动强度</u>决定的。

　　3、食物中三大营养素所提供的的热量比例是：碳水化合物<u>55%~60%</u>、蛋白质<u>15%~20%</u>、脂肪<u>25%~30%</u>。

　　4、1g 碳水化合物、蛋白质、脂肪产生的热量分别是<u>4kcal</u>、<u>4kcal</u>、<u>9kcal</u>。

　　5、一个"食品交换份"的任何食物所含的热量均为<u>90kcal</u>。

　　6、GI＜55 为低 GI 食物；GI 在<u>55~70</u>为中 GI 食物；GI＞70 为高 GI 食物。

　　7、一个"酒精单位"大约含<u>90kcal</u>的热量，相当于啤酒<u>400ml</u>，或干葡萄酒<u>150ml</u>，或低度白酒<u>50ml</u>。

8、糖尿病人正确的进餐顺序是：先吃<u>蔬菜</u>、然后吃<u>主食</u>、再吃<u>肉类</u>、最后<u>喝汤</u>。

★单选题

1、糖尿病饮食治疗下列哪种说法是正确的（E）

    A、病情轻者可以不用饮食治疗

    B、有并发症者不用饮食治疗

    C、用药治疗时，可不用饮食治疗

    D、消瘦者可以不控制饮食

    E、所有患者不论病情轻重都需要饮食治疗

2、糖尿病食品的等值交换份是怎么回事？（A）

    A、提供90kcal能量的食物量为一个等值交换份

    B、50g重的食物为一个等值交换份

    C、10元钱的食物为一个等值交换份

    D、儿童和成人的等值交换份是不一样的

    E、食物"等值交换份"中的"等值"指的是"重量相等"

3、一个体重60kg、从事中等体力劳动、正常体型的成年糖尿病人，一天需要的总热量是多少？（B）

    A、1500kcal

    B、2000kcal

    C、2400kcal

    D、3000kcal

    E、需要根据睡眠情况决定

4、糖尿病肾病患者蛋白尿（++），血肌酐196umol/L，每日蛋白摄入量应为：（E）

    A、1.0~1.2g/kg/d

    B、0.8~1.0g/kg/d

    C、1.0g/kg/d

    D、0.8g/kg/d

    E、0.6g/kg/d

5、对于功能性低血糖病人，为减少低血糖发作，下述哪项饮食调整是不对的（E）

    A、少食多餐

    B、吃干勿喝稀

    C、高蛋白饮食

    D、高脂饮食

    E、低纤维饮食

6、关于"无糖食品"，哪种说法是错误的：（D）

    A、"无糖食品"不含糖，多吃无妨

    B、"无糖食品"可以降低血糖

    C、"无糖食品"的热量很低，可以忽略不计

    D、"无糖食品"只是不含蔗糖，但毕竟是淀粉做的，也不能多吃

    E、"无糖食品"可以代替药品

7、关于吃水果，下列哪种说法是错误的：（B）

    A、血糖控制良好者可以少量吃水果；

    B、糖尿病人水果绝对不能吃；

    C、尽量选择糖分低、水分大的水果；

    D、水果最好在两餐之间或睡前作为加餐食用；

    E、应将水果所含的热量从主食当中扣除；

8、关于饮酒，下列哪种说法是正确的：（B）

    A、酒可以活血化淤，因此，所有糖尿病人都允许饮酒；

    B、血糖控制较差或有脂肪肝、肝功异常的糖尿病人不宜饮酒；

    C、只要病情允许，糖尿病人什么酒都可以喝，包括高度烈性白酒；

    D、空腹饮酒可以降糖，因此，糖尿病人最好空腹饮酒；

    E、酒所含的热量可以忽略不计；

★判断题

1、"控制饮食"是指限制食物中总的热量摄入，而不是单单控制主食。（√）

2、消瘦的糖尿病人不必控制饮食。（×）

3、糖尿病儿童及孕妇的饮食控制不宜过严。（√）

4、糖尿病人绝对不能吃水果。（×）

5、糖尿病人吃干、喝稀对血糖的影响没有什么差别。（×）

6、进餐顺序可以影响餐后血糖的高低。（√）

7、"无糖食品"多吃点无妨。（×）

8、糖尿病肾病患者主张优质、低蛋白饮食。（√）

9、为了减轻"三多一少"症状，糖尿病人必须限制饮水。（×）

10、糖尿病人空腹饮酒容易导致严重低血糖。（√）

★问答题（答案略）

1、如何计算糖尿病人每日需要的总热量。

2、糖尿病人控制饮食过程中感觉饥饿该咋办？

第三章：运动治疗

本章导读

"生命在于运动"。古希腊哲学家希波克拉底的这句至理名言，至今都在深刻地影响和召唤着每个地球上的生命。

运动的益处无需赘言，对糖尿病患者更是如此。规律性的"有氧运动"，不仅能降低血糖、减轻体重、减少心血管危险因素、增进身心健康，而且还可阻止糖尿病前期向2型糖尿病的转化。因此，所有血糖控制良好、无并发症的糖尿病患者，都应进行运动治疗。

需要提醒的是：由于每个患者的具体病情不同，并非所有的糖尿病人都适合运动，因此，糖尿病患者在开始运动治疗之前均应接受体格检查和健康评估，以甄别是否存在微血管和大血管病发症，避免因运动不当而导致病情恶化。

运动也要讲究科学，采取哪种运动形式？何时运动效果最佳？运动强度如何把握？如何确定运动频率和持续时间？这里面大有学问，本章将为您一一作答。

一、运动对糖尿病人有何益处

要点聚焦：运动疗法是治疗糖尿病的"五驾马车"之一，在糖尿病整体治疗中占有重要地位。一些轻症糖尿病患者甚至无需用药，只依靠饮食控制及运动锻炼便可使血糖得到满意控制；即便是已经采用药物治疗的患者，运动疗法也非常必要。

运动治疗是糖尿病综合治疗的五架马车之一，科学合理的运动对糖尿病友具有多方面的益处：

1、运动有助于降低血糖

一方面可以促进肌肉组织对葡萄糖的利用，另一方面还可以提高肌肉组织对胰岛素的敏感性，改善胰岛素抵抗，这两点都有助于降低血糖，并减少降糖药物的用量。

2、运动有助于减肥、降脂、降压，预防糖尿病慢性并发症

我们知道：肥胖、血脂异常、高血压均是导致心脑血管疾病的重要危险因素。运动可以：①促进脂肪分解、减轻体重、改善胰岛素抵抗；②降低胆固醇、甘油三酯及低密度脂蛋白胆固醇，增加高密度脂蛋白胆固醇，纠正脂代谢紊乱；③增加血管弹性，促进全身血液循环，辅助降低血压。因此，运动有助于预防糖尿病人的心脑血管并发症。

3、运动可以增强体质，提高机体免疫力

运动可以增强心肺功能，促进全身血液循环及新陈代谢，增强机体免疫力及抗应激的能力，减少感染机会。

4、运动可以预防骨质疏松

运动不仅能加强关节肌肉的柔韧性和灵活性，还可以提高骨密度、增强骨强度，从而预防骨质疏松。

5、运动可以促进病人的心理健康

运动可以消除紧张情绪，改善睡眠及精神状态，促进心理健康，提高生活质量。

6、预防糖尿病

规律性的"有氧运动"可以改善糖代谢，阻止"糖尿病前期"进展为糖尿病。

二、运动不当有哪些危害

要点聚焦： 运动也要讲究科学，必须合理安排运动方式及运动量。倘若运动不当，非但于病无助，还可能反为其害。

运动有"有氧运动"和"无氧运动"之分，并非任何一种运动方式及运动量都对身体有益无害。科学合理的运动对于防治糖尿病、改善生活质量具有积极作用；而不适当的运动锻炼却只会适得其反。据美国糖尿协会分析，糖尿病患者如果运动方式方法不当，可能会带来以下几种副作用：

1、导致低血糖

多见于应用胰岛素或磺脲类药物治疗的患者，如果患者运动量过大又没有及时加餐，很容易出现低血糖。

2、血糖显著波动

如果运动量过大又没有及时加餐，可引起低血糖；而血糖较高的病人（特别是1型糖尿病患者），剧烈运动会导致应激性血糖升高，甚至诱发酮症酸中毒。

3、导致血压波动

表现为运动时血压升高，运动后又发生"体位性低血压"。

4、诱发心血管意外

运动会增加耗氧量，有可能导致心脏缺血加重，引起心脏功能不全或心律紊乱，甚至诱发心绞痛、心肌梗塞；

5、加重微血管并发症

有视网膜病变的患者，运动可增加视网膜出血的风险；

细节提醒： 高强度剧烈运动（即"无氧运动"）非但不能降低血糖，反而会导致血糖及血压升高，因此，不适合于糖尿病人。

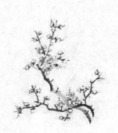

细节提醒：不合理的运动会导致各种副作用，因此，糖尿病人运动前必须接受专业人员在指导，严格把握运动指征，科学安排运动方式和运动量，以避免盲目运动造成的种种危害。

糖尿病肾病患者，运动会减少肾血流量，使尿蛋白排出增加，加重肾脏病变。

6、加重骨关节劳损

如退行性关节病以及下肢溃疡的发生或加重等。

尽管运动不当可能带来这些问题，但只要一切从科学出发，严格掌握运动的适应证，合理安排运动内容及强度，这些问题是完全可以避免的。

三、运动疗法的适应症与禁忌症

要点聚焦：虽说运动疗法益处多多，但并非所有的糖尿病人都适合运动，运动疗法也有适应症和禁忌症。

1、运动疗法的适应征

一般而言，运动疗法主要适用于轻、中度的2型糖尿病患者，特别是超重及肥胖的2型糖尿病患者。运动疗法对于1型糖尿病患者血糖控制的益处尚未被确认，但对于保持这类病人的体力、增强其体质和缓解精神压力是有益的。

2、运动疗法的禁忌症

（1）血糖很高或有严重急性并发症（如酮症酸中毒等）的病人。遇到这种情况应当先控制血糖，稳定病情。如果盲目过量运动反而会导致血糖进一步升高，使病情加重。

（2）血糖波动较大且难以控制的病人。因为运动会使血糖变化更加复杂。

（3）严重视网膜病变的病人，尤其是新近有眼底出血者。运动易致视网膜微血管通透性增加，引起眼底出血，加重病情。

（4）有严重糖尿病肾病的病人。运动会增加肾血流

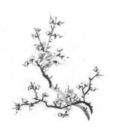

及蛋白尿的排泄，使糖尿病性肾病病情加重；

（5）有严重周围神经病变（如感觉丧失）或合并有严重植物神经病变（如引起体位性低血压）的患者。这类病人由于缺乏自我保护，特别容易受伤或发生意外。

（6）有重度高血压及心脑血管疾病的病人。运动很容易诱发心脑血管意外事件（如心肌梗塞、脑溢血）。

（7）下肢坏疽或有溃破、感染者。

（8）新近发生血栓者。

四、开给糖尿病患者的"运动处方"

要点聚焦：运动对糖尿病确有治疗作用，但每个病人的病情不同，是否允许运动？适宜做什么运动？运动强度多大合适？都不完全一样。所谓"运动处方"就是根据每个病人的具体情况而量身制定的个体化运动方案，包括五个方面的内容：①运动的方式；②运动的强度；③运动持续的时间；④运动的时机；⑤运动的频度等。

运动对糖尿病人来讲非常重要，但并不是说，只要运动起来，身体就一定受益。倘若只是漫不经心地随便活动，肯定达不到运动的目的；但若一味地追求运动强度而忽视自身的承受能力，同样会对身体造成伤害。因此，糖尿病人在选择运动项目、运动量时一定要因人而异、讲究科学、持之以恒，只有这样，才能够达到锻炼身体、预防疾病之目的。

1、运动前先体检，评估能否运动

糖尿病患者在运动前应先做一次全面体检，检查项目包括血糖、糖化血红蛋白、尿常规、肝肾功能、血压、心电图、眼底等，看看有无心血管及神经合并症，要特别警惕无症状性心肌缺血，凡年龄大于45岁的患者均应做心

细节提醒：在实施运动疗法以前，一定要先做一次全面体检，如血糖、尿酮体、肝肾功能、心电图、眼底检查等等。只有当患者血糖不是太高而且不存在可能会因运动而加重病情的并发症或合并症时，方可实施运动疗法。当然，禁忌症是相对的，当各种禁忌症得到有效治疗和控制，病情明显改善以后，同样可以进行适当的运动治疗。

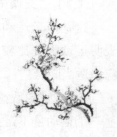

电图运动负荷试验，并由医生确认患者能否运动以及所能承受的运动负荷。

2、做好运动前的准备工作

穿着合适的衣服和鞋袜，要特别注意鞋帮及鞋底要光滑平整，密闭性和透气性俱佳；随身携带含糖食品（饼干、糖块、巧克力等）及饮用水，以应对运动过程中可能出现的低血糖及脱水；随身携带急救卡，一旦发生意外情况，可以根据卡上的信息及时施救、并及时联系患者家人；运动前最好测一下血糖，血糖过高（＞14mmol/L）或过低（＜3.9mmol/L）均暂不宜运动。

3、选择合理的运动方式

运动分为"有氧运动"和"无氧运动"，"有氧"和"无氧"主要依据体内氧代谢状况而定。"有氧运动"（也称"耐力运动"）顾名思义就是在有氧状态下进行的运动，是指能增强机体氧气的吸入、运送及利用的耐力性运动，其特点是强度低、有节奏、持续时间较长，如步行、慢跑、骑自行车、爬山、健身操、交谊舞、太极拳、游泳、划船等等，它可以增强心肺功能，改善新陈代谢，辅助降低血糖及血脂。"无氧运动"是指肌肉在"缺氧"状态下的高强度剧烈运动，其特征是运动时氧气的摄取量非常低，只能依靠无氧代谢提供能量，像短跑、举重、跳高、跳远等竞技性运动都属于"无氧运动"，此类运动能促进体内升血糖激素的分泌，使血糖升高。

无论是1型还是2型糖尿病患者均应采取"有氧运动"方式。步行最安全简便、易于坚持，被认为是老年糖尿病患者（尤其是体质较差者）的首选运动形式；而健身跑属于中等强度的运动，适合于体质较好、无心血管疾病的糖尿病患者。当然，糖尿病人也可结合自己的兴趣爱好、实际病情、体力状况、环境条件等具体情况，因地制宜地选择适合自己的运动方式，例如，住高层建筑者，可进行爬楼梯运动，或跳绳、原地跑等方式。

4、确定合适的运动量

糖尿病患者的运动量一定要适度。运动强度过大，不仅容易发生低血糖，而且会加重心脏负担，对身体有害；运动强度过小，则达不到锻炼身体和控制血糖的目的。因此，科学确定运动量很重要。下面介绍三种评估运动强度的方法：

（1）"交谈试验"法

这是衡量运动强度的一种简便方法。运动时达到刚好还能自然交谈的程度，表明运动强度比较适中；倘若运动时气喘吁吁，交谈困难，表明运动强度过大，应该适当降低。

（2）"自我感觉"法

①运动量不足：运动后无汗，无发热感，心率无变化或在休息2分钟内恢复。

②运动量适当：运动后周身发热、有微汗；气喘吁吁，能说话，但不能唱歌；稍感乏力，休息后可消失，次日体力充沛。③运动量过大：运动后大汗淋漓、胸闷气短；非常疲乏，休息后 15 分钟脉搏未恢复，次日周身乏力。

（3）"适宜心率"法

即通过数运动后即刻的脉搏来了解自己的运动强度是否适宜。如果运动时的脉搏（次 / 分）达到"170- 年龄"，说明运动强度适宜。例如，一个 50 岁的糖尿病患者，在运动中的适宜心率大约是 120 次 / 分钟（170-50）。此外，还要注意血压变化，运动强度以收缩压不超过 180mmHg 为宜。需要注意的是，由于可能合并有自主神经病变和使用 β - 受体阻滞剂，心率可能不是一个能有效反映运动强度的指标，应到医院去进行运动耐力测试和心电运动试验，确定心脏缺血阈值，进而确定运动中安全的心率范围。

5、运动应定时、定量

运动治疗的目的是与饮食、降糖药配合，三者平衡，控制好血糖水平。因此，运动不得随意而行，力求做到"定时、定量"。

（1）定时运动：糖尿病人每次运动的时间要保持相对固定。多数学者认为，餐后 1 小时是糖尿病人开始运动的最佳时间，因为此时体内血糖水平开始升高，运动不容易导致低血糖，而且对降低血糖的帮助最大。

（2）定量运动：美国糖尿病预防研究表明：每周运动至少 150 分钟比较适合于糖尿病人，时间过短达不到理想效果，过长则容易损伤骨骼肌肉。换句话说，就是要求每周至少安排 5 天、每次运动时间在 30 分钟左右，当然，年轻体质好的病友可以适当延长运动时间，而年迈体弱者可以酌减。切忌"三天打渔，两天晒网"或是平日不运动，攒到周末"暴炼"。

6、运动前热身与运动后放松

为了确保运动安全，运动前的热身和运动后的整理放松都是必不可少的步骤。

细节提醒： 糖尿病人不宜空腹运动，尤其不宜在服用降糖药（或注射胰岛素）后、尚未进餐时运动，以免发生低血糖。

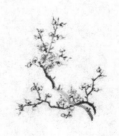

细节提醒： 运动治疗强调个体化，不同年龄和体质的个体，在选择运动方式和运动强度时也不一样，运动量过大或不足皆不足取。运动必须遵守的四大原则是："因人而异"、"量力而行"、"循序渐进"、"持之以恒"。

（1）热身运动：运动前先做5~10分钟的低强度有氧热身运动，例如，在跑步前先做些伸展运动，然后慢走5~6分钟，再逐渐加快步频。目的是通过逐步增加运动强度，提高心血管系统对运动的适应能力，改善关节、肌肉的柔韧性，以免运动使肌肉拉伤。但要避免屏气动作，因屏气可使收缩压升高。

（2）放松整理：运动时大量血液聚集在四肢肌肉组织中，若突然停止运动，血液不能很快回到心脏而导致暂时性脑缺血，引起头晕、恶心甚至虚脱等症状。因此，运动结束前要做5~10分钟的整理运动（如快走、伸腰、踢腿等），不要突然停下来。

7、运动要循序渐进、持之以恒

要求按照循序渐进的原则，从低运动量（<最大耗氧量的40%）开始，持续时间为5~10分钟。若患者自我感觉良好，能够适应，再逐渐进入中等强度的运动（最大耗氧量的50%~60%）。运动中及运动后如出现呼吸困难、胸部有压迫感、头晕头痛、面色苍白等症状时，应立即停止运动，严重者须尽快送往医院诊治。

此外，无论采取那种运动方式，都必须长期坚持，使之成为日常生活中的自觉行为。三天打鱼，两天晒网是起不到锻炼效果的。有资料表明：终止运动锻炼3天，已获得改善的胰岛素敏感性会随之消失，因此，运动疗法的实施每周至少3次以上。

五、有并发症
的糖尿病友应该如何运动

要点聚焦： 已经出现并发症的糖尿病患者并非绝对不能运动，在确保安全的前提下，患者可以根据自身并发症的特点，选择合适的运动项目和运动强度。

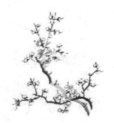

运动治疗是糖尿病整体治疗的一部分，但对已经出现并发症的糖尿病患者，还能坚持运动么？答案是肯定的，前提是要根据各种并发症的不同情况，选择合适的运动项目和运动强度，确保运动的安全和有效。下面，就针对各种并发症特点，给出相应的运动建议及注意事项。

1、合并心血管并发症

合并心脏病的糖尿病患者，不宜进行剧烈运动及负重运动（如举重）。对于不稳定心绞痛或急性心梗患者，原则上禁止运动。此外，注意不要在过热或者过冷的环境下锻炼。

推荐运动：选择中、低强度的有氧运动项目，如步行、打太极拳、做操、慢跑等。

2、合并高血压

与心脏病相似，合并高血压的患者也应避免剧烈运动及负重运动。

推荐运动：轻、中度高血压可选择慢跑、游泳等中、低强度的有氧运动，避免做推、拉、举之类的阻抗运动。重度高血压可选择步行、太极拳、做操等低强度的有氧运动。

3、合并视网膜病变

有视网膜病变的糖尿病患者应避免举重、跳水、潜水等需要憋气的运动，因为这类运动可导致血压升高及视网膜脱落。

推荐运动：轻中度视网膜病变可选择中、低强度的有氧运动，如步行、骑自行车；重度视网膜病变需严格限制运动，否则会引起或加重眼底出血。如果进行激光治疗后病情稳定了，才可以进行一些中、低强度的运动。

4、合并糖尿病肾病

有肾脏病变的糖尿病患者应避免剧烈运动，否则会加重蛋白尿。

推荐运动：若是轻微蛋白尿，可进行中低强度运动（如步行、游泳等）；中度蛋白尿，可进行低强度运动（如干家务、园艺等）；严重水肿及尿毒症，应避免运动。

5、合并糖尿病足

高危足的糖尿病患者可以运动，因为适当的运动可以改善下肢及足部的血液循环；有开放性足病变的糖尿病患者不适合运动，因为负重受压可使足部病变进一步加重。

推荐运动：未发生溃疡者可进行适当的运动，如散步、游泳、爬山等，但不宜长时间的行走、慢跑及剧烈的运动；已发生足溃疡的患者宜暂停运动，尽快到医院治疗。

专家点评：运动不可千篇一律，而应结合不同患者的病情特点，个体化地灵活安排。

糖尿病足患者运动要注意：①选择合适的运动鞋；②检查鞋内有无异物或破损；③检查足部有无红肿或受压的痕迹如果有说明鞋不合适；④一旦发现皮肤破溃，应及时就诊。

6、合并周围神经病变

此类患者由于存在感觉异常或感觉丧失，特别容易受伤（特别是足部），因此，应避免长时间、高强度运动或剧烈的对抗性运动，如长距离步行、跑步，打篮球、踢足球等等，要避免过度伸展，尤其要注意对足部的保护与护理，不要在脚部有伤口时进行负重锻炼。

推荐运动：轻到中等强度的运动，如步行、骑自行车、游泳等。尽量选择在路面平坦的场所锻炼，每次运动前要注意检查鞋内有无异物，不能赤足或穿露趾凉鞋运动，而且每天运动后都要做足部检查，看看有无红肿或皮肤破损。切忌过热或者过冷环境下运动。

7、合并自主神经病变

这类患者往往有静息心动过速、体位性低血压等症状，不宜进行高强度或快速扭动的运动。因为运动强度过大容易诱发心肌缺血，或因血管扩张而引起体位性低血压导致晕厥。

推荐运动：轻到中度的有氧运动，宜缓慢增加运动时间。

8、合并周围血管病变

下肢血管病变的患者发生足溃疡的风险较高，且一旦发生溃疡创面很难愈合，故患者应注意足部保护、避免高强度运动。

推荐运动：可选择步行，游泳、骑自行车等强度适中的运动。如果运动后出现下肢疼痛，提示血管病变较重，不要再坚持运动，而应到医院就诊。

9、合并骨质疏松或骨关节炎

避免进行高负荷运动。

推荐运动：游泳、骑自行车、步行、拉伸及阻抗运动。

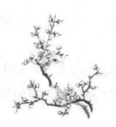

10、合并脑卒中

针对不同病期，采取不同的运动措施。

推荐运动：急性期应避免活动；亚急性期可在家属协助下在床上进行被动活动；慢性恢复期主要是针对患肢进行相应的功能训练，必要时用辅助器械。

六、糖尿病孕妇的运动指导

要点聚焦：对糖尿病孕妇来说，适度运动不仅有利于血糖控制，还可防止妊娠期体重过度增加，有益于母子健康。

饮食及运动疗法是糖尿病治疗的基石，糖尿病孕妇同样也不例外。目前许多研究显示，运动治疗可以显著降低胰岛素抵抗，帮助妊娠糖尿病患者有效控制血糖，还可防止妊娠期体重过度增加，降低血脂等等。但是，孕妇毕竟不能像未怀孕时那样运动，怀孕使得关节松弛、子宫及乳房变大等，剧烈运动会使母婴发生意外的风险增加，为确保母婴安全，糖尿病孕妇宜采取低强度的运动。

1、运动前做好准备工作

糖尿病孕妇在运动前应做好如下准备工作：①做一全面体检，与医生一道制订个体化的运动方案；②选择舒适、透气的鞋袜；③选择合适的运动场地；④随身携带的饼干、糖果，应对可能发生的低血糖。

2、选择适宜的运动方式

妊娠糖尿病的运动治疗方案因个体差异而不同，必需在医生的指导下进行。糖尿病孕妇宜选择比较舒缓，有节奏的运动项目，如散步、游泳、太极拳等。千万不要进行剧烈或者跳跃性的运动，如跑步、打球、俯卧撑、滑雪等，以免引起流产。

3、安排合理的运动强度及运动时间

糖尿病孕妇的运动量不宜太大，一般使心率保持在130次/分钟以内，或者运动时心率最多比平时快50%即可；运动时间也不宜过长，一般在20~30分钟内较为合适。

4、哪些糖尿病孕妇不宜运动

凡有下列情况之一的糖尿病孕妇不宜运动：

细节提醒： 并非所有的糖尿病孕妇都适宜运动，孕妇的运动强度不宜过大，时间不宜太长。

（1）有先兆流产、习惯性流产而需保胎者；

（2）合并有妊娠高血压综合征者；

（3）血糖过高（＞13.9mmol/L）、过低（＜3.3mmol/L）以及血糖波动较大者；

（4）出现糖尿病急性并发症（如酮症酸中毒等）者；

（5）每餐的餐前休息30分钟，监测胎儿活动情况，如果此时无胎儿活动，请不要运动；或者胎儿24小时活动小于10次，也不要进行运动。

（6）如果出现规律宫缩，请立即去产科就诊。

七、安全运动的十大注意事项

要点聚焦： 与健康人不同，糖尿病人在运动前、运动中和运动后有许多细节问题需要注意，只有做足功课，才能有备无患，保证安全。

为了确保运动安全，糖尿病友对下面这些细节问题一定要多加注意：

1、运动前应做体检

体检包括血糖、血压、肝肾功能、眼底、心电图以及足部感觉检查等等，以确定有无并发症及其严重程度，再由医生决定是否适合运动？运动量多大合适？一般说来，有不稳定性心绞痛、重度高血压、蛋白尿肾功能不全、活动性视网膜出血、足部感觉神经受损、血糖控制较差或发烧生病期间均不适合锻炼，尤其是长时间、高强度运动。因为剧烈活动会增加心肌耗氧量，引起心绞痛甚至心肌梗塞；运动时肾血流减少，使糖尿病肾病加重；剧烈运动时血压上升，加重眼底视网膜出血。

2、选择"有氧运动"

所谓"有氧运动"，是指强度低、有节奏、能增加机

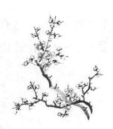

体氧气摄入及利用的耐力性运动，如快步走、慢跑、健身操等，这类运动有助于降低血糖，比较适合糖尿病人。"无氧运动"的属于高强度剧烈运动，可导致应激性血糖升高，加重心脏负荷，诱发心血管意外，不适合糖尿病人。

3、运动方式个体化

糖尿病可以引起诸如眼睛、神经系统的病变，这些病变的类型和程度决定了你所应当采取的运动方式。例如：如果你的足部丧失了感觉，那么游泳比散步更适合你；如果你视力不好，或者经常发生低血糖，那么室内锻炼或者找一个朋友陪伴将是你明智的选择。

4、运动要持之以恒

除非有急性并发症，不可随意中断运动，切忌"一曝十寒"。若以改善糖代谢为目的，每周运动不得少于 3 次；对欲降低体重者，每周运动不得少于 5 次。

5、不宜空腹及饭后立即运动

空腹运动容易诱发低血糖，饭后立即运动会影响食物的消化与吸收。运动最好安排在饭后 1 小时左右进行，因为此时血糖较高，一般不会发生低血糖。有晨练习惯的病人在运动前要吃点东西，并随身携带含糖食品，以备发生低血糖时急用。另外，运动过程中还要注意补充水分，以防止因大量出汗而导致脱水。

6、加强足部防护

尽量选择底厚、帮软、透气性好的鞋子，以保证运动中具有一定的缓冲力。袜子要松紧适宜，没有补丁，以免擦伤皮肤。切忌赤脚运动。运动结束后，要仔细检查双足有无红肿、擦伤和水疱，如有问题，及时处置。

7、运动中若有不适应及时处理

例如，病人运动中出现饥饿感、出冷汗、心慌、头晕、手抖，应考虑低血糖反应，须及时补充含糖食品；如果病人出现胸闷、心前区疼痛等不适，应立即停止运动，原地休息，不能缓解者应立即就近去医院诊治。

8、做好运动前的热身和运动后的放松

在正式运动前先做 5~10 分钟低强度的热身运动（如伸腰、踢腿、慢走等），以预防肌肉拉伤，并让身体逐渐适应随后强度更高的运动。当运动快结束时，应继续作 5~6 分钟的放松活动（如行走、慢跑等），不要立即停止，因为运动时大量血液聚集在四肢肌肉组织中，突然停止运动，血液不能很快回到心脏而产生暂时性脑缺血，会引起头晕、恶心甚至虚脱等不适症状。

9、避免在四肢注射胰岛素

因为运动可以增加胰岛素的吸收速度，加速细胞对血糖的利用，导致低血糖

专家点评： 与健康人相比，糖尿病人在运动锻炼时需要格外注意安全防护，也许有的病人会觉得太麻烦，但相对于锻炼给身体带来的种种好处，这点额外的付出根本算不了什么。

反应。因此，最好选择在腹部注射胰岛素，因为该部位胰岛素吸收最稳定。

10、自我检查运动后身体反应

如果运动后感觉十分疲劳，四肢酸沉，出现心慌、头晕，说明运动负荷过大，需要好好调整与休息。运动后经过合理的休息感到全身舒服，精神愉快，体力充沛，食欲增加，睡眠良好，说明运动负荷安排比较合理。

八、糖尿病友运动误区大盘点

要点聚焦： 合理的运动可以增强体质，辅助降低血糖；但如果运动不当，不仅不利于糖尿病的治疗，甚至会加重病情或造成损伤。

糖尿病友的运动误区归纳起来主要有以下八个方面：

1、忽视运动治疗

有些糖尿病友错误地认为降低血糖主要靠药物，运动与否并不重要。殊不知，运动治疗与饮食治疗一样，也是糖尿病综合治疗不可或缺的一部分，体育锻炼能够消耗热量、减轻体重、降低血糖（尤其是餐后血糖）、减少降糖药物的用量，因此，只要没有禁忌症，糖尿病友都应坚持运动。

2、运动之前不做体检

不是所有糖尿病患者都适合运动，盲目地运动对健康非但无益，反而有害。因此，在开始运动治疗以前，应先做一次全面体检（包括血糖、肝肾功能、血压、心电图、眼底检查等等），凡有下列情况之一者均不宜进行运动治疗：

（1）病情控制很差的糖尿病患者，即空腹血糖在13.9mmol/L（250mg/dl）以上且尿酮体阳性，或尿酮体虽

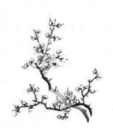

阴性而空腹血糖 16.7mmol/L（300mg/dl）以上；

（2）有活动性眼底出血的糖尿病视网膜病变患者；

（3）严重糖尿病肾病（Ⅳ期以上）患者；

（4）有严重周围神经病变，或合并有严重的植物神经病变（如引起体位性低血压）的患者；

（5）心、肺功能不全的糖尿病患者；

（6）下肢坏疽或有溃破、感染的糖尿病患者；

（7）有其他严重感染的糖尿病患者。

3、认为但凡运动都能降糖

适度的有氧运动可以增加热量消耗，减少脂肪堆积，减轻体重，增加胰岛素的敏感性，对控制血糖有利。但是，如果运动量过大或过于剧烈（主要指"无氧运动"），则会刺激机体的应激反应，导致儿茶酚胺等胰岛素拮抗激素的分泌增多，反而会升高血糖，甚至诱发糖尿病酮症酸中毒，不利于控制糖尿病病情。

4、用干家务代替运动治疗

有些患者认为，自己料理家务从早忙到晚，完全可以代替运动锻炼，这种观点是不对的。我们讲，做家务虽然具有运动的部分特点，但与运动治疗还是有区别的，后者要求达到一定的强度并在时间上有一定的连续性，而家务劳动往往是一些琐碎的事，不仅运动强度较低而且缺乏连续性，实际消耗的热量并不多，往往达不到预期的治疗效果，所以说，家务劳动不能代替体育锻炼，糖尿病的运动治疗应因人而异，并要采取有氧运动，并达到一定的运动量。

5、空腹进行锻炼

空腹锻炼容易引起低血糖，因此，糖尿病友最好是将运动安排在饭后 1 小时左右进行，这样既有利于降低血糖，而且不容易发生低血糖。如果选择晨炼，建议运动前先进少许食物以免产生运动后低血糖，比如吃几块饼干、蛋糕，进食后 10 分钟左右再开始热身。

6、运动强度过大

有些患者认为大运动量锻炼可以多消耗能量，有助于降低血糖、减轻体重，其实这是不对的。事实上，高强度或剧烈运动时，可使体内胰岛素拮抗激素（如儿茶酚胺）分泌增多，胰岛素抵抗加重，反而会升高血糖。中等强度的"有氧运动"（如快走、慢跑、骑车、游泳、打太极拳等）有助于增加机体对葡萄糖的利用，改善胰岛素抵抗，更适合于糖尿病人。为了保证运动效果，运动时的心率应达到"170－年龄"。例如，一名 50 岁的患者，要求运动时心率为 170－50=120 次/

细节提醒： 由于运动具有辅助降糖作用，为了避免出现低血糖，保持血糖稳定，糖尿病友要注意监测运动前、后的血糖，并根据运动量的大小，在医生指导下调整饮食以及药量，必要时还要在两餐之间适当加餐。

分才是比较合适的，心率太低或太高都不合适。

7、运动时间过于随意

有些病人在运动时间安排上比较随意，不忙的时候能坚持运动，工作一忙干脆不运动。这样两天打渔、三天晒网，不仅起不到运动效果，还会导致血糖波动，对血糖控制非常不利。糖尿病患者每次运动应持续0.5~1小时，每周运动不少于5次。

8、缺乏低血糖风险意识

运动前血糖偏低、空腹运动、高强度运动或运动时间太长都可导致病人发生低血糖。此外，打胰岛素的患者应将注射部位选在腹部，倘若在四肢注射，由于肌肉运动会加快胰岛素的吸收，容易导致病人低血糖。为安全起见，糖尿病患者要随身携带糖果、饼干等含糖食物，并且要熟悉低血糖的症状，只有这样，才能在发生低血糖时及早察觉和有效应对。另外提醒一点：运动过程中还要注意适时补充水分。

9、忽视运动前热身及运动后放松

运动前应进行必要的热身准备活动，例如放松肌肉和韧带并活动关节等等，如果准备活动做得不充分，肌肉韧带比较僵硬，很容易造成肌肉拉伤。

运动结束后不要马上停下来，应进行适当的整理放松活动，这样可以缓解肌肉和关节的酸痛感觉，促进肌肉疲劳的恢复，减少再次运动时由于肌肉没有恢复所造成的伤害。

最后，希望广大"糖友"认清各种情况下运动的利弊得失，早日走出运动的误区！

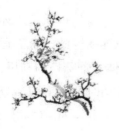

第三章　自测题

★ 名词解释

1、有氧运动；2、无氧运动；

★填空题

1、糖尿病的基础治疗包括饮食治疗和运动治疗。

2、每个食品交换份所含热量均为90kcal，利用食品交换份原理可以实现不同食物之间的等量交换。

3、运动治疗的四大原则是：因人而异、量力而为、循序渐进、持之以恒。

4、糖尿病人应当选择有氧运动方式，最好在餐后1小时左右开始运动，要求运动时心率保持在"170-年龄"次/分左右，每次运动持续时间大约半小时。

5、为减少低血糖的发生，糖尿病人应尽量避免空腹运动。

6、糖尿病人运动过程中出现心慌、手抖、虚弱、冒冷汗、头晕等症状，首先应考虑是低血糖反应，须及时补充含糖食品及饮料。

★单选题

1、在糖尿病人能否运动的把握上，那一项叙述是不正确的？（E）

A、有糖尿病急性并发症（如酮症酸中毒等）者不宜运动

B、有严重视网膜病变、眼底有活动性出血者不宜运动

C、有糖尿病肾病及大量蛋白尿者不宜运动

D、有严重高血压、心绞痛及足溃疡者不宜运动

E、不论病情如何，所有糖尿病人均应坚持运动

2、这是开给一位60岁糖尿病患者的运动处方，那一项是不正确的？（D）

A、患者应选择"有氧运动"方式

B、运动不宜安排在餐前，最好选择在餐后1小时左右进行

C、要随身携带含糖食品，以备运动过程中发生低血糖时急用

D、运动时心率应达到140次/分左右为宜。

E、每天运动不少于半小时，每周不少于五天

3、下列那种运动不属于有氧运动（D）

A、慢跑

B、游泳

C、骑自行车

D、短跑

E、爬楼梯

4、在下面对糖尿病人的运动指导中，哪一种说法是不对的。（ C ）

  A、运动前应作一次全面的体检。

  B、运动要循序渐进、量力而行。

  C、运动时间没有特殊限制，无论是空腹还是餐后运动均可。

  D、如果临时加大运动量，应酌情减少降糖药物用量或适当加餐。

  E、应随身携带含糖食品或饮料。

★判断题

1、不论何种形式的运动都有助于降低血糖。（ × ）

2、并非所有的糖尿病人都适合运动。（ √ ）

3、糖尿病人干家务活完全可以取代运动锻炼。（ × ）

4、运动前作一次全面体检对糖尿病人很有必要。（ √ ）

5、运动不必讲究持之以恒，有时间就多运动，没时间就少动或不动。（ × ）

6、运动安排提倡个体化、因人而异。（ √ ）

★问答题（答案略）

1、运动对糖尿病人有哪些好处？

2、哪些糖尿病人不适合运动？

第四章：口服降糖药

本章导读

口服降糖药迄今仍是治疗糖尿病的主要手段。临床常用的口服降糖药物分为胰岛素促泌剂（包括磺脲类和格列奈类）、双胍类、噻唑烷二酮类、α-糖苷酶抑制剂等几大类，它们通过不同的作用机制改善糖代谢，如促进胰岛素分泌、减少肝糖输出、改善胰岛素抵抗、延缓胃肠道碳水化合物吸收等等。随着对糖尿病发病机制研究的不断深入，各种新型口服降糖药不断问世，如DPP-Ⅳ抑制剂、SGLT-2抑制剂等等。

尽管口服降糖药服用方便，降糖效果肯定，但如果选用不当，不仅达不到预期效果，还有可能引起严重副作用（如低血糖等）。降糖药物种类繁多，每一类药物都有各自的优缺点，适合自己的，就是最好的。作为患者，一定要了解各类降糖药物的适应症、禁忌症以及服药方法。结合自身病情，在医生的指导下，合理选用药物，实施个体化治疗。当单一药物效果不佳时，主张早期联合用药或启动胰岛素治疗，以使血糖尽快达标，保护胰岛功能、防止出现并发症。

有些病人以为，吃上药以后就可以不控制饮食了，这种观点显然是错误的。我们讲，饮食控制是糖尿病治疗的基础，如果大吃大喝，再好的药物疗效也会大打折扣。有些病人用上药之后很少或不再复查，这种做法绝不可取。这是因为，有些降糖药物（如磺脲类）存在原发或继发性失效的问题，如果不能尽早发现这种情况，及时调整治疗方案，这种治疗形同未治。

需要特别强调的是，无论是西药还是中药，目前还没有哪种药物可以彻底根治糖尿病。对于夸大其词的虚假广告，糖尿病友应当擦亮眼睛，谨防上当。

一、口服降糖药概述

要点聚焦: 口服降糖药是糖尿病最重要的治疗手段之一。口服降糖药分许多种类,怎样合理选择和科学使用,是临床医生和广大患者面临的一个重要问题。

糖尿病迄今尚不能彻底根治,一旦患病,病人往往需要终身与降糖药物打交道。降糖药物通常分为"口服降糖药"和"胰岛素"两大类。据调查,在我国,接受胰岛素治疗的糖尿病患者不足三分之一,大多数病人更倾向于选择口服降糖药治疗。因此,合理选用降糖药对于有效控制患者病情,延缓并发症的发生发展至关重要。

口服降糖药物的作用机制主要是针对导致高血糖的两个主要病理生理改变——"胰岛素分泌不足"和"胰岛素抵抗"。根据作用机制的不同,可将降糖药分为促胰岛素分泌剂(包括磺脲类和格列奈类)和非促胰岛素分泌剂(双胍类、噻唑烷二酮类、α-糖苷酶抑制剂等)。磺脲类和格列奈类主要通过作用于胰岛β细胞上的不同受体,直接刺激胰岛素分泌;双胍类主要是通过减少肝脏葡萄糖的输出、促进外周组织对葡萄糖的利用而降低血糖;噻唑烷二酮类(TZDs)的主要药理作用为改善胰岛素抵抗;α-糖苷酶抑制剂的主要药理作用为延缓碳水化合物在肠道内的消化吸收。

近十多年来,糖尿病新药如雨后春笋、层出不穷,这其中,最有代表性、前景被普遍看好的当数"DPP-4(二肽基肽酶-4)抑制剂"和"SGLT-2(钠-葡萄糖协同转运蛋白-2)抑制剂"。前者是基于肠促胰素(GLP-1)的降糖药,主要通过减少体内GLP-1的分解,增加血中GLP-1浓度,刺激胰岛素分泌、抑制胰高糖素分泌而降低血糖;后者则是通过抑制肾脏对葡萄糖的重吸收,增加尿糖排泄而降低血糖。

下面,我们就来简要介绍一下目前临床应用的七类口服降糖药:

1、磺脲类药物

作用机制:刺激胰岛β细胞,增加胰岛素分泌而降低血糖。

适应症:适用于本身尚有潜在胰岛素分泌能力的2型糖尿病患者。

用法：餐前半小时口服。

2、格列奈类药物

作用机制：刺激胰岛 β 细胞，促进胰岛素早相分泌，模拟生理性胰岛素分泌。

适应症：与磺脲类药物基本相同，尤其适合于老年及肾功能不全的 2 型糖尿病患者。

用法：餐前即刻服用。

3、双胍类药物

作用机制：不刺激胰岛素分泌，而是通过促进外周组织对葡萄糖的摄取和利用、减少肠道对葡萄糖的吸收、抑制糖原异生、减轻胰岛素抵抗来降低血糖。

适应症：2 型糖尿病的一线治疗药物，尤其适用于肥胖的 2 型糖尿病患者。

用法：服药时间没有严格限制，为减轻胃肠道不适，可餐时或餐后服用；如欲利用药物的胃肠道反应来减少患者进食则可于餐前服用

4、α－糖苷酶抑制剂

作用机制：不刺激胰岛素分泌，而是通过延缓小肠对碳水化合物的吸收而降低餐后血糖。

适应症：2 型糖尿病患者，特别适合主食是碳水化合物且以餐后血糖升高为主的糖尿病患者。也可用于 1 型糖尿病患者的辅助治疗。

用法：与第一口饭同时嚼服。

5、噻唑烷二酮类药物

作用机制：不刺激胰岛素分泌，但能从多角度增强机体对胰岛素的敏感性，减轻胰岛素抵抗。

适应症：2 型糖尿病患者，特别是伴有腹型肥胖、胰岛素抵抗严重的糖尿病患者。

用法：不受进餐时间限制，一般建议早餐前服用。

6、DPP-4 抑制剂

作用机制：通过抑制二肽基肽酶 -IV 而减少 GLP-1 在体内的失活，提升 GLP-1 在体内的水平。GLP-1 以葡萄糖浓度依赖的方式促进胰岛素分泌、抑制胰高血糖素分泌。

适应症：2 型糖尿病患者。

用法：不受进餐时间限制，每日 1 次，一般建议早餐前服用。

7、SGLT-2 抑制剂

作用机制：通过抑制 SGLT-2 活性，减少肾脏对葡萄糖的重吸收，增加尿糖排出，从而降低血糖。

专家点评：降糖药物有很多种类，每类药物都有各自的适应症，它就像一把双刃剑，用之得当，可以祛病；用之不当，也可致病。

适应症：其降糖作用不依赖于胰岛素，理论上适用于各类糖尿病患者（包括 1 型和 2 型）。

用法：不受用餐时间限制，每日 1 次，一般建议早餐前服用。

许多患者之所以血糖控制欠佳，与药物选择和使用不当以及随意停药有很大关系。不可否认，降糖药物都存在一定的副作用，但是，只要严格掌握药物的适应症，在剂量允许的范围内合理用药，其安全性还是有保证的，切不可因噎废食。

二、磺脲类药物简介

要点聚焦：磺脲类药物主要是通过刺激胰岛β细胞分泌胰岛素来发挥降糖作用的，药物起效的前提是病人体内尚存一定的胰岛功能，故此类药物对 1 型糖尿病以及胰岛功能近乎衰竭的晚期 2 型糖尿病患者无效，而比较适合于胰岛功能尚未完全丧失的非肥胖的 2 型糖尿病人。低血糖是此类药物最常见的副作用。

磺脲类药物是口服降糖药家族中的元老之一，经过半个多世纪的临床考验，至今在降糖药中仍占有重要地位。由于其降糖作用确切、物美价廉、方便实用，深受广大糖尿病患者青睐，是非肥胖 2 型糖尿病患者的一线用药。但同其他药物一样，它是一把双刃剑，只有充分了解其优点与不足，正确使用，才能使之成为克"糖"制胜的法宝。

1、磺脲类药物的作用机理和特点

此类药物主要是通过刺激胰岛素分泌来降低血糖，发挥作用的前提是病人体内尚存有一定的胰岛素分泌功能，所以这类药物对 1 型糖尿病或胰岛功能较差的 2 型糖尿病

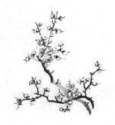

患者无效，比较适合于胰岛功能尚未完全丧失的非肥胖的2型糖尿病人。

由于磺脲类药物所刺激出的胰岛素分泌需要经过1.5小时才能达峰，为使胰岛素分泌达峰时间与餐后血糖达峰时间同步，以有效地降低餐后血糖，故建议在餐前半小时服用

磺脲类药物降糖作用强，无论对空腹血糖还是餐后血糖都有作用，平均能使糖化血红蛋白（HbA1c）下降1%~1.5%，

磺脲类药物主要在肝脏分解、灭活，分解产物主要经肾脏排出体外，故有严重肝、肾功能损害时该类药物应禁用，只有"糖适平"例外，该药代谢产物95%是由胆道排泄，轻中度肾功能不全者仍可服用。

2、怎样合理选用磺脲类药物

使用磺脲类降糖药物事前应请专科医生作全面的检查，了解自己的胰岛功能、体重指数以及肝肾功能状况，明确自己是否适合用此类药物；用药的品种、剂量和配伍等都要根据年龄、肝肾功能、并发症等病情综合考虑，合理地制定治疗方案；要定期监测血糖，根据血糖变化及时调整降糖药的用量。

3、磺脲类药物的副作用以及防治策略

最常见的副作用是低血糖反应。轻度低血糖常表现为饥饿感、出冷汗、四肢无力、心悸等等；严重低血糖可损害中枢神经系统导致意识障碍，也可诱发心肌梗塞甚至致死。低血糖多在下列情况中出现：①服药以后没及时进餐；②服药剂量过大；③两种或两种以上磺脲类药物联用；④使用强力、长效的磺脲类制剂（如优降糖）；⑤同时合用水杨酸类、磺胺类、保泰松、氯霉素、利血平、β-受体阻滞剂等药物，这些药物可增加磺脲类药物的降糖作用，增加低血糖发生的机会。一旦发生低血糖，应立即进食含糖食物（最好是葡萄糖），严重时予以静脉注射葡萄糖溶液等措施进行抢救。

细节提醒： 老年患者由于机体对药物的代谢清除较慢，低血糖风险较高，最好选用降糖作用缓和、对肾脏影响小、比较安全的降糖药（如糖适平）；应尽量避免使用强力、长效降糖药物（如优降糖）；再就是磺脲类药物之间不得联用（如优降糖＋达美康），

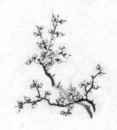

专家点评： 磺脲类药物降糖效果确切，对控制空腹血糖和餐后血糖均有效，平均能使糖化血红蛋白下降1%~1.5%，主要适用于非肥胖、血糖较高的2型糖尿病患者。对它的担心主要来自低血糖，但只要掌握好它的适应症、用药剂量，定期监测血糖，及时调整药量，患者完全可以放心使用。

磺脲类降糖药物其它不良反应有胃部不适、肝功异常、白细胞减少、皮肤瘙痒及皮疹等等，这些不良反应均很少见，一旦出现应立即停药，并做相应的处理。

三、磺脲类的代表药物及其用法

要点聚焦： 磺脲类家族发展到如今已经是"三代同堂"，第一代现已基本退市，目前临床使用的主要是第二代和第三代。尽管同属磺脲类药物，但因品种不同，不同磺脲类药物的药理特性也不完全一样。

医院里和市面上出售的磺脲类降糖药品种繁多，但几乎没有一种是以"磺脲类"冠名的，都是以其化学名或商品名出现，所以患者首先要认识哪些药属于磺脲类降糖药。迄今为止，磺脲类家族已发展为"老少三代"：甲苯磺丁脲（也称D860）、氯磺丙脲等属于第一代；格列苯脲（优降糖）、格列吡嗪（美吡达）、格列齐特（达美康）及格列喹酮（糖适平）等属于第二代；格列美脲（亚莫利、万苏平）等属于第三代。现如今，第一代产品已经逐渐退出市场，第二代产品被广泛应用，第三代产品正方兴未艾。下面，就让我们一起来了解一下磺脲类家族中每个成员的不同特点：

1、甲磺丁脲（D860）

服药后2~4小时出现明显的降糖作用，半衰期约为4~6小时，持续12小时后逐渐消失。

规格及用法：每片50mg。每次50mg，每日三次，餐前口服。

D860属于第一代磺脲类药物，由于作用弱、所需服用剂量大、低血糖反应发生率高等原因，现已渐被第二、三代磺脲类药物所取代。

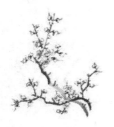

2、格列本脲（优降糖）

优降糖属于第二代磺脲类药物，服药后半小时开始起效，作用高峰时间 2~5 小时，作用时间持续 16~24 小时，属于中长效制剂。该药在肝内代谢，其代谢产物经胆汁和肾脏排出者各占 50%，肾功能不好的患者禁用。

规格及用法：每片 2.5mg。一般是开始时 2.5mg，每日 1 次早餐前服用，以后药量逐渐递增，当每日用量大于 5mg 时，可于早、晚餐前服用，但一日最大用量不能超过 15mg（6 片）。

优降糖在所有磺脲类药物中的降糖作用最强，容易引起低血糖。由于其半衰期较长，它所引起的低血糖得到处理后，要继续留观 2~3 日，否则有可能再次发生低血糖。

3、格列吡嗪（美吡哒）

格列吡嗪属于第二代磺尿类药物，其降糖作用仅次于优降糖。口服吸收迅速，大约 1~2 小时后血药浓度达到高峰，半衰期较短，平均 2~4 小时，故长期服用无蓄积作用。该药在肝内代谢，经肾排出。美吡哒起效快（服药后 30 分钟即开始起效），作用持续时间相对较短（6 小时左右），尤其适用于餐后血糖明显升高者，较少引起低血糖。

规格及用法：每片 5mg。每次 2.5~5mg，每日 3 次，餐前半小时服用。

4、瑞易宁

为格列吡嗪的控释片，属于中长效制剂

规格及用法：每片 5mg。每次 5~20mg，每日 1 次，早餐前服用。

5、格列齐特（达美康）

属于第二代磺脲类药物，其降糖虽不及优降糖和美吡达，但作用缓和而持久，除了降糖以外，还有抗血小板聚集、粘附和促纤溶作用，故比较适用于合并心血管病的糖尿病患者。该药主要在肝脏代谢，大部分（60%~80%）经肾脏排出，肾小球滤过率低于 60mL/min 时慎用。服药后迅速发挥降血糖作用，2~6 小时血药浓度达峰，半衰期为 10~12 小时，作用持续 24 小时。

规格及用法：每片 80mg。每次 40~80mg，每日 2 次，早、晚餐前半小时服用。每日最大剂量不超过 320mg（4 片）。

6、达美康缓释片

达美康缓释片属于长效制剂。

规格及用法：每片 30mg。每次 30~120mg，每日 1 次，早餐前服用。

7、格列喹酮（糖适平）

为第二代磺脲类药物，主要特点是安全性高，一方面，该药降糖作用偏弱，低血糖风险小；另一方面，本品只有 5% 通过肾脏排出，其余 95% 通过胆道经肠道排出体外，所以较适于老年或有轻中度肾功能不全的患者。该药吸收快，2~3 小时达峰，8 小时后血中几乎测不出。

规格及用法：每片 30mg。每次 30mg，3 次 / 日，餐前半小时口服，每日最大剂量不超过 180mg（6 片）。

8、格列美脲（亚莫利、万苏平）

为第三代磺脲类药物。降糖作用与优降糖相当，但用量较小且比较安全，该药除了可以刺激胰岛素分泌胰以外，还有明显的胰外作用，如促进肌肉组织对外周葡萄糖的摄取，减少肝脏内源性葡萄糖的产生等，特别适用于对其它磺脲类降糖药失效的糖尿病人。其代谢产物 60% 经肾脏排泄，40% 由肠道排出。

规格及用法：有每片 1mg、2mg 两种规格。起始剂量为 1~2mg，每天 1 次，早餐前服用。以后可以根据血糖监测结果逐渐增加剂量，常规用量为 2~4mg/d，最大不超过 8mg/d。服用时不得嚼碎。

四、应用磺脲类药物的注意事项

要点聚焦：磺脲类药物是临床应用非常广泛的一类降糖药物，它适用于哪些患者，如何服用效果更好，需提防哪些副作用，这里面有许多细节问题需要注意。

1、磺脲类药物主要通过刺激胰岛 β 细胞分泌胰岛素来发挥降糖作用，因而此类药物主要适用于尚保留部分胰岛功能的 2 型糖尿病患者，而对 1 型糖尿病患者以及病程较长、病情较重的 2 型糖尿病患者无效，因为这些病人的胰岛功能已经完全衰竭。此外，妊娠及哺乳期妇女，或有严重的急、慢性并发症的患者，或处于严重感染、手术、创伤等应激状态的患者，以及对磺胺类药物过敏的患者也应禁用。

2、磺脲类药物服用 1~2 小时（平均 1.5 小时）后药效才能达到高峰，因此，这类药物最好在饭前半小时服用，这样才能使药物刺激的胰岛素分泌高峰与餐后血糖高峰达到同步，从而取得最佳降糖效果。

3、磺脲类药物有短效（如糖适平、美吡达）、中效（达美康）和长效（优降糖、格列美脲）之分，短效药物需要一天三次给药，而中、长效药物一天服药1~2次即可。

4、磺脲类药物之间不能联用，当单用磺脲类药物降糖效果欠佳时，可将其与双胍类、α－糖苷酶抑制剂、SGLT-2抑制剂或胰岛素增敏剂等其它种类降糖药联用。

5、低血糖是磺脲类药物最常见的不良反应。这其中，又以"优降糖"为甚，因为它的降糖作用最强而且半衰期较长，导致低血糖的风险最高，故老年人应当慎用。为安全起见，老年人最好选择药效缓和、半衰期较短的磺脲类降糖药，如糖适平。

6、为减少低血糖风险，服用磺脲类药物宜从小剂量开始，根据血糖监测结果逐渐调整用量。任何一种磺脲类药物的每日用量不应超过其最大用量（如优降糖 ≤ 15mg/d，达美康 ≤ 240mg/d，美吡达 ≤ 30mg/d）。

7、磺脲类药物普遍存在"药物继发性失效"的问题，即开始阶段有效，以后药效逐渐减低甚至完全失效，这种情况大多与患者自身胰岛功能衰竭有关。有鉴于此，患者在服用磺脲类药物期间，一定要定期复查血糖，适时调整治疗方案。

8、治疗依从性较差的患者，可选用只需每天服用一次的长效制剂，如格列美脲、达美康缓释片、格列吡嗪控释片（瑞易宁）等。

9、肝肾功能不全的糖尿病患者原则上禁用磺脲类药物，但糖适平（格列喹酮）例外，因其代谢产物主要自胆道排泄，仅有5%从肾脏排泄，所以，该药可用于早期糖尿病肾病、轻度肾功能不全者。

10、不可把消渴丸当作纯中药制剂，因其组分中含有优降糖，每10粒消渴丸含2.5mg优降糖，所以，其主要降糖机制、副作用、注意事项与磺脲类药物完全相同，不可任意增加用药剂量。

五、口服降糖药失效的原因及对策

要点聚焦：磺脲类药物失效分为两种情况：一种叫"原发性失效"，即一开始服用就没有效果；另一种叫"继发性失效"，是指起先有效，而后失效。这两种失效的原因皆与患者胰岛功能衰竭有关，主要的解决办法是改用胰岛素治疗。

临床病例：刘老师双亲均因糖尿病并发症先后病逝，因此，他深知糖尿病的危害。自从两年前单位体检查出有 2 型糖尿病之后，刘老师思想高度重视，饮食、运动从不放松，严格按医嘱服药，血糖一直控制得比较满意。不过，最近几个月，不知何故，血糖复查结果一次比一次高，加大药量效果还是不好。起初他曾怀疑药品质量有问题，后来换用同类进口药品后还是不见效。对此，刘老师大惑不解，本来用着效果不错的降糖药，怎么说不管用就不管用了呢？带着上述问题，刘老师去内分泌门诊咨询，医生告诉他，像他这种情况属于"口服降糖药继发性失效"。

临床上，像刘老师这样的的情况临床上并不少见，下面，我们就来谈谈关于"口服降糖药继发性失效"的有关问题。

1、口服降糖药物为什么会失效

口服降糖药失效是 2 型糖尿病治疗过程中经常遇到的问题，与胰岛 β 细胞功能衰竭密切相关，常见于胰岛素促泌剂（包括磺脲类和格列奈类），因为此类药物（如优降糖、消渴丸等）主要是通过刺激胰岛 β 细胞分泌胰岛素来发挥降糖作用，起效的前提是体内存在一定数量的胰岛 β 细胞。研究表明，2 型糖尿病人在诊断之初，胰岛功能就已降至正常人的 50%，此后，随着病程的延长，患者胰岛功能将以大约每年 5% 的速度衰减，直至完全衰竭。由此不难理解为什么 2 型糖尿病人服用胰岛素促泌剂开始阶段效果好，以后越来越差，最终完全失效。因为在病程早期，患者仍保留一定的胰岛功能，而到了病程晚期，患者胰岛功能已完全衰竭。

2、口服降糖药失效分哪两种情况

口服降糖药失效是 2 型糖尿病治疗过程中经常遇到的问题，根据药物失效发生的早晚，分为"原发性失效"和"继发性失效"。有的人在糖尿病确诊之初，口服胰岛素促泌剂就不起作用，谓之"原发性失效"，这种情况多见于确诊较晚、发现时已处于病情晚期、胰岛功能已严重衰竭的 2 型糖尿病人。"继发性失效"是指在服药最初的一个月或更长时间内，血糖可得到满意控制，随着时间的推移，药效越来越差，将药物加至最大剂量血糖仍得不到理想控制（空腹血糖＞10mmol/L）。

继发性失效的发生率每年为 5%~15%，应用胰岛素促泌剂治疗 5 年，将有大约 30%~40% 的病人发生"继发性失效"。

3、口服降糖药失效能否逆转

这个问题不能一概而论。如果患者胰岛 β 细胞毁损严重，胰岛功能完全衰竭，则逆转的可能性几乎没有；如果患者是由于严重糖毒性而使胰岛分泌功能处于"休眠"状态，那么，在解除糖毒性之后，患者胰岛功能有望重新恢复，原本失效的胰岛素促泌剂有望重新恢复疗效。此外，诸如饮食控制不严、缺乏运动、药物用法不当、腹泻导致药物吸收不良、存在应激因素（如感染、创伤、急性期心脑卒中等）或同时服用对胰岛素有拮抗作用的药物（如糖皮质激素、利尿药、避孕药等）等等，均可导致口服降糖药失效，但这些情况均不属于真正的口服降糖药失效，因为在消除这些干扰因素之后，药效可以重新恢复。

4、口服降糖药失效后该咋办

一旦发现胰岛素促泌剂失效，应及早加用胰岛素联合治疗，这对于迅速控制血糖，减轻高血糖的毒性作用，保护残存的胰岛功能很有意义。不仅如此，两者联用还可节省外源性胰岛素用量，避免高胰岛素血症。临床上有些继发性失效的病人，配合胰岛素治疗一段时间后，胰岛 β 细胞功能得到明显改善，又可以重新恢复对口服降糖药的敏感性。当然，如果病人胰岛功能完全衰竭，则应完全采用胰岛素替代治疗。

有些患者明明已出现口服降糖药失效，但就是不能接受胰岛素治疗，致使血糖长期居高不下，而高血糖的毒性作用不仅会加速胰岛功能的衰竭速度，而且会导致各种严重的急慢性并发症，这种做法实在要不得。

5、如何防止和延缓口服降糖药物失效

口服降糖药之所以失效乃是胰岛功能衰竭使然，而长期高血糖的毒性作用是导致胰岛功能衰竭的罪魁祸首，因此，延缓或避免口服降糖药物失效，最好的办法就是及早解除"糖毒性"，保护胰岛 β 细胞功能，延缓其衰竭。此外，严格控制饮食，加强体育运动，避免肥胖，减轻胰岛素抵抗，也是必不可少的防治措施。

新近研究证实，新型降糖药物 GLP-1 激动剂（利拉鲁肽、百泌达）可以促进胰岛 β 细胞增生和分化、有效保护及改善胰岛 β 细胞的功能。2 型糖尿病患者早期应用 GLP-1 激动剂，可以起到延缓胰岛功能衰减，预防口服降糖药失效的作用。

细节提醒： 有的糖尿病人服药多年，但却从不监测血糖，最后并发症出来了，一查血糖很高，这才知道药物其实早已失效，因此，不要以为用上药后就万事大吉，一定要定期化验血糖。一旦发现降糖药失效，应及时就医，重新调整治疗方案。

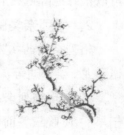

6、如何正确看待口服降糖药失效

发生口服降糖药失效以后，病人往往情绪悲观、低落，情绪波动反过来又促使血糖升高，使病情进一步恶化。其实，这种担心大可不必，口服降糖药失效并不意味着无药可医，通过联合或改用胰岛素治疗，完全可使患者血糖得到良好控制。然而有些糖尿病人明知口服降糖药已经失效，却拒不使用胰岛素，而是盲目加大用药剂量或滥用偏方、秘方，导致血糖居高不下，结果导致各种急慢性并发症的发生，实不足取。

六、格列奈类药物简介

要点聚焦：格列奈类是新一代胰岛素促泌剂，具有起效快速、作用时间短、低血糖风险小、餐时即服、治疗依从性好等优点。

1、格列奈类药物的作用特点

格列奈类药物属于非磺脲类胰岛素促泌剂，主要通过刺激胰岛素的早时相分泌而降低餐后血糖。此类药物的特点是起效快，服药后可以立即进餐，在餐后1小时血糖高峰出现时，刺激分泌的胰岛素也同时达到高峰，故能有效地控制餐后高血糖；而且，由于该药的作用时间短，当餐后2小时血糖下降后，药效作用也已基本消失，这就避免了下餐前低血糖的发生。

循证医学的数据证明，餐后第1时相胰岛素分泌对餐后血糖的控制非常重要。第一时相胰岛素分泌缺失，第2时相胰岛素的分泌量就会相对加大，如果胰岛 β 细胞分泌胰岛素的功能好，就不可避免地会出现高胰岛素血症；如果胰岛 β 细胞分泌胰岛素的功能不好，餐后血糖就得不到控制。格列奈类药物能够改善和恢复胰岛素早时相分泌，使之所刺激的胰岛素分泌与生理性胰岛素分泌模式非常接近，可以很好地降低餐后血糖，而且不容易出现低血糖，因而比磺脲类降糖药更具优势。

2、格列奈类的代表药物及其用法

格列奈类药物为新型快速促胰岛素分泌剂，主要有两种：瑞格列奈（商品名：诺和龙、孚来迪等）和那格列奈（商品名：唐力、唐瑞、万苏欣等）。分别介绍如下：

（1）瑞格列奈：有每片0.5mg、1mg、2mg三种规格，每次0.5~2mg，每日3次，于早、中、晚三餐前即刻服药。原则上，进餐时服药，不进餐不服药，从小剂量开始，根据血糖监测情况逐渐加量直至血糖正常。

瑞格列奈 90% 代谢产物经胆道排泄，仅 8% 的代谢产物经肾脏排泄，因此，瑞格列奈可用于所有（1~5 期）糖尿病肾病患者。

（2）那格列奈：有每片 60mg、120mg、180mg 三种规格 。每次 60~180mg，每日 3 次，于早、中、晚三餐前即刻服用。

那格列奈 85% 的代谢产物从肾脏排出，因此，那格列奈只能用于 4 期以下的糖尿病肾病患者，并应减少剂量、定期监测肾功能。

3、格列奈类药物的适应证

适用于具有一定胰岛分泌功能的 2 型糖尿病患者，尤其适合于以餐后血糖升高为主的老年患者以及进餐不规律的患者。本药可与磺脲类以外的其它各类口服降糖药（如双胍类、α－糖苷酶抑制剂、SGLT-2 抑制剂等）联用，或与中、长效胰岛素联合应用。

4、格列奈类药物的禁忌证

包括：①1 型糖尿病患者及胰岛功能很差的 2 型糖尿病患者患者；②妊娠或哺乳期妇女、12 岁以下的儿童；③当处于重度感染、高烧、外伤、手术、糖尿病酮症酸中毒等应激状态时；④严重肝、肾功能不全的患者；⑤对本品过敏患者禁用。

5、应用注意事项

（1）本药适用于胰岛（细胞有一定分泌功能的患者，故 1 型糖尿病患者以及胰岛功能完全衰竭的 2 型糖尿病患者禁用；

（2）本药禁用妊娠或哺乳期妇女、12 岁以下儿童、有严重肝损害及酮症酸中毒的糖尿病患者；

（3）格列奈类药物起效较快，所以，应在餐前即刻服用。进餐时服药，不进餐不服药。如果额外进餐，则需额外服药；

（4）由于格列奈类药物作用维持时间较短，因此，它对空腹血糖的控制效果欠佳。

（5）肾功能不全的患者可以选择格列奈类药物中的瑞格列奈（诺和龙、孚来迪）；

（6）格列奈类与磺脲类作用机制相似，均属胰岛素促泌剂，原则上这两类药物不宜联用；

（7）格列奈类药物也能引起低血糖，尽管发生率低且程度较轻，但也需要定期监测血糖。

七、双胍类药物简介

要点聚焦：双胍类药物除了降糖以外，还具有改善胰岛素抵抗、减肥、调脂、降压等多重效应，已被诸多国内外指南列为 2 型糖尿病患者的首选用药。该药安全性好，单独应用不会引起低血糖，其主要副作用是胃肠道反应。

双胍类药物于 20 世纪 50 年代应用于临床，是口服降糖药家族的元老之一，包括二甲双胍和苯乙双胍两种。苯乙双胍因其乳酸酸中毒发生率较高，现已退市。历经半个世纪的洗礼，二甲双胍不仅没有被临床淘汰，相反，却像窖藏的老酒历久弥醇，备受青睐。继 2005 年 9 月国际糖尿病联盟（IDF）颁布的《2 型糖尿病治疗指南》推荐二甲双胍作为 2 型糖尿病治疗的一线药物后，2006 年 ADA/EASD 联合发表的专家共识对应用二甲双胍的态度更加积极，新的专家共识建议：将二甲双胍列入 2 型糖尿病患者的第一步治疗中，即在生活方式干预的同时接受二甲双胍治疗，这也就意味着，除非患者存在禁忌症，否则一旦确诊均应接受二甲双胍治疗。

1、双胍类药物的降糖机制是什么

此类药物不刺激胰岛素的分泌，主要是通过减轻胰岛素抵抗、促进外周组织（如肌肉、脂肪）对葡萄糖的摄取和利用、抑制肝糖原分解、降低食欲、减少肠道对糖的吸收来发挥降糖作用。

2、二甲双胍有哪些益处

（1）可以有效降低高血糖，单用时不会导致低血糖。这与磺脲类降糖药不同，称之为"抗高血糖药"似乎更合适。

（2）二甲双胍不刺激胰岛素分泌，而是通过改善胰岛素抵抗发挥作用，对胰岛 β 细胞具有保护作用。

（3）降低体重。与磺脲类降糖药相比，二甲双胍非但不会增加体重，还可使体重减轻。有报道，服用二甲双胍治疗 3~6 个月，可使体重减轻 1% ~3%。

（4）具有一定调脂、降压作用。大约 50% 的 2 型糖尿病患者伴有脂代谢紊乱，二甲双胍能有效地降低血甘油三酯、游离脂肪酸、低密度脂蛋白胆固醇。此外，还可降低外周血管阻力及血压。

（5）新近研究还发现，二甲双胍具有一定的抗癌作用，能够降低糖尿病患者的肿瘤发病率。

3、哪些人适合用二甲双胍

（1）二甲双胍是所有 2 型糖尿病患者（尤其是超重及肥胖者）的首选降糖药。

（2）可用于儿童 2 型糖尿病患者。迄今为止，二甲双胍是唯一对青少年进行过临床试验，证明疗效和耐受性均较好的口服抗糖尿病药物，并被美国食品和药品管理局（FDA）和欧盟批准用于 ≥ 10 岁的青少年 2 型糖尿病。

（3）糖尿病前期患者。此类患者服用二甲双胍后，可以减少 2 型糖尿病的发病率。

（4）1 型糖尿病患者，可将二甲双胍与胰岛素联合应用，提高疗效，减少胰岛素用量。

（5)还可以用于一些因胰岛素抵抗引起的疾病，如多囊卵巢综合征、肥胖症等。

4、哪些患者禁用二甲双胍

（1）明显肾功能不全者：血清肌酐水平 ≥ 1.5mg/dl（132μmmol/L，男性），≥ 1.4mg/dl（124μmmol/L，女性），或 eGFR < 45 ml/min（注：国外指南推荐 eGFR < 30 ml/min）；

（2）对二甲双胍过敏；

（3）严重感染和外伤、外科大手术、临床有低血压和缺氧等；

（4）需要药物治疗的充血性心衰和其他严重心、肺疾患；

（5）急性或慢性代谢性酸中毒，包括有或无昏迷的糖尿病酮症酸中毒；

（6）维生素 B_{12}、叶酸缺乏未纠正者；

（7）酗酒者；

（6）接受血管内注射碘化对比剂者，一般应在检查前 48 小时至检查后 48 小时内停用二甲双胍。

5、双胍类药物有哪些副作用

（1）消化道反应：如恶心、呕吐、厌食、口中有金属异味、腹泻等等，这是二甲双胍最常见的副作用。为了减轻胃肠道反应，二甲双胍最好在餐中或餐后服用。但如果是二甲双胍肠溶片，因其在肠道溶解，对胃刺激较小，也可以在餐前服用。

（2）乳酸性酸中毒：这是双胍类药物最严重的不良反应，死亡率很高，临床比较少见，多见于合并心衰、缺氧及肝肾功能不全的老年患者。与苯乙双胍相比，二甲双胍极少发生乳酸性酸中毒。

6、二甲双胍是否伤肝肾

（1）许多糖尿病患者因为担心二甲双胍伤肝肾，不敢服用。二甲双胍不经过肝脏代谢，无肝脏毒性。但肝功能严重受损会明显限制乳酸的清除能力，建议血清转氨酶超过3倍正常上限或有严重肝功能不全的患者应避免使用二甲双胍。

（2）二甲双胍本身不会对肾功能有影响，仅仅因为尿蛋白阳性就停用二甲双胍是不妥的。二甲双胍可用于肾功能轻度下降的患者（GFR 30~59 mL/min）。仅在 GFR < 30 mL/min 时禁忌使用。

7、服药期间为什么要检查肾功能

口服二甲双胍后，从小肠吸收入血，12小时内90%经肾脏排出体外。二甲双胍本身不损害肾脏，而是依赖正常的肾功能发挥作用。当被用于肾功能减退的患者时，由于排泄受阻，可能会在体内蓄积，导致乳酸性酸中毒。因此，在服用二甲双胍前，患者应该检查肾功能，以后每年至少检查两次，以明确肾功能是否正常，确保二甲双胍能顺利地从肾脏排出，不发生药物蓄积。

8、双胍类药物的具体用法

（1）二甲双胍：服用后2~3小时达到高峰，半衰期为1.7~4.5小时，持续时间5~6小时。二甲双胍80%从肾脏排出，20%从粪便排泄。有每片250mg、500mg、850mg三种规格，常规用法是每次250~500mg，早、晚两次或早、中、晚三次服用。为了减少胃肠道反应，最好选择在餐中或餐后服用（注：如果是肠溶片，也可在餐前服）。二甲双胍最佳有效剂量是2000mg/d。

（2）苯乙双胍（降糖灵）：每片25mg，用法是：每次25mg，每日2~3次，每日不宜超过75mg。其适应症和禁忌症同二甲双胍。苯乙双胍的副作用较多，且能引起严重的乳酸酸中毒，现已基本淘汰。

9、服用双胍类药物的注意事项

（1）二甲双胍适用于所有的2型糖尿病患者，特别是超重及肥胖者；

（2）双胍类药物对胃肠道有刺激作用，建议餐中或餐后服用，以减少其对胃肠道的副作用；

（3）二甲双胍的最佳剂量是每天2000mg，可分为2~4次服用；

（4）有肝功异常、肾功能不全或者有心衰、肺气肿、肺心病者，二甲双胍应慎用；

（5）妊娠期、哺乳期以及计划怀孕的妇女此类药物应慎用。动物实验表明，二甲双胍能通过乳汁分泌；

（6）由于二甲双胍抑制线粒体的氧化还原能力，因此，"线粒体糖尿病"患者忌用二甲双胍；

（7）单独应用二甲双胍一般不出现低血糖，当与其他类药物或胰岛素联用时，可能导致低血糖；

（8）服用双胍类药物者不易饮酒（尤其是空腹饮酒）。因乙醇可损害肝功能，尤其是能抑制糖原异生而导致低血糖；

（9）由于造影剂和二甲双胍均是经肾排泄，造影剂会影响二甲双胍从尿中排泄，导致二甲双胍蓄积，引发乳酸酸中毒，危及生命。所以，在碘造影检查的前1~2天，应停用二甲双胍。在造影检查48小时后，应检查肾功能，肾功正常方可恢复服用二甲双胍；

（10）长期服用二甲双胍可能会降低人体对维生素 B_{12} 的吸收。长期服用二甲双胍的患者建议适当补充维生素 B_{12}。

八、胰岛素增敏剂简介

要点聚焦："胰岛素增敏剂" 一般特指"噻唑烷二酮类药物"（英文缩写：TZD）。此类药物不是靠增加胰岛素分泌，而是通过增强机体对胰岛素的敏感性来发挥降糖作用的。尤其适合于伴有胰岛素抵抗的2型糖尿病患者，但有心衰、浮肿、肝功异常的糖尿病人禁用。

1、噻唑烷二酮类药物的作用机理是什么

噻唑烷二酮类药物（也称"格列酮类"）是20世纪80年代初期研发成功的一类新型口服降糖药物。其作用机制为：结合并激活"过氧化物酶体增殖激活受体 γ（PPAR γ）"，调控与胰岛素效应有关的多种基因的转录，减轻胰岛素抵抗，增强骨骼肌、脂肪等外周组织对葡萄糖的摄取和利用，减少肝糖原的分解，改善糖代谢。

2、噻唑烷二酮类药物有哪些益处

噻唑烷二酮类药物可以显著降低胰岛素抵抗，保护和改善胰岛 β 细胞功能，有效降低血糖，同时，还可以改善脂代谢（降低游离脂肪酸和甘油三酯，升高高密度脂蛋白），减少腹部脂肪，改善诸多心血管危险因素，从而减少糖尿病慢性并发症发生与发展。

3、哪些人适合用噻唑烷二酮类药物

噻唑烷二酮类药物可单独或与其它降糖药物联用治疗 2 型糖尿病，尤其适合于有明显胰岛素抵抗的超重或肥胖 2 型糖尿病患者；也可对于伴有血脂异常、高血压等心血管危险因素的非肥胖 2 型糖尿病患者；此外，噻唑烷二酮类药物也可用于糖尿病前期患者的药物干预。

4、噻唑烷二酮类药物的种类及用法

目前国内市场上的噻唑烷二酮类药物主要有罗格列酮和吡格列酮。前者如文迪雅、太罗等，规格为每片 4mg；后者如艾可拓、艾汀、瑞彤、卡司平等，规格为每片 15mg。

用法：罗格列酮 4~8mg，1 次 / 日；或吡格列酮 15~30 mg，1 次 / 日。此类药物不受饮食影响，故餐前、餐后服用均可。

5、噻唑烷二酮类药物有哪些副作用

（1）肝脏损害：至今未发现吡格列酮、罗格列酮有明显的肝脏毒性作用。但对活动性肝病或是转氨酶升高超过正常上限 2.5 倍的患者不推荐使用。

（2）体重增加：此类药物与磺脲类合用时，患者体重增加较明显。但这种体重增加是有一定限度的，到平台期后可保持稳定，并且呈剂量依赖性，如使用过程中患者体重增加 4kg 以上，应考虑减量。

（3）钠水潴留、水肿：此类药物可引起钠水潴留及水肿，呈剂量相关性。噻唑烷二酮类药物单用时水肿的发生率为 3% ~5%，与胰岛素合用时更明显。出现水肿后可采取限制钠盐摄入以及使用利尿剂等措施。

（4）充血性心衰：噻唑烷二酮类药物与胰岛素合用时，充血性心衰发生率升高到 1% ~3%，应引起高度注意。老年患者合并高血压者应慎用胰岛素增敏剂类药物。

8、哪些人禁用噻唑烷二酮类药物

（1）已知对本品或其中成分过敏者禁用。

（2）1 型糖尿病患者禁用。

（3）糖尿病酮症酸中毒患者禁用。

（4）水肿患者应慎用此类药物。

（5）有严重心功能不全（心功能 3、4 级）者禁用，因为此类药物可引起液体潴留，有加重充血性心衰的危险。

（6）有活动性肝脏疾病或血清转氨酶高于正常上限 2.5 倍者禁用。

（7）严重骨质疏松和骨折病史的患者应禁用。

（8）孕妇、哺乳期妇女及儿童禁用。

（9）现有或既往有膀胱癌病史的患者或存在不明原因的肉眼血尿的患者禁用吡格列酮。

9、服用噻唑烷二酮类药物的注意事项

（1）主要适用于肥胖（尤其是腹型肥胖）、胰岛素抵抗较严重的 2 型糖尿病患者；

（2）噻唑烷二酮类药物的作用机制决定其仅在胰岛素存在的前提下才可发挥作用，故不宜用于 1 型糖尿病或糖尿病酮症酸中毒患者。

（3）此类药物可引起水肿及体重增加，尤其在与胰岛素合用或服用剂量较大时更明显。原则上，心衰及肺水肿患者忌用，用药后出现心功能不全症状者须立即停用；

（4）服用此类药物期间，必须定期（每 2~3 个月查一次）监测肝功能。有活动性肝病或转氨酶升高超过正常上限 2.5 倍的患者禁用本类药物；

（5）此类药物可导致骨折风险增加，有严重骨质疏松和骨折病史的患者禁用此类药物；

（6）妊娠和哺乳期妇女禁用；

（7）该药不受进餐的影响，故餐前、餐后服用均可；

（8）此类药物起效比其它降糖药要慢，需要服用 2~3 周后才能明显见效，因此，不能因短期效果不明显而随意换药。同样，一旦停用此类药物，其药效往往需要数周时间才能完全消失；

（9）该药既可以单独应用，也可以与其他药物联用。单独服用不会引起低血糖；当与其它降糖药或胰岛素联用时，有发生低血糖的可能；

（10）该药可引起贫血与红细胞减少，这可能与水钠潴留导致血容量增加有关；

（11）此类药物有促排卵作用，可使合并"多囊卵巢综合征"的糖尿病女性增加怀孕机会，故不宜或不愿受孕的糖尿病患者要注意避孕；

（12）噻唑烷二酮类药物是经过肝肾双通道排泄的，

细节提醒：噻唑烷二酮类药物可能引起体重增加和周围性水肿，水肿可能会诱发心力衰竭，因此建议对心脏功能不好的糖尿病人（尤其是老年患者）忌用该类药物。另有报道该类药物可引起老年女性患者骨量减少，肢体骨折发生率增加。因此，具有骨折风险的绝经后女性患者，在选择降糖药物时应充分考虑噻唑烷二酮类药物的这一不良影响。

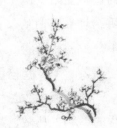

故肾功能不全的患者服用本药时无需调整剂量，因其可由肝脏代偿排泄掉而不会造成药物蓄积。此外，老年患者服用本药时无需因年龄而调整用药剂量。

九、(－糖苷酶抑制剂简介

要点聚焦: (－糖苷酶抑制剂主要是通过延缓碳水化合物的吸收来降低血糖的，因此，特别适合于以碳水化合物为主食且餐后血糖较高的糖尿病患者。用法上要求与第一口饭同时嚼服。因该药几乎不被肠道吸收，故对肝肾影响甚小，肠胀气是其最常见的不良反应。

(－糖苷酶抑制剂是目前广泛应用的一类口服降糖药物，临床常用的有阿卡波糖、伏格列波糖和米格列醇，三者的降糖作用并无明显差别。(－糖苷酶抑制剂主要降低餐后高血糖，如果饮食中碳水化合物提供的热能占 50% 以上，则降糖效果更为明显。该药降糖作用温和，单独使用不会导致低血糖，无药物继发性失效的现象。单药治疗可降低空腹血糖 1.4~1.7mmol/L、餐后血糖 2.2~2.8mmol/L、糖化血红蛋白 0.7%~1.0%。

1、(－糖苷酶抑制剂的作用机制

(－糖苷酶在食物的吸收过程中起着重要作用，食物必须与这种酶结合才能被消化分解，变成葡萄糖吸收入血。(－糖苷酶抑制剂的作用部位在小肠上段，它通过可逆性地抑制肠系膜刷状缘的(－糖苷酶，延缓(－糖苷酶将多糖（即碳水化合物）分解为葡萄糖，减慢葡萄糖的吸收速度，从而降低餐后血糖，间接使空腹血糖也得到一定程度的改善。

阿卡波糖主要抑制(－淀粉酶，作用于大分子多糖的消化过程；伏格列波糖和米格列醇选择性地抑制双糖水解酶（麦芽糖酶、蔗糖酶），使双糖分解为单糖的过程受阻。由于它对酶的这种抑制作用是可逆的（(－糖苷酶抑制剂与(－糖苷酶结合数小时后又自行解离），所以碳水化合物向葡萄糖的转化仅仅是延迟，而不是被彻底阻断。

2、(－糖苷酶抑制剂的副作用

该药仅极少量（1%~2%）被肠道吸收入血，因而它的全身副作用（包括对肝、肾的影响）甚微，其主要不良反应为胃肠道反应，如腹胀、排气增多等。

单独服用本药通常不会发生低血糖，但在与胰岛素或其它降糖药物合用时也可出现低血糖。

3、ɑ-糖苷酶抑制剂的适应证

（1）ɑ-糖苷酶抑制剂主要适用于以餐后血糖升高为主的2型糖尿病患者。对于空腹、餐后血糖均升高的患者，可与其他口服降糖药（如二甲双胍）或胰岛素合用；

（2）ɑ-糖苷酶抑制剂能降低"糖耐量前期"向糖尿病转化的风险，故可用于对糖尿病前期患者的早期干预治疗；

（3）2型糖尿病患者服用其他降糖药效果不佳，尤其是餐后血糖较高，可以联用此药；

（4）ɑ-糖苷酶抑制剂还可作为1型糖尿病的辅助治疗药物（注：不能单独用于1型糖尿病）。

4、ɑ-糖苷酶抑制剂的禁忌证

（1）对本品成分过敏者禁用；

（2）有慢性肠功能紊乱、炎症性肠病、肠梗阻、疝气或有腹部手术史的患者禁用；

（3）孕妇、哺乳期妇女以及18岁以下的儿童患者禁用；

（4）有酮症酸中毒、创伤、手术、急性感染的患者忌用；

（5）肝功能异常、肾功能明显减退（血肌酐大于177μmol/L）者不宜用；

（6）缺铁性贫血以及有严重造血系统功能障碍者不宜用。

5、ɑ-糖苷酶抑制剂的用法

为了提高ɑ-糖苷酶抑制剂的降糖效果，此类药物最好是与第一口饭一起嚼碎同服。

ɑ-糖苷酶抑制剂既可单用，也可与磺脲类、双胍类或胰岛素联用。当ɑ-糖苷酶抑制剂与胰岛素联用时，可以减少胰岛素用量，减少低血糖风险。

（1）阿卡波糖：商品名拜唐平、卡博平，每片50mg。为减轻肠胀气，建议从小剂量开始，例如，25mg，每日1~2次，观察数日，若无胃肠道副作用出现，即可增加至每次50mg，每日3次，最佳剂量是每次100mg，每日3次。

（2）伏格列波糖：商品名倍欣，规格为每片0.2mg，治疗量每次0.2~0.3mg，每日3次。

（3）米格列醇：每片50mg，每次50~100mg，每日3次。

6、（-糖苷酶抑制剂的作用特点

（1）（-糖苷酶抑制剂只是延缓碳水化合物的消化吸收，但不影响蛋白质和脂肪的吸收，患者只有在吃主食（即"碳水化合物"）时才需要服药，有的患者早餐只喝奶、吃鸡蛋，不吃主食，就不需服用本药。

（2）（-糖苷酶抑制剂不刺激胰岛素分泌，因而不会增加胰岛 β 细胞的负担。

（3）（-糖苷酶抑制剂除了降糖作用之外，还可在一定程度上降低血液中胰岛素、甘油三酯及胆固醇水平，而且不会增加患者体重，故对心血管具有保护作用，可以减少心血管事件的发生。

（4）（-糖苷酶抑制剂几乎不被肠道吸收入血，除了胃肠道反应之外，几乎没有肝、肾及全身其它副作用。

（5）（-糖苷酶抑制剂侧重于降低餐后血糖，对空腹血糖无直接作用，但可通过降低餐后高血糖，改善胰岛素抵抗，使空腹血糖也得到改善。

（6）（-糖苷酶抑制剂没有胰岛素促泌作用，单独使用不会引起低血糖。

（7）（-糖苷酶抑制剂通常不会发生"药物继发性失效"。

（8）阿卡波糖对淀粉酶的抑制作用最强，对双糖酶（蔗糖酶和麦芽糖酶）的抑制作用差；而伏格列波糖和米格列醇则恰好相反，因此，后两者的肠胀气副作用比前者轻一些。

7、应用（-糖苷酶抑制剂的注意事项

（1）（-糖苷酶抑制剂适用于以碳水化合物为主食、餐后血糖升高较明显的 2 型糖尿病患者；也可与胰岛素联合，用于治疗 1 型糖尿病。

（2)由于该药主要在肠道局部发挥作用,仅极少量(1%~2%)被肠道吸收入血,因此，轻、中度肝肾功能不全者仍可服用。

（3）（-糖苷酶抑制剂对（-糖苷酶的竞争性抑制作用必须有底物（即食物中的碳水化合物）参与，也就是说，它一定要与碳水化合物（即主食）同时用，才能发挥降糖作用；

（4）（-糖苷酶抑制剂的正确用法是：进餐时随第一口饭把该药嚼碎同服；

（5）为增强患者对此类药物的耐受性，建议从小剂量开始服用，视血糖控制情况与消化道反应情况，逐渐调整药物剂量；

（6）（-糖苷酶抑制剂可引起腹胀、肛门排气增加，偶有腹泻、腹痛，因此，有疝气或肠梗阻的病人、伴有明显消化吸收障碍的病人、正在服用泻药或止泻药的患者忌用；

（7）严重酮症、糖尿病昏迷、严重感染或创伤、孕妇、哺乳期妇女及儿童、

对（-糖苷酶抑制剂过敏者禁用。

（8）单独应用（-糖苷酶抑制剂通常不会引起低血糖，但在与其它降糖药或胰岛素联用时，有可能发生低血糖，救治时必须口服或静脉注射葡萄糖，而用一般的糖类食品（如馒头、果汁等）治疗无效，因为（-糖苷酶活性被抑制，多糖及双糖的消化吸收受阻，血葡萄糖水平不能迅速升高。

（9）应尽量避免将（-糖苷酶抑制剂与抗酸药、消胆胺、肠道吸附剂和消化酶抑制剂（如淀粉酶、胰酶等）同时服用，因后者可削弱前者的药效。

■ 深度阅读 ▶▶▶

GLP-1 受体激动剂简介

要点聚焦： 由肠道 L 细胞分泌的胰高血糖素样肽 -1（GLP-1）可以刺激胰岛素分泌，发挥降糖作用。近年的研究发现，2 型糖尿病的发病机制除了胰岛素分泌不足及胰岛素抵抗之外，还存在 GLP-1 分泌不足，因此，补充 GLP-1 就成为治疗 2 型糖尿病的一个新方向。

早在 20 世纪 60 年代，国外学者在研究糖尿病时发现：口服葡萄糖对胰岛素分泌的促进作用明显高于静脉注射葡萄糖，提示肠道存在能够促进胰岛素分泌的降糖物质（即"肠促胰素"），随后的研究证实，它是由小肠上皮细胞中的 L 细胞分泌的一类降糖激素，主要由胰高血糖素样肽 -1（GLP-1）和葡萄糖依赖性胰岛素释放肽（GIP）组成，其中，GLP-1 在 2 型糖尿病的发生、发展中起着更为重要的作用。

研究证实，2 型糖尿病患者体内存在 GLP-1 分泌不足，致使"肠促胰岛素效应"及降糖作用减弱，因此，补充 GLP-1 及其类似物就成为 2 型糖尿病治疗的新策略。

细节提醒： 由于（-糖苷酶抑制剂可以抑制碳水化合物的吸收，因此，当服用此类药物的患者发生低血糖时，进食淀粉类食物无效，应直接口服或静注葡萄糖。

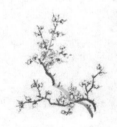

专家点评：GLP-1的发现具有里程碑意义，它对糖尿病的发病机制研究及临床治疗必将产生深远影响，为糖尿病的治疗开启新的篇章。

1、GLP-1受体激动剂的作用特点

胰高血糖素样多肽–1（GLP-1）受体激动剂是近年来研究发现的一种新型降糖药物，主要通过刺激胰岛 β 细胞分泌胰岛素、抑制胰岛 α 细胞分泌胰高糖素（一种升血糖激素）、抑制食欲，减慢胃排空等多重机制而达到降低血糖的目的。GLP-1的降糖作用是葡萄糖依赖性的，当血糖浓度低于 4~5mmol/L，它就不再发挥作用，因此，GLP-1发生低血糖的风险较低。

目前国内上市的GLP-1受体激动剂有利拉鲁肽（诺和力）和艾塞那肽（百泌达），均为针剂，需要皮下注射。GLP-1受体激动剂可以有效降低血糖，显著降低体重，轻度血压、改善血脂谱。GLP-1受体激动剂可以单独使用或与其他口服降糖药联合使用，用药后可使患者糖化血红蛋白下降 1.0%~1.5%，体重平均减少 3~5kg，收缩压下降 2~6mmHg，特别适合于食欲旺盛、体型肥胖的 2 型糖尿病患者。

2、副作用及禁忌症

（1）副作用：胃肠道反应是GLP-1受体激动剂最常见的副作用，多为轻、中度，主要包括食欲下降、恶心、呕吐、腹泻、腹痛等等，因此，刚开始应用此类药物时，应从小剂量开始，逐渐增大用药剂量，以增强患者的耐受性。此类药物的罕见的不良反应有胰腺炎、皮疹等。

（2）禁忌症：包括：①1型糖尿病、糖尿病酮症酸中毒或存在其他糖尿病急性并发症者；②有甲状腺髓样癌（MTC）病史或家族史者，或2型多发性内分泌肿瘤综合征（MEN2）者；③有急慢性胰腺炎者；④对该类产品活性成分或任何其他辅料过敏者禁用。

3、适用人群

GLP-1受体激动剂（艾塞那肽、利拉鲁肽）适用于单用二甲双胍、磺脲类、噻唑烷二酮类、以及磺脲类，血糖仍控制不佳的成人 2 型糖尿病患者，特别是肥胖、食欲好的患者。由于GLP-1受体激动剂与二甲双胍联合磺脲类

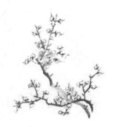

药物合用时低血糖的发生率升高，故这种情况下须适当减少磺脲类药物的剂量，以降低低血糖风险。

4、代表药物及用法

根据降糖作用时间长短，GLP-1 受体激动剂可分为短效和长效制剂。艾塞那肽为短效制剂，规格有 5μg（0.25 mg/ml，1.2 ml/ 支）、10μg（0.25 mg/ml，2.4 ml/ 支）两种，每次 5μg（或 10μg），于早、晚餐前 60 分钟皮下注射给药。利拉鲁肽为长效制剂，规格为 18mg/3ml，可供选择的剂量为 0.6mg，1.2mg 和 1.8mg。每天 1 次，可在任意时间注射，无需根据进餐时间给药，推荐每天同一时间注射。推荐起始剂量为 0.6mg，一周后，剂量可增至 1.2 mg，每日最大剂量不超过 1.8 mg。

十、DPP-Ⅳ抑制剂简介

要点聚焦： DPP-Ⅳ抑制剂是口服降糖药中的后起之秀，不仅可以有效地控制血糖，而且可以保护和修复胰岛 β 细胞功能、低血糖发生风险小、不增加患者体重。如今，DPP-Ⅳ抑制剂正式跻身为 2 型糖尿病的二线治疗用药。

1、DPP-Ⅳ抑制剂的来龙去脉

科学家们在研究糖尿病时发现：口服一定量的葡萄糖，血中胰岛素明显增加，而静脉注入等量的葡萄糖，胰岛素的增幅却少得多，提示肠道存在能够促进胰岛素分泌的降糖物质，这类物质后来被称之为肠促胰岛素激素（简称"肠促胰素"），其中的一种被称为胰高糖素样肽 -1（GLP-1），主要由肠道 L 细胞合成并分泌。

由于人体自身产生的 GLP-1 极易被体内的二肽基肽酶Ⅳ（DPP-Ⅳ）降解，其血浆半衰期不足 2 分钟，必须持续静脉滴注或持续皮下注射才能产生疗效，这就大大限制了 GLP-1 的临床应用。为解决这一难题，学者们提出两种方案：一种方案是开发 GLP-1 类似物，让其既保有 GLP-1 的功效，又能抵抗酶的降解；另一种方案是开发 DPP-Ⅳ抑制剂，使体内自身分泌的 GLP-1 不被降解。

2、DPP-Ⅳ抑制剂的降糖机制是什么

"DPP-Ⅳ抑制剂"可以抑制 DPP-Ⅳ 的活性，延长 GLP-1 的生理活性持续时间，GLP-1 通过促进胰岛 β 细胞分泌胰岛素、抑制胰岛 α 细胞分泌胰高血糖

素、延缓胃排空、促进胰岛 β 细胞增殖等多种方式降低血糖。DPP-4 抑制剂可使 HbA1c 降低 0.5~1.0%。

3、DPP-Ⅳ 抑制剂有哪些副作用 安全性如何

DPP-Ⅳ 抑制剂的副作用主要是腹胀、上腹不适等胃肠道反应，其它不良反应少见。DPP-Ⅳ 抑制剂的降糖作用具有葡萄糖浓度依赖性的特点，单独应用不会导致低血糖，也不增加体重，安全性良好。

由于此类药物上市时间较短，长期安全性仍需进一步观察。

4、DPP-Ⅳ 抑制剂的适应症与禁忌症

适应症：适用于尚保留部分胰岛功能的 2 型糖尿病患者，可以单药或与其它各类口服降糖药联用，其中，与二甲双胍联用效佳，因其作用机制互补。

禁忌症：禁用于孕妇、儿童和对 DDP-Ⅳ 抑制剂有超敏反应的患者。不推荐用于重度肝功能不全、1 型糖尿病或糖尿病酮症酸中毒患者的治疗。

5、目前应用的 DPP-Ⅳ 抑制剂有哪些 如何使用

目前在我国上市的 DPP-Ⅳ 抑制剂有：西格列汀（捷诺维）、沙格列汀（安立泽）、阿格列汀（尼欣那））、维格列汀（佳维乐）等。

西格列汀（捷诺维）：规格：每片 50mg；用法：50~100mg，口服，每日一次。服药时间不受进餐影响，一般建议早餐前服用。

沙格列汀（安立泽）：规格：每片 5mg；用法：5mg，口服，每日一次，一般建议早餐前服用。

阿格列汀（尼欣那）：规格：每片 25mg；用法：25mg，口服，每日一次，一般建议早餐前服用。

维格列汀（佳维乐）：规格：每片 50mg；用法：50mg，口服，每日早、晚各一次，一般建议早、晚餐前服用。

6、DPP-Ⅳ 抑制剂的应用警示

（1）主要适用于 2 型糖尿病患者。

（2）DPP-Ⅳ 抑制剂通常仅需每天口服 1 次（注：维格列汀除外），且不受进餐影响。

（3）单药应用可降低糖化血红蛋白 0.4%~0.9%，与二甲双胍合用则降糖效果更佳；

（4）单药治疗时低血糖风险风险很小，与磺脲类联用，可增加低血糖风险；

（5）DPP-Ⅳ 抑制剂对体重的影响是中性的（不增不减）；

（6）肾功能不全的患者应注意按照药品说明书调整用药剂量。

十一、SGLT-2 抑制剂简介

要点聚焦： SGLT-2 抑制剂为非胰岛素依赖性降糖药，可选择性抑制 SGLT-2，抑制肾小管对葡萄糖重吸收，增加尿糖排泄以降低血糖，且不易引起低血糖。

正常情况下，肾小管可将肾小球滤过的绝大部分（99%）糖的进行重吸收，当滤过的糖超过了肾脏重吸收的能力，多余的糖就会从尿中排出。SGLT-2（钠-葡萄糖协同转运蛋白 2）是一种跨膜蛋白，主要分布在肾脏近曲小管，负责将葡萄糖从肾小管液转运入肾小管细胞内，在葡萄糖的重吸收过程中起着非常重要的作用。现已发现："家族遗传性肾性糖尿"就是因为 SGLT-2 的单基因突变，导致肾小管重吸收糖的障碍，造成了患者血糖不高、尿糖高，无症状性良性糖尿。

SGLT-2 抑制剂通过抑制肾小管的 SGLT-2 通道，减少肾小管对原尿中葡萄糖的重吸收，增加尿糖排泄，从而降低血糖及糖化血红蛋白。SGLT-2 抑制剂可使 HbA1c 降低 0.5%~1.0%（平均 0.8%）。

达格列净（Dapagliflozin）是一种选择性 SGLT-2 抑制剂，于 2014 年 1 月 8 日被美国食品药品管理局（FDA）正式批准用于 2 型糖尿病的治疗。2017 年 3 月 13 日，国家食品药品监督管理总局（CFDA）正式批准达格列净（商品名：安达唐）在中国上市，这也是我国首个上市的 SGLT-2 抑制剂。2017 年 9 月 27 日，恩格列净（商品名：欧唐静）也被国家食品药品监督管理总局（CFDA）批准正式上市。

SGLT-2 抑制剂的降糖作用不依赖于胰岛素，无低血糖风险，除了降糖以外，还具有降低体重、降低血压、降低血尿酸的额外获益，可以显著减少患者的心血管病死亡风险，为 2 型糖尿病的治疗开辟了一条新路。

规格：达格列净 10mg/ 片；14 片 / 盒；恩格列净 10mg/ 片；10 片 / 盒。

用法：5~10mg，1 次 / 日，早餐前服。

不良反应：可以增加尿路感染的几率。

适应症：SGLT-2 抑制剂的降糖作用不依赖于胰岛素，理论上适用于所有糖尿病患者（包括 1 型和 2 型），以及糖尿病的各个阶段。既可以单独使用，也可与其它口服降糖药及胰岛素联用。

服用 SGLT-2 抑制剂的注意事项：

1、SGLT-2 抑制剂的降糖作用不依赖于胰岛素，故可用于 2 型糖尿病自然病程的任何阶段，甚至在胰岛功能衰竭期仍可服用。

2、SGLT-2 抑制剂每日只需服药 1 次，使用方便，有利于提高患者治疗依从性，减少漏服率。

3、由于 SGLT-2 抑制剂会导致尿糖升高，故有可能轻度增加尿路及生殖器感染的发生率，但程度通常较轻，常见于女性患者。

4、SGLT2 抑制剂的药效依赖于良好的肾功能，对于合并肾脏病变、肾小球滤过率很低的糖尿病患者，SGLT2 抑制剂的疗效欠佳。

5、SGLT2 抑制剂单用时，一般不会导致低血糖。但与其它降糖药物（如磺脲类或胰岛素）联用时，仍然存在低血糖的风险。

十二、各类降糖药之优缺点比较

要点聚焦：评价一种降糖药物的优劣，需要全面衡量，不能只看降糖效果，还要看安全性、耐受性、依从性、价格因素以及是否具有心血管保护作用等等。

1、磺脲类的优缺点

磺脲类降糖药是使用最早、应用最广的口服降糖药，主要通过刺激胰岛 β 细胞分泌胰岛素，增加体内胰岛素水平降低血糖。临床常用的有格列喹酮（糖适平）、格列齐特（达美康）、格列本脲（优降糖）、格列吡嗪（美吡达）、格列美脲（亚莫利）等。不同种类的磺脲类药物在降糖效力、药效维持时间以及低血糖风险等方面存在一定差异。

优点：疗效突出、价格便宜、性价比高，对心血管无不良影响，没有癌症风险。是 2 型糖尿病的一线用药，特别适合于尚存部分胰岛功能的非肥胖 2 型糖尿病患者。

缺点：容易发生低血糖及体重增加，个别病人还会出现皮肤过敏、白细胞减少等不良反应。使用过程中会发生"继发性失效"。对老年人和轻中度肾功能不全者建议服用短效、经胆道排泄的磺脲类药物，糖适平更适合。格列本脲因为作用时间长，易诱发严重低血糖，目前临床已很少应用。

2、格列奈类的优缺点

属于新一代胰岛素促泌剂，代表药物有瑞格列奈和那格列奈，可与除磺脲类以外的其他各类口服降糖药物及基础胰岛素联合使用。

优点：模拟餐时胰岛素分泌，可有效降低餐后高血糖而且不容易发生低血糖，对体重影响小。餐时即服，方便灵活，病人依从性好，对于进餐不规律者或老年患者更适用。磺脲类药物失效时，改用格列奈类仍可有效。瑞格列奈在轻中度肾功能不全患者仍可使用

缺点：价格较高，使用不当也会引起低血糖，但程度较轻。

3、二甲双胍的优缺点

二甲双胍主要通过减轻胰岛素抵抗，促进外周组织对葡萄糖的摄取和利用，抑制肝糖输出，减少肠道对葡萄糖的吸收来降低血糖。它是目前国内外指南一致推荐的治疗糖尿病的一线首选降糖药物（尤其是肥胖及超重者），既可单独使用，也可以和其他降糖药及胰岛素素联用。

优点：二甲双胍除了能有效降糖以外，还可降低体重、血压及血脂，具有心血管保护作用，显著改善长期预后，是超重或肥胖糖尿病患者的首选。安全性好，单独应用不会引起低血糖，与降糖灵相比不易引起乳酸酸中毒。价格便宜，性价比高。

缺点：胃肠道反应多见，长期应用可能会影响维生素 B_{12} 的吸收。心衰缺氧、严重肝肾功能不全患者忌用，以免发生乳酸酸中毒。

4、α-糖苷酶抑制剂的优缺点

主要通过延缓碳水化合物的吸收来降低血糖（尤其是餐后血糖），非常适合于以碳水化合物为主食的中国患者，可与其他各类口服降糖药物联合使用。代表药物有拜唐平、卡博平和倍欣，用法为进餐时与第一口主食同时嚼服。

优点：降糖效果肯定，主要在肠道局部起作用，仅2%吸收入血，肝肾等全身副作用少，不增加甚至可减轻体重，单用本药不引起低血糖，对心血管有保护作用，适合于老年糖尿病人和伴有肾功能损害患者，同时也是目前国内外唯一具有糖耐量低减（IGT）治疗适应症的降糖药。

缺点：部分患者初用时有腹胀、排气增多、腹泻等胃肠道反应，胃肠功能紊乱者、孕妇、哺乳期妇女及儿童禁用。注意与其它降糖药联用可引起低血糖，且一旦发生，需要口服或静脉注射葡萄糖，进食淀粉类食物无效。

5、胰岛素增敏剂的优缺点

代表药物有罗格列酮（文迪雅、太罗）和吡格列酮（艾可拓、卡司平）。

优点：不刺激胰岛素分泌，而是通过增强组织对胰岛素的敏感性来发挥降糖作用。这类药物主要适用于有严重胰岛素抵抗的肥胖 2 型糖尿病患者、糖耐量前期病人、代谢综合征患者。可以单独使用，也可与双胍类、磺脲类药物或胰岛素合用可进一步改善血糖控制。单独使用不会引起低血糖。

缺点：起效比较慢；可导致水钠潴留，引起水肿及体重增加，增加心衰风险，心功能 3 级以上禁用。膀胱癌患者、有膀胱癌病史的患者应避免使用吡格列酮。

6、DPP- IV 抑制剂的优缺点

是一种基于肠促胰素（GLP-1）机制的新型降糖药物，目前在我国上市的有西格列汀（捷诺维）、沙格列汀（安立泽）、阿格列汀（尼欣那）、维格列汀（佳维乐）、利格列汀（欧唐宁）等等。

优点：该药可以抑制二肽基肽酶 –4（DPP-4），减少 GLP-1 的分解，增加内源性 GLP-1 水平，后者通过刺激 β 细胞分泌胰岛胰，抑制胰岛 α 细胞分泌胰高血糖素、抑制胃排空等方式来发挥降糖作用。具有降糖疗效确切、不增加体重、低血糖风险小、胃肠道反应轻，安全性及耐受性高等优点，此外还有轻度的调脂、降压作用。只需每天一次用药，患者依从性好。

缺点：可有轻度腹胀及上腹部不适，但发生率很低。

7、SGLT-2 抑制剂的优缺点

代表药物是达格列净（商品名：安达唐），其降糖机制不依赖胰岛素，主要是通过抑制肾小管钠 – 葡萄糖转运蛋白 –2（SGLT-2）活性，减少肾脏对葡萄糖的重吸收，增加尿糖排出，来降低血糖。

优点：SGLT-2 抑制剂无低血糖风险，可以减轻体重，降低血压及血尿酸，并可改善心衰，降低心血管死亡率。每次 1 片（10mg），每天 1 次，患者依从性好。

缺点：可增加泌尿生殖系统感染的风险，长期用药的安全性有待于进一步观察。

8、GLP-1 受体激动剂的优缺点

目前我国上市的 GLP-1 受体激动剂有艾塞那肽（百泌达）、利拉鲁肽（诺和力）。

优点：除了能够显著降低血糖之外，还可减轻体重，降低血压、改善 β 细胞功能，显示出了延缓糖尿病进展及减少糖尿病心血管并发症的潜能。由于其具有符合生理需求的葡萄糖浓度依赖的降糖机制，因而低血糖风险很低。

缺点：有恶心、呕吐等消化道不良反应。再就是价格较贵，需注射用药。

9、胰岛素及其类似物的优缺点

临床常用的胰岛素和胰岛素类似物有：诺和灵 R、诺和灵 30R、诺和灵 N、诺和锐、诺和平等等。

优点：胰岛素及其类似物是迄今为止控制血糖最强有力的武器，对肝肾无不良影响，所有不适合用口服降糖药的糖尿病人（如 1 型糖尿病、孕妇、糖尿病酮症酸中毒、肝肾功能不全患者等等）均可采用胰岛素治疗。早期使用胰岛素还可有助于保护和修复胰岛 β 细胞功能。

缺点：低血糖风险相对较高，可致体重增加，个别患者注射部位出现皮肤过敏或脂肪萎缩，注射给药给患者带来不便，胰岛素类似物的价格偏高。

10、降糖中成药的优缺点

优点：降糖作用虽弱，但无低血糖风险，而且不会增加体重；可通过"滋阴、活血、补肾"来改善症状、辅助调脂降压、防治慢性并发症；可与各类口服降糖药或胰岛素联合应用。

缺点：降糖效果欠佳，只能作为辅助治疗，服用不太方便，价格偏高。

专家点评： 降糖药物都有各自的优缺点，没有那种药物十全十美，对糖尿病患者而言，合适的就是最好的。

十三、口服降糖药，用法有讲究

要点聚焦： 同一种降糖药物，用法正确与否，效果相差甚远。用之得当，事半功倍；用之不当，事倍功半。

临床实例

前几天，一位陈姓患者来我这儿就诊。自述一个多月前单位查体被确诊为糖尿病，厂医给他开的处方是：二甲双胍缓释片 500mg，1 次 / 日；拜唐平 50mg，3 次 / 日，他按照医嘱吃了半个多月的药，近日去医院复查，空腹血糖基本正常（6~7mmol/L），餐后血糖依然居高不下（12~13mmol/L）。我仔细询问了他的饮食及服药情况，终于找到了患者餐后血糖控制欠佳的原因。原来该患者每顿饭米面类主食吃的很少，肉鱼蛋等副食吃的较多，而拜

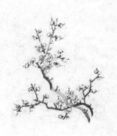

细节提醒： 对于做成控释、缓释或肠衣等特殊剂型的降糖药，注意不要掰开服用。否则，不仅起不到缓释的效果，而且还容易引起低血糖。

唐平的作用主要是抑制碳水化合物的吸收，对蛋白质、脂肪不起作用；此外，该患者拜唐平不是按要求与第一口饭一同嚼服，而是在餐后整片吞服，用法不对，效果自然欠佳。

口服降糖药物主要分为磺脲类、格列奈类、双胍类、α 糖苷酶抑制剂、胰岛素增敏剂和 DPP-IV 抑制剂、SGLT-2 抑制剂七大类，其作用机制和药代动力学特点（如起效时间、药效高峰时间、半衰期长短等等）各不相同，因此，每种药物的用法也不一样。用之得当，事半功倍；反之，事倍功半。

1、磺脲类：餐前半小时口服

此类药物主要通过刺激胰岛素分泌发挥降糖作用，口服 0.5~1 小时开始起效，2~6 小时作用最强，因此，一般主张餐前半小时服用。短效的（如糖适平、美吡达）每天三次，餐前半小时口服；中效的（如达美康）通常早、晚两次餐前口服；长效的（如格列美脲、达美康缓释片、瑞易宁等）每天早餐前服用一次即可，当然这也和用药剂量大小有关，长效的剂量大时，也可每日分 2~3 次口服。

2、格列奈类：餐前即服

其降糖机制与磺脲类相似，但起效更快、作用维持时间更短，控制餐后血糖效果好，而且不易引起低血糖。一般主张每日三次，餐前即服。代表药物有瑞格列奈（商品名：诺和龙、孚来迪等）和那格列奈（商品名：唐力、唐瑞、万苏欣等）。

3、α 糖苷酶抑制剂：与第一口饭同时嚼服

其作用机制是抑制肠道内把淀粉等分解为葡萄糖的 α-葡萄糖苷酶，延缓碳水化合物的吸收，从而降低餐后高血糖，代表药物有阿卡波糖（如拜唐平、卡博平）、伏格列波糖（如倍欣）。此类药物的用法很有讲究：如果餐前服（如餐前半小时），由于没有作用底物，作用无从发挥；

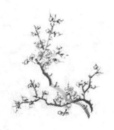

餐后服则葡萄糖已被吸收，失去了用药的意义，因此，必须与第一口饭时同时嚼服，才能起到较好的治疗作用。此类药物的副作用主要是胃肠道反应，如腹胀、排气多、腹泻等，可通过从小剂量开始的办法来解决副作用问题。

4、双胍类药物：餐中或餐后服

此类药物不刺激胰岛素分泌，主要是通过抑制肝糖原分解、促进外周组织（如肌肉）对葡萄糖的摄取和利用来降低血糖，降低空腹血糖效果较好。它对服药时间要求不强，如果仅从降糖效果考虑，餐前服用对降低餐后血糖更好一些，考虑到有些患者服用后胃肠道反应较明显，因此一般主张餐中或餐后服用。由于二甲双胍肠溶片对胃肠道刺激相对较小，也可以在饭前服用。

5、噻唑烷二酮类药物：不受进餐影响

此类药物主要是通过减轻胰岛素抵抗、增强胰岛素效力来降低血糖的，故又称作"胰岛素增敏剂"。由于其起效较慢、药效持久，一般须服用四周以上才能达到最佳疗效，因此，这类药物餐前、餐后服用没什么差别。一般建议每天 1 次，早餐前服。代表药物有罗格列酮（文迪雅、太罗）、吡格列酮（艾可拓、瑞彤）等。

6、DPP-IV 抑制剂：不受进餐影响

该药主要通过抑制二肽基肽酶 -4（DPP-4），减少 GLP-1 的分解，利用后者刺激 β 细胞分泌胰岛胰，抑制胰岛 α 细胞分泌胰高血糖素等方式来降低血糖。此类药物服药时间不受进餐影响，餐前、餐后均可，但一般建议每日 1 次、早餐前服用。

7、SGLT-2 抑制剂：不受进餐影响

该药主要通过抑制 SGLT-2 活性，减少肾小管对葡萄糖的重吸收，增加尿糖排出来降低血糖，其服药时间不受进餐影响，每日 1 次，早餐前、后服用均可。

最后提醒广大糖尿病友，对口服降糖药一定要了解它的正确使用方法，不能图方便或想当然地自作主张、胡乱服用。

专家点评： 根据降糖药物的药代学特点，结合患者对药物的耐受性，科学安排服药时间，不仅可以提高药物疗效，还可以减少或避免毒副作用及不良反应。

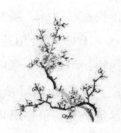

深度阅读 ▶▶▶

口服降糖药："强强联合"远胜"单打独斗"

要点聚焦： 2型糖尿病的主要病理机制是胰岛素抵抗和胰岛素分泌不足，其所表现的糖代谢异常也是多种多样：有的以空腹血糖升高为主，有的以餐后血糖升高为主，更多的则是空腹及餐后血糖均升高。客观地讲，目前还没有哪一种降糖药物能够针对所有致病环节，同时解决各类糖代谢异常。因此，在很多情况下，为了更好地控制血糖、减少药物副作用，往往需要采取联合用药，而不是一味地"单打独斗"。

1、联合用药的益处

与单药治疗相比，联合用药具有以下几方面的益处：

（1）将作用机制不同的药物联用，可以取长补短，提高降糖效力，减轻或抵消副作用；

（2）联合用药可使每单药的用药剂量减少，从而避免因用药剂量过大带来的副作用；

（3）有助于减轻胰岛素抵抗，保护和改善胰岛（细胞的功能，延缓口服降糖药继发性失效。

（4)可以使血糖及早控制达标,延缓或减少各种急、慢性并发症的发生和发展。

2、联合用药的原则：

（1）作用机制不同的降糖药物方可联用。因为同类降糖药联用（如优降糖＋美吡达）降糖效力增加有限，却会显著增加药物的毒副作用；而不同降糖机制的药物联用不仅降糖效果更好，而且由于每一种药物的用量减少，药物不良反应也大大减少。

（2）当常规剂量的单一降糖药血糖控制不佳时应尽早联合用药，以利于血糖尽快控制达标，切勿等到单一药物达最大剂量仍无效时再考虑联合用药。

（3）联合用药的种类不宜过多，一般联合应用两种药物，必要时可联用三种药物，尽量避免联用四种及以上药物。

（4）口服降糖药联合使用时要充分考虑患者的经济承受能力，力求物美价廉，尽量避免将价格昂贵的降糖药联合使用。

3、临床常用口服降糖药联合治疗方案简评

方案 1、磺脲类 + 双胍类

2 型糖尿病的主要发病机制是"胰岛素分泌不足"及"胰岛素抵抗"。磺脲类药物可以刺激胰岛 β 细胞分泌胰岛素，双胍类药物可以减轻体重、改善胰岛素抵抗，因此，这两种药物联合从病理机制上讲非常合理，尤其适合于单药不能控制（如磺脲类药物失效）的超重或肥胖 2 型糖尿病患者，对降低空腹血糖和餐后血糖均有良好效果，而且花费低廉，是目前临床应用最广的联合治疗方案。

注意事项：①这两类药物联用会增加病人的低血糖风险，应加强血糖监测，老年患者尤应注意；②两类药物大部分都由肾脏排泄（糖适平除外），会增加肾脏负担，故应定期检测肾功能，肾功能不全的糖尿病患者应及时调整治疗方案。

方案 2、磺脲类 + α－糖苷酶抑制剂

众所周知，与空腹高血糖相比，餐后高血糖对患者心血管的危害有过之而无不及。对于空腹血糖大致正常，餐后血糖显著升高的糖尿病患者，当单用磺脲类药物效果不佳时，可考虑加用 α－糖苷酶抑制剂（如拜唐平），后者可延缓肠道对碳水化合物的吸收，有效控制餐后高血糖且不增加病人体重，同时可减少磺脲类药物的用量。

注意事项：虽然单用 α－糖甘酶抑制剂不会引起低血糖反应，但此药与磺脲类合用却可导致低血糖。一旦发生低血糖，患者只能采取口服或静推葡萄糖液来纠正，这是因为 α－糖苷酶抑制剂会抑制双糖（如蔗糖）的分解吸收。

方案 3、双胍类 + α－糖苷酶抑制剂

二甲双胍侧重降低空腹血糖；α－糖苷酶抑制剂侧重降低餐后血糖，两药联合不仅可以同时兼顾空腹血糖和餐后血糖。此外，这两类降糖药物联用还可以明显降低体重，改善胰岛素抵抗，并在一定程度上减少餐前低血糖的风险。因此，非常适合于体型肥胖、主食以碳水化合物为主的 2 型糖尿病患者。

注意事项：两类药物联用对胃肠道的刺激比较大，患者可能会出现恶心、腹部不适等消化道反应。因此，合并慢性胃肠道疾病的患者慎用。必要时，可配合服用胃粘膜保护剂。

方案 4、磺脲类 + 噻唑烷二酮类

对于单用磺脲类药物血糖控制不佳的患者，尤其是伴有高胰岛素血症的患者，可以加用噻唑烷二酮类，两者联用可以延缓或减少磺脲类药物继发性失效的发生，使血糖获得长期满意的控制。

注意事项：①在联合使用要注意可能会出现低血糖，此时应酌情减少磺脲类

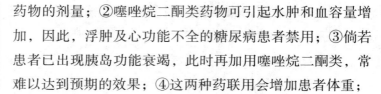

专家点评： "联合用药"远胜"单打独斗"，联合治疗宜早不宜晚。在选择联合应用方案时，应结合每个病人的具体情况，合理联用不同作用机制的降糖药物，同时，还要考虑到每种药物的药理特性、不良反应、价格因素以及患者用药依从性，最终目的是安全、经济、有效地控制血糖，以减少或防止各种急慢性并发症的发生。

药物的剂量；②噻唑烷二酮类药物可引起水肿和血容量增加，因此，浮肿及心功能不全的糖尿病患者禁用；③倘若患者已出现胰岛功能衰竭，此时再加用噻唑烷二酮类，常难以达到预期的效果；④这两种药联用会增加患者体重；

方案 5、双胍类 + 噻唑烷二酮类

两药作用于不同的靶点，具有协同改善胰岛素抵抗的作用。该方案适用于单用双胍类药物血糖仍控制不佳的患者，尤其是重度肥胖同时伴有严重胰岛素抵抗的 2 型糖尿病患者。

注意事项：有心衰浮肿、活动性肝病以及严重骨质疏松和骨折病史的糖尿病患者禁用本方案。

方案 6、餐时血糖调节剂 + 双胍类

餐时血糖调节剂（格列奈类）可快速刺激胰岛素分泌，具有起效快、作用维持时间短（3~4 小时）、控制餐后血糖效果好且不易发生低血糖等优点，可以在餐前即刻服用，不进餐则不服药，患者治疗依从性高，对饮食不规律的患者（如出租车司机、经常出差者）及老年人糖尿病患者尤为适合。"双胍类与餐时血糖调节剂联合"可同时兼顾对空腹及餐后血糖的控制，而且不增加病人体重，低血糖风险较小。临床上，在二甲双胍联合磺脲类药物低血糖发生风险较高时，可考虑采取二甲双胍联合餐时血糖调节剂。

方案 7、α - 糖苷酶抑制剂 + 噻唑烷二酮类

该方案主要适合于以餐后血糖升高为主且胰岛素抵抗较为严重的 2 型糖尿病患者，降糖较平稳。

方案 8、DPP- Ⅳ抑制剂 + 双胍类

DPP- Ⅳ抑制剂通过抑制二肽基肽酶 -4（DPP- Ⅳ）对胰高糖素样肽（GLP-1）的降解，增加血液中 GLP-1 的水平，GLP-1 以葡萄糖浓度依赖的方式增强胰岛素分泌，抑制胰高血糖素分泌，从而发挥降糖作用。"DPP- Ⅳ抑制剂 + 双胍类"方案降糖效果与"磺脲类 + 双胍类"方案相当，但对体重控制更好，低血糖风险更小，并有潜在的改善 β 细胞功能的作用。

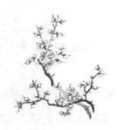

方案 9、双胍类 +SGLT2 抑制剂

SGLT2 抑制剂主要通过抑制肾脏对葡萄糖的重吸收，增加尿中葡萄糖的排泄来降低血糖，无低血糖风险，同时可以降低体重、保护心血管，与二甲双胍联用可以长期、有效、平稳地降低血糖。因为上述两种药物的降糖作用均不依赖于胰岛素，因此该联合可用于 2 型糖尿病自然病程的各个阶段，也可用于 1 型糖尿病。

注意事项：由于 SGLT2 抑制剂的降糖作用依赖于足够的肾功能，因此，不适用于肾小球滤过率较低的糖尿病患者。

此外，当联用两种口服降糖药仍不能使血糖控制满意时，可考虑三种药物联合应用，如"磺脲类 + 双胍类 + α - 糖苷酶抑制剂"等。

十四、选择降糖药的主要依据是什么

要点聚焦：每种降糖药物都各有特点，每位患者病情也千差万别，在具体用药时，一定要两方兼顾，作出最合理的选择。记住：对糖尿病患者而言，没有"最好"的药物，只有"最适合"的药物。

糖尿病友自从患病那天起，就意味着今后可能要与降糖药长期相伴，而科学合理地选用药物对控制病情至关重要。降糖药物的品种非常之多，如何正确选择就显得尤为重要。

我们知道，每一类药物的特点均不相同，每个患者的病情也是千差万别。作为临床医生，既要熟悉临床上各种降糖药物的特性（如起效快慢、药效持续时间长短、代谢特点、降糖效力、服药方式及副作用等等），又要了解患者的具体病情，（如患者年龄、胖瘦、肝肾功能、血糖谱特点、服药依从性等等），只有知己知彼，才能百战不殆。

那么，应该如何根据自身病情来选择最适宜的药物呢？以下几个方面可以作为选择药物的重要依据：①糖尿病的类型；②患者体型胖瘦；③高血糖类型；④有无并发症；⑤年龄大小。

1、根据糖尿病类型选择药物

1 型糖尿病人由于胰岛功能完全丧失，所以必须终生注射胰岛素，口服降糖药可以选择 α - 糖苷酶抑制剂、SGLT-2 抑制剂、二甲双胍等不依赖胰岛功能的降

细节提醒：选择药物一定要知己（自身病情）知彼（药物特点），遵循个体化原则，适合自己的就是最好的。

糖药物，但只是作为辅助治疗而且不能单独使用；2型糖尿病人原则上各类口服降糖药物均可在选用，但在某些特殊情况下，如糖尿病酮症酸中毒、严重创伤或大手术、重度感染、妊娠期间、口服降糖药失效等等，仍需改用胰岛素治疗。

2、根据体形胖瘦选择药物

理想体重（kg）：身高（cm）— 105，如果实际体重超过理想体重10%，则属于体形偏胖，最好选择"双胍类"、"α–糖苷酶抑制剂"或 SGLT-2 抑制剂，因为这几类药物可以降低体重（至少不会增加体重）；如果实际体重低于理想体重10%，则认为体形偏瘦，应该优先选用"胰岛素促分泌剂"（包括磺脲类药物和格列奈类药物），因为服用这类药物可致体重增加，对于消瘦者比较合适。

3、根据高血糖类型选择药物

如果以餐后血糖升高为主，首先应选择（–糖苷酶抑制剂（如拜唐平）、格列奈类（如诺和龙）或DPP-Ⅳ抑制剂；如果以空腹血糖升高为主，则应首选二甲双胍缓释片、格列美脲、达美康缓释片、瑞易宁（格列吡嗪控释片）等长效降糖药物；如果空腹和餐后血糖都高，治疗开始即可联合使用两种作用机理不同的口服药物，如"磺脲类（双胍类"、"（–糖苷酶抑制剂（双胍类"、"DPP-Ⅳ抑制剂（双胍类"等等。

4、根据有无并发症选择药物

如果患者还有肥胖、高血压、高血脂、冠心病等疾病，应当选择双胍类、（–糖苷酶抑制剂或 SGLT-2 抑制剂，这些药物既可降低血糖，又能改善心血管病的危险因素；如果患者有胃肠道疾病，最好不要使用双胍类和（–糖苷酶抑制剂；如果患者有严重肝肾功能不全以及慢支、肺气肿等慢性缺氧性疾病，禁用双胍类药物，以免引起乳酸酸中毒；如果患者有心功能不全、浮肿，禁用噻唑烷二酮类；如果患者有轻度肾功能不全，最好选用主要经胆道排泄的降糖药如糖适平、诺和龙。

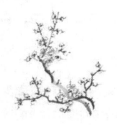

5、根据年龄大小选择药物

鉴于老年人肝肾等脏器生理功能减退，对药物的耐受性差，加之肝糖原储备不足，因而低血糖风险高且危害大，因此，老年患者不宜选用长效、强力降糖药物（如优降糖），而应选择降糖效果平和、服用方便降糖药物（如诺合龙、糖适平），而且一定要从小剂量开始。此外，为安全起见，老年人的血糖控制目标应适当放宽。儿童糖尿病还是以胰岛素治疗为主，二甲双胍是目前唯一被美国 FDA 批准用于治疗儿童糖尿病的口服降糖药。

除了上面提到的五条选药依据之外，在选择降糖药物时，还要考虑到患者的经济条件以及治疗依从性。对于经济不宽裕的患者，要剂量选择性价比高的降糖药物，不让病人因经济原因而中断治疗。对于经常出差，进餐不规律或者记性较差的病人，最好选择每天只需服药一次的药物（如格列美脲），简单方便，病人顺应性更好。

总之，糖尿病治疗不能人云而云，一定要讲究科学，坚持个体化用药，也就是要根据每个病人的病情特点，合理选择药物的种类、剂量、剂型和搭配。

十五、糖尿病肾病患者如何选择降糖药

要点聚焦：肾功能不全的糖尿病患者在选择降糖药物时应格外谨慎。如果肾功能轻度受损，可以酌情选择不经过或甚少经过肾脏排泄的降糖药物；如果肾功能严重受损，应停用口服降糖药，及时改用胰岛素治疗。

糖尿病肾病是糖尿病人最常见的一种微血管并发症，此类患者在实施降糖治疗时，需要根据患者肾功能状况，结合降糖药物的药理特性加以选择。

我们知道，糖尿病肾病临床上分为Ⅰ、Ⅱ、Ⅲ、Ⅳ、Ⅴ共五期，其中，Ⅰ、Ⅱ、Ⅲ期属于早期糖尿病肾病，此阶段的病人肾脏对体内代谢产物以及药物的清除能力仍然是正常的，因此，各类降糖药物均可选用。从Ⅳ期（即临床糖尿病肾病期）开始，病人肾小球滤过率（英文简写 GFR：成人正常参考值为 80~120ml/min）开始进行性下降，Ⅴ期是糖尿病肾病终末期，此期患者 GFR 小于 10ml/min。

糖尿病患者有轻度肾功能受损时（即"肾小球滤过率"轻度下降时），可以酌情选择不经过或甚少经过肾脏排泄的降糖药物，比如在肠道不吸收，直接由大

细节提醒： 糖尿病肾病患者由于肾糖阈升高，即使血糖升高，尿糖也往往阴性，故此类病人应当根据血糖而不是尿糖来调整胰岛素剂量。

便排出或者可以由肝脏排泄。这样的药物主要有以下几种：

1、阿卡波糖

商品名拜唐平、卡博平，属 α–糖苷酶抑制剂。该药主要通过延缓碳水化合物在肠道的吸收发挥降糖作用，此类药物在肠道几乎不被吸收入血，98% 是从大便排出，故对肾脏几乎没有影响。

2、格列喹酮

商品名糖适平，属磺脲类。该药 95% 通过胆道从粪便排泄，仅 5% 代谢产物经肾脏排泄，故对肾脏的影响很小。

3、瑞格列奈

商品名诺和龙、孚来迪，属苯甲酸衍生物类。该药约 92% 通过胆道经大便排泄，仅不到 8% 代谢产物经肾脏清除，故对肾脏的影响也很小。

4、格列美脲

商品名亚莫利、万苏平，该类药也是双通道排泄，肾衰竭时可由肝脏代偿排泄。

5、噻唑烷二酮类

如罗格列酮、吡格列酮等，此类药物是肝、肾双通道排泄，当从肾脏排泄减少时，大部分药物可以由肝脏代偿排泄掉，故轻度肾功能不全的患者也可服用。但由于该类药物会产生水肿，因此，对于伴有水肿的糖尿病肾病患者，尤其是合并心衰的患者不宜服用此类药物。

倘若病人肾功能严重受损，原则上应停用一切口服降糖药，及时改用胰岛素治疗，并且要尽可能选择短效胰岛素制剂。

需要注意的是，处于终末期的糖尿病肾病患者，在调整胰岛素剂量时可能会出现两种截然不同的情况：一方面，肾功能不全时肾脏对降糖药物（包括胰岛素）清除率下降、肾脏糖原异生能力降低、再加上进食减少，患者很容易发生低血糖，需要酌情减少胰岛素用量；另一方面，肾功能不全可能会加重患者的胰岛素抵抗，此时则需要加大病人胰岛素的剂量。因此，对于胰岛素的用量不能只强调一方

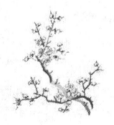

面，而应该是两方面"中和"的结果，药物用量究竟是增还是减应当根据患者的血糖检查结果来决定。

十六、长期服用降糖药对肝肾有损害吗

要点聚焦：没有绝对安全的药物，但只要严格遵守药物适应症，不超剂量范围用药，降糖药物的安全性还是有保证的。事实上，长期高血糖对肝肾功能的损害要远远超过降糖药物对肝肾的影响，良好的血糖控制本身就是对肝肾最好的保护。

临床实例

刘大爷患糖尿病 5 年了，长期口服二甲双胍等降糖药物，尽管血糖控制得不错，但他心里面却总不踏实，老是担心长期服药会对肝肾造成损害。

在现实生活中，有刘大爷这种想法的糖尿病患者还真不少。有些患者认为"西药副作用大，长期服用对肝肾有害"，因此，当血糖得到初步控制后就擅自将药物减量甚至停用，结果导致血糖波动、病情反复。那么，糖尿病友究竟应如何看待这个问题呢？

我们说，只要是药物就存在一定的副作用，中药也不例外，但病人不宜将药物的不良反应过分夸大。事实上，临床上使用的各种正规降糖药物都是经过层层筛选，在反复动物实验和多年临床验证的基础上得到确认的安全、有效的药物，其不良反应并不严重，只要在医生指导下，在允许的剂量范围内服用，一般不会对肝肾造成不良影响。

正规的药品说明书在介绍药物副作用时往往都非常详细，即便是发生概率极低的罕见副作用也要提及，以便让医生和患者知情，这是对病人负责任的做法。但这并不说明这种药物的副作用就有多么严重和普遍。其实，只要是在医生的指导下，严格按照说明书规定用药，这些副作用大多是可以避免的，因此，患者大可不必顾虑太多。这就好比坐飞机，尽管存在坠机的风险，但总的来说还是非常安全的。

众所周知，药物进入体内以后大都要经过肝脏代谢，然后再经肾脏排出。如果患者肝肾功能正常，就能保证药物在肝脏及肾脏正常代谢和排泄，而不会因药物蓄积而对肝肾功能造成影响。有些糖尿病患者出现肝肾功能异常，但这多是由于其自身血糖、血压、血脂等代谢指标控制欠佳造成的，而不是药物对肝肾损害所致。事

细节提醒： 看广告抓药或用保健品代替药品都是不可取的，患者应到正规医院在专业医生的指导下正规治疗。那些虚假广告宣称的无任何毒副作用且可根治糖尿病"偏方"、"中药"，恰恰副作用很大，病友切勿上当。

实上，长期高血糖对肝肾功能的损害要远远超过降糖药物对肝肾的影响，降糖药物给患者带来的益处要远远超过它的不良反应，良好的血糖控制本身就是对肝肾最好的保护。

就拿前面的例子来说，如果刘大爷的肝肾功能正常，而且二甲双胍的用量是在临床允许的剂量范围以内（500~2000mg/d），长期用药应当是安全的，不必担心对肝肾有影响。但如果患者存在肝肾功能不全（血肌酐大于150μmol/L），则要禁用二甲双胍，换用胰岛素治疗。这是因为肾功能不全时，二甲双胍经肾脏排泄受阻，容易造成药物蓄积并诱发乳酸酸中毒。

也许有人会问，除了双胍类药物以外，其他各类降糖药（磺脲类、格列奈类、（-糖苷酶抑制剂、噻唑烷二酮类、DPP-4抑制剂、SGLT-2抑制剂等）对肝肾是否安全呢？根据现有的临床资料，其他各类降糖药均有出现肝功能异常的个案报道（发生率＜1/10000），但多表现为轻度和暂时性转氨酶升高。总体说来，目前临床使用的各类口服降糖药都是比较安全的。

不可否认，降糖药物都存在一定的副作用，但是，只要严格掌握药物的适应证，在剂量允许范围内合理用药，其安全性还是有保证的。糖尿病是一种终身性疾病，需要长期治疗，糖尿病友应权衡利弊，切不可因噎废食。

十七、与"糖"共舞，如何远离降糖药物的副作用

要点聚焦： 但凡药物都具有两重性——治疗作用和副作用，临床医生在选用药物时，一定要知己知彼，扬长避短，且不可杀敌一千，自损八百。

临床实例

病例1：刘大妈有十多年的糖尿病史，平常一直正

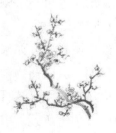

规服用降糖药，血糖控制良好。前不久，大妈参加了一次某保健品公司举办的健康讲座，会上，讲者先是大谈降糖药物对肝肾的种种副作用，接着又讲他们的保健品如何安全有效。刘大妈被说得彻底动了心，会后买了不少保健品，回家干脆就把降糖药全停了，改吃保健品。没过多长时间，久违的"三多一少"症状再次出现在刘大妈身上，化验结果显示：血糖显著升高。主管医生了解了原因后，让她重新恢复原来的治疗方案，刘大妈的血糖这才稳定下来。

病例2：王师傅是一位出租车司机。前不久，单位组织查体发现血糖高，肾功指标异常，尿蛋白（+++），被诊断为"糖尿病肾病"。医生建议他用胰岛素治疗，被王师傅以打胰岛素太麻烦为由拒绝了。他自己去药店买来降糖灵（苯乙双胍），服用一段时间后，患者出现乏力、恶心、神志不清，被家人送到医院，诊断为"乳酸酸中毒"，多亏抢救及时，否则性命难保。

迄今为止，糖尿病尚不能彻底根治，这就意味着一旦得病，患者便需要长期甚至终身用药。因此，药物安全性如何自然就成了广大患者非常心的问题。客观地讲，但凡药物都具有两重性，既有积极的治疗作用，同时也存在一定的副作用，绝对安全的药物（包括中药在内）是不存在的。在对待药物副作用这个问题上，患者既不能因噎废食（如例1），也不能随意滥用（如例2），而是要权衡利弊，谨慎选用。下面，我们就来看看降糖药物究竟有哪些副作用以及如何才能减少甚至避免这些副作用。

1、口服降糖药物有哪些副作用

常言道"是药三分毒"，也就是说任何药物都存在一定的副作用，降糖药物也不例外。临床常用的降糖药分七大类，下面就让我们了解一下各类降糖药物有哪些副作用：

（1）磺脲类：包括优降糖、达美康、糖适平、美吡达、格列美脲等。此类药物的副作用主要是低血糖及体重增加，其它少见的副作用有皮疹、过敏反应、白细胞减少等等。

（2）格列奈类：包括瑞格列奈、那格列奈。其副作用也是低血糖，但发生率低而且程度轻，其它副作用罕见。

（3）双胍类：包括二甲双胍和苯乙双胍。主要副作用是食欲不振、恶心、呕吐、腹痛、反酸等消化道反应，其它少见的副作用有""乳酸酸中毒及"营养不良性贫血"。"乳酸酸中毒"虽然罕见但后果十分严重，其症状表现为乏力、呼吸深快、意识障碍甚至昏迷，多见于服用苯乙双胍且合并心肾功能不全的糖尿病患者，而二甲双胍则极少引起乳酸酸中毒。

（4）a- 糖苷酶抑制剂：包括拜唐平、倍欣等。此类药物的副作用主要是胃肠道反应，如腹胀、排气增多，偶有腹痛、腹泻。

（5）胰岛素增敏剂：包括罗格列酮和吡格列酮。少数人服用后可导致水钠潴留，引起颜面及下肢浮肿、加重心衰。此外，此类药物还可能引起肝功异常。

（6）二肽基肽酶 –4（DPP–IV）抑制剂：如沙格列汀、维格列汀、西格列汀等。此类药物比较安全，单独应用不增加低血糖风险，不增加体重。

（7）SGLT–2 抑制剂：如达格列净（安达唐）等，这类药物最主要的副作用是生殖系真菌感染和泌尿系感染。

在降糖药物的各种副作用当中，最常见的当属低血糖，轻度低血糖会出现心慌、出汗、有饥饿感症状，而严重的低血糖可以导致昏迷甚至死亡。其次是胃肠道反应，而其它方面的不良反应发生率均比较少见。

糖尿病友最担心的问题是："长期用药究竟会不会损害肝肾？"一般说来，降糖药物本身不会对肝肾造成直接损害。那么，为何有些降糖药物说明书上特别注明"肝肾功能不良者禁用"，这是因为这些药物都要经过肝肾代谢，如果患者原本存在肝、肾疾患，用药后势必会加重肝、肾的负担，导致肝肾功能进一步恶化，同时还会影响药物的代谢与清除，引起药物蓄积中毒。

2、如何减少和避免降糖药物的副作用

（1）为了避免或减少低血糖发生，患者不可过度节食，一定要定时定量进餐，尽量不要选择强力、长效口服降糖药（如优降糖），而且用药一定要从小剂量开始，逐渐增加。在各类降糖药当中，只有胰岛素促泌剂（主要指磺脲类药物，格列奈类低血糖风险较低）才会导致严重的低血糖，其余各类药物在单独使用时很少引起低血糖，对于低血糖风险较大的糖尿病患者（如老年人以及脆性糖尿病患者），应尽量选择低血糖风险较低的降糖药物。

（2）双胍类药物最好在餐中或餐后服用，这样可以有效降低患者的消化道反应。另外，二甲双胍肠溶片比普通片消化道反应轻。

（3）对于已经出现肾脏病变的糖尿病患者，最好选择通过胆道而不通过肾脏排泄的药物（如糖适平、诺和龙），这样就不会加重肾脏的负担。当然，对于严重肾功能不全的病人，原则上应禁用一切口服降糖药，改用胰岛素治疗。

（4）肥胖的 2 型糖尿病患者往往同时存在高血脂、脂肪肝、肝功异常，对于这类病人，在用药期间要严密监测肝功能，如果转氨酶越来越高，应及时停药，改用胰岛素，必要时可给予保肝治疗。

（5）尽量联合用药。一般说来，药物副作用与用药剂量呈正相关，药物剂量越大，其副作用也相应增加。而采取联合用药，可以在保证疗效的前提下，减少

每一种药物的使用剂量，从而大大减少药物的副作用。

（6）循序渐进用药。部分糖尿病人在最初服用 a-糖苷酶抑制剂（如拜唐平）、双胍类（如二甲双胍）等药物时，部分患者会出现食欲减退、腹胀、腹泻等胃肠道症状，个别患者甚至因此而被迫停药。一般说来，胃肠道对药物的适应和耐受需要一个过程，因此，在使用这类药物时，一定要从小剂量开始，经过 1~2 周逐渐增加至治疗剂量，倘若一上来就足量给药，病人往往难以耐受。

3、为确保用药安全，应当采取哪些措施

首先，在开始药物治疗之前，应作包括肝肾功能、血脂、心电图等在内的各种必要检查，以了解患者各脏器的功能状况，指导临床科学用药。

其次，要熟悉各类降糖药物的适应症与禁忌症，并结合患者的具体情况，合理选用药物。例如：慢性缺氧、肝肾功能不全、严重感染、重度贫血以及作造影检查的病人忌用"双胍类药物"；心衰浮肿、活动性肝病以及严重骨质疏松患者忌用"胰岛素增敏剂"；慢性肠炎、腹泻、腹部手术恢复期以及疝气患者忌用"a-糖苷酶抑制剂"；孕妇原则上禁用一切口服降糖药。

第三，一定要在专业医生的指导下严格按医嘱用药，切忌自行选用药物或者为了追求快速显效而盲目加大用药剂量。此外，在药物使用过程中，应注意观察病人用药反应，定期监测血糖、肝肾功能等指标。

第四，不要轻信广告宣传，那些宣称没有任何毒副作用且能彻底根治糖尿病的所谓"纯中药制剂"，统统都是骗人的。

十八、降糖药不宜
与哪些药物"混搭"

要点聚焦：糖尿病人往往同时患有多种疾病，故除了

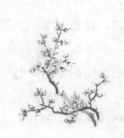

降糖药以外，还需要服用其他药物。当多药并用时，降糖药物的疗效常常会受到其它药物的"干扰"，有的药物可以削弱降糖作用，有的药物则可增强降糖作用。

临床病例

半年前，张师傅在单位体检时查出有糖尿病，按医嘱口服美吡达（格列吡嗪）治疗，血糖一直控制良好。进入冬季，随着天气变冷，他的类风湿关节炎又犯了，严重的关节肿痛令他难以忍受。于是到厂医务室就诊。医生给他开了"强的松"（一种糖皮质激素），这药还真灵，只服了几天，关节疼痛症状就明显减轻，可药一停下，症状就反复，不得已只好就一直靠着用。前不久，他自觉口渴、乏力明显，到医院一查血糖，空腹血糖竟高达 12.8mmol/L。对此，张师傅感到不解，自己降糖药一直没停，饮食也比较注意，血糖怎么又上去了呢？原来，问题就出在"强的松"上。

糖尿病人往往同时患有多种疾病，需要降糖药与其它药物联合治疗，尤其是一些老年患者更是如此。然而这些药物当中，有些会影响降糖药物的疗效而引起血糖波动，对此，我们应该有所了解，加强血糖监测，及时调整降糖药物剂量，确保血糖平稳。

1、可使血糖升高的药物：

（1）糖皮质激素：如强的松、地塞米松等，可通过增强糖原分解、促进糖异生、减少外周组织对葡萄糖的利用等多种途径引起血糖升高。

（2）拟肾上腺素药：包括肾上腺素、去甲肾上腺素、麻黄碱等等，这些药物都能增加肝糖原和肌糖原的分解，使患者的血糖升高。

（3）甲状腺激素：如优甲乐等，此类药物可以促进葡萄糖的吸收，加速糖原分解及糖异生，使血糖升高，故糖尿病患者在服用甲状腺制剂时应注意监测血糖。

（4）β–受体阻滞剂：β–受体阻滞剂（如心得安等）可抑制胰岛素的释放，减少肝脏、外周组织对葡萄糖的摄取，导致血糖轻度升高，故糖尿病患者应慎用此类药品。

（5）胃肠解痉药：如阿托品、普鲁本辛、颠茄等。这些药物均属于抗胆碱药物，具有阻断胆碱能受体、减少胰岛 β 细胞分泌胰岛素的作用。

（6）抗痨药物：异烟肼是治疗结核病的一线药物。长期用异烟肼可影响糖代谢，使糖耐量降低，因此，用药期间应注意监测血糖。

（7）避孕药：包括雌激素、黄体酮等，这些药物均具有降低糖耐量和升高血糖的作用，因此，患有糖尿病的育龄期妇女，最好用安全套避孕。

（8）利尿剂：长期应用噻嗪类利尿剂（双氢克尿塞、速尿等），能抑制胰岛（细胞分泌胰岛素，导致血糖升高。噻嗪类利尿剂所致的血糖升高大多出现在用药2~3个月后，停药后能自行恢复，小剂量、短期应用对病人血糖影响不大。

2、可使血糖降低的药物：

（1）阿司匹林：降糖药进入血液循环后，部分药物需要与血液里的蛋白质结合，暂时不发挥降糖作用。而阿司匹林会与降糖药"争夺"血液里的蛋白质，结果部分降糖药被"置换"到血液中，导致血药浓度迅速升高，引起低血糖。但小剂量阿司匹林降糖效果不明显。

（2）抗凝血药：如双香豆素等，可抑制甲苯磺丁脲（D860）的代谢，延长其半衰期，使口服降糖药的代谢及清除减慢，故容易发生低血糖。

（3）氯霉素、复方新诺明：这两种抗生素会影响口服降糖药的排泄，使后者的血药浓度增加而导致低血糖，故在应用时要适当调整降糖药的用量。

十九、漏服降糖药应该如何补救

要点聚焦： 定时、定量、规律用药是保证血糖良好控制的基本要求。即便是偶尔一次漏服药物，都有可能引起血糖的显著波动或居高不下；若是经常忘记按时服药，后果就更严重了。因此，要尽量避免漏服降糖药物。而且一旦出现这种情况，则要采取及时、正确的补救措施，尽可能把漏服降糖药对血糖的影响降至最低。

长期定时、定量、有规律地服用降糖药是糖尿病友有效控制血糖的基本要求。由于糖尿病人以身患多种疾病的中老年人居多，每天都要服用多种药物，而每种药物的用

细节提醒： 为了减少药物对糖代谢的不良影响，应做好以下几点：首先，对于可用可不用的药物，尽量不用；其次，尽可能选用对糖代谢没有影响的药物，例如，合并高血压的糖尿病患者尽量不用利尿降压药，可以选择其他种类的降压药；第三，有些药物虽可影响糖代谢但又不得不用时，应及时调整降糖药物用量，切勿因噎废食，擅自停药。

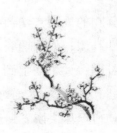

法也不尽相同，再加上年龄大、记忆力欠佳，所以很容易出现漏服降糖药的情况。如果这种情况经常发生，势必会引起血糖波动乃至失控，给身体带来严重伤害。

也许患者要问，临床遇到这种情况，应该如何补救呢？这要根据不同情况区别对待，具体处理时需要参考以下几个因素：漏服降糖药物的药效特点、漏服的时间以及患者当时的血糖水平等等。目前临床上常用的口服降糖药主要有磺脲类药物、餐时血糖调节剂、α–糖苷酶抑制剂、双胍类药物、胰岛素增敏剂、DPP–4 抑制剂、SGLT–2 抑制剂等七大类，下面，就来分别谈谈漏服这些药物的补救措施。

1、漏服磺脲类药物

磺脲类药物品种繁多，可分为短效磺脲类药物和中、长效磺脲类药物。

短效药物（如糖适平、美吡达等）通常要求每餐前半小时服用。如果您到了进餐时才想起来，可以将进餐时间往后推半小时。如果到了饭后两餐之间才想起来，则需要立即测一个随机血糖，若血糖轻度升高，可以增加活动量而不再补服；若血糖明显升高，可以当时减量补服。如果您到了下一餐前才想起来漏服药了，那就测一下餐前血糖，如果餐前血糖升高不明显，就依旧按照原剂量服药，无需任何改变；如果餐前血糖升高明显，可以酌情临时增加餐前用药剂量或是适当减少当餐的进食量，以使血糖尽快恢复到正常范围。切不可把上一次漏服的药物加到下一次一并服下，以免造成低血糖。

中、长效磺脲类药物主要有格列吡嗪控释片（瑞易宁）、格列齐特缓释片（达美康缓释片）、格列美脲（亚莫利）等。此类药物的用法为：每天服用 1 次，早餐前半小时服用。如果您早餐前漏服快到午餐前才想起，可以根据血糖情况，按照原来的剂量补服药物。如果到了午餐后才想起来，可酌情按原剂量的一半进行补服；如果是在晚餐前或晚餐后才发现漏服的话，则不必补服，以免引起夜间低血糖，此时患者可通过减少晚餐时的进食量和进行运动来控制血糖，等到第二天早餐时再按照计划正常用药。

2、漏服格列奈类药物

此类药物的代表药物是瑞格列奈（诺和龙）和那格列奈（唐力）。漏服此类药物的处理方法与短效磺脲类药物类似。如果刚吃完饭时想起还没吃药，可以立即补服；如果两餐之间想起前一餐忘记用药，应根据血糖监测结果决定是否减量补服；如果马上到下一餐时间了，则要测餐前血糖，若升高不明显就无须改变用药和进餐量，若血糖升高明显，可以适当增加餐前用药剂量或减少这一餐的进食量，使血糖尽快恢复到正常范围，减少漏服药物造成的影响。

3、漏服 α-糖苷酶抑制剂

α-糖苷酶抑制剂包括阿卡波糖（拜唐平、卡博平）和伏格列波糖（如倍欣）等，此类药物主要是通过延缓肠道对碳水化合物的吸收来降低餐后血糖，其正确用法是在进餐时与第一口饭同时嚼服。如果是在进餐过程中发现漏服，应立即按原剂量进行补服；如果是在进餐后半小时以内发现漏服，也应立即按原剂量进行补服，但药效会打折扣（患者可在服药后进行适当的运动，以弥补药效的不足）；如果是在进餐结束半小时以后才发现漏服，因缺乏作用底物，因而不必补服。此时患者应立即检测血糖，如果血糖水平只是略高，可通过增加运动量来控制血糖水平；如果其血糖水平明显升高，可服用其它短效降糖药来控制血糖。

4、漏服双胍类药物

服用双胍类药物的患者，漏服发生在餐后两小时之内，如果血糖只是轻度升高，可以通过临时增加运动量来降低血糖而不必补服；如果血糖明显升高，可以按原剂量进行补服。要是发现漏服时已到了下一次服用二甲双胍的时间，就无需再补服了。

5、漏服胰岛素增敏剂

代表药物是罗格列酮（文迪雅、太罗）和吡咯列酮（艾可拓、瑞彤）。这类药物只需要每日一次服用，起效较慢，单独使用一般不会引起低血糖，因此，单独使用胰岛素增敏剂的糖尿病患者在发生漏服后，可在当日的任何时间按原剂量进行补服。

6、漏服 DPP-Ⅳ抑制剂

代表药物有西格列汀（捷诺维）、沙格列汀（安利泽）、维格列汀（佳维乐）、利格列汀（欧唐宁）、阿格列汀（尼欣娜）等等，这类药物具有血糖依赖性的胰岛素促泌作用，此外还可以抑制胰高血糖素分泌、延缓胃排空、减轻体重。单独应用不会引起低血糖，安全性良好。每日只需服药一次。服用本药的患者一旦发生漏服，可以随即按原剂量进行补服。

细节提醒： 为避免漏服药物，可以采取以下措施：①将降糖药放在餐桌上、水杯旁等容易看到的地方。②在衣服的兜里或随身带的包里装上日常使用的降糖药，以免在外出吃饭时身边没有药。③将记有服药时间的纸条放在药盒里和兜里，以免在用药的时间上出现差错。④记忆力减退的老年糖尿病患者可以选用格列吡嗪缓释片、达美康缓释片、格列美脲、二甲双胍缓释片等长效降糖药。此类药物每日只需服用一次，患者不容易忘记。

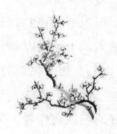

7、漏服 SGLT-2 抑制剂

此类药物有达格列净（安达唐）、坎格列净（卡格列净）、恩格列净等，这类药物的降糖并不依赖于改善胰岛素分泌或抵抗，而是通过促进尿液中葡萄糖的排泄来实现的。每日只需服药一次，患者一旦发生漏服，可以随即按原剂量进行补服。

需要说明的是，任何针对漏服降糖药的补救方法都属于亡羊补牢。对于糖尿病患者来说，一定要养成按时、规律服用降糖药的习惯，尽量避免漏服药物，这一点对于平稳控制血糖、减少糖尿病慢性并发症的发展非常重要。

二十、血糖降下来以后，降糖药能否停用

要点聚焦：糖尿病是一种终身性疾病，血糖恢复正常，并不等于糖尿病已彻底痊愈，仍需要继续坚持饮食控制与运动锻炼，至于能否暂时停药，还需要根据患者的具体情况而定。

临床上，经常有糖尿病友问我："血糖降下来以后，降糖药能否停用？"，关于这个问题不能一概而论。对于多数 2 型糖尿病患者来说，血糖控制良好是饮食控制、运动锻炼和药物治疗协同作用的结果，降糖药所起的作用举足轻重，特别是对那些治疗前血糖较高、采取联合用药且用药剂量较大的患者，一旦停用降糖药，高血糖马上就会卷土重来。

临床上也确实有些病友在血糖降下来并稳定一段时间之后，把降糖药停掉，血糖依然能维持正常。难道这些患者真的彻底痊愈、跟健康人一样了吗？答案是否定的。之所以能够停药，原因在于：

1、停药之前患者血糖控制良好，"糖毒性"被解除，患者自身胰岛功能得到较好的恢复；

2、尽管患者已停用降糖药，但仍继续坚持饮食控制和运动治疗，而良好的生活方式干预可以部分地代替降糖药物的作用；

3、患者体重较之前明显下降，由此使得机体的"胰岛素抵抗"明显减轻。

因此，对于治疗后血糖控制良好，降药物用量不大，饮食和运动治疗配合良好的糖尿病患者，可以谨慎地尝试停用降糖药，但要注意以下几点：

1、最好是血糖降至略低于正常的时候再考虑停药，如果血糖刚刚降至正常，最好不要急着停药；

2、停药必须循序渐进，不要一下子完全停掉，而应在保证血糖正常的前提下，能减到什么程度就减到什么程度；

3、停药后一定要继续坚持饮食控制和运动锻炼，而且不能三天打渔，两天晒网；

4、停药期间，一定要加强血糖监测，一旦发现单纯生活方式干预不足以维持血糖正常，就要重新启动药物治疗。

需要说明的是，糖尿病人的胰岛功能往往随着病程的延长而逐渐下降，最终往往还是离不开降糖药物。作为糖尿病患者，切不可以为停药后血糖不高，就说明糖尿病彻底好了，并因此而放松饮食及运动治疗，这样很快就会导致病情反复。

细节提醒：见好就收、随意停药，会使病情反反复复、逐渐加重，药物用量越来越大，效果越来越差。

二十一、莫让"一药多名"迷了您的眼

要点聚焦："一药多名"（指同一种药物有多个"商品名"）非常普遍，它不利于临床安全、合理地使用药物，潜在的危害就是重复、过量用药，导致药物不良反应甚至药物中毒等严重后果，因此，糖尿病友必须熟知常用降糖药的商品名，以避免重复用药。

药品名称有"通用名"、"商品名"、"化学名"及"英文名"。通用名是指世界各国通用的名称，我国《药品管理法》规定，凡是列入国家药品标准的名称就是药品的通用名称，也称为"法定名称"。但在一个通用名下就会有许多不同的厂家为自己生产的药品使用的商品名，也

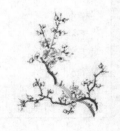

就是商标名。药品的化学名是指该药品原料成分的化学名称。而英文名是世界卫生组织（WHO）与各国专业术语委员会为每一种在市场上销售的药品起的在世界范围内都可以接受的唯一名称，即国际非专利名称。

糖尿病的治疗药物分七大类，每一类又有若干种，而同一种药物（其通用名及化学名相同）根据生产厂家的不同，又被冠以不同的商品名，有的药品其商品名甚至多达数十种。就拿临床最常用降糖药"二甲双胍"来说，就有格华止、迪化糖锭、美迪康、卜可、君力达、甲福明等十多个商品名，医生或药师都常常被眼花缭乱的商品名弄得一头雾水，更不用说普通患者了。"一药多名"不仅增加了医生的工作难度，更严重的是给糖尿病患者选用药品带来诸多安全隐患，例如，有的病人将换了名字的老药误当成新药；还有的病人将两个商品名不同的同一种药物误认为是两类药物而错误联用，并由此导致不良后果。因此，为了能更好地选购和使用药物，糖尿病人很有必要了解药品命名的有关知识。我们说，同一种药物的商品名可以有很多个，但通用名（或化学名）只有一个，因此，记住所用药物的通用名，在选用药物时就不会发生上述错误。现将临床上常用口服降糖药的通用名及商品名汇总如下（表4-1）。

表4-1　降糖药物的商品名和通用名

通用名	商品名
格列本脲：	优降糖、格列赫素、达安辽、达安宁等。
格列吡嗪：	美吡达、迪沙片、优哒灵、利糖妥、麦林格、灭糖尿、灭特尼、瑞易宁、秦苏、唐贝克。
格列喹酮：	糖适平、捷适、克罗龙。
格列齐特：	达美康、列克、甲磺吡脲
格列美脲：	亚莫利、万苏平、圣平、普唐苹、迪北、伊瑞、佳和洛、力贻苹、安尼平
瑞格列奈：	诺和龙、孚来迪。
那格列奈：	唐力、唐瑞。
二甲双胍：	甲福明、格华止、迪化糖锭、美迪康、卜可、君力达、君士达、倍顺
苯乙双胍：	降糖灵、苯乙福明
罗格列酮：	文迪雅、太罗、维戈洛、爱能、圣奥等。
吡格列酮：	艾可拓、卡司平、瑞彤、艾汀、顿灵等。
阿卡波糖：	拜唐平、卡博平。
伏格列波糖：	倍欣、伏利波糖。
DPP-IV 抑制剂：	捷诺维、尼欣那、安利泽、佳维乐等
SGLT-2 抑制剂：	达格列净、坎格列净、恩格列净等

二十二、药物好不好，主要看什么

要点聚焦：适合病情、疗效确切、副作用小、价廉物美的药物就是好药。贵药、洋药不等于好药。

患者看病时都希望医生给自己开点"好药"。有些经济条件好的患者张口就是"大夫：药贵点不要紧，钱不是问题，最好是进口的"。在这些患者看来，价格贵的药肯定比价格便宜的药好，进口药比国产药好。那么，究竟什么样的药物才算是"好药"呢？

1、"好药"必备的四大要素

一般说来，"好药"必须具备四个要素：一是必须疗效确切；二是毒副作用小；三是价格合理；四是服用方便。以口服降糖药为例，一个好的降糖药物应该能够有效地降低血糖（包括空腹及餐后）及糖化血红蛋白；不良反应特别是低血糖风险小、安全性高；服用方便（如一天一次或餐前即服），患者治疗依从性高；价格便宜、长期服用经济上能够承受。另外，目前评价一个降糖药物，除了看降糖效果之外，能否降低心血管危险因素（如体重、血压、血脂等）并具有心血管保护作用也是一项非常重要的评价指标。还有一点非常重要，就是药物最终都要通过其作用对象——患者来发挥作用，所以，评价一个药物好不好，除了药物本身以外，关键还要看药物是否适合患者的具体病情，抛开患者病情来评价药物好坏没有任何实际意义。

2、每种药物都有"长短"，"适合的"就是"最好的"

临床上没有十全十美的药物。就拿降糖药来说，凡是降糖作用强的药物，导致低血糖的风险必然高；而低血糖风险小的药物，降糖作用则往往偏弱。再者，副作用有时也是相对的，我们知道：双胍类药物的副作用主要是胃肠道不适、影响食欲，个别患者甚至会出现呕吐、腹泻以至于无法耐受；但肥胖 2 型糖尿病患者服用二甲双胍后，食欲下降、饭量减少、体重减轻、胰岛素抵抗明显改善，原

细节提醒：糖尿病人要想做到合理用药，最好的办法就是找一位经验丰富、责任心强、对你病情比较熟悉的专科医生来给你做指导。

本的"副作用"在这里又变成了"正作用"，因此，所谓的"好"与"不好"都是相对的，选择药物关键是要"对症"。

口服降糖药分七大类，每一类药物又有若干种，其特点及适应证均不相同。而且每个糖尿病患者的病情也各不相同，因此，患者在选用降糖药物时，除了要对药物本身有一定的了解以外，还要结合患者年龄、胖瘦、胰岛功能状况、血糖谱特点、肝肾功能状况以及其他伴随疾病等因素综合考虑。例如，老年人往往有不同程度的肾功能减退，容易发生低血糖，而低血糖对老年患者的危害较大。因此，老年糖尿病患者不宜选用强力降糖药物（如优降糖），而应选用降糖作用缓和、对肾脏影响小的降糖药，如糖适平、诺和龙等。

3、"好药"并非"终身制"

随着病程的延长，患者的病情也在不断的变化。例如胰岛素促泌剂普遍存在药物继发性失效的问题，开始阶段可能降糖效果很好，过几年以后，疗效逐渐减退甚至完全失效，原来的"好药"对当前该患者"名不副实"，如不及时调整，就会耽误病情。因此，患者要经常监测自己的血糖情况，并做好详细记录，以作为医生评价疗效、调整用药的依据。此外，患者在用药期间，除了看降糖效果以外，还要留心药物可能导致的不良反应，以确保治疗安全。

4、选择药物，不要光凭"说明书"

患者在用药前仔细阅读药品说明书，留意说明书中提到的副作用以及用药注意事项，这是很有必要的。但是，患者不要根据自己对药品说明书的理解自行选择或停用药物。一方面，由于专业知识有限，一般病人很难真正理解药物说明书的全部内涵；另一方面，有些药品说明书（尤其是某些中成药）在谈到药物疗效以及适应症时往往夸大其辞，对可能出现的不良反应却很少提及。而进口药物往往在不良反应的描述上非常详尽，但这并不代表其安全性方面存在多大问题，实际上，说明书上描述的各种不良

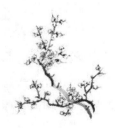

反应发生概率都很低，只要按照规定的剂量、用法服用，安全性一般是有保障的（个别情况除外）。临床上，经常有些糖尿病患者在看了说明书上列举的种种药物副作用之后，擅自把药物减量甚至停掉，转而服用没有多少实际疗效的"保健品"，导致血糖升高、病情反复。

总而言之，评价一个药物好不好，关键是看它是否具备前面提到的"四个要素"，再就是要结合患者的具体病情，看它是否适合？合适的就是最好的。绝不能轻率地认为只有"贵的"、"洋的（进口的）"才是好的。

二十三、糖尿病友科学用药"三步曲"

要点聚焦：合理选用药物也是一门学问。糖尿病患者如果用药不当，不仅不能使病情得到有效控制，反而会对身体造成不必要的伤害。

为了安全有效地选用药物，糖尿病人应注意以下几个方面：

1、分清药

市面上的降糖药物品种繁多，但归纳起来无非是下面这七大类，而每类药物均有其各自的适应症。

（1）磺脲类：此类药物主要通过刺激胰岛 β 细胞分泌胰岛素发挥降糖作用，适用于尚存部分胰岛功能的 2 型糖尿病人，其主要不良反应是低血糖，临床常用的有糖适平、美吡达、达美康、优降糖、格列美脲等。

（2）格列奈类：属于非磺脲类胰岛素促泌剂，但起效更快、作用维持时间较短，可以有效降低餐后血糖，但却很少引起下一餐前低血糖。代表药物有诺和龙、孚来迪、唐力等。

专家点评：吃药切忌跟风，别人用着好的药未必适合自己。由于每位患者的病情都不一样，在选择药物时，要结合自身的病情，掌握好适应证，只选"对的"，不选"贵的"。在医生的指导下，严格按医嘱用药，这样才能既达到治病目的，又避免因用药不当给身体造成伤害。

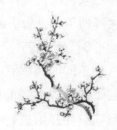

（3）双胍类：此类药物主要通过抑制肝糖原分解及糖异生、增加肌肉等外周组织对葡萄糖的摄取和利用、影响葡萄糖在胃肠道的吸收等途径降低血糖，此外还有减肥、降脂以及心血管保护作用，尤其适用于肥胖的 2 型糖尿病人。临床常用的有格华止、迪化糖锭、卜可、君力达、美迪康等等。

（4）α-糖苷酶抑制剂：此类药物主要通过延缓食物中碳水化合物的消化吸收来降低餐后血糖，1 型和 2 型糖尿病患者均可选用。临床常用的有拜唐平、卡博平、倍欣。

（5）噻唑烷二酮类：也称为"胰岛素增敏剂"，适用于伴有严重胰岛素抵抗的 2 型糖尿病患者。临床常用的有罗格列酮（文迪雅、太罗）、吡格列酮（艾可拓、艾汀、顿灵、瑞彤）。

（6）DPP-IV 抑制剂：是一种基于肠促胰素（GLP-1）机制的新型降糖药物，适用于胰岛 β 细胞仍有一定功能的糖尿病患者（如新发 2 型糖尿病患者），或者单用双胍类、磺脲类、噻唑烷二酮类药物效果不佳时的联合用药。临床常用的有西格列汀（捷诺维）、沙格列汀（安立泽）、阿格列汀（尼欣那）、维格列汀（佳维乐）。

（7）SGLT-2 抑制剂：此类药物主要是通过抑制肾小管钠-葡萄糖协同转运蛋白-2（SGLT-2）活性，减少肾脏对葡萄糖的重吸收、促进尿糖排泄来降低血糖的，适用于病程各个阶段的 2 型糖尿病患者。其代表药物是达格列净（安达唐）。

2、选对药

糖尿病的病因和发病机制十分复杂，不同糖尿病个体在病因、病程、年龄、胖瘦、血糖谱、胰岛功能、并发症的有无以及轻重等方面均不相同，没有哪一种药物人人皆宜，因此，一定要个体化地选用药物。例如，肥胖糖尿病患者，应首选双胍类、α-糖苷酶抑制剂或 SGLT-2 抑制剂，因它们降低（至少不增加）患者体重，而服用磺脲类药物可使体重增加；肾功能不好的糖尿病患者应选用糖适平、诺和龙，因其代谢产物绝大部分经胆道排泄，只有少量经肾排出，对肾脏影响小；对于老年人以及不能保证按时进餐的糖尿病患者（如驾驶员、高空作业者等），最好选择起效快速、随餐服药的"餐时血糖调节剂"，而不宜选择中、长效的降糖药（如优降糖），以免引起低血糖。

3、用对药

不同的药物有不同的服药方法，例如，磺脲类药物应在饭前半小时服；格列奈类药物应在餐前即服；双胍类药物一般建议在餐中或餐后服用；α-糖苷酶抑制剂应在开始进餐时随饭嚼服。服药方法不对，不仅会降低疗效，而且会增加药物的副作用。另外，在药物用量上，也要注意遵照药品说明书，老年人及肝肾功能不良者，用药剂量不宜过大。

总之，没有哪种药物适合于所有患者，面对琳琅满目的降糖药，一定要分清药、选对药、而且会用药。

二十四、关于降糖药物的医患对话

要点聚焦：临床上，经常有病人或家属前来咨询降糖药应用的有关问题，通过交流发现，糖尿病患者在如何选用降糖药物方面存在许多问题。下面，笔者从中选取一些带有普遍性的问题加以解答，希望能对糖尿病友如何正确使用降糖药有所帮助。

1、所有糖尿病病人都必须用药吗

答：不是。这要视患者的具体病情而定。饮食控制及运动锻炼是糖尿病治疗的基础，对于血糖轻度升高的的初诊 2 型糖尿病患者，可以先进行一段时间的饮食控制及运动锻炼，若血糖能得到满意控制，可暂时不用药，继续坚持非药物治疗；反之，若病情较重或者生活方式干预后血糖仍高，则应及时给予药物治疗。需要说明的是，并非只有用药才算治疗，对于糖尿病患者来说，饮食控制和运动锻炼同样也是治疗。事实上，许多早期轻症糖尿病患者，不需服药，单纯通过饮食控制及运动疗法，就能使血糖控制达标。

2、多进食，多吃药能行吗

答：不可以。有些患者不愿控制饮食，想通过加大降糖药用量来抵消多吃，这种做法非常不妥。因为饮食控制是糖尿病治疗的基础，它不仅有助于降低血糖，减少降糖药物的用量，而且有助于保护和改善胰岛功能。这是因为糖尿病人都存在胰岛 β 细胞分泌功能绝对或相对不足，

细节提醒：①口服降糖药通常应从小剂量开始，逐渐加大剂量，直至血糖达到理想控制标准；②当常规治疗剂量的单一药物达不到良好的血糖控制时，不宜再盲目加大剂量，而应选择两种或两种以上作用机制不同的降糖药联用，注意同一种类的降糖药物（如优降糖与达美康）不得联合应用；③经过足量、联合口服降糖药物治疗，血糖仍达不到理想控制水平，应及时加用胰岛素治疗。④中药的降糖作用相对较弱，只能作为一种辅助降糖治疗，不能代替口服降糖药，更不能代替胰岛素。

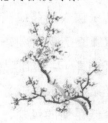

控制饮食可以减轻胰岛 β 细胞的负担，使其得到很好的休息，以利于胰岛功能的恢复。不控制饮食而一味增加降糖药用量，就好比置病马（胰岛）的死活于不顾，增加马车的荷载（多进食），鞭打（服用降糖药）病马拉车，其结果是病马非但不能拉车，反而导致病情加重，甚至完全累垮（胰岛 β 细胞功能衰竭）。不注意饮食控制，再好的药物疗效也会大打折扣。

3、口服降糖药分几大类　作用机制是什么

答：根据作用机制的不同，口服降糖药可分为六大类，分别是：

（1）磺脲类：此类药物主要是通过刺激胰岛 β 细胞分泌胰岛素而发挥降糖作用。代表药物有糖适平、美吡达、达美康、优降糖、格列美脲等。

（2）格列奈类：又叫"餐时血糖调节剂"，属于"非磺脲类胰岛素胰岛素促泌剂"，特点是起效迅速、作用时间短，餐时即服，能有效控制餐后高血糖而又不容易引起低血糖。代表药物有瑞格列奈、那格列奈。

（3）DPP-IV 抑制剂：此类药物主要是通过抑制 DPP-IV（二肽基肽酶 IV）的活性，提高血中 GLP-1 浓度，利用后者刺激胰岛素分泌、抑制胰高血糖素分泌来降低血糖。代表药物有阿格列汀、沙格列汀、西格列汀等。

（4）双胍类：此类药物不刺激胰岛素分泌，主要通过促进糖的利用，减少肠道对糖的吸收，抑制葡萄糖异生等途径来降低血糖。

（5）（-糖苷酶抑制剂：主要通过抑制小肠黏膜上皮细胞表面的（-糖苷酶，延缓碳水化合物的吸收，从而降低餐后血糖。代表药物有拜糖平、倍欣等。

（6）噻唑烷二酮类药物：又叫胰岛素增敏剂，如罗格列酮、吡格列酮等，主要通过改善胰岛素抵抗，增加外周组织对胰岛素的敏感性而降低血糖。代表药物有艾可拓、文迪雅等。

（7）SGLT-2 抑制剂：此类药物主要是通过抑制肾小管钠 - 葡萄糖协同转运蛋白 -2（SGLT-2）活性，减少肾脏对葡萄糖的重吸收、促进尿糖排泄来降低血糖的。其代表药物达格列净（安达唐）目前已在国内上市。

4、哪种口服降糖药效果最好　如何选择

答：客观地讲，没有哪种降糖药物十全十美，对所有糖尿病病人都堪称最好。糖尿病人用药应当个体化，适合自己病情的便是最好的。例如，肥胖病人应首选双胍类药物；偏瘦病人选用磺脲类药物比较合适；如果病人以餐后血糖升高为主，可选择（-糖苷酶抑制剂或格列奈类；伴有轻度肾功能不全的糖尿病病人则应选择诺和龙或糖适平，因为这类药物主要通过胆道排泄，受肾脏影响较小。为了减少低血糖的风险，老年人不宜选用优降糖、消渴丸（内含优降糖）等长效、强力

降糖药。

5、各类口服降糖药在用法上有何区别

答：药物用对，事半功倍。通常，磺脲类药物应在餐前半小时服，格列奈类应于餐前即服；（－糖苷酶抑制剂要求与第一口饭同时嚼服；双胍类药物对胃肠道有刺激，最好在餐中或餐后服用（注：二甲双胍肠溶片对胃刺激较小，也可在餐前服用）。

降糖药物宜从小剂量开始，逐渐加量。单味药物疗效不佳或是为了减少药物副作用时，可酌情选择作用机制不同的药物联合使用，但应避免同一类药物之间联用（如优降糖与达美康）。另外，口服降糖药有长效、中效和短效之分，长效制剂（如格列美脲、瑞易宁、达美康缓释片等），1次／日；中效制剂（如达美康），2次／日；短效制剂（如诺和龙、糖适平、美吡达等），3次／日。

6、能否完全凭自我感觉或尿糖来调整用药

答：不能。因为血糖高低与自觉症状轻重或尿糖多少并不完全一致。有时血糖较高，却未必有自觉症状，甚至尿糖也呈阴性（主要见于肾糖阀增高的病人），因此，调整药物剂量不能单凭感觉，而应根据血糖的监测结果，同时要注意排除某些偶然因素造成的血糖变化。注意，药物剂量每次调整幅度不宜太大，以免矫枉过正，引起低血糖。要知道，严重低血糖的危害甚至比高血糖更凶险。

7、口服降糖药效果越来越差是什么原因

答：这种情况主要见于服用磺脲类药物（如优降糖等）的病人，医学上把这种现象称为"磺脲类药物继发性失效"。目前认为这是由于患者胰岛 β 细胞功能进行性衰竭所致。临床上遇到这种情况，可改用胰岛素联合或替代治疗。经过一段时间胰岛素治疗后，倘若胰岛功能有所恢复，也可试着停用胰岛素，重新恢复口服降糖药治疗。

8、血糖控制正常便可立即停药吗

答：不可以。糖尿病是一种慢性终身性疾病，绝大多数病人需要终生服药。通过治疗血糖降至正常以后，应继续用药维持。如果血糖能够长时间地稳定在理想水平，可试着在医生指导下，逐步减少用药剂量，甚至暂时不用药。减药或停药并不意味着糖尿病已经痊愈，更不能因此而放松饮食控制及锻炼。停药后要密切监测血糖，如果血糖再次升高，应当重新启动药物治疗。

9、哪些情况下不宜口服降糖药

答：除1型糖尿病之外，2型糖尿病如果经饮食控制、运动及口服降糖药治疗效果不佳或出现严重急性并发症（如酮症酸中毒、非酮症高渗昏迷等）、肝肾

功能衰竭、应激状态（如严重感染、创伤、大手术等）以及妊娠期间均应停用口服降糖药，改用胰岛素治疗。

10、长期用药安全吗

答：只要严格掌握适应症、合理用药，用药安全还是有保障的。有些病人片面认为，凡是药物都有副作用，长期服药难免会造成肝肾损害，因此，要么不接受药物治疗，要么擅自减少用药剂量和用药次数。实际上，临床上使用的正规降糖药，在药典规定的剂量范围内，基本都是比较安全的，药物不良反应的发生率很低，往往在停药后即可消失，不会给人体带来严重的影响。我们不能因为药物有副作用就因噎废食。长期高血糖的危害与药物的不良反应相比，前者要比后者严重得多。

11、有没有能根治糖尿病的药物

答：没有。实事求是地讲，无论是西药还是中药，目前还没有哪种药物能够彻底根治糖尿病。许多患者不能面对现实，一味追求所谓的"灵丹妙药"，到头来，往往落得个人财两空的结局。

二十五、降糖药应用误区大盘点

要点聚焦：一旦患上糖尿病，就意味着要与药物打上一辈子的交道，患者只有把药选准、用对，才能达到良好控制血糖之目的。遗憾的是，能够真正掌握用药之道的糖尿病友少之又少，更多的患者往往存在这样或那样的用药误区。笔者试着将临床上普遍存在的用药误区加以归纳及点评，希望能对广大糖尿病患者有所帮助。

误区一、新发糖尿病人一律先不用药

以往对于新诊断的糖尿病人，通常先采取 2~3 个月的生活方式干预（包括控制饮食、加强运动和减轻体重），倘若血糖仍然控制不好，才启动药物治疗。通过长期研究发现，仅靠生活方式干预，绝大多数患者的血糖不能完全达标，而持续高血糖反过来会对血管和胰岛细胞造成损害。为了尽早解除高血糖的毒性作用，使血糖尽快控制达标，保护甚至逆转胰岛功能，2 型糖尿病治疗指南推荐，糖尿病一经确诊，即可同时启动生活方式干预和降糖药物治疗，并将二甲双胍列为首选

降糖药物。

误区二、东施效颦，忽视个体化用药

有些患者往往看别人吃什么药效果好自己也跟着吃什么药。殊不知，糖尿病是一种异质性很强的代谢性疾病，不同患者之间以及同一患者在不同病程阶段，其发病机制、胰岛功能、伴随疾病以及血糖谱特点均有很大差别，因此，临床用药应当个体化，根据每个患者的具体情况（如糖尿病类型、身体胖瘦、肝肾功能状况、年龄等）来选择用药。举例来说，两个 2 型糖尿病患者，一位体形肥胖、空腹血糖偏高，另一位明显消瘦、主要是餐后血糖高。前一位患者适合用二甲双胍，因为双胍类降空腹血糖效果较好，而且还可以辅助降低体重；后一位患者则适合用短效胰岛素促泌剂（如糖适平或诺和龙），因为这类药物侧重于降低餐后血糖，而且有一定的增重作用。

记住：根本不存在人人皆宜的"好药"，适合的就是最好的。

误区三、同类药物联合应用

根据作用机制不同，口服降糖药可分为胰岛素促泌剂（包括磺脲类和格列奈类）、双胍类、α-糖苷酶抑制剂、胰岛素增敏剂、DPP-Ⅳ抑制剂、SGLT-2 抑制剂等若干种类。由于同类药物的作用机制基本相同，彼此联用非但不会明显增强降糖效果，反而会增加药物的毒副作用。因此，原则上同类药物之间（如糖适平与美吡达、二甲双胍与苯乙双胍、拜糖平与倍欣等）不得联用。

误区四、降糖图快，超量服药

人体的内环境需要相对稳定，血糖波动太大病人往往难以适应，所以，在控制血糖时，千万不要急于求成。有些患者为了尽快把血糖降下来，往往擅自加大用药剂量，结果导致病人头晕目眩，甚至严重低血糖发作。因此，在使用降糖药物时，一定要遵守医嘱，从小剂量开始，循序渐进。

误区五、急于求成，频繁换药

不同降糖药物起效有快慢之分，比如胰岛素增敏剂往往需要服用 2~3 周之后才能充分起效。许多患者不了解这一点，刚用药没几天，见血糖降得不理想，便认为药物无效而急于换药，这是很不明智的。正确的做法是：根据血糖水平逐渐调整用药剂量，加至该药的最大有效量时，若血糖控制仍不理想，再改换其他药物或与其它药物联用。

误区六、用药跟着感觉走

有些糖尿病患者往往凭感觉服药，自我感觉好的时候就不吃，感觉不好的时候才吃，这种做法要不得。这是因为：①单凭症状来估计病情并不准确，有些老

年糖尿病人血糖很高，但口渴、多饮症状并不明显；②吃吃停停，往往会导致血糖反复波动，病情加重。要知道，血糖波动的危害甚至比持续高血糖更甚。

误区七、用药方法不正确

疗效的好坏取决于两方面：一方面要选对药；另一方面还要用对药。不同的药物有不同的服药方法。格列奈类药物应在餐前即刻服用；磺脲类药物应在饭前半小时服；双胍类药物应在餐中或餐后服；α－糖苷酶抑制剂应在开始进餐时随饭嚼碎同服。不按规定正确服药，不仅会降低疗效，而且会增加副作用，产生不良后果。

误区八、见好就收，擅自停药

糖尿病迄今尚不能彻底根治，需要长期治疗。病人经过药物治疗，血糖恢复正常、自觉症状消失，但这并不意味着糖尿病已经痊愈，还应继续维持用药，同时不能放松饮食控制和体育锻炼，切忌擅自停药，否则会导致病情反复。

误区九、单纯依赖药物，忽视非药物治疗

糖尿病的治疗是一个综合治疗，饮食控制、运动锻炼和药物治疗缺一不可。临床实践充分证实，药物治疗需要在饮食控制和运动锻炼的配合下才能取得良好的降糖效果，不把好饮食这一关，降糖药物再好，疗效也会大打折扣。有些病人对此不了解，认为用上药之后，多吃点也无妨，并试图通过增加药量来抵消多进食，这是很不明智的。这样做的结果不利于血糖控制，容易使身体发胖，加重胰岛素抵抗，而且，还会增加胰岛（细胞的负担，加速胰岛功能衰竭。

误区十、胰岛素当用不用

许多糖尿病人对胰岛素心理上有抵触，即便口服降糖药效果很差，也不愿意打胰岛素，究其原因，是担心用上胰岛素后会形成"依赖"。事实上，胰岛素是由自身胰腺分泌的一种降糖激素，任何人什么时候都离不开它，至于是否需要补充外源性胰岛素，完全取决于患者自身的胰岛功能状况。如果患者胰岛功能完全衰竭，就必须终身使用胰岛素，此乃病情需要，这与"依赖、成瘾"完全是两回事。近年来，糖尿病的治疗理念不断更新，提倡 2 型糖尿病尽早使用胰岛素，而不是等到病情严重、并发症都出现了再用。这样作有两大好处：①可以保护胰岛 β 细胞的功能；②可以更快、更好地控制血糖，有效减少并发症。许多新发 2 型糖尿病患者，通过短期胰岛素强化治疗，胰岛功能可以得到迅速恢复，此后病人甚至可以停用所有降糖药，仅靠饮食控制便可维持血糖正常达数年之久。

误区十一、迷信中药虚假广告

糖尿病是一种慢性终身性疾病，无论是西药还是中药，目前都还没有解决糖

尿病的根治问题。因此，凡是宣称可以彻底根治糖尿病的广告，无一例外都是虚假广告，患者千万不可相信。

误区十二、糖尿病人只要把血糖控制好就行了

糖尿病人除了高血糖外，往往还伴有肥胖、高血脂、高血压、高尿酸血症等多种代谢紊乱，上述多重危险因素使2型糖尿病患者并发心血管疾病的风险显著增加。因此，糖尿病人仅仅控制好血糖还远远不够，还应一并将血压、血脂等各种心血管危险因素全部控制在正常范围，只有这样，才能显著减少糖尿病并发症的发生和发展。

误区十三、过分担心药物的副作用

有些病人认为，是药三分毒，由于担心长期用药会损害肝肾，因此，在药物使用上要么拒不用药，要么"见好就收"，此类做法实属不当。对于肝肾功能正常的患者来说，只要严格按照适应症、在规定允许的剂量范围内服用，应该还是比较安全的，不良反应仅见于个别患者，而且往往停药后便可消失，不会给人体带来严重的影响。高血糖的危害与药物的副作用相比，前者的危害要严重得多，患者大可不必因噎废食。

需要指出的是，药物大都要经过肝脏代谢而失活，并经过肾脏排泄，肝肾功能不好的病人由于药物排泄障碍，容易造成药物及其代谢产物在体内蓄积，加重肝肾负担，故肝肾功能不全的糖尿病患者尽量选择胰岛素，或是不经过肾脏排泄的降糖药物（如糖适平、诺和龙）。

误区十四：光吃药，不监测

随着病程的延长，许多磺脲类降糖药物（如优降糖、达美康等）的疗效逐渐下降，医学上称之为"磺脲类药物继发性失效"。临床上有些患者光知道吃药、不复查血糖，这是非常错误的。因为，一旦发生药物失效，实际上形同未治。临床上有些病人虽然一直坚持服药，结果还是出现了并发症，原因就在于此。因此，糖尿病人在服药的同时，还要定期监测血糖，一旦出现了"药物失效"问题，要及时调整治疗方案。

第四章　自测题

★ 名词解释

1、"原发性失效"；2、"继发性失效"；

★填空题

1、口服降糖药可分为七大类，分别是：磺脲类、格列奈类、双胍类 α - 糖苷酶抑制剂、噻唑烷二酮类（又称"胰岛素增敏剂"）、DPP-IV 抑制剂、SGLT-2 抑制剂。

2、胰岛素促泌剂的作用机制是刺激胰岛 β 细胞分泌胰岛素；双胍类药物的作用机制是抑制肝糖原分解和糖异生；α - 葡萄糖苷酶抑制剂的作用机制是抑制小肠粘膜刷状缘的 α - 糖苷酶，延缓碳水化合物的吸收；噻唑烷二酮类药物的作用机制是激活 PPAR γ，提高细胞对胰岛素作用的敏感性；DPP-IV 抑制剂的作用机制是通过抑制二肽基肽酶 IV（DPP-IV），提高血中胰高血糖素样肽 -1（GLP-1）浓度来降低血糖；SGLT-2 抑制剂的作用机制是抑制钠 - 葡萄糖协同转运蛋白（SGLT-2），抑制肾脏对葡萄糖的重吸收。

3、关于口服降糖药的用法：磺脲类应在餐前半小时服用；格列奈类可在餐前即刻服用；双胍类最好在餐中或餐后服用；α - 糖苷酶抑制剂要求与第一口饭一起嚼碎同服；胰岛素增敏剂餐前、餐后服用均可；DPP-IV 抑制剂餐前、餐后服用均可；SGLT-2 抑制剂餐前、餐后服用均可。

4、磺脲类降糖药的主要副作用是：低血糖。

5、双胍类降糖药最常见的副作用是胃肠道反应，最严重的副作用是乳酸性酸中毒。

6、噻唑烷二酮类药物较常见的副作用是下肢浮肿。

7、α - 糖苷酶抑制剂最常见的副作用是腹胀和排气。

8、SGLT-2 抑制剂最常见的副作用是泌尿生殖系感染。

9、在各类口服降糖药当中，可引起体重增加的药物有胰岛素促泌剂（包括磺脲类和格列奈类）和噻唑烷二酮类；不会引起体重增加的药物有双胍类、α - 葡萄糖苷酶抑制剂、DPP-IV 抑制剂、SGLT-2 抑制剂。

★单选题

1、磺脲类降糖药主要适用于：（B）

A、1 型糖尿病患者

B、单用饮食治疗不能满意控制的 2 型糖尿病患者

C、糖尿病人围术期控制血糖

D、糖尿病合并感染时

E、糖尿病合并妊娠

2、服用磺脲类降糖药，以下哪项是错误的（C）

A、餐前半小时服用

B、餐后半小时服用

C、磺脲类药物彼此间不能联用（如优降糖与糖适平）

D、可与其它各类降糖药联用

E、可与胰岛素联用

3、糖尿病合并轻度肾功能不全，可选择下列哪种磺脲类药物：（D）

A、优降糖（格列苯脲）

B、达美康（格列齐特）

C、美吡达（格列吡嗪）

D、糖适平（格列喹酮）

E、亚莫利（格列美脲）

4、磺脲类药物的禁忌症是（E）

A、1 型糖尿病

B、妊娠期糖尿病

C、肝肾功能不全

D、手术及酮症酸中毒病人

E、以上都是

5、关于双胍类药物的使用，下列哪一项是错误的？（D）

A、是肥胖 2 型糖尿病患者的首选降糖药物

B、2 型糖尿病人单用磺脲类效果不佳时可加用

C、可与胰岛素联合使用

D、双胍类药物对肾脏有损害

E、严重缺氧以及肝肾功能不全者禁用

6、下列降糖药物当中，单独应用可引起低血糖的是：（D）

A、α－糖苷酶抑制剂

B、双胍类

C、胰岛素增敏剂

D、胰岛素促泌剂

E、纯中药

7、噻唑烷二酮类药物的副作用包括：（E）

A、浮肿及体重增加

B、稀释性贫血

C、头疼乏力

D、骨密度减低

E、以上都是

★判断题

1、磺脲类药物对于胰岛功能衰竭的糖尿病人同样有效。（×）

2、双胍类药物对正常健康人无降糖作用。（√）

3、服用 α－糖苷酶抑制剂的糖尿病人出现低血糖时，只有通过口服或静脉注射葡萄糖才能使低血糖得以纠正。（√）

4、"原发性失效"是指药物初用时有效，随着时间推移，疗效逐渐下降乃至完全丧失。（×）

5、血糖降至正常以后，降糖药就可以停用了。（×）

★问答题（答案略）

1、口服降糖药可分为哪几大类？每一类的作用机理是什么？

2、在选择降糖药物时，需要考虑哪些因素？

3、双胍类药物除了降糖之外，还有哪些作用？

第五章：胰岛素

本章导读

　　胰岛素是由人体胰岛（细胞分泌的一种生理激素，参与调节糖、蛋白质和脂肪的代谢，一旦缺乏或不能正常发挥作用（即胰岛素抵抗），就会产生糖尿病。其中，1型糖尿病患者不能产生足够的胰岛素以维持生命，因此其生存必须依赖于外源性胰岛素；2型糖尿病患者，其生存尽管不依赖于外源性胰岛素，但是随着病情的进展，许多2型糖尿病患者出现胰岛素相对不足，也需要补充胰岛素以维持血糖的控制，特别是在应激状态下或者在其他疾病其间（如酮症酸中毒等）。另外，为了胎儿的安全，妊娠糖尿病也必须依靠胰岛素治疗。

　　毫不夸张地说，胰岛素是迄今为止控制血糖无可争议的王牌武器。然而，长期以来，由于认识上的偏差，许多糖尿病人把胰岛素与"瘾君子"的吸食之物混为一谈，不到万般无奈绝不使用，甚至于任由"糖魔"肆虐，到死也不肯用。可喜的是，通过这些年的糖尿病教育，如今这种现状已经大为改观，越来越多的糖尿病人开始接受胰岛素治疗。

　　那么，胰岛素究竟应该何时出手？如何出手？回答是要因人而异，没有统一之规，并且，胰岛素治疗方案（剂型、剂量、用法）要与饮食疗法和运动疗法互相配合，以免发生低血糖。

　　您想知道早期应用胰岛素有哪些好处吗？您想了解胰岛素的临床分类及作用特点吗？您想知道如何制定治疗方案和调整胰岛素用量吗？您想知道如何正确注射和保存胰岛素吗？本章内容将为你一一揭开谜底。

一、胰岛素的前世今生

要点聚焦：胰岛素是迄今为止糖尿病治疗史上的最大发现。历经九十多年的风风雨雨，不断更新换代、超越自我，书写着人类与糖尿病斗争的新传奇。

胰岛素是当今治疗糖尿病最重要的武器。在过去的 90 余年里，胰岛素经历了从无到有，从动物胰岛素到人胰岛素、再到胰岛素类似物三个阶段，下面，我们就来共同了解一下胰岛素的"前世今生"。

1、动物胰岛素的发现

在上世纪 20 年代胰岛素发现以前，糖尿病属于不治之症，谁得了糖尿病就意味着被判了死刑。当时糖尿病的治疗手段除了控制饮食，别无它法。成千上万的患者，为了延长生命时间，而不得不依靠残酷的饥饿疗法来苟延残喘，但最终还是难免一死。

科学史上不断有科学家在试图攻克这一顽疾，都没成功，但理论和实验都已经明确地指向了胰腺，认为它分泌的某种物质能够影响糖尿病。1921 年夏天，外科医生班廷与助理贝斯特历经艰辛、终于首次从狗的胰腺中发现并提取到了胰岛素，随后人们相继从猪、牛等其它动物身上成功提取胰岛素。1922 年 1 月 11 日，一个 14 岁的儿童成为历史上首位接受胰岛素治疗的糖尿病患者。

胰岛素的诞生是医学史上一个划时代的伟大发现，糖尿病人从此告别了无药可医、只能坐以待毙的历史，无数糖尿病患者从此获得新生。为了表彰班廷为发现胰岛素所作的贡献。1923 年 10 月，瑞典皇家科学院授予他诺贝尔生理学与医学奖。为纪念班廷的巨大贡献，1992 年世界卫生组织（WHO）和国际糖尿病联盟（IDF）将班廷教授的生日——11 月 14 日定为"世界糖尿病日"（2007 年正式更名"联合国糖尿病日"）。

动物胰岛素是从猪、牛等动物的胰岛中提取的，在氨基酸序列和结构上与人胰岛素不完全相同（注：猪胰岛素与人胰岛素有一个氨基酸不同，牛胰岛素与人胰岛素有三个氨基酸不同），属于异种蛋白，存在免疫原性，注射后容易产生胰岛素抗体导致机体耐药，故降糖效果不太稳定。此外，在胰岛素提纯过程中不可避免地混入杂质蛋白，可导致部分患者出现红斑、瘙痒、硬结、皮下脂肪萎缩或增生等过敏反应。动物胰岛素的最大优势就是价格比较便宜。

2、人胰岛素的问世

20世纪80年代初，科学家们率先应用基因重组技术，成功地将人胰岛素基因植入到细菌的DNA当中，依靠细菌的快速繁殖来复制、合成胰岛素。用这种方法生产出来的胰岛素与人体自身分泌的胰岛素结构完全一样，成功解决了动物胰岛素免疫原性高、容易产生抗体的问题。1982年FDA批准重组人胰岛素在美国上市，开启了人胰岛素工业化生产的新纪元。人类自此逐渐告别动物胰岛素时代，开始迈入人胰岛素时代。

由于人胰岛素的抗原性几乎没用，纯度大大提高，所以，胰岛素耐药和注射部位过敏等不良反应大大减少，降糖效果也更好，注射量比动物胰岛素平均减少30%。

3、胰岛素类似物的诞生

尽管人胰岛素比动物胰岛素的优势非常明显，但在临床使用上仍存在某些缺陷。比如，外源性人胰岛素在起效时间、峰值时间、作用持续时间上不能完全模拟生理性人胰岛素的分泌模式，容易导致血糖波动，而且必须在餐前30分钟注射，才能与进餐后的血糖高峰保持同步，给病人生活造成不便。

20世纪90年代末，科学家们利用基因工程技术，通过对人胰岛素的氨基酸序列及结构进行局部修饰，研制出了药代动力学特征更接近人体生理特点的第三代胰岛素——胰岛素类似物。第三代胰岛素包括三种：1）速效胰岛素类似物；2）长效胰岛素类似物；3）预混胰岛素类似物。速效胰岛素类似物起效更快、药效更高、作用维持时间较短，可以模拟人体餐时胰岛素分泌，较好地控制餐后血糖；长效胰岛素类似物作用维持时间长（可达24小时以上），药效平稳无峰值，可以模拟人体基础胰岛素分

专家点评：胰岛素从发现到今天已有90多年的历史，从第一代动物胰岛素到第二代人胰岛素，再到第三代胰岛素类似物，共经历了三次更新换代。胰岛素规格也从最初单一的短效胰岛素发展为目前速效、短效、中效、长效和预混胰岛素等多种剂型。可以说，人类对胰岛素探索的脚步从未停歇，每一次的更新换代都使胰岛素在降糖效果、安全性和使用方便性上产生一个质的飞跃。

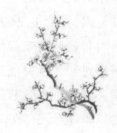

泌，较好地控制基础血糖；而预混胰岛素类似物可以同时模拟人体基础及餐时胰岛素分泌，很好地兼顾空腹及餐后血糖。另外，无论是速效胰岛素类似物，还是预混胰岛素类似物，都不需要餐前 30 分钟注射，而是注射后就可以马上进食，因此对患者来说使用更为方便，治疗依从性更好。

诸多临床试验表明：胰岛素类似物可模仿正常胰岛素的生理作用，在降糖效果和减少低血糖发生风险方面优于人胰岛素，而且免疫原性低，可谓是"青出于蓝而胜于蓝"。缺点是是价格较高。但如果患者经济承受能力允许，建议还是最好选择胰岛素类似物。

二、浅谈胰岛素的结构与功能

要点聚焦： 胰岛素是由胰岛（细胞分泌的一种蛋白质激素，由 A、B 两条肽链、共 51 个氨基酸组成。它不仅是体内唯一能够降低血糖的激素，也是促进机体合成代谢的重要激素。胰岛素主要作用于肝脏、肌肉及脂肪组织，在调节糖、脂肪、蛋白质等能量物质代谢上发挥着重要作用。

胰岛素是由胰岛（细胞分泌的一种蛋白质激素，由 A、B 两个肽链、共 51 个氨基酸组成。其中，A 链有 11 种 21 个氨基酸，B 链有 15 种 30 个氨基酸。两条多肽链间通过两个二硫键连接在一起。正常情况下 6 个这样的胰岛素相互连接聚合在一起形成六聚体，使其保持稳定状态。

胰岛素的这个结构决定了它的起效时间，我们都知道皮下注射短效胰岛素 30 分钟才可以进餐，也就是说短效胰岛素注射后 30 分钟才开始起作用。为什么呢？因为胰岛素只有单体才起作用，由六聚体分解成单体大约需要 30 分钟左右。

正因为胰岛素有这个特性，所以人们又通过加入其他蛋白质来延长胰岛素的作用时间以满足不同的治疗需求。例如：按照 1：1 的比例加入鱼精蛋白形成中效胰岛素，按照 1：2 的比例加入鱼精蛋白则形成长效胰岛素，以适应不同的临床需要。针对普通胰岛素起效慢，达峰时间长这一不足，人们将胰岛素肽链某个部位的氨基酸进行置换，经过改造后的胰岛素我们叫"胰岛素类似物"，目前有速效胰岛素类似物、长效胰岛素类似物和预混胰岛素类似物三种，其中，速效胰岛素类似物以单体形式存在，具有吸收快、达峰快的特点，可以很好地模拟餐时胰岛素分泌；

长效胰岛素类似物没有峰值，作用平稳而持久，可以很好地模拟基础胰岛素分泌。胰岛素类似物目前已广泛用于糖尿病患者的临床治疗，并取得很好的治疗效果。

胰岛素对三大物质代谢具有重要的调节作用：①对糖代谢的作用：胰岛素可以促进葡萄糖的利用与糖原的合成，抑制蛋白质、脂肪等非糖物质转化为糖的过程；②对脂肪代谢的作用：可以促进脂肪的合成，抑制脂肪的分解；③对蛋白质代谢的作用：可以促进蛋白质的合成，抑制蛋白质的分解。

正常情况下，人体可根据血糖的高低按需分泌胰岛素，把血糖控制在正常范围。一旦胰岛素分泌不足或机体对胰岛素的敏感性下降，则机体对糖的利用下降、糖原合成及糖异生减少，导致血糖升高，产生糖尿病。相反，如果胰岛素量过多（如补充胰岛素剂量过大或胰岛素瘤），则会导致低血糖。

三、人体胰岛素的分泌模式

要点聚焦：正常人体内同时存在两种胰岛素分泌模式：一种是源源不断的小量的"基础胰岛素分泌"，另一种是进餐诱发的短时大量的"餐时胰岛素分泌"，两者共同维持机体全天空腹及餐后血糖正常。糖尿病人的胰岛素分泌模式与正常人不同，而不同类型的糖尿病人其胰岛素分泌特点亦不相同。

在正常生理状态下，人的胰岛素分泌同时存在两种模式：一种是"基础胰岛素分泌"，即胰岛 β 细胞24小时源源不断地释放小剂量胰岛素，以维持基础状态（即"非进餐状态"）下的血糖正常；另一种是"餐时胰岛素分泌"，即进餐刺激后胰岛 β 细胞迅速大量地分泌胰岛素，以确保餐后血糖不至于突然升高。正常人一天大约分泌 48 单位的胰岛素，其中一半是"基础"胰岛素，另一半是"餐时"胰岛素。正是因为体内同时存在这两种胰岛素分泌模式，才使得机体全天血糖得以维持在正常范围。

葡萄糖刺激的"餐时胰岛素分泌"呈双相应答：静脉注射葡萄糖之后，胰岛 β 细胞随即开始急速分泌，2 分钟左右达到分泌高峰，持续 3~5 分钟后逐渐回落至基线水平，此过程称为"第一时相"（即"快速分泌相"），其间分泌的胰岛素是 β 细胞早先储备的胰岛素；随后，胰岛素分泌再次从基线开始缓慢上升，一直持续到 2~3 个小时以后，称为"第二时相"（即"延迟分泌相"），此间分泌

的胰岛素是胰岛 β 细胞新合成的胰岛素。

糖尿病人的胰岛素分泌形式与正常人不同，而不同类型的糖尿病人其胰岛素分泌特点亦不相同。

1 型糖尿病患者的胰岛素分泌往往严重缺乏或完全丧失，经治疗后，胰岛功能有短时显著恢复，但随后可再度出现胰岛素的严重缺乏。若这时能遗留极少量有功能的胰岛 β 细胞，分泌少量胰岛素，对改善病情的不稳定性有重要的意义。

2 型糖尿病胰岛 β 细胞功能缺陷最初表现为胰岛素分泌第一时相消失（没有胰岛素的急尖峰分泌），而第二时相胰岛素分泌高峰明显延迟，以后随着病程的延长，β 细胞功能逐渐减退，胰岛素分泌第二时相分泌曲线也越来越低平，直至最后出现胰岛 β 细胞功能丧失。

第一时相的胰岛素分泌对于维持糖耐量正常、控制餐后血糖升高具有重要作用。早期使用胰岛素有助于 2 型糖尿病人恢复第一时相胰岛素分泌，改善病人的胰岛功能。

四、胰岛素的分类及特点

要点聚焦：根据来源不同，可分为动物胰岛素、人胰岛素和人胰岛素类似物；根据起效快慢和作用持续时间长短，又可分为速效、短效、中效、长效以及预混胰岛素。不同种类、规格的胰岛素有各自的作用特点及适应症，通过合理搭配，可以满足各类糖尿病患者的临床治疗需求。

早期的胰岛素只有短效这一个品种，由于作用时间很短，每天需要注射多次才能达到满意的疗效，而且其化学性质偏酸性，对人体有较大的刺激，注射部位很疼痛。随着科技的进步，如今的胰岛素已成为一个庞大的家族，从最早的动物胰岛素发展到人胰岛素以及最新的人胰岛素类似物，而且有速效、短效、中效、长效以及预混等多种剂型规格，可以满足各种患者的临床需求。不仅如此，胰岛素纯度如今也越来越高，其化学性质也调整为与人体相一致的中性，使注射胰岛素引起的过敏和疼痛现象大大减少。下面按照不同的分类方法，对胰岛素进行详细介绍：

1、按来源不同分类

（1）动物胰岛素：我们最早用于临床的胰岛素是从动物（猪或牛）的胰腺中提取获得的。由于动物胰岛素与人体自身分泌的胰岛素在结构上有一定的差别，故使用后人体可能会对其发生过敏反应，长期应用有可能产生胰岛素抗体，使胰岛素的效力降低。少数患者过敏反应较严重，可出现皮疹、发热，全身发痒，甚至血压下降、休克等。动物胰岛素的优点就是价格便宜，目前在我国一些经济欠发达地区，还有相当比例的患者仍在使用动物胰岛素。临床上应用的普通胰岛素（RI）、低精蛋白胰岛素（NPH）、鱼精蛋白锌胰岛素（PZI）都属于动物胰岛素。随着基因工程技术的出现，动物胰岛素也将逐渐退出历史舞台。

（2）人胰岛素：严格地讲是"基因重组生物合成人胰岛素"，因其并非是在人体内提取的，而是借助先进的基因重组技术人工合成的，其化学结构及生物活性与人体自身的胰岛素完全相同。与动物胰岛素相比，人胰岛素注射后体内不会产生针对胰岛素的抗体，生物活性明显提高。特别适用于因出现抗胰岛素抗体以致对胰岛素敏感性明显降低的患者，或者对动物胰岛素过敏以及出现皮肤脂肪萎缩的糖尿病患者。缺点是价格相对较贵。

（3）人胰岛素类似物：用现代技术对正常胰岛素分子结构加以改造，可生产出人胰岛素类似物。它们具有正常胰岛素的作用，药效特点更加符合人体的生理特点。主要品种有：1）速效胰岛素类似物，如门冬胰岛素、赖脯胰岛素等，起效快、作用时间短，能更快地降低餐后血糖，同时减少低血糖反应；2）长效胰岛素类似物，如甘精胰岛素、地特胰岛素等，作用时间长，药效平稳，用来为人体提供正常生理量的基础胰岛素，每天只需注射一次即可。

2、按纯度分类

（1）结晶胰岛素：早期的药用胰岛素是用牛或猪的胰腺制备，杂质较多，胰岛素含量在70%左右。后来采用多次结晶方法来精制，提高了纯度，这就是20世纪40年代开始广泛使用的"重结晶胰岛素"，又称"正规胰岛素"，至今我国及部分发展中国家仍在生产这种产品。但这种胰岛素仍含有较多的胰岛素原、胰蛋白酶等杂质，因而具有较高的抗原性与致敏性，用后可能会引起过敏反应，如荨麻疹、血管神经性水肿、紫癜。长期使用则可出现皮肤红肿、发痒、皮下硬结、脂肪萎缩以及血液中产生抗体，使抗药性增加，疗效降低，用量增大，现已基本被淘汰。

（2）单峰胰岛素：为降低药用胰岛素的免疫原性，将结晶胰岛素进行层析，剔除含胰蛋白酶的A峰与胰岛素原的B峰，仅取含胰岛素的C峰，使胰岛素的纯度达到 98%。在色谱图上仅呈一单峰，"单峰"由此得名，如我国目前徐州生化制药厂生产的单峰胰岛素系列产品。经过纯化的胰岛素具有药效高、过敏反应少、注射时疼痛轻（因药液呈中性）等优点，因此，患者若无条件使用人胰岛素，也应尽量使用纯化胰岛素。

3、按起效快慢及作用持续时间分类

（1）速效人胰岛素类似物：是一种生物合成的人胰岛素类似物，目前有两种：门冬胰岛素（商品名：诺和锐）和赖脯胰岛素（商品名：优泌乐、速秀霖）。速效胰岛素类似物不像普通人胰岛素那样容易形成六聚体结晶，而是以单体形式存在，具有以下特点：①起效快，皮下注射后 10~15 分钟起效，可以在餐前即刻甚至餐后立即注射，给患者日常生活带来更大的自由度；②达峰快，注射后 30~60 分钟达到药物作用高峰，峰效时间恰好与餐后血糖高峰同步，控制餐后高血糖效果更好；③药效维持时间短，平均在 3 小时左右（2~4 小时）；④低血糖风险更小。

（2）短效胰岛素：即普通胰岛素（简称 RI）。常用的有诺和灵 R、优泌林 R、甘舒霖 R 等。短效胰岛素皮下注射 30 分钟后开始起效，注射后 2~4 小时达作用高峰，药效可持续 5~8 小时。主要用于控制当餐后血糖。

（3）中效胰岛素：如诺和灵 N、优泌林 N、甘舒霖 N 等。由于胰岛素与鱼精蛋白结合形成溶解度较低的复合物而使其吸收减慢，作用时间延长。皮下注射后 2~3 小时开始起效，5~7 小时达作用高峰，效力持续 13~16 小时。根据具体病情，中效胰岛素每日皮下注射 1~2 次，主要用于补充基础胰岛素，控制夜间及空腹状态下的基础血糖。中效胰岛素是混悬液，抽取前应摇匀。

（4）长效人胰岛素类似物：常用的有甘精胰岛素（商品名：来得时、长秀霖）和地特胰岛素（商品名：诺和平），皮下注射后 2~4 小时起效，药物吸收稳定，作用平稳而持久，低血糖（特别是夜间低血糖）风险小，能够很好地模拟基础胰岛素分泌，每日只需注射 1 次，作用可维持 24 小时，并且注射时间灵活，极大地方便了患者，提高了治疗的依从性。

（5）预混人胰岛素：由短效胰岛素（R）和中效胰岛素（N）按不同比例混合而成，目前临床常用的有 30R（短效占 30%，中效占 70%）和 50R（短效与中效各占 50%）两种规格。预混胰岛素皮下注射后半小时起效，作用高峰出现在 2~8 小时，药效持续时间约 12~16 小时。预混人胰岛素兼有短效和中效双重作用，每日只需注射 2 次（早、晚餐前），便可较好地控制全天的基础血糖和餐后血糖。临床上不同患者合适的混合比例往往不同，应根据具体情况选用。部分患者有餐后血糖控制不好的情况，若增大剂量，又有可能在下一餐前出现低血糖反应，应予重视。

（6）预混人胰岛素类似物：预混人胰岛素类似物由速效胰岛素类似物和精蛋白锌速效胰岛素类似物按照一定的比例混合而成，临床常用的预混人胰岛素类似物有诺和锐30（30%门冬胰岛素+70%精蛋白锌门冬胰岛素）和优泌乐25（25%赖脯胰岛素+75%精蛋白锌赖脯胰岛素）。其中的短效成分起效迅速，可以较好地控制餐后高血糖，其中的中效成分持续缓慢释放，主要提供基础胰岛素补充。与预混人胰岛素相比，预混人胰岛素类似物具有起效快、达峰快，可在餐前即刻注射、低血糖风险小等诸多优点，不失为一种更好的临床之选。

多种胰岛素剂型可以满足不同糖尿病患者的治疗需要，临床上应根据每个患者的具体病情制定个体化的治疗方案，以求最大限度地将血糖控制在理想水平，同时又要减少低血糖反应的发生。

细节提醒： 速效及短效胰岛素可用于皮下、肌肉注射及静脉点滴，而中、长效胰岛素以及预混胰岛素只能皮下或肌肉注射，不可用于静脉点滴，故后者不能用于糖尿病急性并发症（如酮症酸中毒昏迷）的抢救。

五、哪些糖尿病人适合用胰岛素

要点聚焦： 胰岛素固然是控制血糖的一把利器，但在具体应用时，一定要掌握好适应症。

与口服降糖药相比，胰岛素的降糖效果肯定而持久，不存在口服降糖药经常出现的药物失效问题，对肝肾没有毒副作用，更重要的是有利于保护和改善患者的胰岛功能，目前接受胰岛素治疗的糖尿病患者越来越多。那么，究竟哪些糖尿病人适合用胰岛素治疗呢？

1、1型糖尿病

由于1型糖尿病患者的胰岛（细胞被自身免疫系统完全破坏，自身胰岛素分泌绝对缺乏，必须终身使用外源胰岛素来维持生命。另外，全胰腺切除引起的继发糖尿病：与1型糖尿病人一样必须终身使用胰岛素。

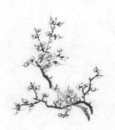

细节提醒： 在开始使用胰岛素治疗前，患者应向医务人员咨询，掌握正确注射胰岛素的方法，并学会如何防范和处置低血糖。

2、2型糖尿病合并下列情况时

（1）口服降糖药无效或过敏。一些患者对口服药物过敏，另一些患者在应用口服药物甚至联合2~3种降糖药物后，血糖控制仍然不能达标，说明患者的胰岛功能非常差，这些患者均应及时启动胰岛素治疗。

（2）合并糖尿病酮症酸中毒、高渗性昏迷和乳酸酸中毒等严重急性并发症者。这些情况容易危及患者的生命，必须用胰岛素迅速地控制血糖。病情好转后，根据情况决定是否可以停用胰岛素，改用其他方法治疗。

（3）处于应激状态，如严重感染、手术、创伤以及急性心梗、脑卒中等，也应采用胰岛素治疗。

（4）肝、肾功能不全。此时须禁用口服降糖药，改用胰岛素治疗。

（5）初发时血糖很高并伴有明显症状者。这种情况往往提示患者胰岛功能较差，通过给予短期胰岛素强化治疗，有助于恢复自身胰岛功能，增强对胰岛素的敏感性。

（5）明显消瘦、营养不良的糖尿病患者。

3、妊娠糖尿病

怀孕后得的糖尿病称为"妊娠糖尿病"，而患糖尿病的妇女怀孕则称为"糖尿病合并妊娠"，这两种情况都必须使用胰岛素。在妊娠期间，母体血糖水平直接影响胎儿的发育，所以严格控制血糖非常重要。由于现在所有的口服降糖药在临床应用前都未在孕妇中做过试验，故药物对胎儿有什么影响并不清楚。而胰岛素是人体的一种生理性激素，不会对胎儿造成影响，故注射胰岛素就成为妊娠时糖尿病的唯一治疗方法。

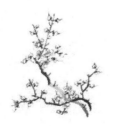

六、胰岛素虽好，但并非人人皆宜

要点聚焦： 在使用胰岛素之前，应对患者具体病情进行综合评估，因为不是所有糖尿病人都适合用胰岛素治疗。

不可否认，胰岛素是当今控制血糖的最佳武器。通过这些年来的科普宣传，越来越多的糖尿病患者乐于接受胰岛素治疗，许多患者在确诊伊始即开始胰岛素强化治疗，而不再把胰岛素作为口服降糖药完全失效后万般无奈的选择。那么，是否所有的2型糖尿病患者都适合用胰岛素治疗呢？另外，有些病人由于担心长期口服降糖药会损害肝肾，于是在用上胰岛素之后，就把口服降糖药完全停掉，这种做法合理吗？

事实上，胰岛素不是谁用都好。病人是否适合胰岛素治疗，需要对其进行全方位的评估后才能给出答案，评价内容包括年龄、胖瘦、病程长短、并发症情况、胰岛功能、认知水平等等。例如，有的患者年纪比较大，再加上家里没条件进行自我血糖监测，如果用上胰岛素可能会冒较大的低血糖风险。再如，有些体型很胖的初发2型糖尿病患者，使用胰岛素后会导致体重增加，这类病人其实最需要的是降低"胰岛素抵抗"，增加机体对胰岛素的敏感性，而不是单纯使用胰岛素。

原则上，对于体型消瘦、胰岛功能较差且血糖较高的糖尿病患者理应积极采取胰岛素治疗；而对于体型肥胖、胰岛素抵抗明显而胰岛功能相对较好的2型糖尿病患者则不宜采用胰岛素治疗。

我们知道，肥胖是导致2型糖尿病发病的一个重要危险因素。肥胖可导致"胰岛素抵抗"（通俗地讲是机体对胰岛素的敏感性降低），为了维持血糖平衡，机体被迫分泌更多的胰岛素来抵消"胰岛素抵抗"，而"高胰岛素血症"会促进蛋白质及脂肪的合成，使病人体重增加，体重增加反过来又对机体胰岛素分泌提出更高的需求，如此一来，高胰岛素血症和肥胖就形成了恶性循环，直到胰岛 β 细胞分泌能力无法代偿身体不断增加的胰岛素需求，身体肥胖到一定程度，就会发生糖尿病。

肥胖2型糖尿病患者即使发病时胰岛素分泌功能已较以前显著下降，但其绝对数值仍高于非糖尿病患者，也就

专家点评：胰岛素并非人人皆宜。对于体型肥胖、胰岛素抵抗明显而胰岛功能相对较好的早期2型糖尿病患者不主张采用胰岛素治疗，这类病人只需加强饮食控制及运动锻炼，降低体重，配合使用双胍类降糖药物治疗即可。

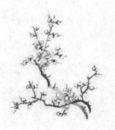

是说，肥胖 2 型糖尿病患者在早期只是相对缺乏胰岛素，对这类患者的治疗最好是在生活方式干预（即少吃多动）的基础上，选择能够改善胰岛素抵抗且可减轻体重的降糖药物（如二甲双胍、SGLT-2 抑制剂等）。另外，对于血糖轻度升高的 2 型糖尿病患者，口服降糖药就可以完全搞定，无须采用胰岛素治疗。再就是，对于低血糖风险较高、同时合并心脑血管疾病、反应比较迟钝的老年糖尿病患者也不宜给予胰岛素治疗。

需要强调的是，接受胰岛素治疗的 2 型糖尿病患者不应排斥口服降糖药，如果没有口服降糖药应用的禁忌症（如合并严重肝肾损害），完全可以将两者联用，"联合疗法"可以避免因胰岛素过量而引起的肥胖，胰岛素抵抗加重，胰岛素用量增加的怪圈。

七、胰岛素种类那么多，哪款才是您的菜
——浅谈胰岛素的剂型的合理选用

要点聚焦：胰岛素包括速效、短效、中效、长效以及预混胰岛素等多种剂型，不同剂型的胰岛素各有特点，只有合理选择，才能物尽其用。

不同剂型的胰岛素各有特点，在具体选用时很有讲究，只有选用得当，才能更好地发挥它的作用。

1、什么情况适合用短效（或速效）胰岛素
短效胰岛素的特点是吸收起效快、作用维持时间短、便于调整剂量，能在较短时间内控制血糖，适用于下列情况：

（1）在胰岛素治疗的最初阶段，应用短效胰岛素便于调整和摸索剂量；

（2）用于糖尿病酮症酸中毒、高渗性昏迷的抢救；

（3）严重感染、大手术、心脑血管卒中等急性应激状态；

（4）控制餐后高血糖；

（5）与中、长效胰岛素配合使用，对患者实施胰岛素强化治疗；

（6）用于胰岛素泵的治疗。

2、什么情况适合用中、长效胰岛素
中、长效胰岛素作用相对平稳而持久，主要用于补充基础胰岛素分泌不足。

常用于以下两种情况：

（1）联合治疗：三餐前口服降糖药，睡前注射中效（或长效）胰岛素。

（2）替代治疗：三餐前注射短效（或速效）胰岛素，睡前注射中效（或长效）胰岛素。

需要注意的是，由于中效胰岛素的作用维持时间不足24小时，因此，有些患者可能需要每天注射两次（早餐前、晚睡前），否则，患者可能会出现晚餐前基础血糖偏高。

3、什么情况适合用预混胰岛素（或预混胰岛素类似物）

预混胰岛素是由短效胰岛素和中效胰岛素按一定的比例混合而成，可以同时提供基础及餐时胰岛素，通常每天只需注射两次便可较好地控制全天的血糖，尤其适合于尚存部分胰岛功能、血糖波动不是太大的糖尿病人。缺点是对患者饮食配合要求较高，早、晚进餐时间最好相对固定，必须在餐前30分钟皮下注射（注：预混胰岛素类似物也可在餐前即刻注射），以确保药效高峰与餐后血糖高峰时间同步，否则，容易引起血糖波动及低血糖风险增加；注射预混胰岛素另外一个缺点是部分患者午餐后血糖控制欠佳，需要在午餐前加服一片降糖药（如阿卡波糖、诺和龙等）以控制午餐后血糖。

临床上，预混胰岛素常用于以下几种情况：

①在生活方式和口服降糖药物联合治疗的基础上，如果患者 HbA1c > 7.0%，且以餐后血糖升高为主，可以用预混胰岛素作为起始治疗；

②接受"三短一长"胰岛素强化治疗的患者，在血糖控制平稳以后，为了减少胰岛素的注射次数，可以改用预混胰岛素（或预混胰岛素类似物）每日早、晚餐前半小时皮下注射。

③患者病情需要接受胰岛素强化治疗，但又不想注射次数过多，这时可以采取每天三次、餐前注射预混胰岛素类似物（如诺和锐30）的"准强化"治疗方案。

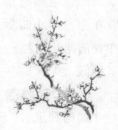

总之，胰岛素有速效、短效、中效、长效、超长效以及预混胰岛素等剂型，不同剂型的胰岛素各有特点：

速效和短效胰岛素：起效快、作用时间短，剂量调整方便，既可皮下注射，也可静脉滴注，主要用于补充餐时胰岛素以及糖尿病急性并发症的救治，还可用于胰岛素泵的治疗；

中、长效胰岛素：起效慢、药效持久，只能皮下注射，不能静脉滴注及急救使用，通常是与口服降糖药（或短效胰岛素）联用，用于补充基础胰岛素。

预混胰岛素：可同时提供基础及餐时胰岛素，主要用于空腹及餐后血糖中度升高的糖尿病患者。

八、如何安排胰岛素的注射时间

要点聚焦： "剂型、剂量、用法"是应用胰岛素的三个关键问题。如果用法不正确，不仅影响疗效，而且很容易导致低血糖及其它一些不良反应。

注射胰岛素的时间安排主要决定于患者所用胰岛素的种类以及餐前血糖水平。原则上，胰岛素起效越快，注射与进餐的间隔时间越短。另外，当餐前血糖较高时，应适当延长注射与进餐的间隔时间，以便更好地降低血糖；如果餐前血糖较低，可适当缩短注射与进餐之间的时间间隔，甚至可以注射后立即进餐。具体介绍如下：

1、速效胰岛素

严格讲应称为"短效胰岛素类似物"，如诺和锐、优泌乐等。速效胰岛素在给药5~10分钟后起效，1~2小时达血药浓度高峰，作用可持续4~5个小时，可于餐前即刻注射，这样便能使胰岛素吸收高峰与餐后血糖高峰达到同步，从而获得最佳疗效，并减少低血糖的危险。

2、短效胰岛素

即普通胰岛素（RI），如诺和灵 R、优泌林 R 等。研究表明，短效胰岛素一般在用药半小时后起效，2~3小时达血药浓度高峰，作用持续6~8个小时，故应在餐前半小时给药，这样可使餐后高血糖的控制达到最佳，低血糖反应发生率降至最低。

3、中效胰岛素

如诺和灵 N、优泌林 N 等。研究表明，中效胰岛素在注射后2~4个小时起效，作用持续 10 个小时以上。临床一般采用白天三餐前注射短效胰岛素（或者口服降糖药），配合睡前注射中效胰岛素的治疗方案。之所以选择睡前注射，是因为这样既可有效地控制夜间直至次日清晨的空腹血糖，又可减少夜间低血糖的风险。对于全天基础胰岛素缺乏的患者，也可在早餐前和晚上睡前分别注射中效胰岛素，然后在白天三餐前注射短效胰岛素（或者口服降糖药）。

4、长效胰岛素

严格地讲应称之为"长效胰岛素类似物"，如诺和平、来得时、长秀霖等。长效胰岛素注射后血药浓度平稳，作用时间可维持 24 小时，每日仅需注射 1 次，便可提供全天基础胰岛素的分泌，因而可以固定在一天当中的任何时间注射，十分方便、灵活。通常还需在三餐前配合使用短效胰岛素（或口服降糖药物）。

5、预混胰岛素

由短效胰岛素和中效胰岛素按一定比例混合而成，如诺和灵 30R、优泌林 70/30 等等，要求早晚两次、餐前半小时注射。

6、预混胰岛素类似物

由超短效胰岛素和中效胰岛素按一定比例混合而成，如诺和锐 30、优泌乐 25 等。预混胰岛素类似物既可以早、晚两次，餐前即刻注射；也可以早、中、晚三次，餐前即刻注射。

九、如何确定胰岛素的初始剂量

要点聚焦：确定胰岛素初始剂量的方法有很多种，但还是要因人而异，原则上须从小剂量开始。

在决定采用胰岛素治疗后，接下来的问题就是用什么

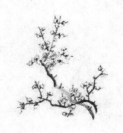

细节提醒： 体内影响胰岛素作用的因素较多，胰岛素用量的个体差异很大。例如，1型糖尿病患者尽管完全依赖胰岛素治疗，但所需剂量并不大；有些2型糖尿病患者，由于存在严重的胰岛素抵抗，胰岛素用量反而更大。即使是同一患者，在不同时期所需剂量也有很大差异，因此，胰岛素的初始剂量不能完全照搬上面的公式，而应遵循个体化的原则，从小剂量开始，逐步调整直至合适为止。

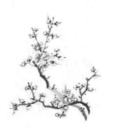

方案？用多大剂量？下面，我们就根据不同的胰岛素治疗方案，分别谈谈胰岛素初始剂量的估算方法：

1、联合治疗方案

即"口服降糖药 + 基础胰岛素"的治疗方案，通常是：白天三餐前口服降糖药 + 睡前注射中、长效胰岛素。睡前中、长效胰岛素的起始剂量可以按每千克体重 0.1~0.2U 来计算。

2、替代治疗方案

即"以胰岛素为主控制全天血糖"的治疗方案。其胰岛素起始量的估算有多种方法：

（1）根据体重估算胰岛素用量：2型糖尿病病人可以按 0.2~0.8U/kg 体重计算出全天胰岛素总量。具体来讲：病情较轻，0.2~0.4U/kg 体重；血糖高，病情重，0.5~0.8U/kg 体重；严重应激状态可酌情增加，但不应超过 1.0U/kg 体重。

（2）根据血糖浓度估算胰岛素用量：全天胰岛素总量（U）=[空腹血糖（mmol/L）× 18−100]× 10 × 体重（kg）× 60% ÷ 1000 ÷ 2=0.003 ×（血糖 — 100）× 体重（kg）。例，患者体重 60kg，空腹血糖为 11.2mmol/L，那么应补充胰岛素用量 =0.003 ×（11.2 × 18 — 100）× 60=18U。

注：18 为 mmol/L 转为 mg/dl 的系数；× 10 是为了换算成每升体液中高出正常的血糖量；× 0.6 是由于体液量为体重的 60%；÷ 1000 是将血糖由 mg 换算为 g；÷ 2 是按每 2g 葡萄糖给 1U 胰岛素计算。

（3）据尿糖多少估算胰岛素用量：在病人肾糖阈正常的前提下，可按每餐前尿糖定性"+"号多少来估算胰岛素用量。一般一个"+"号需 3~4U 胰岛素。比如说午餐前尿糖为三个加号，开始时就可以在早饭前打 9~12U 的胰素。如果空腹尿糖三个加号，则应在前一天晚餐前或者睡前打 9~12U 的胰岛素。

注：由于不同个体对胰岛素的敏感性不同，这种按照一个"+"号给 3~4U 胰岛素的做法其实并不十分科学。

（4）根据口服降糖药用量估算胰岛素用量：一般以磺脲类降糖药（如优降糖）为标准，一片药相当于5U胰岛素，假如病人一天服用6片优降糖，则全天胰岛素用量大约在30U左右。

（5）根据经验估算胰岛素用量：可根据血糖的高低决定在三餐前打8U、4U、6U或者10U、6U、8U的胰岛素作为胰岛素的初始剂量，这是一个比较简单实用的方法。

先按上述几种方法确定胰岛素初始剂量，治疗几天以后再根据血糖检查结果进一步加以调整。

十、胰岛素用多少，谁掌握话语权
——影响胰岛素用量相关因素浅析

要点聚焦：影响胰岛素用量的因素众多，具体包括糖尿病的类型、体型胖瘦、进食量多少、是否处于应激状态等，临床上在决定胰岛素用量时，一定要把这些问题一并考虑在内。

临床上经常有患者问，为什么同样是糖尿病，不同患者胰岛素用量相差这么大呢？下面，我们就来谈谈影响胰岛素用量的常见因素

1、糖尿病类型

与1型糖尿病相比，2型糖尿病往往存在不同程度的胰岛素抵抗，有时甚至还非常严重，因此，2型糖尿病的胰岛素用量通常比1型糖尿病要大。

2、胰岛功能

胰岛功能可在一定程度上决定机体胰岛素的需要量。胰岛功能越差，胰岛素需要量越大；胰岛功能损伤越轻，胰岛素需要量越小。

3、胰岛素纯度及类型

胰岛素纯度越高，其用量越小；人胰岛素比动物胰岛素用量要小。因此，当由动物胰岛素改用人胰岛素时往往需要减少胰岛素用量。

4、应激状态

当机体处于高热、重度感染、严重创伤、重大手术、酮症酸中等严重应激状态时，各种升糖激素（如儿茶酚胺、糖皮质激素等）分泌增加，胰岛素抵抗明显加重，此时，

细节提醒： 胰岛素的用量并非一成不变，它会随着各种影响因素的变化而变化。

必须加大胰岛素剂量

5、伴随其它内分泌病或妊娠

糖尿病人如同时合并甲亢、皮质醇增多症等内分泌疾病、或是糖尿病人合并妊娠，患者往往需要增加胰岛素用量；糖尿病人如同时合并垂体前叶功能减退、肾上腺皮质功能减退，由于胰岛素拮抗激素分泌减少，患者往往需要减少胰岛素用量。

6、肝肾功能状态

胰岛素主要在肝肾中灭活，当患者肝肾功能不全时，对胰岛素的灭活能力降低，胰岛素需要量常常减少。但有时这种情况会因为病人同时出现胰岛素抵抗加重而被抵消。

7、药物因素

许多药物具有协同降低血糖或拮抗血糖作用，可以影响胰岛素用量。如糖皮质激素、利尿剂、避孕药可以升高血糖，当与这些药物合用时，需要增加胰岛素用量；水杨酸类药物、磺胺类药物、乙醇等可以降低血糖，当与这些药物合用时，需要减少胰岛素用量。

8、进食量多少

进食量多少与餐后血糖密切相关。吃的越多，胰岛素需要量越大；吃的越少，胰岛素需要量越小。

9、活动量大小

运动可以增加能量消耗，减少药物用量。因此，活动量越大，胰岛素用量越小；活动量越小，胰岛素用量越大。

10、身体胖瘦

肥胖可以加重胰岛素抵抗，因此，肥胖的糖尿病患者胰岛素用量往往偏大，而消瘦的糖尿病患者胰岛素用量往往较少。

11、精神状态

当病人情绪紧张、失眠时，机体交感神经兴奋、升糖激素分泌增加，会拮抗胰岛素的作用，这时往往需要增加胰岛素的用量。

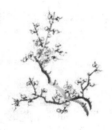

十一、如何分配全天胰岛素用量

要点聚焦：一般情况下，三餐胰岛素用量的分配是：早餐前＞晚餐前＞午餐前。

1、每天注射一次基础胰岛素

白天三餐前口服降糖药，睡前按每 kg 体重 0.1~0.2U 注射一次中效（NPH）或长效胰岛素类似物（如甘精胰岛素或地特胰岛素）。

2、每天注射两次预混胰岛素（如诺和灵 30R）

早餐前注射日总量的 2/3，晚餐前注射日总量的 1/3。

3、每天注射三次胰岛素，可分为两种情况：

（1）每天注射三次普通短效胰岛素（如诺和灵 R）：适用于初次用胰岛素的病人，按"日总量除以 3，中减 2 加早"的方法分配（即：早餐前＞晚餐前＞午餐前）。如日用短效胰岛素 30U，除以 3 等于 10U，中午减 2U，加到早上，即早餐前 12U、午餐前 8U、晚餐前 10U。待血糖达标后，改用预混胰岛素，每天早餐前和晚餐前两次注射。

（2）每天注射三次预混胰岛素类似物（如诺和锐 30R）：早、中、晚三餐前平均分配，各注射日总量的 1/3。

4、每日四次胰岛素强化治疗，这又分两种情况：

（1）如果三餐时用的是短效或速效胰岛素，睡前用的是中效胰岛素，早、中、晚、睡前的分配比例应为 3：2：2.5：2.5。即一天中午餐时用量最少，晚餐时与睡前用量稍多且相当，早餐时用量最多。

（2）如果三餐时用的是短效或速效胰岛素，睡前用

专家点评："早餐前＞晚餐前＞午餐前"只是胰岛素分配的通行做法，但也有例外，因为每个病人的具体情况不同，治疗方案也应当个体化。

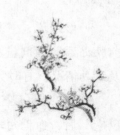

的是甘精胰岛素或地特胰岛素，三餐总用量和睡前用量分配比例应为 6：4。三餐的分配量则在三等分的基础上分别加减 2U，如将早、中、晚总量除 3 取得平均用量，早餐用量在平均用量基础上加 2U，午餐时则减 2U，晚餐时就按平均用量注射。

5、胰岛素泵治疗

一般情况下基础或餐时胰岛素各占 50%，肥胖或超重者餐时胰岛素剂量适当增加。

十二、如何调整胰岛素的剂量

要点聚焦："基础胰岛素"的剂量通常是根据空腹血糖水平来调整的，而"餐前胰岛素"的剂量主要是根据餐后 2 小时的血糖来调整，同时也要参考下一餐前的血糖值。

糖尿病患者开始打胰岛素后，很难做到一步到位。在饮食、运动和情绪基本稳定的前提下，如果病人的血糖达不到预期的控制目标，就需要在医生的指导下，如根据全天血糖谱（包括空腹、三餐前及餐后两小时、睡前、凌晨 3 点的血糖）的监测结果，逐步地调整胰岛素的剂量，通常每隔 3~4 天调整一次，直至血糖控制达标为止（表 5-1）。

表 5-1　血糖与胰岛素的对应关系

血糖	对应的胰岛素
早餐后	早餐前短效胰岛素
午餐后	午餐前短效胰岛素，或早餐前的中效及预混胰岛素
晚餐后	晚餐前短效胰岛素
午夜或清晨空腹	晚餐或睡前的中、长效胰岛素

一般来说，"基础胰岛素"的剂量通常是根据空腹血糖水平来调整，而"餐前胰岛素"的剂量主要是根据餐后 2 小时的血糖来进行调整，同时还要结合饮食及运动情况，有时为了避免低血糖的发生，还要将下一餐的餐前血糖考虑在内。

1、如果早晨空腹血糖 > 7.0mmol/L，在排除夜间低血糖所引起的"苏木吉反应"后，血糖每增高 1.0mmol/L，需增加晚餐前或睡前胰岛素 1U；空腹血糖在

5.0~7.0mmol/L 时不增不减；空腹血糖在 3.0~5.0mmol/L 时，晚餐前或睡前胰岛素应减少 2~4U；

2、餐后血糖控制不佳要相应增加餐前短效胰岛素的剂量。餐后 2 小时血糖＞10.0mmol/L 后，血糖每增高 2.0mmol/L 胰岛素增加 1U，但一次加量不要超过 6U。也可联合口服降糖药物（如 α－糖苷酶抑制剂或二甲双胍等），并注意餐后适当运动和少吃多餐。

3、晚餐前血糖控制不佳可考虑增加早餐前中效胰岛素的剂量。

深度阅读

遇到这些特殊情况，胰岛素应该怎么调

要点聚焦：糖尿病患者经常会遇到一些特殊情况，临床通常是根据患者空腹及餐后血糖水平、所处的应激状态以及饮食和运动情况，来调整胰岛素剂量。

1、饮食和运动变化时如何调节胰岛素用量

规律性的饮食和运动是维持血糖稳定的基础。当患者的饮食和运动发生变化时，就需要相应调整胰岛素的用量。当进食减少和／或运动量增加时应及时减少胰岛素剂量；反之，则应增加胰岛素剂量。

2、发烧等应激状态如何调节胰岛素用量

不论何种原因发烧，体温超过 38℃者，均应在原胰岛素用量基础上增加 20%。此外，在机体处于创伤、手术、感染等应激状态时，也必须相应增加胰岛素用量。另外，当患急性胃肠炎出现呕吐、腹泻、不思饮食时，要酌情减少胰岛素用量。

3、怀孕期间如何调节胰岛素用量

在妊娠早期，由于妊娠呕吐和进食量少，孕妇胰岛素需求量少；在妊娠中、晚期，胎盘分泌大量具有胰岛素拮

细节提醒： 调整胰岛素时，有三点需要注意：①一定要在患者饮食、运动以及情绪保持相对稳定的前提下调整胰岛素的剂量；②两次调整的间隔时间不宜太短，每次调整幅度不宜过大，以防出现严重低血糖或造成血糖大幅波动；③当患者出现高血糖或低血糖时，一定要注意排查并祛除导致糖代谢紊乱的其它因素（如药物因素、睡眠因素、感染因素等等），不要光想着调整胰岛素的用量。

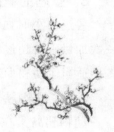

抗作用的激素，致使胰岛素需求量增加；结束分娩之后，由于胰岛素拮抗激素水平下降，故胰岛素需要减量甚至停用，否则，产妇会出现低血糖。

4、月经期如何调节胰岛素用量

观察发现，许多女性糖尿病人月经期血糖升高；月经过后，血糖又回到原有水平。这主要是由于体内雌激素、孕激素（即黄体酮）在月经来潮前迅速下降，致使机体胰岛素抵抗（IR）加重所致。因此，在月经期要加强血糖监测，根据血糖变化情况，及时调整胰岛素用量。

5、青春期如何调节胰岛素用量

第二性征的出现是进入青春期的标志。进入青春期以后，患者体内性激素、生长激素等胰岛素拮抗激素分泌增多，血糖水平较青春期前明显升高而且波动较大，对胰岛素的需要量增加。为了适应青春期这种改变，往往需要加强对患者的血糖监测，根据监测结果适时调整胰岛素治疗方案，以帮助患者顺利度过青春期。从临床上看，青春期"黎明现象"（即清晨高血糖）更为明显，故应加强对空腹血糖的监测与控制。青春期过后，胰岛素用量将有所减少，病情逐渐趋于稳定。

6、肥胖或消瘦的糖尿病人如何调节胰岛素用量

若患者已经按标准体重和活动量计算的热量，制定食谱配餐进食了，但血糖仍高，调节的原则是：对消瘦者增加胰岛素不减饮食；而肥胖者不增加胰岛素，减少饮食量，增加运动量，并增加双胍类口服药。若因某种原因临时需要多吃一两主食（50g）时，需要另加胰岛素5U。

注：一般1U胰岛素可降低10g主食所升高的血糖。

7、空腹血糖高时如何调节胰岛素用量

睡前注射中、长效胰岛素，早晨空腹血糖＞7.0mmol/L，此时可加测一次凌晨2：00~4：00的血糖，若测值＜3.9mmol/L，属于"苏木吉反应"，说明患者睡前胰岛素剂量过大，应将睡前胰岛素的用量减少2~4U；若测值≥3.9mmol/L，属于"黎明现象"，说明患者睡前胰岛素用量不足，空腹血糖实测值比目标值每增高1.0mmol/L，则将睡前胰岛素用量增加1U。

8、餐后血糖高时如何调节胰岛素用量

餐后2小时血糖＞10.0mmol/L，血糖每增高2.0mmol/L，胰岛素增加1U，但一次加量不要超过6U。也可联合口服降糖药物（如α–糖苷酶抑制剂），并注意餐后适当运动和少吃多餐。

9、"动物胰岛素"改为"人胰岛素"时如何调节胰岛素用量

动物胰岛素在化学结构上与人胰岛素不完全相同，不仅存在免疫原性，而且

效价也比人胰岛素低，当由动物胰岛素换用人胰岛素时，用量须相应减少15%~20%，反之，应增加15%~20%

10、预混胰岛素用量如何调节

每日早、晚两次注射预混胰岛素的患者，如果早餐后及晚餐后血糖偏高，而晚饭前及次日空腹血糖正常或偏低，说明预混胰岛素中的短效胰岛素比例偏低，需要选择短效比例较高的预混胰岛素（如50R）；反之，如果早餐后及晚餐后血糖正常或偏低，而晚饭前及次日空腹血糖偏高，说明预混胰岛素中的中效胰岛素比例偏低，需要选择中效比例较高的预混胰岛素（如30R）。

十三、初用胰岛素，治疗方案该咋定

要点聚焦：2型糖尿病是以胰岛素抵抗伴进行性胰岛 β 细胞功能减退为特征的慢性代谢性疾病。随着胰岛 β 细胞功能逐渐下降，大多数2型糖尿病患者最终都会因口服降糖药失效而接受胰岛素治疗。对于初用胰岛素的糖尿病患者，选择什么样的治疗方案无疑是摆在临床医师面前的一个重要问题。

1、胰岛素起始治疗方案有哪些

根据2010版《中国2型糖尿病防治指南》，2型糖尿病起始胰岛素治疗的推荐方案主要有基础胰岛素治疗方案或预混胰岛素治疗方案。分别介绍如下：

（1）以"基础胰岛素"作为起始的治疗方案

常用的基础胰岛素包括中效胰岛素（NPH）和长效胰岛素类似物（如地特胰岛素、甘精胰岛素）。其中，中效胰岛素的作用时间一般为12~18小时，有吸收峰值，低血糖（尤其是夜间低血糖）风险相对大些；而长效胰岛素类似物作用维持时间长达24小时以上，作用平稳无峰值，发生严重低血糖和夜间低血糖的风险比中效胰岛素低得多。

该方案的做法是：白天口服降糖药，每晚睡前皮下注射一次基础胰岛素（即中效胰岛素或长效胰岛素类似物），初始剂量为0.2U/kg·d，根据空腹血糖水平调整胰岛素用量，每次调整1~4U直至空腹血糖达标。若治疗过程中出现低血糖，则可根据低血糖程度适量下调基础胰岛素剂量2~4U。该方案比较适用于胰岛功能轻度受损的糖尿病患者。

专家点评： 无论是基础胰岛素起始还是预混胰岛素起始，均是安全有效的胰岛素起始治疗方案，但两种方案又各有所长，没有最好，只有最合适。在临床选择时，应当根据每个患者的不同情况，如患者的胰岛功能状况、HbA1c 水平、血糖谱特点、年龄、胖瘦、治疗依从性、经济条件、低血糖风险等等，从疗效、安全性、依从性、价效比等几个方面全面考虑，最终作出最合理的选择。

（2）以"预混胰岛素"作为起始的治疗方案

预混胰岛素包括预混人胰岛素（如诺和灵 30R、诺和灵 50R）和预混胰岛素类似物（如诺和锐 30、诺和锐 50），它是由固定配比的基础和餐时胰岛素组成的双时相胰岛素，因此，可以同时兼顾控制空腹血糖及餐后血糖。

方案 1：预混胰岛素每日 1 次、晚餐前注射。保留原用的口服降糖药，晚餐前注射一次预混胰岛素，初始剂量为 0.1~0.2 U/kg，根据空腹血糖水平调整胰岛素剂量直至空腹血糖达标为止。

方案 2：预混胰岛素每日早、晚两次餐前注射。该方案需停用胰岛素促泌剂（主要指早、晚餐前服用的胰岛素促泌剂），若没有禁忌证，二甲双胍可以继续使用，初始预混胰岛素剂量为 0.4 U/kg·d，根据空腹血糖和晚餐前血糖分别调整晚餐前和早餐前胰岛素剂量，直至餐前血糖达标为止。

2、合理选择胰岛素起始治疗方案

基础胰岛素治疗方案和预混胰岛素治疗方案各有千秋。

基础胰岛素起始治疗的优点是：①简单易行，每日只需注射 1 次，患者依从性好；②对整个夜间、特别是空腹血糖控制较好，并由此使白天口服降糖药的作用得到加强，进而达到对全天血糖的良好控制；③低血糖（特别是夜间低血糖）风险小，用药安全性较高。缺点是：①对餐后血糖控制欠佳；②对胰岛功能较差、糖化血红蛋白基线较高（＞9%）的患者治疗效果不及预混胰岛素。

预混胰岛素起始治疗的优点是：①可同时兼顾基础及餐后血糖，总体控糖效果（尤其是对餐后血糖）更好，尤其对 HbA1c 较高（＞9%）、胰岛 β 细胞功能较差的患者，比基础胰岛素治疗更易达标；②治疗花费相对较低（与长效胰岛素类似物相比）。缺点是：①夜间低血糖风险相对较高；②通常需要每日早、晚两次定时注射（当然也可根据具体情况，每日注射 1 次或 3 次），治疗依从性不及基础胰岛素方案。

十四、关于"强化治疗"的那些事

要点聚焦：血糖控制越严格，低血糖的风险越高。我们既要看到强化治疗带来的各种益处，也不能忽视强化治疗的潜在风险。

临床病例

前不久，单位组织查体王先生被查出有糖尿病，尽管没有明显的并发症，但血糖比较高，医生建议他进行"胰岛素强化治疗"。张先生有些不解：为什么糖尿病刚查出来就得打胰岛素？胰岛素强化治疗是咋回事？强化治疗究竟有哪些好处？医生告诉他：像他这种初发糖尿病患者，通过短期胰岛素强化治疗，可以修复胰岛功能，有望在今后数年内不用任何药物，只需饮食控制便可把血糖维持正常。

1、什么是"糖尿病强化治疗"

"糖尿病强化治疗"一般是指在密切监测血糖的前提下，采取每日多次胰岛素皮下注射（MDI）或胰岛素泵（CSII）治疗，使糖尿病患者全天的血糖严格控制在基本正常的水平。从广义地角度讲，使用口服降糖药物使血糖严格控制达标，也属于"糖尿病强化治疗"的一种。

2、"强化治疗"有哪些益处

上世纪末国际上完成的几项大型临床研究，如 DCCT（糖尿病并发症试验，研究对象是 1 型糖尿病）和 UKPDS（英国糖尿病前瞻性研究，研究对象是 2 型糖尿病）表明，"强化治疗"能够有效防止或延缓糖尿病的微血管并发症（如糖尿病视网膜病变、糖尿病肾病及神经病变）的发生与发展。晚近的研究证实，对初发的 2 型糖尿病患者实施早期胰岛素强化治疗（intensive insulin therapy，IIT），可以消除"糖毒性"，明显改善和修复患者胰岛 β 细胞的功能，部分患者甚至可以停用一切降糖药物，仅靠饮食控制和运动治疗便可将血糖控制在正常范围，并维持数年之久。

3、"强化治疗"的局限性和潜在风险

大量的证据业已证明："强化治疗"可以显著减少糖尿病人的微血管并发症。

然而到目前为止，对于"强化治疗"能否减少糖尿病大血管并发症（如心肌梗塞、脑卒中、下肢血管病变等）的发生率，由于缺乏足够的证据，争议颇多，目前尚未达成共识。而且，胰岛素强化治疗所带来低血糖风险增加以及肥胖，对糖尿病人（尤其是老年患者）是极为不利的，因为一次人为的严重低血糖事件，足可以抵消其一生维持血糖正常所取得的益处。

4、胰岛素强化治疗的模式

随着近年来胰岛素剂型和注射装置的发展，其方法主要分为每天多次皮下注射胰岛素（MDI）和胰岛素泵（CSII）治疗。

（1）每天多次皮下注射胰岛素（MDI）：有以下注射模式

①三餐前注射短效（或速效）胰岛素，晚上睡前注射中效胰岛素；

②三餐前注射短效（或速效）胰岛素，晚上睡前注射长效胰岛素类似物；

③三餐前注射短效（或速效）胰岛素，早餐前及晚上睡前注射中效胰岛素；

④三餐前注射预混胰岛素类似物。

（2）胰岛素泵（CSII）治疗

设定胰岛素基础率和餐时大剂量，模拟人体胰岛素分泌模式持续脉冲式皮下输注胰岛素。

5、"强化治疗"并非人人皆宜

"强化治疗"只是一种治疗手段，其根本目的是为了减少糖尿病人的慢性血管并发症。然而，本世纪初公布的ACCORD研究（控制糖尿病心血管风险研究）却给强化治疗泼了一瓢冷水！该研究显示：强化降糖非但未能减少心血管疾病（CVD）事件，反而明显增加了糖尿病患者的病死率。然而，几乎同时公布的ADVANCE研究（强化控糖与糖尿病血管转归研究）却得出了与之相反的结论。究竟孰是孰非，一时间莫衷一是。随后专家们对这两项结论截然相反的研究分别进行了深入剖析，发现ACCORD研究入选的病例都是病程较长、病情较重的老年糖尿病患者，这些病人在入组前就是心血管高危病人或已经存在心血管并发症，对这类病人实施强化治疗，非但心血管获益有限，相反，低血糖反而会增加这些老年高危病人的心血管病死亡率。ADVANCE研究入组的病例，多是些病程较短、相对年轻、心血管病风险较少的患者，强化治疗之后，其心血管死亡率并未增加。

因此，目前学术界对强化治疗的态度，既不是全盘否定，也不是盲目滥用，而是主张因人而异。具体说来，强化治疗适用于早期的没有严重心血管风险者的轻症患者，通过严格控制血糖，一方面保护和修复患者胰岛 β 细胞的功能，另一方面，可以有效预防糖尿病慢性并发症，尤其是微血管并发症；反之，凡是有严重低血糖风险的患者、预期寿命不长的终末期危重病人、有心脑血管并发症的患者、幼年和高龄患者、酒精依赖以及精神病患者均不宜采取强化降糖治疗。

6、"强化治疗"血糖控制有底线

所谓的"强化治疗"就是把血糖控制到尽可能接近或达到正常值，但绝非越低越好。尽管严格控制血糖可以显著减少糖尿病人的微血管并发症，但病人罹患低血糖的风险也随之增大，而一次严重的低血糖，可能诱发严重心律失常、心血管意外甚至猝死，将此前严格控制血糖带来的益处抵消殆尽。因此，强化治疗不可忽视安全，尤其对于老年人以及病程较长且已出现心脑血管并发症的糖尿病人，血糖控制不宜过严，以免矫枉过正、得不偿失。

7、如何把握好强化治疗的"度"

前面讲了，强化治疗不能随便滥用，一定要选择适宜的对象。此外，还需要注意以下几个问题：

（1）强化治疗的控糖目标

过去强化治疗的控制目标一般是：空腹血糖＜6.0mmol/L，餐后2小时血糖＜8.0mmol/L，糖化血红蛋白（HbA1c）＜6.5%。根据新近的一些循证医学研究成果，特别是考虑到低血糖会导致严重心血管事件的增加，目前，业内学者大多主张糖化血红蛋白（HbA1c）控制在7.0%即可，而不是越低越好。此外，还要注意平稳降糖，减少血糖波动，做到血糖"安全、优质达标"，从而做到效益／风险比的最大化。

（2）强化治疗的时机

强化治疗的主要目有二：一是修复胰岛功能，二是预防糖尿病慢性并发症。如果患者因长期高血糖已经导致胰岛功能衰竭或出现了慢性并发症，也就失去了强化治疗的意义。因此，目前提倡早期强化治疗，这样才能从强化治疗中充分获益，不仅可以保护和修复胰岛功能，还可以预防慢性并发症。

（3）强化治疗的疗程

目前还没有标准疗程，短期强化治疗，一般在两周左右。另有有研究提示，胰岛β细胞功能修复需要近3个月的时间，因此，也有专家提出，强化治疗的疗程最好在3~6月，但目前还没有共识。

（4）强化治疗不宜急躁冒进

强化治疗不等于快速降糖，降糖速度过快，很容易矫枉过正，导致低血糖，诱发严重心血管事件，而且，内环境的急剧改变，会给病人带来诸多不适，如视物模糊、心悸等等。

专家点评： 血糖控制经历了从既往认为不重要，听之任之；到认为很重要，需要积极强化干预；再到如今，考虑是否所有患者都适合强化治疗以及干预的程度这样三个阶段。充分反映了人们对糖尿病认识和治疗不断深入的发展过程。

8、需要强化控制的不仅仅是血糖

导致糖尿病大血管并发症的危险因素，不仅仅是高血糖，还包括高血脂、高血压、肥胖等等，因此，对于糖尿病患者而言，仅仅控制好血糖还远远不够，还要控制其他各种危险因素，并使其全面达标。只有这样，才能有效防止和延缓糖尿病的各种慢性并发症。

9、胰岛素强化治疗有哪些注意事项

糖友应当多了解一些关于胰岛素强化治疗的知识；注意保持在胰岛素强化治疗期间饮食、运动量的相对固定；应密切注意监测血糖变化，及时调整药量；注意防止低血糖的发生，尤其是夜间低血糖的发生。

深度阅读 ▶▶▶

早期强化，终身受益
——浅谈高血糖的"代谢记忆效应"

糖尿病患者在相互交流时经常会涉及到一个奇怪的现象：两个病程差不多的糖尿病患者，一个从发病之初就积极治疗、血糖控制较好，另一个起初拿病不当回事，病程早期血糖控制欠佳，尽管后来这些年两人血糖及其他相关指标控制得都差不多，但两人的结局却大相径庭：一个没有并发症或者并发症少而轻；另一个有并发症或者并发症多而重，而这一切都要归结于高血糖的"代谢记忆效应"。

所谓"代谢记忆效应"，即机体根据最初的治疗水平产生了记忆，并做出相应的、持久的反应，它的发现最先来自国外的一项经典研究：英国糖尿病前瞻性研究（UKPDS）和随后的长期随访，这项研究将 2 型糖尿病人分为"严格控制血糖组"与"一般控制血糖组"，连续观察 6 年，发现严格控糖组的并发症明显要少，之后一般控制血糖组的患者也开始将血糖控制得跟前一组一样严格，虽然两组在之后随访的 10 年中血糖保持一致，但并发症的发生仍然是前一组要少很多。另外，DCCT（糖尿病控制与并发症试验）的后续研究（即 EDIC 研究）也发现，在 DCCT 研究结束以后，原先强化治疗组的 1 型糖尿病病人和原先常规治疗组的 1 型糖尿病人随后接受的治疗基本相同，两组病人的糖化血红蛋白（HbA1c）也基本在同一水平，然而，十几年以后，通过对这两组患者的随访发现，这两组病人的微血管和大血管病变的发生率依旧存在显著的差别，曾经接受过强化治疗的那一组患者慢性并发症的发生率仅为常规治疗组的一半。这说明血糖控制存在"代谢记忆效应"，即身体可以将血糖的水平记忆并做出相应的持久反应。

以上的观察研究告诉我们：早严格控制血糖与晚严格控制血糖，虽然结果都是控制了血糖，但患者结局却大相径庭。早期血糖控制好坏可在很大程度上决定患者未来病情发展的走向。早期强化治疗，使血糖控制达标，可使病人长久获益，这种益处甚至在停止强化治疗若干年以后仍有体现；相反，如果在早期不注意对血糖的严格控制，对身体的损害将长久存在甚至是无法弥补的，这就是"代谢记忆效应"带给我们的启示。

因此，对糖尿病友的治疗，一定要及早开始，从严控制，如此，最终收获的必是长久的健康回报。

深度阅读 ▶▶▶

揭秘糖尿病友的"蜜月期"

要点聚焦：提到蜜月期，人们自然而然地会想到新婚夫妇的蜜月期了，但对于糖尿病的"蜜月期"，人们却知之不多。如何正确认识和对待"蜜月期"，将直接关系到糖尿病患者的健康和预后。

临床病例

玲玲是位芳龄 14 的花季少女，她活泼可爱、品学兼优，是全家人的骄傲。前不久，她因突然昏迷住进了医院，诊断结果是：1 型糖尿病合并酮症酸中毒昏迷，这个消息宛如晴天霹雳，让这个原本幸福的家庭瞬间跌入痛苦的深渊。幸运的是，由于抢救及时，总算把玲玲从死亡线上拽了回来。之后医生告诉玲玲："糖尿病目前尚不能根治，从今往后，控制饮食、注射胰岛素、定时监测血糖将成为今后每天的必修课"。医生的话对年轻的玲玲虽说有些残酷，但却是不得不接受的现实。

经过几个月的胰岛素治疗，玲玲的父母发现：女儿的病情明显好转，虽然胰岛素逐渐减量，血糖却依旧正常，到后来完全停用胰岛素，血糖监测显示仍然正常。这个情况让玲玲的父母喜出望外，以为女儿的糖尿病已经治愈，于是不再控制饮食，也不再用药。然而好景不长，大约停用胰岛素一个多月之后，玲玲再次在家中出现昏谜，经过医院抢救总算脱离了生命危险。医生告诉玲玲：这次还是因为糖尿病酮症酸中毒导致昏迷，之前的情况并不说明她的糖尿病已真正痊愈，而不过是经历了一段病情暂时缓解的"蜜月期"而已。听到这里，玲玲的脸上写满疑惑，这究竟是怎么一回事呢？

1、此"蜜月"非 "彼蜜月"

"糖尿病需要终身治疗，一旦得了糖尿病，就意味着病人需要长期口服降糖药或注射胰岛素"。如今这种观点需要改变了。最新的研究发现，新确诊的糖尿病患者只要通过合理的治疗（尤其是胰岛素强化治疗），就可以拥有一段不用打针吃药而血糖照样正常的幸福时光。这段时光对于糖尿病患者来说就像新婚蜜月一样甜蜜，故临床上将这段时期叫做糖尿病"蜜月期（honeymoon period）"。

糖尿病"蜜月期"作为一种现象，最初是在 1 型糖尿病患者身上发现的。临床观察发现，1 型糖尿病患者在发病早期接受胰岛素正规治疗数周或数月后，其胰岛功能得以部分修复，患者仅需少量胰岛素甚至完全不用药，也能使血糖水平维持正常达数月甚至一年左右，而之后，患者胰岛 β 细胞因再次受到自身免疫性损伤而导致胰岛功能严重下降，患者必须补充更多的外源性胰岛素才能维持血糖正常。患者病情好转的这段时期称为 1 型糖尿病缓解期或 1 型糖尿病的临床治愈期。此后，类似的现象也在部分新诊断的 2 型糖尿病患者身上被发现。以色列学者 Erol Cerasi 博士对 13 例新诊断 2 型糖尿病应用胰岛素短期治疗后，有 9 例患者停用胰岛素而能维持良好血糖达 9~50 个月。

2、"蜜月期"背后的秘密

正常人体的胰腺可以根据血糖的变化按需分泌胰岛素，使血糖得以维持在正常范围。而糖尿病患者由于体内存在严重的胰岛素抵抗，加之长期高血糖的毒性作用（注：长期高血糖可以抑制胰岛 β 细胞的分泌功能，谓之"糖毒性"），致使胰腺分泌功能逐渐减退，最终完全衰竭。进一步的研究发现，在糖尿病发病早期，患者胰岛 β 细胞功能尚未完全丧失，若能抢在这个时机对病人实施严格的降糖治疗，可以通过解除糖毒性作用，让患者胰腺得到充分的休息，进而重新恢复自身胰岛功能，尤其是第一时相胰岛素分泌。

"蜜月期"现象表明：通过早期积极的药物干预，糖尿病患者受损的胰岛功能可以在一定程度上逆转，并为患者赢得一段不需要借助降糖药物也能使血糖维持正常的临床缓解期（即"蜜月期"）。

3、"蜜月期"并非人人都有

"蜜月期"大多出现在早期的胰岛素强化治疗中，并非每位糖尿病患者都能获得"蜜月期"。诱导"蜜月期"至少要满足两个基本条件：一是要早期积极治疗，以防止长期糖毒性导致胰岛 β 细胞不可逆转的损害；二是要使血糖严格控制达标，这样才能最大程度地恢复胰岛功能（尤其是第一时相胰岛素分泌）。就 2 型糖尿病而言，患者的病程越短、强化治疗启动越早、血糖达标越快、所需胰岛素越少，诱导出蜜月期的可能性越大。对于那些病程较长、血糖控制欠佳，已经造成胰岛 β 细胞不可逆损害的糖尿病患者，即便实施强化降糖治疗，也不会诱导出"蜜月期"。临床上还有些糖尿病病人，虽然处于病程早期，但由于种种原因不适合进行严格的强化降糖治疗（如高龄老年患者、合并严重心血管疾病的患者等等），因而也就无法获得"蜜月期"

4、如何诱导"蜜月期"

在临床上，糖尿病患者进入糖尿病"蜜月期"最简单的办法是在被确诊后立即实施胰岛素强化治疗。在各种胰岛素强化治疗的方案中，以使用胰岛素泵进行强化治疗的效果为最佳。这是因为用胰岛素泵治疗，既可有效控制血糖，又可显著减少血糖波动。一般情况下，新确诊的糖尿病患者使用胰岛素泵进行强化治疗两周左右后，其血糖就会基本达到正常平稳状态，这时就可以减少胰岛素的用量，直至停药，这样就进入了糖尿病"蜜月期"。不过，使用胰岛素泵治疗需要患者住院，不太方便。临床实践证实，除戴泵治疗以外，糖尿病患者也可在家中进行胰岛素强化治疗，其方法是：每天在家中三餐前注射预混胰岛素类似物，定期到医院门诊调整胰岛素用量。经过 1~3 个月的治疗，患者同样也可以进入"蜜月期"。

5、蜜月期究竟能维持多久

天天"度蜜月"是每个糖尿病人最大的心愿，即便做不到这一点，也希望不必用药的"蜜月期"尽可能地多延长一些时日。

"蜜月期"时间长短与所患糖尿病的类型、病程的长短、胰岛功能损伤程度等因素有关。一般说来，2 型糖尿病患者的"蜜月期"比 1 型糖尿病患者要长，1型糖尿病患者的蜜月期往往只有几个月，很少超过一年，而 2 型糖尿病的蜜月最长可达 13 年；糖尿病的病程越短，"蜜月期"越长；诱导"蜜月期"所需胰岛素的量越少、所需时间越短，"蜜月期"越长。最后不要忘记，"蜜月期"长短与在此期间患者的自我管理也有很大关系，自我管理（特别是饮食控制）越严、血糖控制越好，蜜月期持续时间就会越长。

"蜜月期"的结束，意味着胰岛功能的衰退以及高血糖的再现，此时如能及时发现苗头，再次予以积极的药物干预，病人很有希望迎来又一次的"蜜月期"。如此循环往复，可使糖尿病患者蜜月期总的累计时间大大延长。

6、"蜜月期"患者应注意什么

需要说明的是，"蜜月期"的出现并不等于糖尿病已经完全治愈，它只是糖尿病早期经过药物干预所获得的暂时性的病情缓解。对处于糖尿病"蜜月期"的患者来说，切不可盲目乐观。如果病人进入"蜜月期"后暴饮暴食、缺乏锻炼，将会大大缩短"蜜月期"。所以，糖尿病人在"度蜜月"期间，依然要严格地控制饮食、积极地进行运动，加强血糖监测，以便尽量延长糖尿病"蜜月期"的时间。

7、"蜜月期"带给我们哪些启示

（1）糖尿病病情并非绝对不可逆转

传统观念认为：糖尿病是一个病情进行性发展的疾病，一旦确诊，就需要长期降糖药物甚至胰岛素治疗。而"蜜月期"的发现告诉我们，通过早期积极干预，可以改善和修复胰岛功能，使患者得以摆脱药物，彻底改变了糖尿病需要终生服药的传统观念，为广大糖尿病患者带来希望和福音。

（2）糖尿病传统治疗模式需要改变

传统的 2 型糖尿病治疗往往采取阶梯式疗法：从饮食运动到单药口服，再到联合口服，直到口服药完全失效，才会动用胰岛素这一最后的"杀手锏"。阶梯治疗的结果，往往使病人错过了早期强化治疗的最佳时机。为此，国内外许多学者主张，可以在 2 型糖尿病诊断伊始，即给予胰岛素强化治疗，目的是为了最大程度地挽救胰岛 β 细胞的功能，恢复 1 相胰岛素分泌，诱导出糖尿病的蜜月期。

十五、胰岛素治疗方案的临床评价

要点聚焦：胰岛素治疗方案可分为"补充治疗"和"替代治疗"两大类，每一类又分为若干种。究竟选择哪种方案，应当因人而异、根据患者的具体病情来决定。

迄今为止，胰岛素仍是控制血糖不可替代的最佳武器。1 型糖尿病在诊断伊始，即应接受胰岛素治疗。此外，许多不适合用口服降糖药（如肝肾功能不全的患者）、出现口服降糖药失效或晚期胰岛功能衰竭的 2 型糖尿病患者也需要补充外源性胰岛素，甚至需要以胰岛素为主来控制血糖。

1、生理性胰岛素分泌模式

我们知道，胰岛素是人体自身胰岛 β 细胞分泌的一种降糖激素。人的生理性胰岛素分泌分为两个部分，即基础胰岛素分泌和餐时胰岛素分泌。前者是小剂量、连续性分泌，其作用是维持基础血糖（包括空腹及餐前血糖）正常；后者是由进餐诱发的、短时间大剂量分泌，其作用是控制餐后血糖。

最合理的胰岛素治疗方案应该尽可能地模拟生理性胰岛素分泌。在临床治疗中，通常是用中、长效胰岛素（实际上是"长效人胰岛素类似物"）补充"基础胰岛素"的不足；用短效胰岛素（或速效人胰岛素类似物）补充"餐时胰岛素"之不足。根据空腹血糖水平来调节"基础胰岛素"的用量；根据三餐后 2 小时血糖水平，来调节"餐时胰岛素"的剂量，有时为了避免低血糖的发生，还要将下一餐前的血糖值一并考虑在内。

2、胰岛素治疗方案的分类与评价

胰岛素治疗的目的是补充或替代糖尿病患者体内胰岛素的不足，从而使患者的血糖维持正常。其治疗方案分为两大类：即"补充治疗"方案和"替代治疗"方案，分别介绍如下：

（1）"补充治疗"方案

又称"联合治疗"方案，是指在口服降糖药的基础上，联合应用胰岛素。该方案适用于那些已出现胰岛素分泌不足，但尚存部分胰岛功能的 2 型糖尿病患者。这种方案又可细分为以下几种：

方案 1、白天口服降糖药 + 睡前注射中效胰岛素（NPH）

解析：晚上睡前注射中效胰岛素，药效高峰出现在注射后 6~10 小时，因此，可以有效地对抗"黎明现象"，使整个夜间尤其是清晨空腹血糖得到有效控制，并使白天口服降糖药的作用得到加强，从而保证全天血糖的良好控制。其缺点是中效胰岛素作用维持时间不足以覆盖全天 24 小时，可能使得部分患者午餐前及晚餐前的血糖控制欠佳。

方案 2、白天口服降糖药 + 睡前注射长效人胰岛素类似物

解析：由于长效胰岛素类似物（如地特胰岛素或甘精胰岛素）的药效可维持 24 小时，因此，只需每日定时注射一次，便可满足全天的基础胰岛素需求，而且由于其作用平稳、无药物吸收峰值，因此不容易发生低血糖。这也是目前最理想

的"补充治疗"方案。

（2）"替代治疗"方案

又称"胰岛素强化治疗"方案，是指停用一切胰岛素促泌剂，主要依靠胰岛素来控制全天血糖。该方案主要适用于 1 型糖尿病患者以及胰岛功能完全衰竭的晚期 2 型糖尿病患者。近年来，国内外许多学者主张对初诊的早期 2 型糖尿病患者实施短期胰岛素强化治疗，目的是保护胰岛 β 细胞，改善和修复胰岛功能。

接受胰岛素替代治疗后，如果患者每日胰岛素剂量需求量较大（如存在"胰岛素抵抗"，IR）或血糖波动较明显，也可与促泌剂以外的其它口服降糖药（如双胍类药物、α–糖苷酶抑制剂、SGLT–2 抑制剂、胰岛素增敏剂等）联用。

临床常用的替代治疗方案有如下几种：

方案 1、早、晚餐前注射预混胰岛素（或预混人胰岛素类似物）

解析：该方案只需每日早、晚餐前两次注射，避免了一日多次注射胰岛素给患者带来的不便，故患者治疗依从性较好。其缺点是：①在预混胰岛素中，短效胰岛素与中效胰岛素的比例恒定，有时对血糖控制会出现"顾此失彼"的情况。例如，有的病人早晨注射预混胰岛素后，早餐后 2 小时血糖控制良好，但午餐前有时会出现低血糖；而将胰岛素减量后，午餐前低血糖纠正了，早餐后 2 小时血糖可能又偏高了。遇到这种情况，临床可以通过加餐来解决。②该方案往往对午餐后血糖往往控制不太理想，需要在午餐前加用口服降糖药（如诺和龙、拜糖平）；③该方案对某些患者的空腹血糖控制有时也不理想，如果加大剂量，还容易导致夜间低血糖。

注：与预混胰岛素（如诺和灵 30R）相比，预混人胰岛素类似物（如诺和锐 30），起效更快、峰值更高，可更好地控制餐后血糖；速效部分作用维持时间短，与中效部分叠加更少，低血糖发生率更低。

方案 2、三餐前注射短效胰岛素（或超短效人胰岛素类似物）+ 睡前注射中效胰岛素（NPH）

解析：这种"三短一中"的方案比前面每日两次注射预混胰岛素的方案更接近于生理状态下的胰岛素分泌，无论是对空腹还是餐后血糖的控制都要优于前者。其缺点是：对胰岛功能完全衰竭的糖尿病患者而言，睡前注射 NPH 不能覆盖 24 小时，晚餐前血液中的外源性胰岛素水平较低，血糖可能升高。

方案 3、三餐前注射短效胰岛素（或超短效人胰岛素类似物）+ 每天一次注射长效人胰岛素类似物

解析：该方案最贴近生理性胰岛素分泌模式，无论是从疗效还是安全性上均

优于前两种"替代治疗方案"，尤其是"三餐前注射超短效人胰岛素类似物＋每天一次注射长效人胰岛素类似物"的治疗方案，是目前仅次于胰岛素泵的最佳强化治疗方案。

方案4、三餐前注射预混胰岛素类似物（如诺和锐30）

解析：在前面介绍的几种强化治疗方案中，方案1的优点是：只使用一种规格的胰岛素，每日只需注射两次，比较方便；缺点是不能完全模仿生理性胰岛素分泌，午餐后血糖控制欠佳。方案2和方案3的优点是：能够较好地模仿生理性胰岛素分泌，可将全天候血糖控制良好；缺点是病人要打长效和短效两种规格的胰岛素，要备两支笔，每天需要注射四次，比较麻烦。而方案4采取每日三餐前注射预混胰岛素类似物（如诺和锐30）的治疗方案，能较好地模拟生理性胰岛素分泌，解决了方案1对午餐后血糖控制欠佳的问题，而且注射次数比方案2和方案3少，病人使用的是一种规格的胰岛素，只需备一只笔。可以说，诺和锐30三餐前注射的强化治疗方案集合了前面三种强化治疗方案的优点，具有降糖效果好、简便安全、患者依从性高等优点。

方案5、胰岛素泵治疗（即持续皮下胰岛素输注，CSII）

解析：是当今胰岛素治疗最有效、最安全的手段，尤其适用于血糖波动较大的"脆性糖尿病"患者。其缺点是价格及费用较高。

深度阅读

胰岛素与口服降糖药联用：1+1 > 2

要点聚焦：与单用口服降糖药或单用胰岛素相比，口服降糖药与胰岛素联合应用可以取长补短、作用互补，使降糖效果增强，同时减少各自的副作用。

专家点评：每种治疗方案均有其优点和局限性，具体选择哪种治疗方案，一定要因人而异，全面考虑每个患者的具体情况，如糖尿病类型、胰岛功能受损的程度、年龄大小、治疗依从性、并发症或合并症等。

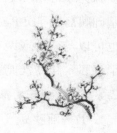

随着糖尿病教育的普及，糖尿病患者逐步认识到胰岛素治疗的优越性，越来越多的患者开始接受胰岛素治疗。但随之又出现另外一种倾向，就是许多患者用上胰岛素之后，往往要求将口服降糖药完全停掉，理由是怕口服降糖药损肝伤肾。事实上，与单用口服降糖药或单用胰岛素相比，口服降糖药与胰岛素联合应用可以取长补短、作用互补，增强降糖效果，同时减少各自的副作用。近年大量的循证医学研究证实：口服降糖药和胰岛素早期联用的益处多多，越来越受到临床的重视和推崇。

1、胰岛素与口服降糖药物联用有何益处

（1）胰岛素与口服降糖药联用，可在一定程度上减少外源性胰岛素的用量，避免因过量使用胰岛素而引起高胰岛素血症。

（2）口服降糖药与胰岛素早期联用，有助于保护和修复胰岛 β 细胞功能，延缓甚至避免口服降糖药继发性失效。

（3）胰岛素与口服降糖药（如二甲双胍）联用，可以减轻或避免胰岛素治疗所带来的体重增加，进而减轻胰岛素抵抗。

（4）口服降糖药与胰岛素联用，可使口服降糖药的用量减少，避免因口服药物用量过大而加重肝肾负担。

（5）口服降糖药与胰岛素联用，优势互补，有助于更快、更平稳地实现血糖全天候安全达标。

2、胰岛素与口服降糖药如何联用

胰岛素与口服降糖药物联用有很多种方案可供医生和患者选择，医生会根据患者的具体病情，为患者量身定制个体化的联合治疗方案。下面，我们就分三大类情况分别加以介绍：

（1）基础胰岛素与口服降糖药的联用

基础胰岛素主要是指中效（如诺和灵 N、优泌林 N）及长效胰岛素（如来得时、诺和平、长秀霖等），主要侧重于控制基础血糖（即空腹及餐前血糖）。基础胰岛素可以与任何一种口服降糖药物联用，如：基础胰岛素 + 胰岛素促泌剂（包括磺脲类或格列奈类）；基础胰岛素加 + α – 糖苷酶抑制剂；基础胰岛素 + 二甲双胍；基础胰岛素 +DPP– Ⅳ抑制剂；基础胰岛素 + SGLT2 抑制剂等。当然，基础胰岛素也可以与两种或两种以上不同作用机制的口服降糖药物联用；如基础胰岛素 + 二甲双胍 + 胰岛素促泌剂；基础胰岛素 +α – 糖苷酶抑制剂 + 胰岛素促泌剂；基础胰岛素 +α – 糖苷酶抑制剂 + DPP– Ⅳ抑制剂等等。

①基础胰岛素 + 胰岛素促泌剂（磺脲类 / 格列奈类）：三餐前口服胰岛素促

泌剂控制餐后血糖，睡前皮下注射基础胰岛素控制基础血糖，适用于尚保留部分胰岛功能、体型偏瘦、空腹及餐后血糖均高的 2 型糖尿病患者。1 型糖尿病、重度肥胖者以及妊娠妇女不宜采用该方案。

②基础胰岛素 +α – 糖苷酶抑制剂：三餐前口服 α – 糖苷酶抑制剂控制餐后血糖，睡前皮下注射基础胰岛素控制基础血糖，适用于饮食结构以碳水化合物为主、体型正常或偏胖、空腹及餐后血糖均高的 2 型糖尿病患者。

③础胰岛素 +DPP– Ⅳ抑制剂：对于不能耐受阿卡波糖的胃肠道反应，而服用胰岛素促泌剂又易发生低血糖的 2 型糖尿病患者，该方案不失为一个理想的选择，因为 DPP– Ⅳ抑制剂的降糖作用具有血糖依赖性，降糖平稳，低血糖风险甚低。

④基础胰岛素 + 二甲双胍：二甲双胍除了降糖作用外，还能够减轻体重，二者联合可以增加患者对胰岛素的敏感性，减少胰岛素用量，避免使用胰岛素后体重增加。

⑤基础胰岛素 +SGLT2 抑制剂：SGLT2 抑制剂不依赖胰岛素，而是通过减少肾小管对葡萄糖的重吸收来降低血糖，并且具有降低体重、降低血压以及心血管保护作用。对于胰岛素促泌剂失效的糖尿病患者，该方案是一个不错的选择。但肾功能不全者忌用。

⑥基础胰岛素 + 噻唑烷二酮类胰岛素增敏剂：主要用于有严重胰岛素抵抗的 2 型糖尿病患者。需要注意的是，由于胰岛素和噻唑烷二酮类药物均可能导致水钠潴留，因此，对有水肿及心功能不全的糖尿病患者，不宜采用该方案，以避免诱发充血性心力衰竭。

（2）餐时胰岛素与口服降糖药的联用

餐时胰岛素主要指短效胰岛素（如诺和灵 R、优泌林 R 等）和速效胰岛素（诺和锐、优泌乐等），主要侧重于控制当餐后血糖。餐时胰岛素可以与二甲双胍、α – 糖苷酶抑制剂、DPP– Ⅳ抑制剂等降糖药物中的一种或两种联用。由于作用重叠，通常不建议将餐时胰岛素与胰岛素促泌剂（包括磺脲类或格列奈类）联用。

①餐时胰岛素 + 二甲双胍：适用于餐后血糖明显升高、基础血糖轻度升高的糖尿病患者，二甲双胍可以减轻体重、改善胰岛素抵抗、减少胰岛素用量。

②餐时胰岛素 +α – 糖苷酶抑制剂：α – 糖苷酶抑制剂不增加体重，降低餐后血糖效果好，同时有"削峰去谷"、平稳降糖的作用，该方案适合于餐后血糖升高明显、体型偏胖且血糖波动较大的糖尿病患者。

③餐时胰岛素 + SGLT2 抑制剂：SGLT2 抑制剂的降糖作用不依赖于胰岛素，两者联用，可以增强降糖效果，同时减少胰岛素用量。肾功能不全者忌用。

④餐时胰岛素＋噻唑烷二酮类：适用于有严重胰岛素抵抗的糖尿病患者，但合并心衰浮肿及肝功异常者禁用此方案。

（3）预混胰岛素与口服降糖药的联用

预混胰岛素可以同二甲双胍、α－糖苷酶抑制剂、DPP-4抑制剂、SGLT2抑制剂等口服降糖药物中的一种或两种联合使用。在使用预混胰岛素时，我们一般也不建议与胰岛素促泌剂联用，但有些早、晚两次注射预混胰岛素的患者，午餐后血糖控制欠佳，这时可以在午餐时口服α－糖苷酶抑制剂或格列奈类促泌剂协助控制午餐后血糖。

3、哪些糖尿病友不宜采用口服降糖药与胰岛素联用

尽管胰岛素与口服降糖药联用益处多多，但并不适合于所有糖尿病患者。对有严重急性并发症、处于应激状态或胰岛功能完全衰竭的糖尿病友，单纯使用胰岛素或许更加合适，而不建议同时服用口服降糖药物。这些情况包括：

（1）患者发生酮症酸中毒、乳酸性酸中毒、非酮症高渗性昏迷等急性代谢性紊乱时；

（2）伴有昏迷、严重烧伤、严重感染、外伤和重大手术、急性心脑卒中等应激情况时；

（3）伴有严重肝肾功能不全时；

（4）对口服降糖药物过敏或有禁忌者；

（5）胰岛功能衰竭，口服降糖药失效；

（6）妊娠及哺乳期妇女。

十六、特殊人群如何正确使用胰岛素

要点聚焦：在众多糖尿病患者当中，不乏一些特殊的群体，如孕妇、儿童、老人、肝肾功能不全、手术患者等等。鉴于他们自身特点以及病情的特殊性，因而在拟定治疗方案时需要个体化区别对待。

1、肾功能不全患者如何使用胰岛素

糖尿病肾病是糖尿病人最常见的慢性并发症之一，而糖尿病人的肾功能一旦受损，口服降糖药的使用便受到很大限制，尤其是严重肾功能不全的病人，只能选择胰岛素来控制血糖。

肾功能不全患者需调整胰岛素用量，此时体内胰岛素可能存在两种截然不同的情况：一方面，肾功能不全时，肾脏对胰岛素的灭活及降解减少，患者对外源性胰岛素需求量减少；另一方面，肾功能不全时，患者又可能产生胰岛素抵抗，此时需加大胰岛素剂量才能有效控制血糖。究竟哪一方占优势，往往因人而异，因此，糖尿病肾病患者在使用胰岛素的过程中，应当加强血糖监测，根据血糖变化来调节胰岛素剂量。

2、慢性肝病患者如何使用胰岛素

肝脏是除胰腺之外，人体另外一个非常重要的糖调节器官。肝损害可致肝糖原合成功能下降及糖耐量异常，其中部分患者最终会进展为糖尿病，临床将这种继发于肝损害的糖尿病称之为"肝源性糖尿病"。

"肝源性糖尿病"患者均应采取胰岛素治疗，这样不仅可以有效降低血糖，还有助于肝细胞修复及肝功能恢复；禁止使用口服降糖药物，否则会加重肝功能损害，甚至会导致肝功能衰竭，进而危及生命。"肝源性糖尿病"患者一般以餐后血糖升高为主，空腹血糖大多正常或只是轻度升高，因此，一般选择三餐前注射短效胰岛素制剂。需要提醒的是，由于肝病患者的肝糖原储备不足，空腹状态（尤其是夜间）低血糖的风险较高，因此，一般情况下，尽量不要在睡前注射中、长效胰岛素，如确有必要，剂量也不宜过大，同时要注意加强血糖监测。

当然，对于肝源性糖尿病来说，治疗肝病、改善肝功能才是最为重要的。随着肝病病情的好转，血糖可随之下降甚至恢复正常。

3、孕妇血糖高如何使用胰岛素

孕妇如在怀孕之前已确诊有糖尿病，称为"糖尿病合并妊娠"；倘若是怀孕之后才发现血糖高，则称为"妊娠糖尿病"。在治疗上，无论是"糖尿病合并妊娠"，还是"妊娠糖尿病"，均不宜采取口服降糖药治疗，以免对胎儿器官发育产生不良影响。除了饮食治疗以外，胰岛素是控制孕妇高血糖的主要手段，建议尽量采用人胰岛素。在妊娠早期，血糖升高及波动不是太显著，可选择预混胰岛素，每天两次，早、晚餐前注射；到了妊娠中后期，血糖较高时，可采取短效与中长效胰岛素联合强化治疗，即三餐前注射短效胰岛素 + 睡前注射中、长效胰岛素。

一般说来，随着分娩的结束，大多数妊娠糖尿病患者的血糖可随之恢复正常，可以停用胰岛素；而糖尿病合并妊娠的患者则需要继续维持降糖治疗，可根据具体情况，继续用胰岛素或者改用口服降糖药治疗。

4、服用激素的糖尿病人如何使用胰岛素

糖皮质激素引起的血糖变化与所用激素的药代学特性（包括起效时间、药效高峰时段、作用维持时间、药物半衰期等等）以及药物用法有关。由于大多数使用激素的病人都是将全天的激素用量于上午 8 点一次性顿服，激素影响的主要是午餐后到睡前这一时间段的血糖，因此，"类固醇性糖尿病"患者主要表现为午餐后到晚睡前这一时间段的血糖升高，而后半夜至清晨空腹血糖大多正常或轻微增高。在这种情况下，可于午餐前及晚餐前注射短效（或速效）胰岛素或同时服用 α-糖苷酶抑制剂。

倘若患者原来就有糖尿病，服用激素后将会导致病情进一步加重，无论是空腹还是餐后血糖都会明显增高，此时往往需要重新调整病人的治疗方案，特别加强对午餐后到睡前这一时段的血糖控制（例如：增加午餐及晚餐前短效胰岛素用量），以对抗糖皮质激素的升糖作用。

长期、大剂量应用糖皮质激素可使正常人血糖升高或发展为糖尿病。因此，糖尿病患者对糖皮质激素的使用一定要慎重，能不用尽量不用，该减量时应及时减量。

5、围手术期糖尿病患者如何使用胰岛素

良好的血糖控制有助于降低手术的风险、促进伤口愈合。原则上，拟行手术（这里主要指大中手术）的糖尿病人，如果此前是用口服降糖药治疗，那么，应该在术前 3 天停用口服降糖药，改用胰岛素治疗，具体方案可采取预混胰岛素每日两次早、晚餐前皮下注射，也可采取"三短一长"或胰岛素泵胰岛素强化治疗，力争在术前把病人的血糖降至正常。

在实施手术期间，需将胰岛素由皮下注射改为静脉滴注，实时监测血糖，根据监测结果，随时调整胰岛素滴注速率，将病人术中血糖控制在 5.0~11mmol/L。

术后由于病人尚不能马上恢复正常饮食，因此需要静脉补充加入一定比例胰岛素及氯化钾的葡萄糖液，以满足机体生理活动所必需的能量。为了保持血糖平稳，需要根据血糖监测结果适时调整葡萄糖和胰岛素的比值（葡萄糖：胰岛素 ≈ 2~5g：1U）。在病人恢复正常饮食以后，可改用皮下胰岛素治疗，伤口愈合后可调整为口服降糖药物治疗。

6、糖尿病酮症酸中毒时如何使用胰岛素

酮症酸中毒是糖尿病人最常见的急性并发症之一，对糖尿病酮症酸中毒的救治，目前多采用小剂量胰岛素静脉滴注法，该方法简便、有效、安全，可大大减少低血糖、低血钾及脑水肿的发生率。其具体步骤如下：（1）第一阶段。患者血

糖较高（≥16.7mmol/L），可将普通胰岛素加入到生理盐水中静脉点滴，剂量按每小时 6~8U 持续静滴。2 小时后复查血糖，如血糖下降小于滴注前水平 30%，则将胰岛素量加倍，如下降大于 30%，则按原量继续滴注直到血糖下降到 13.9mmol/L 左右时改为第二阶段治疗。（2）第二阶段。当血糖降至 13.9mmol/L 左右时，可将生理盐水改为 5% 葡萄糖溶液 5% 葡萄糖盐水，内加普通胰岛素，葡萄糖与胰岛素之比为 2~4：1（即每 2~4g 葡萄糖给 1U 胰岛素），直到血糖降至 11.1mmol/L 左右，酮体转阴时，可过渡到平时治疗。但在停静脉滴注胰岛素前 1 小时，应皮下注射一次短效胰岛素（一般 8U）以防血糖反跳。

7、老年糖尿病患者如何使用胰岛素

老年糖尿病患者绝大多数为 2 型糖尿病，其自身尚保留有一定的胰岛素分泌功能，再加上老年人往往有肾功能减退，胰岛素经肾脏降解和排泄减少，因此，老年糖尿病人的胰岛素用量不宜过大，否则很容易发生低血糖。由于老年人对低血糖感知能力差，一旦发生低血糖，可以诱发严重心脑血管事件，导致昏迷乃至死亡。有鉴于此，对老年糖尿病人的血糖控制标准宜适当放宽，以空腹血糖 < 7.8mmol/L，餐后 2 小时血糖 < 11.1mmol/L 为宜。

8、儿童糖尿病患者如何使用胰岛素

目前我国儿童糖尿病还是以 1 型糖尿病为主，主要依靠胰岛素治疗。儿童 1 型糖尿病按照疾病的进程可分为"急性代谢紊乱期"、"缓解期"（又称"蜜月期"）、"加重期"及"永久糖尿病期"四个阶段，胰岛素的用量需要根据不同病程阶段及时进行调整。在患病之初的"急性代谢紊乱期"，患儿胰岛素用量偏大，需尽快把血糖控制到满意的水平；之后进入"缓解期（也叫"蜜月期"）"，这个时期患儿胰岛素需要量明显减少，每天仅需 2~4U，甚至更少，但一般不主张完全停药，此期持续大约 3~6 个月不等；到了"加重期"以后，需要根据患儿血糖变化再次增加胰岛素的用量以控制血糖；糖尿病患儿最终都要进入"永久糖尿病期"，完全依靠外源性胰岛素维持生命和防止酮症酸中毒。

深度阅读 ▶▶▶

浅谈妊娠期胰岛素的合理应用

妊娠糖尿病首选生活方式干预，大多数患者通过饮食治疗血糖即可控制良好，只有少数（约 10~20%）患者需要药物治疗。由于口服降糖药对胎儿的安全性尚未

得到充分、全面的验证，因此，妊娠期糖尿病患者原则上忌用口服降糖药；而胰岛素不仅降糖作用可靠，而且是大分子蛋白，不会通过胎盘，对胎儿没有任何不良影响，因此，被认为是妊娠期控制糖代谢紊乱的最佳选择。

1、哪些胰岛素可用于妊娠期糖尿病患者

按来源分类，可将胰岛素分为动物胰岛素、重组人胰岛素和人胰岛素类似物；按作用时间分类，可将胰岛素分为速效胰岛素类似物（如诺和锐）、短效胰岛素（如诺和灵 R）、中效胰岛素（如诺和灵 N）、长效胰岛素类似物（如地特胰岛素、甘精胰岛素）以及预混胰岛素（如诺和灵 30R）及其类似物（如诺和锐 30）。

孕妇不同于普通糖尿病人，必须把胰岛素对胎儿的安全性考虑在内。由于动物胰岛素具有免疫源性，容易产生胰岛素抗体，因此，在妊娠期最好选用人胰岛素，尽量不用动物胰岛素。前些年可用于孕妇的胰岛素主要是重组人胰岛素，包括短效人胰岛素（如诺和灵 R）、中效人胰岛素（诺和灵 N）以及预混人胰岛素（如诺和灵 30R）。近几年，超短效胰岛素类似物（诺和锐）、预混胰岛素类似物（如诺和锐 30）以及长效胰岛素类似物（地特胰岛素，商品名"诺和平"）在妊娠期妇女中使用的安全性已得到充分证实，并先后被美国 FDA 和中国食品药品监督管理局（SFDA）批准用于妊娠期糖尿病患者。诺和锐起效快、可在餐前即刻注射，患者依从性更好，能够有效控制餐后血糖，同时减少严重低血糖的发生；诺和平每日一次注射，可以平稳控制全天 24 小时的基础血糖，安全性更高。胰岛素类似物的问世使孕妇有了更有效、更安全、更方便的控糖利器，不失为糖尿病孕妇的放心之选。

2、孕妇何时应该启动胰岛素治疗

妊娠期糖尿病一旦确诊，首先应调整饮食并适当运动，如果一周后患者血糖控制仍不达标（空腹血糖大于 5.6mmol/L，餐后 1 小时和 2 小时血糖分别大于 7.8 和 6.7 mmol/L）；或者控制饮食后出现饥饿性酮症，增加热量摄入后血糖又超标；或者出现糖尿病急性并发症，如酮症酸中毒、高渗性昏迷或严重感染等应激状态使血糖显著升高者，则须采用胰岛素治疗。下列情况更应尽快加胰岛素将孕妇血糖尽快降到正常：①妊娠早期发现血糖明显升高者。②妊娠晚期胎儿明显大于同胎龄儿者。

一般说来，在妊娠期，绝大多数孕前糖尿病和 20%~25% 的妊娠糖尿病（GDM）孕妇都需应用胰岛素才能维持正常的血糖水平。

3、妊娠糖尿病的胰岛素治疗方案有哪些

方案 1、基础胰岛素治疗：睡前（22：00 点左右）皮下注射中效（NPH）或

长效胰岛素（如诺和平），能够有效地补充基础胰岛素水平之不足，减少夜间肝糖的产生，对抗"黎明现象"，从而有效降低空腹血糖。该方案适用于单纯空腹血糖升高的孕妇。

方案2、餐前短效胰岛素治疗：在三餐前皮下注射短效（如诺和灵R）或速效胰岛素类似物（如诺和锐），可有效控制三餐后的高血糖。该方案适用于空腹血糖正常，仅是餐后血糖升高的孕妇（临床GDM多见）。另外，如果患者只有三餐后的某一餐（或某两餐）高，则只需要在血糖高的那一餐（或两餐）前注射短效（或超短效）胰岛素即可。

方案3、早、晚餐前预混胰岛素（或预混胰岛素类似物）治疗：该方案适用于有一定的内生胰岛功能，且因工作、学习午餐前不方便注射胰岛素的患者。缺点是不符合生理性胰岛素分泌模式，常常对午餐后血糖控制欠佳。

方案4、"基础＋餐时"的胰岛素强化治疗：即三餐前皮下注射短效胰岛素（如诺和灵R）或速效胰岛素类似物（如诺和锐）、睡前注射中效（NPH）或长效胰岛素类似物（如诺和平），这是临床最常采用的一种胰岛素强化治疗方案，适用于内生胰岛功能较差、血糖波动较大的糖尿病孕妇。需要说明的是，NPH的作用维持时间是14~16小时，达不到全天24小时基础胰岛素覆盖，某些自身胰岛功能极差的患者，睡前注射NPH后，往往会因此而出现晚餐前血糖升高，在这种情况下，最好用长效胰岛素类似物（如诺和平）代替中效胰岛素（NPH）。

方案5、持续皮下胰岛素输注（CSII，即胰岛素泵治疗）：这是当今最符合生理性胰岛素分泌的给药模式，血糖控制效果最好。适用于：①1型糖尿病合并妊娠患者；②2型糖尿病患者简单胰岛素治疗方案控制不佳者；③糖尿病急性并发症（如DKA）的抢救期间；④妊娠期糖尿病围手术期。

4、如何设定及调整妊娠期胰岛素的用量

妊娠糖尿病的发生与妊娠时胎盘分泌的某些激素（如雌激素、孕激素、胎盘泌乳素等）有关，这些激素会拮抗及削弱胰岛素的作用，从而导致糖代谢异常。而这些激素的分泌量随着孕周数的增加而增多，因此，在妊娠的不同阶段，患者的胰岛素用量是不同的。妊娠早期胰岛素用量偏少，这与孕妇早期的早孕反应、进食量减少也有很大关系；随着孕周的增加，胰岛素的用量也要随着增加，用量较非孕期需增加2~4倍；产妇分娩结束后，拮抗胰岛素的激素水平迅速下降，胰岛素的用量也会很快下降，多数妊娠糖尿病患者分娩后自身胰岛功能足够应付正常代谢需要，可以停止使用胰岛素。原有1型或2型糖尿病产妇的胰岛素用量一般会恢复到怀孕前的水平。

5、妊娠糖尿病患者都必需或终身使用胰岛素吗

并非所有妊娠糖尿病患者都需要胰岛素治疗。事实上，大部分 GDM 患者只是表现为餐后血糖轻度升高，通过合理的饮食调整（如分餐）和适当的运动治疗（如饭后散步），都能将血糖控制在满意范围。

大多数妊娠糖尿病患者，随着分娩的结束，血糖随之恢复正常，可以停用胰岛素，因此，妊娠糖尿病患多数不需要终身使用胰岛素，但这些人将来发生糖尿病的风险仍然会明显高于普通人群。因此。在生完孩子后，应该注意增加锻炼和饮食控制，改善生活方式，保持适当的体重（正常体重 Kg= 身高 cm −105）。只有平时加强预防，才能减少将来发生糖尿病和心血管疾病的风险。

6、妊娠期胰岛素应用的注意事项

①胰岛素使用宜早不宜晚，以便尽快使血糖控制达标，从而减少高血糖对母婴的危害；②治疗方案应当个体化，因人因时而异；③胰岛素治疗应从小剂量起始，在没有急性应激(如发烧、酮症酸中毒等)的前提下，多数患者初始剂量为 0.3~0.8U/（kg.d）；④胰岛素用量分配一般是：早餐前＞晚餐前＞中餐前；⑤每次调整剂量的幅度为 2~4U，距离血糖达标值越近，调整的幅度越小；⑥剂量调整应依据血糖总体变化趋势，而不是某一次的血糖数值；⑦优先调整餐后血糖最高的相应餐前的胰岛素用量；⑧剂量调整不宜太频繁，每次调整后应观察 2~3 天判断疗效；⑨对于空腹血糖升高的患者，不要贸然加大胰岛素用量，而是先检测夜里凌晨的血糖，看看低不低？以此判断究竟是"苏木吉反应"还是"黎明现象"？再决定晚上胰岛素需要加量还是减量；⑩胰岛素治疗必须建立在生活方式调整的基础之上。

在胰岛素治疗期间，无论是进食量，运动量以及情绪都要保持相对稳定，据此摸索全天血糖波动的规律性，调节胰岛素的剂量。

7、妊娠期血糖监测需要注意什么

妊娠期间，随着妊娠月份的增加，孕妇血糖会逐渐升高，因此，需要加强血糖监测，及时指导调整胰岛素用量。自我血糖监测包括空腹、餐后 2 小时、睡前以及夜间的血糖。监测频率视具体情况而定，一般说来，血糖波动越大，病情越不稳定，监测频率越高，反之，可减少血糖监测次数。

需要注意的是，由于妊娠糖尿病患者的肾糖阈下降，在血糖正常或只是轻度升高时，尿糖也可以呈阳性，因而其尿糖结果难以准确反映血糖水平，如果仅以尿糖加号来调整胰岛素用量，很容易引起低血糖反应。所以，妊娠期的糖尿病患者，均应根据血糖来调整胰岛素用量。

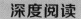

深度阅读

2 型糖尿病的临床分期及序贯治疗

要点聚焦：糖尿病是一种逐渐进展的疾病，在不同的发展阶段，其病理机制、合并症的情况也随之变化，分期、分级疗法就是根据不同阶段的病情特点而制定的糖尿病治疗方案。

众所周知，糖尿病是一种进行性发展的慢性、终身性疾病。临床上，根据病人的糖耐量状况、胰岛功能衰竭程度以及是否有并发症，将糖尿病划分为几个阶段：即糖尿病前期、糖尿病期及糖尿病晚期。

大量医学研究证实，2 型糖尿病的发生是胰岛素抵抗和 β 细胞功能缺陷共同作用的结果。在 2 型糖尿病前期，主要病因是胰岛素抵抗（即机体对胰岛素不敏感），机体为了克服胰岛素抵抗使血糖维持平衡，迫使胰岛 β 细胞代偿性过度分泌，因而此期的病人血中胰岛素水平并不低甚至还略高；以后随着病情的发展，β 细胞功能由盛而衰直至失代偿，从而导致糖尿病的发生；到了糖尿病晚期阶段，病人胰岛功能趋于衰竭，并陆续出现各种急慢性并发症。由此不难看出，在糖尿病的整个发展过程中，自始至终都存在胰岛素抵抗，而 β 细胞功能则经历了一个由盛而衰的变化过程，换言之，在糖尿病的不同阶段，其致病的主要矛盾各不相同，这就为糖尿病分期与序贯治疗提供了理论依据。

1、糖尿病前期

也叫"糖耐量低减期"，此阶段是正常人向糖尿病人过渡的中间期，涉及的人群包括年龄在 45 岁以上，有糖尿病家族史者、巨大儿分娩史者、糖耐量低减者以及有肥胖、高血压、高血脂等代谢紊乱者。这一阶段的患者是糖尿病的高危人群，日后有很高的糖尿病发生率以及高度的心血管病危险性，因此，应给予高度重视，及早干预。本阶段的治疗，主要以改善生活方式为主，包括饮食控制及运动疗法，也可酌情选用药物（如拜糖平、二甲双胍等），其目的是防止和延缓糖尿病的发生，同时有效地防治糖尿病的心血管并发症。

2、糖尿病期

胰岛功能失代偿之后就进入了糖尿病期。此阶段应在饮食控制、运动治疗的基础上，给予降糖药物治疗，具体治疗方案如下：

1 级治疗方案：首先针对胰岛素抵抗这一关键环节，选用一种能够改善胰岛

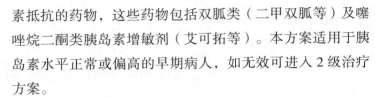

专家点评： 基于糖尿病病理机制所提出的分期序贯治疗方案，具有很强的科学性和针对性，与传统治疗方法相比，更加注重改善胰岛素抵抗和对胰岛功能的保护，兼顾疗效与安全，强调对各种心血管危险因素的全面控制。大量临床实践证明，分期序贯疗法不失为一种科学、规范、安全、有效的糖尿病治疗方案。我们相信，随着科学的进步，糖尿病的治疗方案将更加合理、日臻完善。

素抵抗的药物，这些药物包括双胍类（二甲双胍等）及噻唑烷二酮类胰岛素增敏剂（艾可拓等）。本方案适用于胰岛素水平正常或偏高的早期病人，如无效可进入2级治疗方案。

2级治疗方案：联合应用胰岛素增敏剂（艾可拓等）和餐后血糖调节剂（拜糖平、倍欣等），无效后可选择3级治疗方案。

3级治疗方案：用胰岛素增敏剂及餐后血糖调节剂，再配以促胰岛素分泌剂（包括磺脲类或非磺脲类），适用于胰岛功能降低至正常人1/2的病人。无效后可进入4级治疗方案。

4级治疗方案：胰岛素补充疗法，即口服降糖药与胰岛素联合治疗，最常采用的方案是白天口服降糖药物，晚上睡前注射一次中效（或长效）胰岛素。该方案适用于胰岛功能降低至正常人1/3的病人。

5级治疗方案：停用一切促胰岛素分泌剂，采用胰岛素替代治疗，适用于胰岛功能完全衰竭的糖尿病人，可采取一日数次（2~4次）皮下注射或胰岛素泵强化治疗。

出于保护胰岛功能及减少药物副作用的考虑，当一种药物用至最大治疗量的一半仍不能使血糖得到良好控制时，建议及早采用两种（或两种以上）药物联合，而不主张将一种药物加至最大量。以磺脲类药物美吡哒为例，其最大治疗量是30mg/d（每次2片，3次/日），临床上一般是每次5mg（1片），3次/日，倘若效果不佳，则采取联合用药。

当然，对于上述方案也存在不同看法。近年来国内外的研究发现，在糖尿病早期，胰岛（细胞功能损害可以逆转，通过早期对病人实施短期（2周左右）胰岛素强化治疗，消除糖毒性作用，可以显著改善甚至逆转病人的胰岛功能，大多数受试病人甚至可以不用任何药物，仅靠饮食控制，便可使血糖维持正常达数年之久，因此，国内外有些学者建议，对于新确诊的血糖较高的糖尿病人，可以一上来就

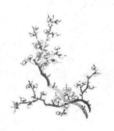

采取胰岛素强化治疗，这样更利于患者胰岛功能的修复。

3、糖尿病晚期

此阶段的病人不仅胰岛功能甚差，且往往有各种严重的慢性并发症，除了严格控制血糖以外，还要积极控制各种心血管病危险因素，如降压、调脂、降粘、扩血管、改善微循环等等；另外，还要针对各种糖尿病并发症采取相应的治疗措施，如激光光凝治疗糖尿病视网膜病变、介入治疗糖尿病下肢血管病变等等。

个体化治疗是糖尿病治疗必须遵从的一个重要原则，分期、分级治疗方案只是针对不同阶段2型糖尿病人治疗的一个大体原则，具体到每一个糖尿病人，其病程长短、体形胖瘦、肝肾功能、并发症的情况以及血糖谱特点均不相同，因此，在应用上述方案时，要通盘考虑上述各种因素，在医生的指导下，科学合理地选择药物及调整剂量。

十七、用上胰岛素了，血糖咋还降不下来

要点聚焦：胰岛素是对付高血糖当之无愧的王牌武器，但是确实有些病人用上胰岛素之后，血糖还是不降，"无效"的背后必有因由。

胰岛素是当今公认的控制高血糖最有效的武器。但临床上也确实有些病人在使用胰岛素之后，血糖控制还是不理想，有的在加大剂量后血糖反而更高。究竟是什么原因使得这些病人对岛素效果欠佳？又有什么解决之道呢？

1、注射部位不当

长期固定在同一个部位注射，容易使局部皮肤产生硬结或脂肪萎缩。如果在这些部位注射，不仅会增加注射疼痛，还会影响胰岛素的吸收，降低胰岛素疗效。因此，糖尿病友需要经常变换注射部位，以利于胰岛素的吸收和起效。

2、注射剂量不当

无论剂量不足或剂量过大都会导致血糖升高。前者很好理解，在此不再赘述；后者是由于胰岛素用量过大，导致低血糖后血糖反跳性升高，我们称之为"苏木吉现象"，这种情况临床上常常被忽视。因此，如果使用胰岛素效果不佳，一定搞清楚究竟是胰岛素用量不足还是剂量过大。如果患者高血糖是"苏木吉现象"引起的，就需要减少胰岛素用量，如果一味地盲目加大剂量，血糖不降反升。

3、剂型选择不当

胰岛素剂型不同，其降糖特性也有所不同。中、长效胰岛素侧重于控制空腹血糖，速效或短效胰岛素侧重于控制餐后血糖，而预混胰岛素则可同时兼顾空腹及餐后血糖。糖尿病友应当根据个人的具体情况，选择合适的胰岛素剂型。

4、注射时间不当

胰岛素疗效如何，与胰岛素注射时间是否合理有很大关系。只有在合适的时间注射适当剂量的胰岛素，才能让胰岛素药效高峰与机体血糖高峰同步，从而使胰岛素发挥出最佳的降糖效果。例如，速效胰岛素要求在餐前即刻注射，短效胰岛素最好在餐前半小时注射。如果胰岛素注射时间不对，胰岛素的作用将会大打折扣。

5、存在胰岛素抵抗

以下几种几种情况均会导致胰岛素抵抗：

（1）超重及肥胖：超重和肥胖可导致并加重"胰岛素抵抗"，使机体对胰岛素的敏感性下降。因此，糖尿病人一定要注意少吃多动、控制体重。临床上经常看到肥胖的糖尿病患者在体重减轻以后，高血糖就比较容易控制，胰岛素用量随之减少。

（2）缺乏运动：中等量、规律性的有氧运动有助于胰岛素充分发挥作用，促进机体组织(如肌肉、脂肪等)对葡萄糖的利用。但不宜剧烈运动(特别是无氧运动)，否则反而会导致血糖升高。

（3）代谢异常：糖尿病患者往往是集高血糖、高血脂、高血压、高血粘、中心性肥胖于一身，而"高脂毒性"和"高糖毒性"不仅会抑制自身胰岛素的分泌，还会加重胰岛素的抵抗、削弱胰岛素的作用。因此，积极控制代谢异常有利于胰岛素充分发挥作用。

6、没合用"胰岛素增敏剂"

噻唑烷二酮类药物（如罗格列酮、吡格列酮）、二甲双胍等胰岛素增敏剂可以增加肌肉、脂肪、肝脏等组织对胰岛素的敏感性，改善胰岛素抵抗，减少胰岛素用量。

7、处于应激状态

当机体处于发烧感染、创伤手术或情绪激动等应激情况时，体内交感神经兴奋、升糖激素分泌增加，从而削弱胰岛素的作用，因此，通过积极控制各种应激，保持情绪稳定，有助于胰岛素充分发挥作用。

8、治疗方案不当

由于每个糖尿病人的胰岛功能、血糖谱特点、身体胖瘦等等均不一样，因此，治疗方案也应当个体化。例如，某些空腹血糖高的患者采用每天早、晚两次预混胰岛素治疗效果往往欠佳，而改为睡前注射中、长效胰岛素后，问题便迎刃而解。

9、胰岛素种类选择不当

根据来源不同，胰岛素可分为人胰岛素和动物胰岛素。动物胰岛素与人胰岛素在分子结构上不完全相同，不仅生物效价低，而且容易产生胰岛素抗体，因此，如果经济条件允许，患者尽可能选用人胰岛素。

10、并存某些内分泌疾病

如多囊卵巢综合征、糖皮质醇增多症、生长激素瘤、甲亢等，这些患者体内过多的糖皮质激素、胰高血糖素、儿茶酚胺、生长激素、甲状腺激素等均能拮抗胰岛素的作用，加重胰岛素抵抗。

11、药源性因素

糖皮质激素、某些降压药物（如 β 受体阻滞剂、噻嗪类利尿剂）等，均有胰岛素拮抗作用，可加重胰岛素抵抗，导致血糖升高。因此，糖尿病人对这些药物需要慎用。

12、不控制饮食

有些患者错误地认为：只要用上胰岛素，就可以敞开肚子随意吃喝了，其实不然。饮食控制是糖尿病治疗的基础，无论采取什么治疗，都不能放松对饮食的控制，不控制饮食，再好的药物也是枉然。

十八、忘记打胰岛素应该如何补救

要点聚焦：定时、定量、规律用药是保证血糖良好控制的基本要求。即便是偶尔一次漏服药物，都有可能引起血糖的显著波动或短期内居高不下；若是经常忘记按时服药，后果就更严重了。因此，要尽量避免漏服、漏打药物。而且一旦出现这种情况，则要采取及时、妥善的补救措施。

糖尿病是一种终身性疾病。在长期的治疗过程中，由于种种原因，糖尿病友难免会发生忘打胰岛素的情况，如果处置不当，势必会引起血糖的显著波动。那么，临床遇到这种情况，应该如何补救呢？

不同规格的胰岛素，其药代动力学特点（包括起效时间以及作用维持时间等等）均不相同，因此，胰岛素一定要按要求定时、定量注射，否则会造成血糖的继续波动或增高。然而，由于种种原因，"忘打胰岛素"的现象在糖尿病友中时有发生，对于血糖不是很高的 2 型糖尿病患者问题还不算大，可于餐后立即服用阿卡波糖或诺和龙；而对于 1 型糖尿病、妊娠糖尿病、胰岛功能较差以致药物失效的 2 型糖尿病以及某些继发性糖尿病患者来说就需要积极采取补救措施，而且只能选择胰岛素，否则可能会发生严重后果。

如果用的是超短效胰岛素（如诺和锐）或短效胰岛素（如诺和灵 R），餐前忘打了，可于餐后立即补注，对疗效影响不大。

对于早、晚餐前注射预混胰岛素（如诺和灵 30R）或预混胰岛素类似物（如诺和锐 30）的患者，如果早餐前忘记打胰岛素了，可于餐后立即补打，其间要注意监测血糖，必要时中间加餐；如果想起来时已快到中午，应检查午餐前血糖，当超过 10mmol/L 时，可以在午餐前临时注射一次短效（或超短效）胰岛素，切不能把早晚两次预混胰岛素合并成一次在晚餐前注射。

如果患者用的是每天一次的长效胰岛素，漏打一次，尽快补上即可，下次如仍按原时间注射，需注意低血糖反应，因为两次注射间隔时间很可能小于 24 小时，也可从此改变注射时间将注射时间调整为补打时间（如早 8 点补打胰岛素，以后均早 8 点注射胰岛素）。

需要注意的是，任何针对漏服降糖药的补救方法都属于非常规手段，不可长期使用，否则会给糖尿病患者的身体造成损害。作为患者，要尽量减少或避免漏服降糖药或忘打胰岛素的情况。一旦真的发生上述情况，就要采取正确的补救措施以期把由此带来的危害降到最低。

十九、临时不进餐，胰岛素还要不要打

要点聚焦："糖尿病患者如果没进餐，餐前胰岛素还要不要打？"这要看当餐的餐前血糖水平。如果血糖化验结果较高，仍需注射胰岛素，但不是按照正常进餐情况下的原定剂量注射，而是按照餐前血糖实测值与目标值之差来决定是否需要注射？以及注射多大剂量？

细节提醒：不进餐还要不要打胰岛素？这个问题不能一概而论，而要具体情况，具体对待。

临床病例

刘经理是一家房地产公司的老板，本人患糖尿病多年，目前正在接受胰岛素强化治疗，餐前注射短效胰岛素，晚上睡前注射中效胰岛素。但因为平日工作很忙，刘经理不能保证一日三餐正点吃，甚至有时不吃，或仅仅吃一点零食垫垫肚子。像他这种情况，有时顾不上吃饭，餐前的胰岛素还要不要打呢？

对于这个问题，许多患者甚至包括一些基层医生会说：既然患者没有进餐，餐前胰岛素肯定不需打，其实答案并不这么绝对。具体到每个患者究竟胰岛素还要不要打？打多大剂量？这要由当餐的餐前血糖值高低来决定。如果血糖检测结果较高，则仍需注射胰岛素，但不是按照正常进餐情况下的原定剂量注射，而是按照餐前血糖实测值与目标值之差来决定需要注射多大剂量。患者可以参照表 5-2 来调整胰岛素注射剂量。例如，如果刘经理不想吃午餐，而午餐前血糖是 5.8mmol/L（105mg/dL），他午餐餐前的胰岛素就不需要注射，但若是 14.0mmol/L（250mg/dL），他就需要注射短效胰岛素（或短效胰岛素类似物）3U，以纠正餐前的高血糖。

前面谈的是，在没进餐的情况下，餐前短效胰岛素要不要打的问题。还有的病人，晚餐没吃，由于担心夜间发生低血糖，于是睡前的中、长效胰岛素也不敢打了，结果往往导致次日的空腹血糖升高。这是因为整个夜间直至次日早晨这段时间的血糖主要来源于肝糖元的分解，与晚餐的关系不是特别大，即便由于某种原因没吃晚餐，原则上睡前的中、长效胰岛素仍要继续打，但剂量上可以根据睡前血糖水平稍做下调。

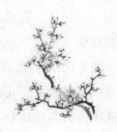

表5-2　不进餐情况下，餐前血糖水平及相应胰岛素用量

餐前血糖值（mmol/L）	相应胰岛素用量（U）
< 3.3	不注射，补充 20g 糖类
3.4 ~ 4.4	不注射，补充 20g 糖类
4.5 ~ 6.7	不注射
6.8 ~ 9.4	1U
9.5 ~ 12.2	2U
12.3 ~ 15.0	3U
15.1 ~ 17.7	4U
> 17.8	5U

二十、用上胰岛素之后，还能再改用口服降糖药吗

要点聚焦：胰岛素不是毒品，而是人体自身分泌的一种生理激素，因而根本不存在成瘾的问题。至于用上胰岛素之后还能不能停，则完全取决于患者自身胰岛功能的恢复情况。即使有些患者注射胰岛素后撤不下来，也不是对胰岛素产生了依赖性，而是由于患者体内胰岛素分泌不足，是自身病情所需。

临床上，当医生根据患者病情需要，建议患者应用胰岛素时，患者问的最多的一句话是："用上胰岛素之后，还能再换用口服降糖药吗？"在许多患者看来，胰岛素有依赖性，一旦用上，往往就撤不下来了。这种认识是完全错误的。

实际上，胰岛素是人体自身胰岛（细胞分泌的一种生理激素，而不是毒品，本身根本不存在成瘾的问题，即便有些患者注射胰岛素后撤不下来，也并不是对胰岛素产生了依赖性，而是由于患者病情所需（自身胰岛素产量严重不足），这与截肢患者要想走路就必须安装假肢是一个道理。还有些患者担心，使用外源性胰岛素，会造成自身胰岛功能的废用。事实正好相反，通过补充外源性胰岛素，

能使自身胰岛（细胞得到休息，反而更有利于自身胰腺的修复及内分泌功能的改善。临床上就有不少口服降糖药失效的糖尿病患者，经过一段时间的胰岛素治疗后，再换用口服降糖药，血糖依旧能控制得很好。

1、那些患者需要使用胰岛素

1 型糖尿病患者由于胰岛功能完全衰竭，因而必须终身接受胰岛素治疗以保证机体的代谢之需。

2 型糖尿病患者出现糖尿病急性并发症（如酮症酸中毒）、手术期间、合并肝肾功能不全以及血糖很高时，必须用胰岛素治疗。至于以后能否停用胰岛素改回口服降糖药，完全取决于患者的具体病情，包括胰岛功能状况、有无肝肾损害及严重的慢性并发症、是否出现口服降糖药失效等等。胰岛功能完全衰竭的晚期 2 型糖尿病患者需要终身使用胰岛素。

糖尿病孕妇如果饮食控制后血糖仍高，那么在整个怀孕期间也必需采取胰岛素治疗，分娩结束后可根据具体情况决定能否停用胰岛素。

2、停用胰岛素须具备哪些条件

（1）全天胰岛素用量不超过 24~28U，而血糖控制达标；

（2）胰岛功能尚可，空腹 C 肽水平＞ 0.4nmol/L，标准糖负荷后 C 肽＞ 0.8nmol/L；

（3）患者没有肝肾功能不全及严重糖尿病慢性并发症；

（4）应激情况（如大手术、严重创伤、重度感染等）已解除，病情平稳，血糖控制良好；

（5）糖尿病自身抗体阴性，排除 1 型糖尿病及成人隐匿性自身免疫性糖尿病（LADA）。

只有满足上述条件后，方可考虑停用胰岛素，改用口服降糖药治疗。

3、如何停用胰岛素

如果此前胰岛素的应用剂量不大，每日总量不超过

细节提醒： 当胰岛素每天用量超过 40U 时，不宜单独换用磺脲类药物治疗，因为磺脲类药物最大允许剂量的降糖作用，大约与 30~40U 的胰岛素相当。

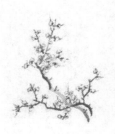

20U，一开始即可完全停用胰岛素，改用口服降糖药替代治疗。超重及肥胖、以空腹血糖升高为主的糖尿病患者，首选双胍类药物或噻唑烷二酮类胰岛素增敏剂；消瘦或体重正常、以餐后血糖升高为主的糖尿病患者首选胰岛素促泌剂、α–糖苷酶抑制剂或SGLT2抑制剂。当单用一种降糖药物效果不佳时，可以采取联合用药（如双胍类＋磺脲类），药物剂量应根据血糖监测结果进行调整。

如果此前胰岛素的应用剂量偏大（30U左右），开始时可将胰岛素的剂量减半，同时加用口服降糖药，药物选用原则同上。但初始剂量不宜太大，以后可逐渐减少胰岛素用量直至停用，并逐渐增加口服降糖药的剂量，直至血糖控制满意为止。

二十一、如何识别各类胰岛素的标识

要点聚焦： 市售胰岛素有多种剂型和规格，购买和使用前一定要分辨清楚，谨防误用。

常见的标识有：

RI（简写R）：代表短效胰岛素，标签色码为黄色；

NPH（简写N）：代表中效胰岛素，标签色码为绿色；

PZI（即"鱼精蛋白锌胰岛素"）：代表长效胰岛素；

30R（或70/30）：表示由30％短效胰岛素和70％中效胰岛素组合而成的预混胰岛素，标签色码为褐色。

50R（或50/50）：表示由50％短效胰岛素和50％中效胰岛素组合而成的预混胰岛素，标签色码为褐色。

U–40表示胰岛素的浓度是40U/ml，瓶装胰岛素一般都是这种规格；

U–100表示胰岛素的浓度是100U/ml，胰岛素笔芯都

细节提醒： 糖尿病患者去医院或药店购买胰岛素时，一定要携带病历及用完的胰岛素空瓶，以防买错药。在从药房拿到胰岛素以后，一定要再次检查一次，确认是否与医生写在病历上的胰岛素相符合。

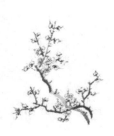

是这种规格。

单组分胰岛素的标志是 MC（单组分），HM（人单组分）。

二十二、如何保存胰岛素 怎样判断是否失效

要点聚焦：胰岛素属于蛋白制剂，必须妥善保存，否则，会影响药物效价甚至造成胰岛素失效。

接受胰岛素治疗的糖尿病友除了要正确掌握胰岛素的注射方法，还要知道如何保存胰岛素。胰岛素存放是否正确直接影响到药效的发挥，因为胰岛素属于蛋白质激素，对温度特别敏感，温度过高或过低都容易使之变性失效。

1、未拆封的胰岛素：要注意避光和冷藏

未拆封的胰岛素，应避免日晒和冷冻。胰岛素最适宜的保存温度是 2~8℃，因此，没开封的胰岛素最好是放在冰箱冷藏室内，在这种环境温度下可以储存两年。切记不要把胰岛素放在冷冻室，否则会导致胰岛素蛋白变性而失效。

放在冰箱冷藏的胰岛素，在初次使用之前应先让胰岛素回暖至室温，将笔芯装入注射器后，要在室温下保管，不要再放入冷藏室贮存，以防液体外溢。

2、已拆封的胰岛素：无需冷藏，但需在 4 周内用完

许多糖尿病友把开封后的胰岛素也放在冰箱里保存，其实大可不必。胰岛素在常温下（20℃左右）可以安全地保存 4~6 周，而一支胰岛素通常 1~2 周就用完了，因此，已开封使用的胰岛素不用放回冰箱，在室内阴凉处（如抽屉里）保存即可，但要注意避免日晒。

3、携胰岛素外出：应随身携带，切莫飞机托运

乘机外出旅行时，可将胰岛素放在专门的低温包内，随身携带，不要放在飞机行李中托运，因为飞机货舱的温度通常在 0℃以下，可使胰岛素冻结变性。开车的糖友们离开车辆时，同样应随身携带胰岛素，不要把胰岛素留在车上，以免因车内温度过高影响胰岛素的疗效。到达目的地后，最好把胰岛素放在住所的冰箱冷藏室中。如果没有冰箱，可放在屋中避光阴凉的地方，但不可放在冰块或冰水中保存。

细节提醒： 胰岛素切忌放在冷冻室中，否则会使胰岛素冻结失效，解冻后也不能再用。另外，还要避免太阳光晒，应低温、阴凉存储。

4、如何判定胰岛素是否失效

一看药品有效期、失效期或标明建议在某年某月前使用。过了保质期的胰岛素不得使用。

二看外观颜色是否有变化。速效和短效胰岛素为无色、澄清溶液，一旦混浊或液体变黄就不能使用；中、长效胰岛素或预混胰岛素为均匀的雾状混悬液，一旦出现浑浊、絮状或颗粒状沉淀物、颜色变黄，表明已经变质，应弃之不用。如果自己不能确定，可请医生、护士、药剂师帮助鉴定。

二十三、如何抽取和混合胰岛素

要点聚焦： 无论是抽取胰岛素，还是将两种胰岛素混合，都有一定的操作规范，必须严格遵守。

胰岛素笔使用起来既便捷又准确，然而，出于经济方面的原因，目前基层农村的许多糖尿病患者还是采用传统针管式注射器抽取和注射胰岛素。下面，就简单谈谈这方面的问题。

1、如何抽取胰岛素

用酒精棉球消毒胰岛素瓶的瓶塞，然后用注射器抽取与所要注射的胰岛素液等体积的空气注入胰岛素瓶内，以防抽取时形成负压使药液不易抽出。将胰岛素瓶上下颠倒混匀之后，左手再将胰岛素药瓶倒转，右手持注射器抽取比所需剂量多2~3U的胰岛素。检查注射器中有无气泡，如果没有，将针芯上推至所需剂量即可。如果注射器中有气泡，应将针管直立（针头朝上），用食指轻弹注射器上端使气泡升至最顶部，并上推针芯至所需刻度的位置，将气泡和多余的胰岛素一起排出。

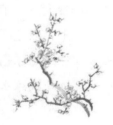

2、如何配制"混合胰岛素"

有时需将短效胰岛素和长效胰岛素混合使用，操作时注意：一定要先抽短效胰岛素，后抽长效胰岛素。如果颠倒了这个顺序，就可能将长效胰岛素带入短效胰岛素药瓶，从而导致整瓶短效胰岛素的性质发生改变而不能再继续使用。

步骤：先将针头插入长效胰岛素瓶内，注入相当于所需胰岛素用量的空气后拔针，注意此时针头不能接触胰岛素药液。然后按上述抽取胰岛素的步骤先抽取短效胰岛素，拔出注射器。轻晃长效胰岛素瓶将其混匀，瓶口向下，插入已抽取短效胰岛素的注射器针头，轻拉针芯，即可见长效胰岛素进入针管内，直至所需刻度后，拔出注射器。

细节提醒： 在将短效和长效两种胰岛素混合配制时，抽取胰岛素的顺序一定要"先短（效）后长（效）"，决不能颠倒次序。

二十四、如何规范注射胰岛素

要点聚焦： 胰岛素注射方法不当，不仅影响疗效，还增加痛苦，安全也得不到保证，因此，掌握正确的注射方法非常重要。

1、注射前的准备工作

（1）注射前先洗手，并准备好酒精棉球、注射器和胰岛素笔芯。注射前胰岛素的温度应达到室温。如果胰岛素被冷藏保存，最好提前半小时从冰箱取出，待药液温度接近室温时再注射。

（2）仔细检查胰岛素的有效期以及外观性状。过了有效期的胰岛素原则上不得使用。短效胰岛素为无色透明液体，若有沉淀、变色时不要使用；中效、长效胰岛素和预混胰岛素为均匀的混浊悬液，若轻轻摇晃后瓶底有沉淀物，液体内有絮状悬浮物，瓶壁有冰霜样的物体黏附时不要使用，瓶壁有裂纹不要使用。

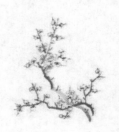

细节提醒：每种胰岛素笔芯必须与专门的胰岛素笔配套使用，如：诺和灵系列胰岛素使用诺和笔、优泌林系列胰岛素使用优伴笔、甘舒霖系列胰岛素使用舒霖笔，切不可互相混用。

（3）核对胰岛素的类型、规格及注射剂量：是短效、中效、长效、还是预混胰岛素？浓度规格是多少？通常胰岛素笔芯的规格是 300U/3ml/ 支，普通瓶装胰岛素的规格是 400U/10ml/ 瓶，笔芯的浓度是瓶装的 2.5 倍，切不可将瓶装的胰岛素抽到胰岛素笔芯中使用，否则可能会因抽取剂量错误而导致严重后果。另外，注射前一定要仔细核对注射剂量，以免因为抽取剂量错误导致低血糖或高血糖。

（4）注射前需要排气。方法是针尖朝上轻轻推动注射键，直到有一滴饱满的药液挂在针尖上。如果排气不充分，会导致注入药量不准。

（5）预混胰岛素（如诺和灵 30R）和中效胰岛素（如诺和灵 N）在使用前应将胰岛素药瓶水平滚动和上下颠倒各 10 次，使瓶内药液充分混匀，以防药液浓度不匀导致注射剂量失准。而速效胰岛素（如诺和锐）、短效胰岛素（如诺和灵 R）及长效胰岛素（甘精胰岛素或地特胰岛素）均是澄清的溶液，可以直接注射。

2、确定注射时间

注射时间的安排主要取决于所用的胰岛素类型和餐前血糖水平。超短效胰岛素类似物（如诺和锐）起效迅速，可在餐前即刻注射；短效胰岛素注射后半小时才起效，一般在餐前半小时注射；中效胰岛素，一般是在晚上睡前注射，这样可以更好地控制空腹血糖，但若需要补充全天基础胰岛素，则可一日两次，分别于早餐前 30~60 分钟以及睡前注射；长效胰岛素类似物（地特胰岛素、甘精胰岛素等），作用时间可维持 24 小时，只需每日注射 1 次，且没有峰值，可在每日的任何时间（只要每日的注射时间固定即可）注射，完全不受进餐时间的限制；预混胰岛素（如诺和灵 30R）一般主张在餐前半小时注射。

另外，如果餐前血糖较高，注射与进餐之间的时间间隔可适当延长；如果餐前血糖较低，可适当缩短注射与进餐之间的时间间隔，甚至可以注射后立即进餐。举例来讲：餐前血糖在 3.9~6.7mmol/L 的患者，在餐前 15 分钟注射，

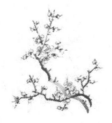

可适当多进食；餐前血糖在 6.7~10.0mmol/L 者，在 30 分钟注射，按常规进食；餐前血糖高于 10.0mmol/L 者，在餐前 45 分钟注射，减少进食。

3、正确选择注射部位

常用注射部位有腹壁（离脐 5cm 以外的区域）、双上臂外侧、臀部及大腿外侧，不同部位胰岛素吸收由快至慢，依次为腹部、上臂、大腿、臀部，所以，长期在大腿外侧注射胰岛素的病人，偶尔改在腹壁注射，就有可能发生低血糖。此外，局部运动可以加快吸收，如果要参加锻炼，应避免在上臂和大腿上注射，以免因肢体运动，加速对胰岛素的吸收，导致运动后低血糖。洗热水澡或按摩可以使胰岛素在注射后很快起效。如果吃饭时间提前，则选择在腹部注射胰岛素；如果推迟，可选择臀部注射。不要在痣、瘢痕组织和皮肤硬结处注射，以免影响胰岛素的吸收。

4、采取正确注射的方法

选好注射部位后，用酒精棉球消毒皮肤，待酒精干后，用一只手将注射部位的皮肤捏起约 1 寸左右，另一手握胰岛素注射笔，消瘦者及儿童按 45°（注：如果用的是 4mm 或 5mm 短针头，也可垂直进针）、肥胖者按 90° 快速进针，然后用拇指按压注射键缓慢匀速推注药液，注射完毕后针头在皮下停留 10 秒钟，再顺着进针方向快速拔出针头，用干净棉球压迫注射部位 10 秒钟，但不要按揉。整个注射过程，保持肌肉放松。注射完成后立即戴上外针帽将针头从注射笔上取下，丢弃在加盖的硬壳容器中。

5、每次注射部位都应轮换

长期在同一部位反复注射可能会导致皮下脂肪营养不良，产生硬结，使局部皮肤对胰岛素的吸收能力下降，从而影响胰岛素的疗效，所以应有规律地轮换注射部位和区域。可以遵照以下原则：选左右对称的部位轮流注射，如先选左右上臂，并左右对称轮换注射。待轮完后，换左右腹部。这样可避免因不同部位胰岛素吸收不同而造成血糖

细节提醒：一定要在准备好食物之后再注射胰岛素，避免因进食不及时而导致低血糖。

细节提醒：由于肚脐周围的毛细血管比较丰富，在此注射很容易使胰岛素进入血管内而引起低血糖，因此，在腹部注射时应避开以肚脐为圆心、5cm 为半径的圆形区域。

细节提醒：打胰岛素一定要将药液注射到皮下，即皮肤和肌肉之间，尽量避免将胰岛素注射到皮下的肌肉层里。因为肌肉内血管丰富，胰岛素吸收较快（比皮下注射快 8 倍），很容易造成低血糖，加剧血糖波动。

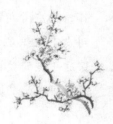

波动。注射点之间至少要相距 2.5cm，注射过的部位一般 2 个月后方可再次选用。

6、针头尽量不要重复使用

针头重复使用后会出现毛刺、倒钩，增加注射时的疼痛，因此，针头最好一次性使用。但从经济角度考虑，这样做至少在我国现阶段是不现实的。针头重复使用需要注意以下几点：①为预防交叉感染，只能本人重复使用。②注射器在不用的时候一定要盖上针帽，以防针头被污染。③除了干净的皮肤及胰岛素瓶塞外，不要让针头接触任何其他物品，否则必须更换。④针头弯了或钝了后不应再用。⑤不要用酒精擦拭针头，因用酒精擦拭后会擦掉针头上的硅膜层，在注射时会感觉疼痛。⑥尽量减少重复使用次数，反复使用不要超过 10 次或 5~7 天，否则会增加感染的机会。

7、注意观察不良反应

这里所说的不良反应主要是指低血糖反应。在注射胰岛素时，如果注射剂量过大、或是没有定时定量进餐或者活动量大而没有及时加餐或调整药物剂量，都可能出现低血糖（血糖 < 3.9mmol/L），表现为饥饿感、心慌、出冷汗、发抖、无力、头晕、神志不清甚至昏迷等等。处理低血糖的办法是：立刻吃一些高糖食品，如糖水、饼干。10~15 分钟后，若症状还未消失可再吃一次。若症状消除但距离下一餐还有一个小时以上，则可加食一片面包或一个馒头。经以上处理仍未好转，请家人或朋友帮助，并迅速去医院检查。

当然，注射后除了观察有无低血糖外，还应观察注射部位有无异常情况，如皮下硬结、脂肪组织萎缩等，打针时要避开这些部位。

小 锦 囊

如何挑选胰岛素针头

针头的规格由粗细和长度构成，这也是患者选择针头的两个基本要素。针头的粗细由直径衡量，以英文字母 G 代表，G 值越大，表示针头越细。目前常用的有 30G / 31G / 32G / 34G 几种规格，其中 34G 的针头是最细的，因此带来的疼痛和皮肤淤伤也最轻。针头的长度用毫米(mm)衡量，目前临床常用的 8mm、6mm 、5mm、4mm 几种规格。胰岛素必须注射到皮下组织层才能保证胰岛素的稳定吸收，而正确选择针头的长度是确保这一点的关键措施。例如，比较胖的病人可以选择 30G（8mm 的针头，而比较瘦的的病人可以选择 32G（5mm 的针头。

二十五、胰岛素注射常犯的"八个错"

要点聚焦： 注射胰岛素需要注意的细节问题很多。有些患者血糖之所以控制不好，问题并不是出在治疗方案上，而是注射方法不当所致，下面我们就来看看注射胰岛素常犯的那些错。

据统计，我国有接近 1/3 的糖尿病患者接受胰岛素治疗，注射胰岛素已经成为这些病人每日的"必修课"。然而，许多患者由于注射技术不规范，导致胰岛素的作用大打折扣，进而影响到血糖的控制达标。笔者将糖尿病患者在胰岛素注射方面存在的错误归纳为八个方面的问题，按照《中国糖尿病胰岛素注射技术指南》要求，予以规范指导。

错误一、忽视注射部位的选择与轮换

有些患者打胰岛素很随意，在哪个部位注射顺手，就老是在那一个地方注射，甚至局部皮肤已出现硬结依旧照打不误，这是非常错误的。

胰岛素通常采用皮下注射法，最好是选取皮下组织相对较厚的部位以减少注射至肌肉层的风险，如腹部、手臂前外侧、大腿前外侧和臀部外上 1/4 等处。腹部是胰岛素注射优先选择的部位（注意：妊娠糖尿病患者在妊娠的最后 3 个月内要避免脐周注射），该部位的皮下组织较厚而且神经分布相对较少，不仅有利于胰岛素充分吸收，而且误注射至肌肉层的风险较低，由注射带来的不适感比较轻微，也最容易进行自我注射。

不同部位胰岛素吸收由快到慢依次为：腹部 →上臂 →大腿 →臀部。用来控制餐后血糖的短效（或速效）胰岛素或预混胰岛素及其类似物者，因为要求尽量快地起效，所以一般选择吸收较快的腹部进行注射，以利于胰岛素快速起效；而基础胰岛素（主要指中、长效胰岛素），由于要求吸收平稳、缓慢，所以一般选择吸收较慢的大腿前外侧或臀部进行注射，以减少或避免低血糖（尤其是夜间）的发生。

反复在同一部位注射胰岛素会导致该部位皮下脂肪增生、产生硬结，使胰岛

素吸收延迟或不稳定，进而影响血糖控制。因此，有规律地轮换注射部位非常必要。注射部位的轮换包括不同注射部位间的轮换和同一注射部位内的轮换。不同注射部位的轮换是指在腹部、手臂、大腿和臀部间的轮换注射，有两种方法：一种是按照左边一次，右边一次的方法；另一种是按照左边一周，右边一周的方法。而同一注射部位内的区域轮换则要求从上次的注射点移开约 1 手指宽度（大约 2cm）的距离进行下一次注射，应尽量避免在一个月内重复使用同一注射点。另外，在选择腹部注射时，应避开脐周半径 3~5cm 以内的范围，因为该区域的血管比较丰富。

错误二、忽视对注射部位的检查与消毒

注射前应仔细检查注射部位，一旦发现注射部位有疤痕、硬结、凹陷、触疼及炎症征象，即应更换注射部位，否则，会影响胰岛素的吸收和利用。

注射前应使用 75% 的酒精消毒皮肤，消毒范围直径 5~6cm，切记不可用碘酒消毒，因为碘与胰岛素的相互作用会降低胰岛素的效价。

错误三、重复使用一次性针头

许多打胰岛素的患者，出于经济上的考虑，往往一个针头用一周甚至更长时间才更换，这种做法并不可取。因为针头多次使用会造成针尖变钝、产生肉眼不易察觉的缺口和倒钩，不仅会使患者注射时痛感增加，而且容易产生皮肤硬结影响胰岛素吸收，并增加感染及断针的几率。因此，《中国糖尿病胰岛素注射技术指南》建议，糖尿病患者在胰岛素注射过程中应遵守针头"一针一换"的原则。

错误四、对针头选择、注射角度等细节问题重视不够

胰岛素应确保皮下注射。倘若进针太浅，只扎到皮层，则胰岛素吸收减慢，不利于血糖控制；倘若针进过深，药液很可能会打到肌肉甚至静脉里，这样不仅会增加疼痛感，而且会显著加快胰岛素的吸收速度，导致血糖波动，增加低血糖风险。

为了确保将胰岛素注射至皮下层，必须根据患者身体胖瘦以及所用针头的长短，来决定进针的角度。如果是儿童或体型偏瘦的成人患者，最好选择较短针头（4mm、5mm）注射，此时可垂直注射，也无需捏起皮肤；但若使用长针头（8mm）注射，则必须捏起皮肤以增加皮下组织的厚度，并以 45° 角进针，以降低将胰岛素注射至肌肉层的风险。当然，如果是体形肥胖的患者，可一律采用垂直注射。

需要提醒的是，在整个注射的过程中应始终保持针头的注射角度不变。

错误五、注射前不注意排气，注射完毕后立刻拔针

注射前首先要排气，方法是针尖朝上垂直竖起，手指轻弹笔芯架数次，使笔芯中的气泡聚集在上部，轻轻推动注射键，直到有一滴饱满的药液挂在针尖上，即表示驱动杆已与笔芯完全接触且笔芯内气泡已彻底排尽。如果排气不充分，会导致注

入药量不准（往往会少 4~6U），影响血糖达标。此外，为了确保胰岛素能得到充分吸收，注射完毕后不要立即拔出针头，至少停留 10 秒钟，方可顺着进针方向拔出针头。

错误六、注射装置选择不合理

目前临床上仍有不少糖尿病人用普通针管抽取、注射胰岛素，不仅不方便，而且很难保证注射剂量准确无误。《中国糖尿病药物注射技术指南》指出：胰岛素注射笔具有剂量调节准确、操作方便、便于携带等优点，患者容易掌握，建议患者尽可能使用胰岛素专用注射笔注射胰岛素。

错误七、注射前忘记混匀胰岛素

短效和超短效人胰岛素类似物，外观看上去是无色透明的，可直接注射。对于外观不透明、非单一组分的混悬胰岛素，如各种预混胰岛素（如诺和灵 30R）及其类似物（诺和锐 30）、低精蛋白胰岛素（NPH）等，不管是瓶装还是预充笔型制剂，在注射前都需要通过翻转或滚动的方法使之充分混匀。

错误八、注射时间太随意

根据起效快慢以及作用维持时间的长短，胰岛素分为速效、短效、中效、长效以及预混等不同的规格，患者应根据胰岛素的不同规格选择合适的注射时间。速效胰岛素或预混胰岛素类似物应在餐前即刻注射；短效或预混胰岛素在餐前半小时注射；中效胰岛素一般是在每晚睡前（21~22 点）注射，长效胰岛素类似物可在每天的固定时间注射。

小 锦 囊

怎样注射胰岛素可以不疼

许多糖尿病患者不愿意接受胰岛素治疗，怕疼是其中很重要的一个因素。那么，究竟有没有办法减轻疼痛或让注射几乎无疼呢？回答是肯定的，前提是要注意好以下几点：

专家点评： 胰岛素的疗效如何不仅与治疗方案是否合理有关，胰岛素注射技术（包括注射器具和注射方法）正确与否也是一个重要因素，它直接影响胰岛素剂量的准确性和胰岛素作用的发挥，在某种程度上关乎血糖控制的成败。

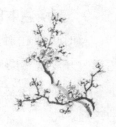

1、注射前把胰岛素放至室温

从冰箱冷藏室里刚取出的胰岛素温度比较凉，直接注射会引起疼痛。因此，最好将取出的胰岛素在常温下放置 5~10 分钟或是用手"捂"一会儿再注射，疼痛就会明显减轻。已经开启的胰岛素在室温下储存即可。

2、选择直径较小、长度较短的针头

注射针头越细，疼痛感越轻。目前世界上最细的泰尔茂纳诺斯 34G 胰岛素针头外径仅为 0.18mm，基本可以做到注射无疼。长度为 4mm、5mm 和 6mm 针头适用于所有成人患者，包括肥胖患者，并且在注射时通常无需捏皮，直接呈 90° 垂直进针即可（特别是 4mm 针头）。短针头可防止针头刺入过深而进入肌肉组织。

3、每次更换新的针头

针头最好一次一换，不要使用变钝或弯曲有倒刺的针头。

4、检查注射部位

每次注射前应检查注射部位，注射时应避开炎症，瘢痕，硬结部位。

5、待酒精彻底挥发后再注射

如果消毒皮肤的酒精未干就进行注射，酒精会顺着针眼被带到皮下而引起疼痛。因此，一定要等酒精完全挥发后再注射。也不要用酒精擦拭注射笔用针头，以免破坏针头表面的硅化层导致注射疼痛。

6、用手捏起注射部位皮肤

注射时先用手轻轻捏起注射部位约 3cm 宽的皮肤，并引起轻微疼痛后再开始注射。这样既方便注射，又能分散注射时进针引起的疼痛感。

7、进针要速，推注宜慢，进出针要保持同一方向

进针时要快速果断，进针越慢，痛感越强；注射完毕后，顺着原进针方向，迅速将针拔出。进出针速度要快，

8、注意放松肌肉

避免情绪紧张，保持注射部位肌肉放松，这样可以减轻注射疼痛及不适。

9、更换注射部位

及时更换注射部位，下一次注射部位与上一次注射部位的距离应大于 2cm，注意避开皮肤感染处及皮下硬结。

糖友们在注射胰岛素时，只要把握好以上九点，就可以大大减轻因注射带来的疼痛。

二十六、胰岛素注射的常见问题及其处理

要点聚焦：胰岛素自问世以来，挽救了无数糖尿病患者的生命，然而在其推广的道路上，至今还面临着重重困难。这些困难就像一只只"拦路虎"，令许多需要接受胰岛素治疗的糖尿病友望而却步，也使不少已经开始注射胰岛素的患者朋友们中途脱逃。难道这些"拦路虎"真就那么可怕吗？我们不妨来分析一下具体原因，助其扫除障碍。

一号拦路虎：注射疼痛

许多人对打针有种天然的恐惧，一看到针头，心里就打怵。事实上，如今打胰岛素用的都是专用注射笔，与之配套的针头非常纤细，引起的疼痛感非常轻微，甚至还不如蚊子叮得那一下。当然，减轻注射疼痛还有许多技巧，详见《胰岛素这样打可以不疼》，在此不再赘述。

二号拦路虎：低血糖

低血糖是胰岛素治疗过程中最常见的副作用。轻者会引起心慌、出汗、头晕、手抖、瘫软无力；重者会导致意识恍惚、精神行为反常、昏迷乃至死亡。其发生与胰岛素用量过大、注射后没及时进餐或吃得太少、运动量增加但没及时加餐等因素有关。但是，只要充分协调好饮食、运动与用药三者的关系，定时定量进餐，不随意增大剂量，低血糖并非不可避免。作为糖尿病人，一定要学会识别和处理低血糖，平时身边要常备一些含糖小食品或饮料，以备不时之需。

三号拦路虎：体重增加

有些糖尿病患者反映：胰岛素治疗一段时间后，尽管血糖控制好了，但随之而来的是体重也长了，个别病人甚至因此而停用胰岛素。对此，我们应该有正确的认识。胰岛素可以促进组织对血糖的吸收和利用，减少尿糖流失，并使多余的糖转化为糖原或脂肪储存起来，会导致一定程度的体重增加，但同时也说明治疗有效。注意以下三点，可以避免体重增加：①注意控制饮食、适当增加运动；②采取联合治疗，二甲双胍、阿卡波糖等、SGLT-2抑制剂、DPP-4抑制剂、GLP-1

（肠促胰素类似物，如利拉鲁肽）等药物不增加甚至可以降低体重，将胰岛素与这些药物联用，可以减少胰岛素用量，并抵消后者引起的体重增加；③尽量选择对体重影响小的胰岛素，如地特胰岛素（诺和平）等。

四号拦路虎：胰岛素过敏

胰岛素过敏主要表现为注射部位的皮肤瘙痒、红斑、皮疹及皮下硬结等等，这种情况临床并不多见，而且多发生于使用动物胰岛素的患者，可能与后者与人胰岛素存在结构差异以及制剂纯度不高有关。由于基因重组人胰岛素与内源性人胰岛素的化学结构完全一样，且杂质蛋白含量极低，故几乎不会引起过敏反应。处理方法：①改用高纯度的人胰岛素；②经常变换注射部位；③酌情应用抗过敏药。国外有文献报道人胰岛素类似物的免疫源性较人胰岛素更低，更适合人胰岛素过敏的患者使用。

五号拦路虎：皮下脂肪萎缩或增生

皮下脂肪萎缩或增（即出现"硬结"）会影响胰岛素的吸收，出现这种情况都是由于长期固定在同一部位注射所致，平时只要注意经常更换注射部位，是完全可以避免的。

六号拦路虎：皮肤感染

糖尿病患者皮肤出现感染有多方面的原因：首先，糖尿病患者组织含糖量高，这为细菌繁殖提供了"温床"；其次，不注意皮肤卫生、注射时不注意无菌操作，使得细菌更易侵入机体；此外，糖尿病患者抵抗力和恢复能力都较差，使得感染容易进一步扩散。由此可见，控制血糖是预防感染的根本，只要注意皮肤卫生和注射过程的无菌操作完全可以避免皮肤感染的发生。

七号拦路虎：水肿

多发生在胰岛素治疗的初期，水肿多见于颜面部及下肢，可能与胰岛素促进肾小管重吸收钠、导致水钠潴留所致。这种由胰岛素引起的水肿大多并不严重，并且随着时间的推移，一般会在数日内（最长不超过一个月）逐渐自行消退。处理方法主要是低盐饮食，个别水肿严重的患者可酌情口服利尿剂（如氨体舒通）或停胰岛素，改用口服降糖药治疗。

八号拦路虎：屈光不正

多出现于开始胰岛素治疗后不久，由于血糖迅速下降，引起眼晶状体、玻璃体渗透压改变，晶状体内水分外溢致使屈光率下降引起远视，导致视物模糊。这种情况不必担心，一般 2~4 周即可自愈。

二十七、"胰泵"相伴，糖友无忧
——胰岛素泵简介

要点聚焦：作为一种新型的胰岛素输注装置，胰岛素泵可以根据预先设定的输注程序，模拟生理状态下的胰岛素分泌，使糖尿病人全天的血糖均得到严格控制，从而显著减少糖尿病各种慢性并发症的发生。

临床病例：

孙先生是某房地产公司经理，今年春节过后他感觉明显瘦了，而且体力大不如前。经过医院检查，确诊他得了2型糖尿病，并且胰岛功能很差，必须接受胰岛素治疗。

从此，一日数次的胰岛素注射成了孙先生的必修课，给他的生活造成了诸多不便。由于工作性质的关系，他常年四处奔波，社交应酬不断，生活毫无规律，很难做到定时进餐，有时打上胰岛素以后由于不能及时进餐而引起低血糖，有时因为工作太忙而忘了注射胰岛素。因此，血糖老是忽高忽低，控制不好，身体状况每况愈下，这使他非常着急而又无奈，几乎失去了信心。

医生建议他装一台胰岛素泵，并给他介绍了胰岛素泵的一些知识。但他还是心存顾虑，经过医生一番耐心的讲解和演示，总算打消了他的顾虑。装泵以后，孙先生的血糖很快就得到平稳控制，而且免去了一日数次注射带来的的麻烦。

谈到这些，孙先生由衷地感叹：胰岛素泵虽然价格不菲，但这钱花得很值，它让我重新获得了和从前一样自由自在的生活。

下面，我们就来详细介绍一下降糖的新式装备——胰岛素泵

1、胰岛素泵工作原理——模拟正常生理性胰岛素分泌

正常人生理性胰岛素分泌包括两部分：一是基础胰岛素分泌，二是餐时胰岛素分泌。

"基础胰岛素分泌"是指在非进餐状态下（即空腹状态）的胰岛素分泌，其特点是持续少量分泌胰岛素，使得血中胰岛素水平在基础状态下保持一个相对稳

定的浓度，从而使空腹血糖维持在正常水平。"餐时胰岛素分泌"是指进餐后血糖升高引发的脉冲式胰岛素分泌，其分泌特点是快速、大量，可使餐后升高的血糖很快降到正常水平。两种形式的胰岛素分泌共同维持血糖的平稳正常。

传统的注射方式为一日数次皮下注射胰岛素，这种给药方式受胰岛素剂型和注射次数的限制，不能很好地模拟人体胰岛素分泌的生理模式，胰岛素作用高峰与血糖高峰很难同步，因而常有血糖波动。剂量小了血糖控制不好，剂量大了又会导致低血糖。另外，患者必须根据胰岛素的注射时间和药效的高峰时间来安排进餐和活动。即便如此，也很难保持血糖的平稳控制。

而胰岛素泵可以根据患者的血糖水平设定程序，通过持续释放小剂量胰岛素以及餐前追加释放大剂量胰岛素，完全模拟生理状态的胰岛素分泌，使糖尿病患者的空腹血糖和餐后血糖均得到良好控制，从而显著减少糖尿病各种慢性并发症的发生。另外，泵输注胰岛素的精度达到 0.05U，并有自动报警系统，确保输注安全。

2、胰岛素泵，让生活自由无忧

胰岛素泵是与寻呼机差不多大的小巧装置，由计算机芯片、微型马达和储药器组成。胰岛素泵与一根很细的软管（即"输注导管"）相连，所谓"装泵"只是利用助针器将软管插入皮下，几乎没有什么痛感，整个过程瞬间就可完成。

胰岛素泵携带方便，既可以别在腰带上，也可放在衣服口袋里，个人隐私可以得到很好地保护。

装上胰岛素泵之后，病人可以省去每天多次注射的麻烦，不再受进餐时间的约束，能够比较随意地安排进餐时间和进餐量，也能睡上个懒觉而不必早早起来按时注射胰岛素了，生活质量大大提高。

更重要的是，患者全天的血糖可以得到前所未有的良好控制，而且低血糖的发生率显著减少。

3、那些糖尿病人适合带泵治疗

原则上，不管是 1 型还是 2 型糖尿病患者，凡是注射胰岛素治疗的，都适合安装胰岛素泵，尤其是胰岛素注射次数多、血糖波动大、低血糖和高血糖频繁交替出现、生活不规律、经常出差的患者。糖尿病妇女在妊娠期间需要严格控制血糖，还有其他需要强化控制血糖的糖尿病患者，也可以短期使用胰岛素泵。

4、那些病人不适合带泵治疗

凡属下列几种情况的病人均不适合戴泵治疗：

（1）不愿意接受胰岛素治疗的患者；

（2）有智力障碍，不能理解和掌握胰岛素泵有关知识者；

（3）有严重心理疾患（如抑郁症、精神分裂症）或酗酒者；

（4）有严重视力或听力障碍者；

（5）对低血糖感知能力差或不能坚持自我血糖监测者；

（6）年纪太小、生活不能自理的糖尿病患儿；

（7）独居的老年糖尿病患者；

（8）没有足够经济保障的糖尿病患者。

深度阅读 ▶▶▶

智能化胰岛素泵

胰岛素泵（即"皮下胰岛素持续输注"，简称CSII）的面世是当今糖尿病治疗技术的一大亮点，与传统的一日多次注射给药相比，胰岛素泵可以模拟正常人生理性胰岛素分泌，不仅血糖控制效果更好，而且低血糖风险小。

美中不足的是，之前上市的胰岛素泵都是"开环式"胰岛素泵，严格地讲，这种泵只是由电脑控制的单一自动输注装置，输注模式和速率需要人工预先调节设定。由于泵本身没有血糖传感器，不能组成反馈回路，因而不能适时根据体内血糖变化来自动按需输注，这与正常生理胰腺相比还有不小的差距。

未来的胰岛素泵应当是将自动输注装置和血糖传感器整合在一起的、可以自动按需输注的"闭环式"胰岛素泵。传感器通过与人体皮肤相连的电极实时监控患者的血糖水平，计算机系统根据患者血糖浓度自动调节胰岛素的用量及输注速率。当发现患者血糖高于正常标准，传感器的内置电脑芯片就会向注射装置发送指令，为患者及时注射胰岛素。另外，这种"人工胰腺"还装有记忆芯片，可以记住病人所需注射胰岛素的剂量。

专家点评：目前的胰岛素泵只是一种开环式输注装置，也就是说，胰岛素泵不能根据人体的血糖值自动计算应该输入多少胰岛素，它需要患者经常不断地进行血糖自我监测，然后根据监测信息给泵设置基础率输注程序和餐前追加剂量输注程序，胰岛素泵按照程序指令输注胰岛素，完成对血糖的全天候控制。

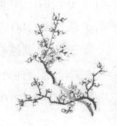

2016 年 9 月 28 日，FDA 批准了来自美敦力的 MiniMed670G 组合闭环系统，适用人群为 14 岁及以上的 I 型糖尿病患者。相信不久以后，糖尿病人将享受到这一科学成果。

二十八、如何设定
胰岛素泵的基础率及餐前大剂量

要点聚焦： 基础率主要是模拟人体基础胰岛素分泌，餐前大剂量主要是模拟由进餐诱导的餐时胰岛素分泌。合理设置胰岛素泵的基础率和餐前大剂量，有助于患者血糖的精细控制和严格达标。

1、如何设置基础率

"基础率"是指胰岛素泵单位时间内输注胰岛素的速率，一般以单位/小时（U/h）的形式来表示。基础胰岛素的主要作用是抑制肝糖原的输出，控制进餐时间段以外的基础血糖水平。基础率设定是胰岛素泵发挥作用的关键。一天当中人的基础胰岛素分泌率并非固定不变，为了模拟这种变化，我们可以将胰岛素泵全天的基础率设定为速率不同的若干时段，目前最先进的胰岛素泵全天可设 48 段。当然，就多数患者而言，每天分 3~6 段就够了。

第一步：确定每日基础量

由皮下注射转为胰岛素泵治疗时，把原来每日总量的 75% 作为每日起始总量。每日起始基础量占每日总量的 50% 左右，例如，某患者原先每天注射 64 个单位，则每日起始基础量定为 64U × 75% × 50% =24U。

第二步：确定基础率

开始只设定一段基础率，即 24U ÷ 24h=1U/h。并开始血糖监测每天 8 次：三餐前（早餐前、中餐前、晚餐前）、三餐后 2 小时（早餐后、中餐后、晚餐后）、睡前、凌晨 3：00 的血糖，以备粗调基础率。

第三步：调整夜间基础率

根据监测的血糖值调整。原则是：睡前与晚餐后 2 小时，凌晨 3：00 与睡前，早餐前与凌晨 3：00 相比较。如果差值大于 1.7mmol/L（30mg/dl），提前 2~3 小时开始增加或减少基础率，从 0.1U/h 开始增减。比方说患者的第二天至第三天的血糖为：晚餐后 2 小时（晚20：00）为 8.0mmol/L，睡前（晚22：00）为 10.2mmol/L，凌晨 3：00 为 7.2mmol/L，第二天早餐前 9.8mmol/L。调整为：20：00~22：00：1.1U/h，22：00~0：00：不变，0：00~3：00：0.9U/h，3：00~6：00（早餐前）：1.1U/h，这样基础率的设定就变为 4 段了。

第四步：调整白天基础率

可以通过推迟进餐时间或省略进餐，来确定白天基础率的分段起止时间、持续时间及段数。原则是：同一餐后血糖与餐前血糖相比，若大于 1.7mmol/L，则提前 2~3 小时开始增加基础率，从 0.1U/h 加起。比方说病人白天血糖为：早餐前 6：00 为 8.1mmol/L，省略进餐后，8：00 测血糖为 10.4mmol/L，则调整为：6：00~8：00：1.1U/h。其他时间调整以此类推，一般说来，多数病人白天只需 1~3 段基础率分段。"

第五步——精细调节基础率

当病友的饮食、运动、餐前大剂量调节适当后，就可以进一步精细调节基础率了，目标是全天的血糖波动差值（即最高值减去最低值）不超过 1.7mmol/L。具体方法同上。

需要改变基础率的几种常见情况：

（1）体重的显著变化：体重增加或减少 5%~10% 以上；

（2）活动量的显著变化；

（3）低热量饮食（减肥）：基础率减少 10%~30%；

（4）妊娠：3：00 时基础率减少，黎明时增加 2~3 倍（与 3：00 时比较）；

（5）生病或感染期间：通常需增加基础率；

（6）月经前增加基础率，月经后可减少基础率；

（7）合并其他用药：如使用糖皮质激素等需增加基础率。

2、如何设定餐前大剂量

在估计胰岛素泵胰岛素总量以后，我们可以按照

细节提醒：餐后血糖的影响因素主要有以下几点：①基础率的设置；②餐前大剂量的设置；③所吃食物中碳水化合物的含量；④进食前后运动量大小。

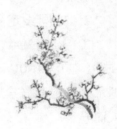

50%~60% 来作为餐前大剂量，分配的比例有几种，一种是可以平均的分配于三餐前，或者按照 4：3：3 的比例分配于三餐前，也可以按 4：2：3：1 分别分配于三餐前及睡前加餐前，然后再根据所测餐后血糖（目标为餐后 2 小时 < 9mmol/L）情况调整。

下面举一例子来详细说明。餐前大剂量 =（总剂量 / 天 × 50%）/ 餐。如果病人用泵前的胰岛素总量是 40U/d，那么总剂量可以按 75% 来算，40U 乘 75% 就是 30U/d；总餐前大剂量是用总剂量的 50%，是 15U。如果按每餐前按照平均分配这种方式来算，就是每餐前注射 5U。

二十九、使用胰岛素泵需要注意的若干细节

要点聚焦：胰岛素泵虽然安全、便捷、可以模拟正常人胰岛素分泌，但毕竟只是一种仿胰腺的机械装置，许多地方还有待完善。只有科学设定输注程序，加强血糖监测，严格遵守操作规程，才能取得满意的治疗效果。

临床上，胰岛素泵的使用越来越普遍，在使用过程中应注意以下几个问题：

1、胰岛素泵应该选用哪种胰岛素

胰岛素泵只能使用可溶性的短效胰岛素或速效胰岛素类似物，决不能使用中、长效或预混胰岛素。以往多选用"短效胰岛素"，目前主张最好选用"速效胰岛素类似物"。短效胰岛素吸收入血较慢，药效高峰作用时间相对较迟，因而虽然追加用量注射，但刺激性分泌作用的效果受到一定的限制。"速效胰岛素类似物"由于吸收入血迅速，因而达到高峰作用的时间非常快。因此，胰岛素泵使用速效胰岛素类似物，通过基础量注射和追加量注射模拟人体生理性胰岛素分泌的效果更好。"短效胰岛素"有时会出现结晶现象，有可能阻塞注射导管，而用"速效胰岛素类似物"则可避免这种情况。

2、如何设定胰岛素的用量

（1）每日胰岛素总量的设定：主要根据患者的体重，初起剂量通常为 0.6U/kg/d（在 0.4~1.0U/kg/d 之间）；如果患者用泵前正在使用胰岛素，可根据现有血糖水平确定胰岛素用量。用泵后，患者胰岛素用量通常是减少的，减少的幅度因人而异。

具体原则是：①经常出现低血糖的患者，其胰岛素用量为：用泵前的胰岛素总量×（0.7~0.8）；②血糖控制良好的患者，其胰岛素用量为：用泵前的胰岛素总量×（0.85~0.9）；③血糖控制欠佳的患者，其胰岛素用量与用泵前的胰岛素总量相同。

每日胰岛素总量分为两部分，一部分用于提供胰岛素基础量，另一部分则用于提供胰岛素餐前追加量，基础量和餐前追加量大约各占50%。

（2）胰岛素基础量的设定：每个胰岛素泵都附有一张"胰岛素基础用量表"。患者可以根据前面算出来的基础量对照"基础用量表"分段设置自己全天的胰岛素基础用量。必要时，还可根据个人的具体情况在不同时段做相应的增减。掌握基础量的设定，会使患者血糖控制得更快更好。

（3）胰岛素追加量的设定：一般是将总的餐前追加量分成三等分，分别于三餐前皮下注射。如果患者饮食量临时有变化，追加量可做相应的增减。

3、影响胰岛素泵疗效的若干因素

饮食、运动、情绪均可对患者的血糖产生影响，尤其是在医生和患者还没有掌握该患者的胰岛素用量与血糖变化关系时更是如此。患者与医生密切配合是取得最佳效果的关键。

经常监测血糖变化是保持血糖平稳的重要一环。不同患者血糖变化规律也不同，即使是同一个患者，在同一天的不同时间内，血糖变化也是不一样的，因为每位患者的饮食、运动、情绪及所处的环境都在变化中。正因为如此，保持饮食、运动、情绪的相对稳定，动态监测血糖变化是十分重要的。

4、用泵期间如何监测血糖

（1）开始用泵的3天内，一天至少要测8次血糖，即早、中、晚的餐前和餐后血糖，22：00的血糖，次日凌晨3点的血糖。

（2）血糖趋于稳定达标（一般空腹为4.4~6.1mmol/L，餐前在8mmol/L以下，餐后2小时在10mmol/L以下），一天可测4次血糖，即空腹、午餐后、晚餐前、22：00的血糖。

（3）血糖达标并基本稳定，一天可测2次血糖，即空腹和餐后（任选一餐）血糖。

（4）血糖达标并稳定，自我感觉良好，一般一周内仍需监测3次血糖，其中一次必须是空腹血糖。

5、用泵后血糖波动的原因

用泵一段时间后，少数患者的血糖出现波动，其原因之一是患者还没有真正

细节提醒：病人切勿以为只要装上胰岛素泵血糖就能自动控制好了。要想用好胰岛素泵，离不开丰富的专业知识，离不开定期血糖监测，同时，也需要生活饮食规律化。

掌握胰岛素用量与血糖变化的关系；原因之二是患者饮食、运动、情绪不稳定，这些因素对血糖的影响很大；原因之三是患者自身对胰岛素的敏感性降低（胰岛素抵抗增强）。前两个原因只要患者加强与医生合作，经常沟通即可解决。第三种如无其他因素影响，则应考虑加用胰岛素增敏剂。

6、一次性耗材不宜重复使用

使用胰岛素泵时要严格无菌操作，一次性耗材（包括储药器和导管针头）应按照规定时间定期更换，一般是3~5天，最长不超过一周就要更换一次，超过规定使用时间，有可能造成管道堵塞或皮肤感染。如果注射导管堵塞而未被及时察觉，将会引起严重后果（如酮症酸中毒）。新注射部位与原注射部位应相隔2~3cm以上。

偶尔出现的输注部位瘙痒、红肿和硬结，其原因一般为重复使用一次性耗材，操作污染所致；也有可能是胰岛素质量的问题；还有个别患者为过敏体质所致。处理的方法：以0.2%碘酊消毒局部皮肤后，涂红霉素软膏加以保护，同时更换注射部位（离原插针部位至少3cm的距离），红肿1~2周内即可消失，硬结需1个月左右方可吸收。如果更换部位仍有红肿和硬结产生，可更换胰岛素品种。有的患者调整插针角度也会减少红肿和硬结的产生。

7、正确操作和检修仪器

操作不当可能会引起停机、注射剂量不当等问题，应该按照生产厂家的规定，定期检测仪器性能。如出现异常情况，突然出现无法解释的过低或过高的血糖，要检查胰岛素泵的性能是否发生异常。

8、其它需要注意的问题

（1）每天晚上睡前要检查一下储药器，确定里面有足够的胰岛素能够用到次日早晨。因有些人夜间睡眠比较"死"，一旦泵因胰岛素不足发出报警信号未必能听见。

（2）更换储药器时要注意：①胰岛素要提前3~4小

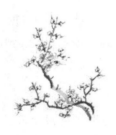

时从冰箱中取出，待其温度升至室温后再使用。否则如果胰岛素刚从冰箱中取出直接装入储药器，数小时后温度上升，原来溶解在胰岛素溶液中的气体就会跑出来，甚至跑道导管中去；②为了避免意外输注胰岛素，在更换新的储药器前，务必从穿刺部位断开输注装置；③在重新开始输注胰岛素之前，一定要把储药器和输注管道中的所有空气排净，否则装置中的气泡会减缓或停止胰岛素的输注；④在更换储药器后 1~2 小时最好检测血糖，以确定装置运转是否正常。

（3）更换输注部位时要注意：①不要在睡觉前更换输注部位，因为如果此时出现问题很可能不会被及时发现；②输注部位要避开硬结、疤痕或皮肤破溃处，因在这些部位输注胰岛素可能会出现胰岛素吸收障碍；③如果输注部位出现皮肤发红、瘙痒等症状，应更换输注部位。

三十、胰岛素注射装置"大检阅"

要点聚焦： 随着科技的进步，胰岛素的注射装置也在不断更新。目前临床使用的胰岛素注射装置有：针管式注射器、胰岛素注射笔、胰岛素特充注射笔、胰岛素泵、无针注射器等等。

对于将要接受胰岛素治疗的糖尿病患者，如何选择和使用胰岛素注射装置就成了摆在他们面前的实际问题。目前临床广泛使用的胰岛素注射装置有：针管式注射器、胰岛素注射笔、胰岛素特充注射笔、胰岛素泵。分别简介如下：

1、针管式注射器

（1）普通 1ml 注射器：这种注射器上标注的刻度标识为"ml"，每个小格代表 0.1ml，注射器总容量为 1ml，患者要根据所用胰岛素注射液的浓度进行单位换算。例如，注射液浓度为 U-40（每 ml 胰岛素注射液含胰岛素 40U）的胰岛素 12U，换算成容量是 0.3ml，即需要注射 3 个小格。

（2）BD 注射器（即 BD 针）：美国进口的一次性 1ml 胰岛素专用注射器，它具有以下几个特点：首先，BD 注射器是按 U-40（40U/ml）的浓度规格制作的，注射器上的刻度标识为"U"（单位），一个小格表示一个单位。患者使用 BD 注射器抽取浓度规格为 U-40 的胰岛素时，不必再进行单位换算，比较方便；其次，针头针身一体设计，无死腔，也不会漏液，因而注射剂量更为准确；第三，针头纤细，表面有特殊的润滑剂，注射时几乎无痛感。

2、胰岛素注射笔

胰岛素注射笔是一种将胰岛素和注射器合二为一、能够反复使用的胰岛素注射装置，其外形酷似钢笔，可随身携带。胰岛素以笔芯的形式置于笔中，使用时不必每次抽取胰岛素，只需拔下笔帽，将旋钮调至事先设定的剂量后，即可进行胰岛素注射，内置胰岛素用完后更换"胰岛素笔芯"便可继续使用。胰岛素笔必须与同一品牌的胰岛素笔芯配套使用。千万不要将瓶装胰岛素抽到笔芯中使用，因为两者的浓度规格不同，胰岛素笔芯的浓度为U-100（100U/ml），而瓶装胰岛素浓度为U-40（40U/ml）。

胰岛素笔具有以下优点：

（1）携带方便：与普通注射器相比，胰岛素笔就像一支钢笔。患者出门再也不用携带注射器、胰岛素药瓶、消毒药棉等一大堆物品，而只需带一支小小的"钢笔"就可。患者可以在任何时间、任何地点，快速准确地完成注射。

（2）操作简单灵活：省去患者用普通注射器抽取胰岛素的烦琐过程，患者只需"一旋（调节剂量）一按（推注）"两步就可以完成整个注射过程。调整剂量时，每调整1单位，注射笔能发出清晰的"咔嗒"声，所以，即使在黑暗中或视力不好的患者，同样可以准确设定所需注射剂量，轻松地完成胰岛素注射。另外，如果调整剂量时调得过多或不足，都可以随时更改，而不会浪费胰岛素。

（3）注射剂量精确：用普通注射器注射，需要先从药瓶中抽取一定量的胰岛素到注射器中，由于患者自己很难从药瓶中准确抽取所需剂量，加上普通注射器都有死腔，因而注射剂量不够精确，容易引起低血糖或血糖控制不佳。胰岛素笔通过机械旋钮来调节剂量，剂量调整可以精确到1U，而普通注射器最小只能精确到2U。胰岛素笔最小注射剂量为1U，最大一次可注射70U，可以满足不同患者的需求。

（4）注射基本无痛：针头非常纤细，在整个针的表面有硅膜覆盖，针头改造成低角度的尖端，进针时光滑顺畅，阻力小，使注射真正做到轻松、无痛。

胰岛素笔的注射准确度以及操作简便性方面还在不断取得突破，与诺和笔3相比，诺和笔4的笔身更细、更轻，易于患者持握；剂量调节视窗更大，读数更清晰；所需注射推力减小一半，活塞杆可以直接推回，可以进行剂量双向调节，使用起来更加易学、易用、易教；注射完成时特有"咔嗒"提示音，提醒患者注射已经完毕。而最新问世的诺和笔5，在诺和笔4的基础上又新增加了一个记忆功能，可以保存上次的注射剂量和距离上次注射的时间。

3、胰岛素特充注射笔（即"一次性胰岛素笔"）

胰岛素特充注射笔是一种预填充 3ml（浓度为 100U/ml）胰岛素的一次性注射装置，无需更换笔芯，用完后直接丢弃。它在具有可以换芯的胰岛素笔的优点的同时，提高了安全性，避免了更换笔芯可能带来的剂型或者剂量发生错误的可能。对于复杂的用药方案，混淆各胰岛素组分的可能性也比较小，因为每支笔都是预填充好并且做好标记的。特充笔的刻度视窗一般比普通笔大而清晰，调量时可以听到"咔嗒"声，有过量回拨功能，操作更容易掌握，适用于初次使用胰岛素的患者、老年患者以及只需短期使用胰岛素的患者。缺点是价格较高。

4、胰岛素泵

胰岛素泵是一种由计算机控制的自动注射装置，如"传呼机"大小，这种装置可以别在患者腰带上、放在口袋中或者戴在衣服下面。

胰岛素泵通过一个连接有小针头的塑料软管向患者体内输注胰岛素，而这个小针头被穿刺固定在腹部皮下组织。胰岛素泵可以通过预先设定好的程序向人体输注胰岛素，可以最大程度地模拟人体生理性的胰岛素分泌，包括持续的基础分泌和进餐时的脉冲式释放。

5、无针注射器

"高压无针注射器"是利用高压气流喷射的原理，以喷雾的形式将胰岛素通过注射器的微孔喷射到患者皮下，药液与周围组织接触、扩散，迅速进入血液循环而发挥降糖作用。无针注射器最大的优势在于它不需要针头，可以消除针头注射引起的疼痛和恐惧感。其缺点是价格较高，拆洗安装过程较为复杂，且瘦弱的患者往往可造成皮肤青肿，临床上未广泛使用。

细节提醒：糖尿病孕妇不可将输注管道埋置于腹部，可置管于皮下组织丰富的大腿外侧、上臂三角下肌缘。

细节提醒：无论是哪种注射器，均要严格进行皮肤消毒及轮换注射部位，同时密切监测血糖，警惕低血糖的发生。

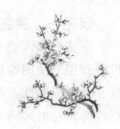

三十一、有待澄清的胰岛素认识误区

要点聚焦：胰岛素是人体自身分泌的一种生理激素，对缺乏胰岛素的糖尿病人补充胰岛素是最符合生理的一种治疗方法，并且它对肝、肾没有副作用，降糖效果最好，因此，除了1型糖尿病人以外，某些2型糖尿病人同样也需要胰岛素治疗。

临床病例

提起糖尿病的危害，李梅感触良多，这还得从她的母亲谈起。老太太十多年前查出有2型糖尿病。从那以后就一直口服优降糖等药物治疗，头几年血糖控制得还不错，可是越到后来效果越差，每次复查血糖都很高。据医生讲：老太太这种情况属于"磺脲类药物继发性失效"，建议她换用胰岛素治疗。但不管医生怎麽解释动员，老人家就是不同意。原来她曾听别人讲，打胰岛素会成瘾，一旦用上就再也撤不下来了；再说了，胰岛素是对付糖尿病的最后招数，早早地用上了，将来病情严重了岂不无计可施？抱着这些想法，她对胰岛素的使用一拖再拖，然而不出几年，由于血糖老是居高不下，糖尿病的各种并发症在她身上相继出现：手脚麻木、肾衰、失明……，所有这一切都是长期高血糖惹的祸。

无独有偶，前不久李梅在单位体检时也查出有糖尿病，这对正打算要小孩的她无疑是当头一棒，她既担心妊娠期用药对胎儿有影响，又怕高血糖对母子不利，思前想后不知如何是好？于是在丈夫的陪同下特意到我这儿咨询。通过我的一番讲解，让张梅夫妇放下了包袱，满意而归。

发生在张梅母女身上的一切，在糖尿病患者中很有代表性，在此，我把她们母女对糖尿病治疗的一些错误认识加以归纳和点评，希望对糖尿病友能够有所帮助。

误区一、胰岛素用上就会上瘾

在这种错误观点的误导下，许多糖尿病患者尽管病情非常需要，却甘受病痛折磨而拒不使用胰岛素。实际上，胰岛素是人体自身分泌的一种糖调节激素，本身并没有成瘾性。至于是否需要注射胰岛素，则完全取决于患者的病情。即便是有些患者注射胰岛素后撤不下来，也并非是对胰岛素产生了依赖，而是由于患者自身胰岛素分泌严重不足或完全丧失（例如 1 型糖尿病人以及某些晚期重症 2 型糖尿病人），不得不靠补充外源性胰岛素来控制血糖。

误区二、胰岛素不到万不得已不能用

许多糖尿病人将胰岛素视为控制血糖最后的"杀手锏"，非等到晚期病情非常严重时才用，这种做法不可取。近年来，国际上提倡对 2 型糖尿病早期使用胰岛素，以利于保护患者的胰岛功能，使血糖长期控制达标，有效地控制和延缓糖尿病并发症的发生。因此，当患者通过饮食控制、运动减肥及口服降糖药不能将血糖控制在理想水平时，就应及早使用胰岛素。优柔寡断、当用不用，高血糖长期得不到控制，势必导致各种糖尿病并发症的发生，李梅母亲的悲剧即缘于此。

误区三、2 型糖尿病患者不必用胰岛素

2 型糖尿病旧称"非胰岛素依赖型糖尿病"。目前认为，随着病情的进展，2 型糖尿病患者的胰岛功能日趋衰退，因此，到了一定阶段同样需要补充胰岛素。在最新的糖尿病分型命名中，已经取消了"非胰岛素依赖型"这一分型术语。一般认为，2 型糖尿病患者在下列情况下需要使用胰岛素：①合并急性代谢紊乱，如酮症酸中毒、高渗性非酮症昏迷、乳酸酸中毒等；②合并慢性并发症，如糖尿病性视网膜病变、重度糖尿病肾病等；③处于应激状态，如重度感染、大手术、严重创伤等；④妊娠期或哺乳期的糖尿病妇女；⑤口服降糖药治疗不达标（空腹血糖超过 7.8 mmol/L，餐后 2 小时血糖超过 13.9mmol/L）；⑥同时患有须用激素类药物治疗的其他疾病，如系统性红斑狼疮、类风湿性关节炎等，此时口服降糖药效果不佳，须用胰岛素治疗。

误区四、用上胰岛素以后，就不能再改回用口服降糖药了

这种观点不对。事实上，许多原来用口服降糖药效果不佳或是处于应激状态（如严重感染、创伤、心脑血管病急性期等等）的 2 型糖尿病人，经过一段时间的胰岛素治疗，胰岛（细胞得到休息，"糖毒性"消除，自身胰岛素

专家点评：对胰岛素的认识亟待拨乱反正。胰岛素该出手时就出手，当用不用，贻患无穷。

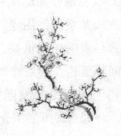

分泌功能得到明显改善之后，完全可以停用胰岛素，重新恢复口服降糖药治疗，并能使血糖获得良好控制。

当然，对于胰岛功能已经完全衰竭的糖尿病人（比如 1 型糖尿病），胰岛素必须终身使用，因为此时口服降糖药几乎不起作用。

误区五、糖尿病孕妇任何降糖药都不能用，包括胰岛素

不可否认，口服降糖药能通过胎盘进入胎儿体内，可能会对胎儿营养代谢及生长发育有不良影响，因此，孕妇应禁止使用口服降糖药。但是，胰岛素属于大分子蛋白质，不能穿过胎盘进入胎儿体内，不会对胎儿产生不良影响，故糖尿病孕妇可以使用胰岛素。只要使用得当，完全可以确保母子平安。

三十二、胰岛素应用误区例释

要点聚焦：胰岛素是首屈一指的降糖利器，但如果使用不当，不仅威力锐减，而且安全也无保证。

糖尿病患者在使用胰岛素时存在许多误区，现选取几个有代表性的临床实例进行分析，希望能对糖尿病患者有所帮助。

误区 1、不按规定间隔时间注射胰岛素

临床病例：刘女士住院期间采用预混胰岛素治疗，早、晚餐前半小注射，血糖控制很好。出院后，她通常早上 7 点吃饭，晚上 5 点吃饭，虽然胰岛素治疗方案根住院时一样，但经常出现血糖波动，问题究竟出在哪里呢？

错误剖析：预混胰岛素（如诺和灵 30R）要求间隔 12 小时于早、晚餐前半小时注射，换言之，如果早饭时间是 7 点，晚饭时间也应是 7 点，这样才能保证注射胰岛素的间隔是 12 小时。以诺和灵 30R 为例，其中短效胰岛素占 30%，中效胰岛素占 70%。短效胰岛素只控制当餐的餐后血糖，中效胰岛素控制第二餐的血糖（晚上是控制夜间的血糖），如果在没到 12 小时的间隔就注射下一次胰岛素，上次中效胰岛素的作用还没有发挥完全，接着又加上下一次的短效胰岛素的作用，就会使胰岛素的作用重叠，造成低血糖；同时，由于这一次的提前注射，导致了下一次的间隔延长，中效胰岛素的作用在下一次注射前就发挥完毕了，很容易造成高血糖。

误区 2、胰岛素的用量一成不变

临床病例：王先生因"酮症酸中毒"入院，经过胰岛素强化治疗，血糖恢复正常、

酮体消失，病情稳定后出院。出院后，还是沿用原方案继续治疗，起初血糖控制还不错，不过最近经常出现低血糖，这是怎么回事呢？

错误剖析：糖尿病患者血糖得以控制时的胰岛素用量并不代表日后所需的维持量。因为糖尿病患者经过一段时间的治疗后，高血糖被控制，其胰岛β细胞的功能可逐步得到改善，胰岛素的用量应相应减少。此阶段应加强血糖监测，并根据血糖情况，酌情减少胰岛素的用量，直到摸索出一个合适的维持量。当然，维持量也不是固定不变的，应根据日后的饮食情况、运动量大小、有无应激状况及血糖变化及时增减。

误区3、胰岛素调量选择的时间不对

临床病例：有位糖尿病老病号，自以为久病成医，嫌去医院看病太麻烦，就在家里自行调整胰岛素用量，化验空腹血糖高，就在早餐前多打2个单位胰岛素，但次日空腹血糖还是高，这又是什么原因呢？

错误剖析：使用胰岛素治疗的患者，一定要知道各种胰岛素的作用特点，如起效时间、药效高峰时间、作用维持时间等等。一般说来，短效胰岛素（或超短效胰岛素类似物）只控制当餐的餐后血糖，中效胰岛素控制当餐及下一餐的血糖且以下一餐为主。长效胰岛素类似物（如来得时）没有明显的作用高峰，主要提供全天的基础胰岛素水平。

这位糖尿病患者的错误在于，如果他的空腹血糖高，在排除"苏木吉"现象以后，应考虑是头天晚上的胰岛素用量不足，应增加睡前胰岛素的剂量，而不是加大早餐前的剂量。因此，只有搞清楚胰岛素发挥药效的时间段，才不至于在调整胰岛素剂量时发生错误。

误区4、饮食与运动量不规律

临床病例：李女士患糖尿病多年，平时工作很繁忙，有时候注射了胰岛素却不能按时进餐，有时候就匆匆吃一点了事，结果多次发生低血糖。无独有偶，王先生也是用胰岛素治疗，有一天和同事们去旅游爬山，运动量比平常大得多，他还是按平常的剂量注射，结果发生了严重的低血糖。

错误剖析：糖尿病患者在注射胰岛素期间，更应保持饮食和运动规律化。因为胰岛素的剂量是按照规律的饮食和运动设定好的，所以，在固定了胰岛素用量之后，饮食和运动尽量不要做太大的变动。注射胰岛素后要按时定量吃饭，如果事先知道有较大的运动量，可以减少胰岛素用量或者增加进食量。

误区5、不注意轮换注射部位

临床病例：张大爷习惯在上臂注射胰岛素，时间一长，胳膊上就出现了硬结，不仅注射时疼痛明显，而且血糖忽高忽低、很不稳定。

错误剖析：糖尿病患者可以选择上臂三角肌下缘、腹壁、大腿前外侧等部位有计划地轮流注射胰岛素，这样可以避免重复注射造成的损伤。一旦注射部位出现硬结、红肿等现象，要立即更换注射部位，否则会影响胰岛素的吸收，进而导致血糖波动。

误区6、针头用酒精消毒

临床病例：李经理非常小心，每次注射胰岛素之前，都先用酒精消毒针头，而且注射针头都是用一次就扔掉，因为他怕重复使用会引起皮肤感染。有的病友会问了：李经理这样做有必要吗？

错误剖析：美国糖尿病协会（ADA）指出，在确保卫生安全的前提下，允许重复使用注射针头，这样可以减轻经济负担，避免不必要的浪费。但卫生状况差、有开放性外伤或抗感染能力差的糖尿病患者不提倡重复使用注射针头。更换针头的标准是感觉到注射疼痛，或者连续使用3~5天后。需要说明的是，注射针头不能用酒精消毒，因为酒精会除去针头的硅表层，而此硅层具有减轻注射时疼痛的作用。

第五章　自测题

★名词解释

1、胰岛素类似物；2、糖尿病强化治疗；

★填空题

1、糖调节激素可分为升糖激素和降糖激素两大类，升糖激素有很多种，而降糖激素只有胰岛素，它是由人体胰岛（细胞分泌的。

2、胰岛素从来源上可分为动物胰岛素和人胰岛素，按起效快慢及维持时间长短可分为短效胰岛素、中效胰岛素、长效胰岛素。此外，还有短效胰岛素和中效胰岛素按一定比例混合而成的预混胰岛素。

3、胰岛素类似物目前有两种，即超短效胰岛素类似物和长效胰岛素类似物。

4、速效胰岛素的起效时间是10~15分钟，高峰时间是1~2小时，作用持续时间4~6小时；短效胰岛素的起效时间是0.5~1小时，高峰时间是2~4小时，作用持续时间5~8小时；中效胰岛素的起效时间是2~3小时，高峰时间是5~7小时，作用持续时间13~16小时；长效胰岛素类似物的起效时间是2~4小时，药效维持时间至少24小时

5、胰岛素注射部位包括：腹部、上臂三角肌、臀部、大腿后外侧，其中吸收最快、最稳定的部位是腹部。

6、胰岛素储存的最佳温度是 2℃~8℃，已启封的胰岛素使用期限是 1 个月。

7、自行配制混合胰岛素时，一定要先抽短效胰岛素，后抽长效胰岛素，目的是为了防止瓶中剩余短效胰岛素失效。

★ 单选题

1、胰岛素最常见的不良反应是：（B）

　　A、胰岛素抗药性；　　　　B、低血糖；　　　　C、胰岛素过敏；

　　D、脂肪营养不良；　　　　E、注射部位感染

2、诺和灵 30R 表示：（C）

　　A、30% 是短效胰岛素、70% 是长效胰岛素。

　　B、70% 是短效胰岛素、30% 是长效胰岛素

　　C、30% 是短效胰岛素、70% 是中效胰岛素

　　D、30% 是中效胰岛素、70% 是短效胰岛素

　　E、短效胰岛素

3、普通瓶装胰岛素每支 10ml，为 400U，现需注射 12U，应抽多少毫升：（C）

　　A、0.1ml　　　　　　　B、0.2ml　　　　　　　C、0.3ml

　　D、0.45ml　　　　　　E、0.5ml

4、关于胰岛素的应用，那一项是错误的：（E）

　　A、短效胰岛素通常在餐前半小时皮下注射

　　B、超短效胰岛素类似物（如诺和锐）通常在餐前即刻皮下注射

　　C、长效胰岛素类似物（如来得时）可在一天中任何时点注射

　　D、预混胰岛素通常在餐前半小时皮下注射

　　E、不只是短效胰岛素，其它任何规格的胰岛素均可静滴

5、除了下列哪种情况以外，其余均应首选胰岛素治疗（C）

　　A、1 型糖尿病患者

　　B、合并重症感染及酮症酸中毒等急性并发症的糖尿病患者

　　C、血糖轻度升高的肥胖 2 型糖尿病患者

　　D、糖尿病围术期

　　E、糖尿病合并妊娠

6、下列哪些患者不适合胰岛素强化治疗？（E）

　　A、已有晚期并发症者

　　B、精神病或反应迟钝者

　　C、低血糖风险较大者

　　D、婴幼儿

　　E、以上都是

7、糖尿病人如需静脉滴注葡萄糖液，每几克葡萄糖加 1 单位普通胰岛素：（B）

    A、1~2g

    B、3~4g

    C、4~6g

    D、6~8g

    E、2~3g

8、下列关于胰岛素的叙述哪一项是错误的（A）

    A、中效或长效胰岛素也可用于静脉滴注

    B、胰岛素制剂最好冷藏保存

    C、中效胰岛素（NPH）的作用时间为 16~24 小时

    D、皮下注射短效胰岛素其作用高峰出现在 2~3 小时

    E、胰岛素的血浆半衰期是 7~10 分钟

9、关于胰岛素使用，下列错误的说法是（D）

    A、宜选择皮肤疏松部位

    B、注射部位要经常更换

    C、同一区域注射，必须离上一次注射处 2cm 以上

    D、未开封的胰岛素放于冰箱冷冻保存

    E、正在使用的胰岛素在常温下（不超过 28℃）可使用 28 天

★判断题

1、诺和灵 30R 与优泌林 70/30 的剂型规格完全一样。（√）

2、甘精胰岛素每天只需注射一次，但必须选择在特定时间注射。（×）

3、胰岛素有成瘾性，一旦用上就永远撤不下来了。（×）

4、只有在疾病晚期、病情十分严重时才考虑使用胰岛素。（×）

5、2 型糖尿病患者尽早使用胰岛素，可保护残存的胰岛（细胞功能（√）。

6、只有 1 型糖尿病才用胰岛素，2 型糖尿病均应选择口服降糖药。（×）

★问答题（答案略）

1、胰岛素有哪些生理作用？

2、简述正常人胰岛素分泌的模式。

3、与动物胰岛素相比，人胰岛素有哪些优点？

4、预混胰岛素有哪些优点与不足？

5、简述胰岛素治疗的适应症。

第六章：病情监测

本章导读

　　病情监测是糖尿病综合治疗的"五架马车"之一，其中，自我血糖监测（SMBG）对糖尿病的自我管理尤为重要。通过自我监测血糖，可以了解患者病情控制情况，及时发现低血糖，为精准调糖、安全达标提供有力保障，同时，也便于及早发现并发症，早期干预、及时治疗。

　　糖尿病的危害主要来自于它的各种并发症，然而在并发症的早期，患者往往没有什么症状；还有许多老年糖尿病人尽管血糖很高，但口渴、多饮症状却并不明显。因此，完全凭借自我感觉来判断血糖高低及病情轻重其实并不可靠，定期的、系统的、科学的病情监测，才是了解和掌握病情的最好办法。

　　监测的项目，不仅仅是血糖，还包括血压、血脂、肝肾功能、体重、心电图、眼底等等。只有全面掌握患者的病情，才能做出科学合理的治疗方案。任何脱离监测的治疗，都是盲目的甚至是有害的治疗。

　　从某种意义上讲，病情监测就是临床治疗的一部分。通过本章的学习，您将了解为什么要定期监测？监测什么？以及如何监测？学会正确使用血糖仪，了解血糖监测需要注意的有关细节问题。

一、病情监测——糖尿病患者的必修课

要点聚焦：病情监测是治疗糖尿病的"五驾马车"之一，及时而全面的病情监测有助于随时掌握患者的病情变化，了解药物的治疗效果，科学指导临床用药。没有监测的治疗是盲目的治疗，其疗效和安全均得不到保证。

糖尿病是一种以持续高血糖为主要特征的代谢性疾病，可引起糖、脂肪及蛋白质的代谢紊乱，进而导致各种急、慢性并发症。

病情监测是糖尿病综合治疗的"五驾马车"之一，通过定期全面的检查，可以：①了解各项指标的控制情况，全面掌握病情；②早期发现并发症，以便于及早治疗；③可以了解食物及运动对血糖的影响，指导如何科学饮食及运动；④了解药物的治疗效果，为调整用药提供科学依据；⑤及时发现低血糖，确保治疗安全。如果光治不查、盲目治疗，其疗效和安全性均得不到保证。

在诸多监测项目当中，血糖监测无疑是最重要的。无论是评估疗效还是调整用药，都离不开血糖监测。需要强调的是，"血糖监测"与"病情监测"之间并不能完全画等号。事实上，糖尿病的病情监测除了血糖以外，还包括血压、血脂、体重以及各种急慢性并发症等多项内容。只有定期全方位监测，才能真正掌握患者的病情，从而为综合治疗提供临床依据。

在糖尿病所涉及的各项检查中，有些检查项目（如血糖、尿糖、血压、体重等）病人可在家中自行完成，另外一些检查项目（如血脂、肝肾功能、心电图、眼底等等）则需要去医院检查。

我们知道，糖尿病的危害主要来自于它的各种并发症，而早期诊断、早期治疗可以防止和延缓糖尿病慢性并发症的发生，大大降低医疗费用，提高病人的生活质量，这一点已被国内外大量的循证医学试验所证实。这也正是糖尿病监测的意义所在。

有些病友对监测的重要性认识不够，觉得把钱花在检查上不如用来买药吃更实惠，还有的病友只有在感觉不舒服的时候才会想到去测一下血糖，上述种种做法都是不对的。病情监测固然会花去一部分医疗开支，但别忘了，病情监测是科学治疗的保证，通过定期监测，有利于并发症的早期发现和早期治疗，避免日后因病致残导致生活能力的丧失，到那时不仅医疗花费更大，而且生活质量大大降低，因此，该做的检查一定要做。当然，作为医生，应当一切从病情需要出发，兼顾病人的经济承受能力，不得滥开检查，以免给病人增加不必要的经济负担。

细节提醒： 必要的检查一定要做，千万不要为节省一点检查费用而因小失大。

总之，糖尿病人需要提高自我保健意识，学会科学的自我监测，努力将各项代谢指标尽可能地控制在正常范围，以减少并发症的发生。

二、如何看懂糖尿病化验单

要点聚焦： 与糖尿病有关的化验项目包括血糖、尿糖、糖化血红蛋白、糖耐量试验（OGTT）、胰岛功能、糖尿病自身抗体、尿微量白蛋白等等，这些检查项目主要用于糖尿病的诊断与分型、评估胰岛功能、观察药物疗效以及糖尿病并发症的筛查。

患上糖尿病以后，免不了要经常做各种化验检查。因为时间的关系，门诊医生有时很难把每张化验单都给病人解释得非常详细和清楚，经常看到病人手握一叠化验单一脸地茫然，如同看天书一样。因此，学会自己看化验单就成了每一位糖尿病患者的必修课，这对于病人了解病情、正确施治极为重要。

与糖尿病有关的化验主要用于糖尿病的诊断与分型、评价胰岛功能、观察药物疗效及副作用以及糖尿病各种并发症的筛查。下面就让我们来逐一解读与糖尿病有关的各项化验检查。

1、尿糖（U-GLU）

正常情况下，尿液中只含有微量的葡萄糖，尿糖检查

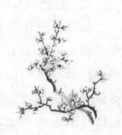

呈阴性。当血糖增高到一定程度（≥ 8.9~10.0mmol/L）时，肾小管不能将尿液中的葡萄糖全部回吸收，尿糖就会增高呈阳性，化验单上用"＋"号表示。一般情况下，尿糖可以间接反映出血糖的水平，尿糖"＋"号越多，说明病人血糖越高。但尿糖也存在诸多局限性，并不能完全准确、适时地反映血糖。

由于正常人"肾糖阈"（即肾脏开始排糖时的血糖阈值）为 10 mmol/L，也就是说只有当血糖 ≥ 10mmol/L 才会出现尿糖，而空腹血糖 ≥ 7.0 mmol/L 就可以诊断为糖尿病，倘若以尿糖阳性作为糖尿病诊断依据的话，将会使空腹血糖介于 7~10mmol/L 之间的早期糖尿病人被漏诊。另外，由于肾糖阈受许多其他因素的影响，因此，尿糖与血糖有时并不完全一致，例如：当病人患有肾小动脉硬化等肾脏疾病时，由于肾糖阈增高，患者尽管血糖很高，尿糖却往往阴性；再比如，妊娠期妇女肾糖阈往往减低，尽管孕妇血糖不高，尿糖也可呈阳性；还有，服大量维生素 C 或水杨酸盐可使病人尿糖呈假阳性。因此，尿糖结果仅供参考，决不能作为糖尿病的诊断依据。

还有，糖尿病人在治疗过程中要防止低血糖，严重低血糖甚至比高血糖的危害更大。但尿糖测定却不能发现低血糖，因为尿糖都是阴性。

再有，尿是逐渐积累于膀胱中的。清晨排的尿很可能是从昨晚至今晨这一时段尿所混合的，即使尿糖阳性，也不知道究竟是什么时候血糖升高漏出尿糖的。尤其是老年人往往排尿不尽，膀胱里有残余尿。因此现在排出的尿中很可能包含有上次排尿以前储存的尿，所以更难说明何时血糖高导致尿糖阳性了。

另外，目前强调血糖控制要严格达标，空腹血糖最好控制在 6.1mmol/L 以下。假如一个病人空腹血糖是 8mmol/L，显然需要调整用药。可是 8mmol/L 在肾糖阈以下，病人尿糖呈阴性。因此，用尿糖来指导临床用药显然不利于血糖控制达标。

综上所述，尿糖监测具有方便、快速、价廉等优点，同时也存在很多局限性，并不能完全代替血糖监测，但考虑到我国的具体国情，有些病人没有条件经常测血糖，则尿糖测定不失为一种简便易行的替代方法。一旦尿糖出现"＋"以上时，即应到医院去测血糖，并调整用药。

2、血糖（BS）

临床上所说的血糖是指血浆中的葡萄糖。空腹血糖（英文简称 FPG）是指隔夜空腹（至少 8~10 小时除饮水外未进任何食物）于早餐前采血所测的血糖，它可间接反映基础胰岛素的分泌功能，即空腹状态下胰岛素的分泌水平；餐后 2 小时血糖（英文简称 P2hPG）是指从第一口饭开始计时，两小时后所测的血糖，它可间接反映胰岛（细胞的储备功能，即在食物（也称"糖负荷"）刺激下病人胰岛（细胞分泌胰岛素的能力。

空腹血糖正常值为 3.9~6.1mmol/L。空腹血糖 ≥ 7.0mmol/L 和 / 或餐后 2 小时血糖 ≥ 11.1mmol/L 为糖尿病；空腹血糖在 6.1~7.0mmol/L 为"空腹血糖受损（IFG）"，餐后 2 小时血糖在 7.8~11.1mmol/L 为"糖耐量受损（IGT）"，"空腹血糖受损"和"糖耐量受损"统称为"糖尿病前期"，是介于健康人和糖尿病人之间的过渡阶段，这部分人是糖尿病高危人群和后备军，应引起高度重视并及早干预。

3、葡萄糖耐量试验（OGTT）

健康人在一次食入大量葡萄糖后，通过体内的各种调节机制的调节，血糖浓度仅为暂时性轻度升高，但一般不超过 8.9mmol/L，并于 2 小时后恢复正常，此谓人体的"耐糖现象"。而糖代谢紊乱者由于神经内分泌调节失常，在食入大量葡萄糖后，其血糖浓度急剧升高，2 小时内不能恢复正常，这种现象称为"糖耐量减低"。

口服葡萄糖耐糖量试验（OGTT）就是通过检查病人"耐糖现象"是否正常，来间接反映病人是否存在糖调节功能异常。

（1）试验方法：先给受试者测定空腹血糖，然后嘱其口服含 75 克葡萄糖的糖水（或 100 克面粉制作的馒头），分别在半小时、1 小时、2 小时、3 小时采静脉血测血糖，根据这五个点时间与血糖的对应关系，可以绘出"糖耐量曲线"。

（2）正常参考值：空腹血糖 3.9~6.1mmol/L，血糖在服葡萄糖 0.5~1 小时达高峰，峰值 < 8.89 mmol/L，2 小时后血糖 < 7.8 mmol/L，3 小时后血糖恢复正常。

（3）结果判定：①当空腹血糖 < 6.1mmol/L，OGTT 2 小时血糖 < 7.8mmol/L，说明受检者的糖调节能力完全正常；②当空腹血糖 < 7.0mmol/L，并且 OGTT 2 小时血糖介于 7.8~11.1mmol/L 之间，说明受检者的糖调节能力轻度下降，可诊断为"糖耐量减低（IGT）."；③当空腹血糖介于 6.1~7.0mmol/L 之间，且 OGTT 2 小时血糖 ≤ 7.8mmol/L，说明受检者对餐后血糖的调节能力尚好，但对空腹血糖调节能力轻度减低，可诊断为"空腹血糖受损（IFG）"；④当空腹血糖 ≥ 7.0mmol/L 或 OGTT 2 小时血糖 ≥ 11.1mmol/L，受检者可以被确诊为糖尿病。

（4）临床意义：葡萄糖耐量试验（OGTT）对于早期诊断"糖尿病"和"糖耐量异常"具有重要价值。临床上，对于空腹血糖超过正常值，但尚未达糖尿病诊断标准者应进行 OGTT 检查，否则，可能有部分病人被漏诊。

4、糖化血红蛋白（HbA1c）和糖化血清蛋白（GSP）

血糖水平受饮食、运动、情绪、药物的影响而经常波动，因此，化验一次血糖只能反映采血那一刻的血糖水平，不能反映采血前一段时间内的平均血糖水平。

而糖化血红蛋白（HbA1c）是红细胞内的血红蛋白与葡萄糖持续性、非酶促结合的产物，其合成的速度与血中的葡萄糖浓度成正比，由于红细胞的寿命是 120 天，半衰期是 60 天，故糖化血红蛋白可以反映采血前 2~3 个月的平均血糖水平，其正常值为 4%~6%。按照世界卫生组织（WHO）和中国糖尿病学会（CDA）的要求，糖尿病人的糖化血红蛋白应控制在 6.5% 以下。糖化血红蛋白被国内外学者誉为反映血糖控制情况的金标准，尤其对于血糖波动较大的糖尿病患者，通过测定糖化血红蛋白（HbA1c）更能准确反映患者病情的真实情况。糖化血红蛋白平均 3 个月左右测定一次便可。

糖化血清蛋白（GSP）是葡萄糖与血浆中的血清蛋白非酶促结合形成的糖蛋白，血清蛋白的半衰期为 19 天，故糖化血清蛋白可以反映采血前 2~3 周内的平均血糖水平，其正常值为 1.5~2.4 mmol/L。每隔 2~3 周测定一次糖化血清蛋白即可。

需要说明的是：由于 HbA1c 和 GSP 不受每次进食的影响，也不是一个确切的血糖值，所以不能用它们来具体指导降糖药物的用量。

5、胰岛功能的测定

主要用于了解胰岛 β 细胞的功能状态，协助判断糖尿病类型并制订治疗方案。通常包括：

（1）胰岛素释放试验（IRT）

该试验通常是与口服葡萄糖耐量试验同步进行的，测定空腹及餐后各个时点（0、0.5h、1h、2h、3h）的血浆胰岛素水平，根据五次血浆胰岛素水平可绘制出胰岛功能曲线。空腹正常胰岛素值为 5~25 μIU/ml（微单位/毫升），服糖后 1 小时上升为空腹的 5~10 倍，3 小时后恢复至空腹水平。

该项试验的意义主要体现在以下两个方面：①有助于糖尿病的分型诊断：1型糖尿病患者胰岛素分泌严重缺乏，空腹基值一般在 5mu/L 以下，餐后胰岛素值分泌也无明显增加，胰岛素释放曲线呈无反应型或低平曲线。2 型糖尿病患者空腹血浆胰岛素水平可正常或略低，早期甚至可以略高（多见于肥胖的糖尿病人），但胰岛素分泌高峰往往延迟至 2~3 小时后出现，这是区别 2 型糖尿病与 1 型糖尿病的一个重要特征。但在 2 型糖尿病晚期，由于患者胰岛 β 细胞功能趋于衰竭，其胰岛素分泌曲线可与 1 型糖尿病相似，在这种情况下，仅凭胰岛功能来区分 1型与 2 型糖尿病已无意义。②助于指导临床用药：如果胰岛素分泌量不低，说明主要问题是胰岛素抵抗，治疗上应控制饮食、加强锻炼、减肥，选择改善胰岛素抵抗的药物（如双胍类及噻唑烷二酮类药物等）；如果胰岛素分泌严重缺乏，则应及时加用胰岛素治疗。

（2）C肽释放试验（CRT）

C肽是胰岛素原最后生成胰岛素时的等分子离解产物，因此，测定C肽可以间接反映自身胰岛素的分泌情况，正常人空腹血浆C肽值为0.3~0.6pmoL/mL，服糖后1~2小时增加4~5倍，3小时后基本恢复到空腹水平，本试验的采血时点及临床意义与胰岛素释放试验相同。由于血清C肽测定不受外源性胰岛素的干扰，因而可以更加准确地反映患者自身胰岛β细胞的分泌功能，故该项检查主要用于检测已用胰岛素治疗的糖尿病患者的胰岛功能。

6、尿微量白蛋白（MALB）测定

糖尿病患者常易并发肾脏损害，如不能及时发现和治疗，会逐渐发展为尿毒症。早期糖尿病肾病，普通尿常规检查尿蛋白常为阴性，而当尿常规中出现尿蛋白时，肾脏病变往往已不是早期。相比之下，尿微量白蛋白测定是反映早期肾损害的一项敏感指标。正常人尿微量白蛋白定量＜30mg/24h（或尿微量白蛋白排泄率＜20μg/min）；如果尿微量白蛋白定量在30~300mg/24h（或尿微量白蛋白排泄率在20~200μg/min）为微量蛋白尿，提示存在早期糖尿病肾病；如果尿微量白蛋白定量＞300mg/24h（或尿微量白蛋白排泄率＞200μg/min），则属于临床期糖尿病肾病。

由于"尿微量白蛋白测定"需要病人留全天24小时的尿标本，这会使部分病人感到不太方便，此时也可以采取测定随机尿样中"白蛋白/肌酐比值（UmAlb/Cr）"的方法，该方法与与"24小时尿白蛋白量"之间具有高度的相关性，其判定标准如下：UmAlb/Cr＜30mg/g为正常；30~300mg/g为早期糖尿病肾病；＞300mg/g为临床期糖尿病肾病。

24小时尿留取方法：留尿第一天早七点（或六点）将尿排空，弃去不要。随后将当日白天和夜间的尿全部留下，其中包括第二天早晨七点（或六点）排的尿，全部盛在一个容器内，用量杯或可乐瓶量一下尿液总量有多少毫升。从中取100毫升标本送检。注意：夏季应在收集尿液的容器中放入防腐剂（如甲苯），以免细菌分解尿中的糖而影响结果。

7、血、尿酮体检查

重症糖尿病患者由于胰岛素严重缺乏及糖利用障碍，造成脂肪大量分解，产生大量酮体并在血中堆积，引起糖尿病酮症酸中毒，如不能及时发现和救治，可危及患者生命。尿酮体检查是筛查试验，其结果阳性也可能是由于进食过少所致（即所谓"饥饿性酮症"）；结果阴性也不能完全排除酮症，故准确性较差。可靠的试验是测定血中的β-羟丁酸的含量，超过0.5mmol/L，就提示有糖尿病酮症。

8、糖尿病相关抗体检查

包括谷氨酸脱羧酶抗体（GADA）、胰岛细胞抗体（ICA）和胰岛素自身抗体（IAA）等，主要用于糖尿病的分型。健康人以及 2 型糖尿病患者这三种抗体均呈阴性，而 1 型糖尿病人抗体多呈阳性，其中，谷氨酸脱羧酶抗体诊断价值最高，其阳性率高达 90% 且可持续多年。

9、血脂检查

糖尿病是一种代谢紊乱综合征，除血糖高以外，往往还同时伴有血脂代谢异常等，后者也是糖尿病慢性并发症的重要危险因素，因此病人确诊后应该检查血脂。检查项目主要包括：甘油三酯（TG）、总胆固醇（TC）、低密度脂蛋白胆固醇（LDL-C）及高密度脂蛋白胆固醇（HDL-C）等。前三项升高容易导致动脉粥样硬化及心脑血管疾病，而高密度脂蛋白胆固醇升高则有抗动脉粥样硬化作用，对健康有益。

糖尿病人血脂的控制标准应比一般人更加严格，《中国糖尿病防治指南》要求总胆固醇（TC）＜ 4.5 mmol/L，甘油三酯（TG）＜ 1.5 mmol/L，高密度脂蛋白胆固醇（TC）＞ 1.1 mmol/L，低密度脂蛋白胆固醇（LDL-C）＜ 2.6 mmol/L。

深度阅读 ▶▶▶

关于"OGTT"那些事

许多去内分泌科就诊的病友常被告知要做"糖耐量试验（OGTT）"，而对于该试验的目的、方法步骤、注意事项可能并不了解。其实，这是诊断糖尿病的一种实验室检查方法，一般用于怀疑患有糖尿病，而单凭化验空腹血糖又不能确诊的患者，对已确诊糖尿病的患者，当需要对其血糖分泌峰值、胰岛素分泌功能、C肽等做全面了解时，也需要做"糖耐量试验"。由于许多因素都会对实验结果产生影响，因此，对 OGTT 的许多细节问题需要格外注意，下面，我们就来谈谈关于"OGTT"的那些事。

1、何谓"耐糖现象"　"糖耐量试验"解决啥问题

人体对其所摄入的葡萄糖的处置调控能力称为"葡萄糖耐量"。正常人的糖调节机制完好，无论进食多少，血糖都能保持在一个比较稳定的范围内，即使一次性摄入大量的糖分，血糖浓度也只是暂时性轻度升高，并且很快（2~3 小时）便可恢复到正常水平，说明正常人对葡萄糖有很强的耐受能力，即葡萄糖耐量正常（即"耐糖现象"）。

当体内存在胰岛素抵抗（IR）和／或胰岛素分泌异常时，机体对糖的吸收、利用能力下降，在服用一定量的葡萄糖后，血糖浓度则会显著升高，并且短时间内不能恢复至正常水平，说明机体耐糖能力减低，这种现象谓之"糖耐量异常"。

"口服葡萄糖耐量试验（OGTT）"（简称"糖耐量试验"）是一种葡萄糖负荷试验，可以检测机体对血糖的调节能力，判断受检者是否存在糖调节异常及糖尿病。换言之，"糖耐量试验"主要用于糖尿病前期的筛查以及糖尿病的诊断。

2、"糖耐量试验（OGTT）"该怎么做

嘱患者空腹 8~10 小时，在早晨 8 点之前空腹静脉取血后，于 3~5 分钟内喝下溶于 250~300ml 温水的 75g 葡萄糖（儿童则予每千克体重 1.75g），从喝第一口开始计时，分别于 30 分钟、60 分钟、120 分钟及 180 分钟时静脉取血送检，分别测定上述 5 个时间点的血糖值。但在实际应用中一般用简化 OGTT，即只测空腹和服糖后 2 小时标本测定血糖值。

3、如何判定 OGTT 试验结果

正常人空腹血糖在 3.9~6.1mmol/L，餐后 0.5~1 小时血糖达高峰，但不超过 11.1mmol/L，餐后 2 小时血糖在 3.9~7.8mmol/L，餐后 3 小时血糖恢复至空腹水平。

（1）当静脉空腹血糖＜ 6.1mmol/L，OGTT 两小时血糖＜ 7.8mmol/L，说明人体对进食葡萄糖后的血糖调节能力正常，为"糖耐量正常"。

（2）当静脉空腹血糖＜ 7.0mmol/L 并且 OGTT 两小时血糖介于 7.8~11.1mmol/L 之间，说明人体对葡萄糖的调节能力轻度下降，已达到"糖耐量低减（IGT）"的诊断标准.

（3）当静脉空腹血糖介于 6.1~7.0mmol/L 之间，且 OGTT 两小时血糖 ≤ 7.8mmol/L，说明人体对进食葡萄糖后的血糖调节能力尚好，但对空腹血糖调节能力轻度减退，已达到"空腹血糖受损（IFG）"的诊断标准

空腹血糖受损（IFG）和糖耐量减低（IGT）皆属于"糖尿病前期"，倘若不加干预、任其发展，很可能进展为糖尿病人。

（4）当静脉空腹血糖 ≥ 7.0mmol/L 或 OGTT 两小时血糖 ≥ 11.1mmol/L，说明人体对进食葡萄糖后的血糖调节能力明显降低，已达到糖尿病的诊断标准。

4、OGTT 检查须注意哪些问题

糖耐量试验看似简单，其实并不随意，为了确保实验数据的准确性，我们有必要了解一下做 OGTT 试验的注意事项：

（1）试验前 3 天，应保持正常进食，每天饮食中碳水化合物含量不应低于 250~300g，刻意节食可造成人为的"糖耐量减低"（假阳性）。

（2）试验前一天，应在晚上九点开始禁食，禁食时间至少8小时，但中间可以饮水。当天的检查必须在早上7~9点进行。

（3）试验前须停用一切可能影响血糖（升高或降低）的药物，如糖皮质激素、避孕药、噻嗪类利尿剂、磺胺类药物、水杨酸钠、普萘洛尔等3~7天，以免影响糖耐量试验结果。

（4）试验前及试验过程中，要求受试者不喝浓茶、咖啡等刺激性饮料，不要吸烟，不做剧烈运动（但也无须绝对卧床），保持心情平静，避免精神刺激，因情绪激动可使交感神经兴奋，使血糖升高。

（5）实验过程中不得进食，但不绝对限制饮水，口渴时可以适量喝少量白开水（起到润喉作用即可）。

（6）为保证血糖数值准确，血标本应在抽取后尽快送检。

（7）若受试者不能耐受葡萄糖水，也可选择100克面粉做成的馒头来代替糖水，研究显示，馒头餐与口服葡萄糖水在对胰岛β细胞功能（C肽）测定值无明显影响，但口服葡萄糖耐量试验在临床应用上更优越。

（8）实验对血糖是有要求的：实验前一般会要求受试者测空腹指血血糖，血糖小于10mmol/L方可，如果空腹血糖超过10mmol/L，则说明受试者存在高糖毒性抑制作用，此时的数据不能真实反映受试者的胰岛功能。再者，空腹血糖偏高的情况下口服糖水会使高血糖雪上加霜，给受试者带来不必要的损害。

（9）胃切除术后会使肠道迅速吸收葡萄糖，而严重的肝病等患者肝脏不能相应快速摄取葡萄糖，故上述情况不适宜做口服糖耐量试验（OGTT），须采用静脉注射葡萄糖耐量试验（IVGTT）。具体方法是：静注50%葡萄糖50ml，按口服法留取标本送检。

（10）最好在每次抽血的同时，留尿测尿糖，如果尿糖从无到有，可以确定"肾糖阈（即肾脏排糖的阈值）"。

（11）如有发热、感染、手术、急性心梗、脑卒中等应激情况，不能作该项检查。

三、如何正确化验和分析尿糖

要点聚焦：随机尿糖测定并不能反映留尿当时的血糖水平，而是反映从上次排尿到现在排尿这一段时间的平均血糖水平。

随着血糖仪逐渐地普及，尿糖检测逐渐沦为糖尿病病情监测的配角，因为尿糖不能精确地反映血糖水平，而且不能检出低血糖。因此，通常情况下并不推荐尿糖检测。但是，对于一些恐惧扎针的糖尿病患者，尤其是某些拒不配合的儿童患者，尿糖检测不失为一种不得已的选择，可以部分替代血糖监测而且没有痛苦。下面，我们就来谈谈关于尿糖监测的那些事

1、"段尿糖"监测法

尿糖监测存在缺点，为了能使尿糖更好地反映血糖水平，建议患者将24小时尿液分做4段收集：早餐后（从吃第一口饭算起）到午餐前为第1段；午餐后到晚餐前为第2段；晚餐后到晚上睡觉前为第3段；晚睡后到策2天早餐前为第4段。每段尿，不论小便几次，全放到一起混匀，4段尿分别留在4个瓶子里，并分别记录尿量，做尿糖定性检查，从而可以推断出每段时间里的平均血糖水平；欲了解全天的血糖水平，还可以做24小时尿糖定量。

2、"次尿糖"监测法

有些患者可能认为"段尿糖"监测比较麻烦，那么比较简单一点的方法就是进行"次尿糖"监测，其方法是：先将膀胱尿液排空，半小时后不管有多少尿，均排出并收集测定。"次尿糖"可反映近半小时的血糖水平，比"段尿糖"的时间范围小。患者可根据自己的实际情况选择不同的时间进行监测，这样就可以反映出不同时间的血糖值。我们常说的4次尿糖监测通常是指对早、午、晚餐前半小时以及晚上睡前半小时收集来的尿液进行的尿糖定性检查。通过测定"次尿糖"，可以粗略了解某一时刻的血糖水平。

正常情况下，尿糖呈阴性。只有当血糖超过一定浓度时，血液里的葡萄糖才会从尿中排出，形成尿糖。当尿糖呈阳性时所对应的血糖值，就是"肾糖阈"，一般为 8.9~10.0mmol/L。

尿糖的有无以及加号的多少取决于血糖的高低。肾糖阈正常时，尿糖与血糖有如下对应关系：

血糖 10.0~12.8mmol/L 时，尿糖"+"；

血糖 12.8~15.5mmol/L 时，尿糖"++"；

血糖 15.5~17.8mmol/L 时，尿糖"+++"；

血糖 > 17.8mmol/L 时，尿糖"++++"。

3、24小时尿糖定量

收集24小时尿，可做尿糖定性与定量，正常定性为"阴性"，24小时尿糖定量 < 1g。

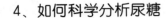

细节提醒： 欲了解随机血糖水平，可以测定"次尿糖"；欲了解某一时段的平均血糖水平，可以测定"段尿糖"；欲了解全天的总体血糖水平，可以做24小时尿糖定量。

4、如何科学分析尿糖

在分析尿糖时，要将第1段与第2次（午餐前）、第2段与第3次（晚餐前），第3段与第4次（晚睡前）、第4段与第一次（次日早餐前）结合起来看。因在治疗过程中，如果治疗得当，一般先是尿量减少，接着为"次"的尿糖减少，最后才是"段"的尿糖逐渐减少。如果仅根据三餐前和晚睡前的"次"尿糖来调整胰岛素用量，病情就很难有效地控制。例如有的病人，第1段尿量只有100毫升，而第2次尿糖为（+++），计算这一段尿糖定量为1.5克；另一个病人第1段尿量多达500毫升，第2次尿糖为（+），计算这一段尿糖定量为2.5克，说明前者的治疗效果，尿糖控制情况要比后者好一些。因此，在判断胰岛素疗效及决定加减胰岛素用量时，应将尿量和尿糖结合起来进行分析。

5、正确使用尿糖试纸

过去检测尿糖用的是斑氏法，目前检测尿糖一般是用试纸条，它利用的是葡萄糖氧化酶法原理，此法方便而且可靠。尿糖试纸品种虽然很多，但测定方法基本相同。

（1）将试纸条有试剂的一端浸入到尿液中，湿透（约1秒钟）后取出。

（2）在1分钟内观察试纸的颜色变化，并与试纸瓶上的标准色版对照，即可大概判断出尿糖的含量。

（3）结果判定：

①如果比色呈蓝色，说明尿中无糖，代表阴性结果，符号为（—），对应的血糖值＜10.0mmol/L；

②呈绿色，为一个加号（+），说明尿中含搪0.3%~0.5%，对应的血糖值大约在10.0~12.8mmol/L；

③呈黄绿色，为两个加号（++），说明尿中合糖0.5%~1.0%，对应的血糖值大约在12.8~15.5mmol/；

④呈橘黄色，为三个加号（+++），尿中含搪1%~2%，对应的血糖值大约15.5~17.8mmol/L；

⑤呈砖红色，为四个加号（++++）或以上，尿中含糖2%以上，对应的血糖值＞17.8mmol/L。

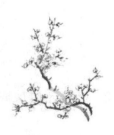

四、您了解"糖化血红蛋白"吗

要点聚焦：糖化血红蛋白（HbA1c）是反映此前2~3个月患者血糖控制总体水平的金指标。

糖化血红蛋白（HbA1c）是糖尿病友初诊及复诊经常检查的一个项目，它与血糖有什么不同？检查是否需要空腹？究竟代表什么意义呢？相信通过下面的解答，可以帮您解开谜团。

问：医生开的化验单里除了有血糖以外，往往还有"糖化血红蛋白"这个项目，请问，"糖化血红蛋白"代表什么含义？

答：红细胞内的血红蛋白可与血液中的葡萄糖（简称"血糖"）结合，两者结合的产物就是"糖化血红蛋白"（英文缩写叫HbA1c）。糖化血红蛋白的多少与血液中的葡萄糖含量高低呈正相关，血糖浓度越高，被糖化的血红蛋白（即HbA1c）也就越高，临床用糖化血红蛋白占总蛋白的百分比来反映糖化血红蛋白的高低。由于血红蛋白与葡萄糖的结合过程是不可逆的，一直持续到红细胞死亡为止，而红细胞的平均寿命为120天，所以，糖化血红蛋白（HbA1c）能够客观反映此前2~3个月内的平均血糖水平，其正常值为4%~6%。

问：糖化血红蛋白检查与血糖检查有何不同？为什么说糖化血红蛋白是反映血糖控制水平的"金标准"？

答：血糖检查反映的是抽血那一刻的血糖浓度。与之相比，糖化血红蛋白的测值不受一时偶然因素（如各种应激反应）的影响，与采血时患者是否空腹也无关系，因而稳定性更好，常用于对患者长期血糖控制效果的评估，被誉为是衡量糖尿病控制水平的"金标准"。

问：糖化血红蛋白增高对人体有何影响？

答：糖化血红蛋白增高可对人体造成诸多危害。它会改变红细胞对氧的亲和力，使组织与细胞缺氧；会导致血脂和血黏度增高，引起心脑血管并发症；使眼球晶体被糖化而导致白内障；引起肾小球基底膜增厚，诱发糖尿病肾病等等。

问：监测血糖光查查空腹及餐后血糖不就行了吗，为什么还要查糖化血红蛋白呢？它对糖尿病患者有什么意义？

答：糖化血红蛋白本身的特点决定了它独特的作用，而这些作用是检测血糖所无法完全替代的，这些作用包括：

（1）客观反映血糖控制总体状况，评估治疗方案对血糖控制的有效程度。我们知道，血糖受到诸多因素的影响，是经常波动的，无论是空腹还是餐后2小时血糖，都只能反映采血当时的血糖水平。而糖化血红蛋白不受偶尔一次血糖升高或降低的影响，可以客观反映被检测者过去一段时期内(2~3个月)的平均血糖水平。

（2）发现临床存在的问题。如果患者经常监测血糖都显示控制较好，而糖化血红蛋白偏高，则需考虑是否平时监测血糖不够全面（如只测空腹血糖而忽略了餐后血糖），或者可能血糖仪测出的数值不够准确（如机器故障，试纸受潮、过期等）。

（3）指导降糖治疗策略。在不同的糖化血红蛋白水平下，空腹血糖和餐后血糖对糖化血红蛋白的贡献是不同的。当糖化血红蛋白＜7.3%时，餐后血糖对糖化血红蛋白的贡献较大，治疗时应侧重控制餐后高血糖；当糖化血红蛋白＞8.4%时，则空腹血糖对糖化血红蛋白的贡献较大，治疗时应侧重控制空腹高血糖；当糖化血红蛋白在7.3%~8.4%时，空腹血糖和餐后血糖对糖化血红蛋白的贡献基本相当，在控制血糖时，应两方面并重。

（4）指导治疗方案的调整。在临床治疗中，如能同时测定血糖与糖化血红蛋白，可以更加全面地判断病情，及时调整治疗方案。当空腹血糖超过患者糖化血红蛋白对应的预测值时，则表明近期血糖控制不好，需要调整治疗方案；相反，如果空腹血糖低于糖化血红蛋白对应的预测值，甚至达到正常标准，则显示近期血糖控制良好，治疗方案合适。

（5）鉴别是否为应激性高血糖。应激状态（如严重感染、急性心脑血管卒中、严重创伤、剧烈疼痛等情况）下，可引起暂时性的血糖增高，很容易被误诊为糖尿病，此时，通过检测糖化血红蛋白可以很容易将两者区分开来。如果患者血糖虽高，但糖化血红蛋白正常，则说明高血糖是由于应激反应所致；如果患者不仅血糖高，糖化血红蛋白也高，则说明患者原来就有糖尿病。

（6）预测慢性并发症及死亡的发生几率。糖化血红蛋白与糖尿病并发症尤其是微血管病变关系密切，糖化血红蛋白越高，罹患并发症的风险越大。英国剑桥大学医学院研究显示，糖化血红蛋白每增加1个百分点，2型糖尿病患者合并心脑血管疾病几率增加15%~18%，死亡率增加20%~30%，一旦糖化血红蛋白超过7%，发生心脑血管疾病的危险性就增加 50% 以上。因此，糖化血红蛋白还是评价糖尿病患者预后的一项重要指标，它的高低直接决定将来各种严重影响糖尿病患者生活质量的慢性并发症的发生和发展。

问：既然"糖化血红蛋白"用途这么广泛，能否用"糖化血红蛋白"代替血糖监测？

答：不能。原因如下：

（1）糖化血红蛋白不能反映短期内病人血糖波动的情况。例如，一个糖尿病患者经常发生低血糖或者高血糖，由于糖化血红蛋白反映的是血糖的平均值，所以其糖化血红蛋白有可能完全正常。在这种情况下，它的数值就不能反映实际血糖变化了。

（2）糖化血红蛋白的变化比血糖的变化明显滞后。有时，病人糖化血红蛋白的检测结果较高，而血糖化验并不高，这是由于病人经过有效治疗，血糖水平迅速降至正常，而糖化血红蛋白并未随之立即下降之故；有时，病人检查血糖较高，而糖化血红蛋白数值正常，往往见于患者近期由于应激因素（如感染、创伤等）导致血糖迅速升高，而血红蛋白尚未来得及被大量糖化所致。

（3）糖化血红蛋白不能作为调整用药的直接依据。糖化血红蛋白代表的是一个百分比，而不是一个确切的血糖值，它既不能反映即时血糖的高低，也不能反映全天血糖的波动情况，而且是 2~3 个月才查一次，因此，不能作为临床调整用药的直接依据。而血糖监测虽不能反映前一段时期血糖控制的总体水平，但可准确反映即时血糖水平，另外，通过多点血糖监测（即血糖谱）还可以反映病人全天血糖波动及控制情况，因此，可以作为调整饮食和指导用药的重要依据。

总之，糖化血红蛋白和血糖测定各有优点和不足，不能相互替代，唯有两者并举、取长补短，才能更好地判断病情，指导临床用药。

问：糖化血红蛋白检查的局限性是什么？

答：HbA1c 水平不仅仅由平均血糖水平决定，也取决于红细胞平均寿命。一般说来，糖化血红蛋白（HbA1c）检查是比较可靠的，但是，由于糖化血红蛋白受红细胞寿命的影响，在合并影响红细胞质和量的疾病（如肾脏疾病、溶血性贫血等）时，所测得的糖化血红蛋白结果可能与真实血糖水平不符，主要见于以下几种情况：

（1）由于失血过多造成血红蛋白量降低，可造成 HbA1c 检测值偏低；

（2）最近有输血史或有其他形式的溶血性贫血，可造成 HbA1c 检测结果偏低；

（3）孕期由于血容量增加，会使得 HbA1c 的测定结果假性降低；

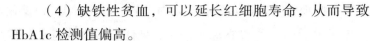

细节提醒： 糖尿病患者除了要经常检测血糖以外，还必须每隔三个月查一次糖化血红蛋白，因其不受一些偶然因素的影响，可以真实反映最近 2~3 个月内血糖控制的总体水平，对评估患者病情、调整治疗方案具有很强的指导意义。

（4）缺铁性贫血，可以延长红细胞寿命，从而导致 HbA1c 检测值偏高。

问：糖化血红蛋白的正常值是多少？控制目标是多少？

答：糖化血红蛋白的正常范围为 4%~6%。超过正常范围的高限，即属不正常。糖化血红蛋白与糖尿病并发症关系密切，临床研究证实，糖化血红蛋白每降低 1%，糖尿病引起的脑卒中则降低 12%，心脏病降低 14%，与糖尿病相关的死亡下降 21%，糖尿病引起的肾病和失明下降 37%，截肢和致命性外周血管疾病下降 43%。

世界各大糖尿病组织对于糖化血红蛋白都有着明确的控制目标：美国糖尿病学会（ADA）建议糖化血红蛋白的控制目标是 < 7.0%；国际糖尿病联盟（IDF）以及中国糖尿病学会（CDA）建议糖化血红蛋白的控制目标是 < 6.5%。但对于有严重低血糖反复发作史、预期寿命有限（如晚期肿瘤患者）、有严重微血管或大血管并发症的糖尿病患者，可以适当放宽 A1C 控制目标（如 < 8%）。

问：查糖化血红蛋白需要空腹吗？多长时间查一次？

答：检测糖化血红蛋白不受进食与否、情绪好坏、是否刚刚运动等的限制和影响，啥时抽血都可以。只须从静脉抽血 0.5~1ml 作标本，加入抗凝剂送检即可。糖尿病患者血糖控制尚未达标或治疗方案调整后，应每三个月检查一次糖化血红蛋白；血糖控制达到目标后也应每年至少检查 2 次糖化血红蛋白。

问：谁该进行糖化血红蛋白检查？

答：糖化血红蛋白属于糖尿病的一项常规检查项目，具体要求如下：

（1）每一位 2 型糖尿病患者都应该每年至少进行一次 HbA1c 检查。

（2）有些患者可能需要更频繁的 HbA1c 检查，尤其是最近治疗方案有所改变的患者，或在医务人员需要更频繁地监控患者的病情时。

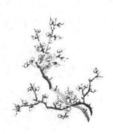

（3）对于没有罹患糖尿病的人群，专家建议，45 岁以上的人应该考虑进行糖化血红蛋白检查，尤其是合并超重 / 肥胖。如果年龄小于 45 岁但超重，同时有一个或多个额外的糖尿病危险因素，也应该考虑进行检查。

问：糖化血红蛋白与平均血糖的换算关系如何？

答：糖化血红蛋白与平均血糖的换算关系可用下面公式表示：平均血糖估计值（mg/dL）=30（HbA1c−60。例如，某患者测的 HbA1c 为 10%，该患者的平均血糖（mg/dL）=30（10（60=240mg/dL。

五、如何解读"糖尿病自身抗体"报告

要点聚焦：1 型糖尿病是与自身免疫有关的代谢性疾病，在其发生、发展及治疗过程中存在着各种免疫失调。测定糖尿病自身抗体（ICA、IAA、GAD、IA-2 等），将有助于对糖尿病进行临床分型、指导临床用药并对将来预后判断提供参考依据。

临床病例

而立之年的陈先生在去年秋天单位组织的一次体检中发现血糖高，被诊断为"2 型糖尿病"。通过控制饮食及口服降糖药，起初血糖控制得还不错。然而好景不长，今年春节过后，陈先生发现降糖药的效果越来越差，查血糖一次比一次高，前不久还因"酮症酸中毒"住院治疗。住院期间检查发现，小陈的胰岛分泌功能严重衰竭，胰岛自身抗体呈阳性，主管医生告诉他，虽然从发病年龄以及某些临床特点上看，他比较符合"2 型糖尿病"，但本质上他得的是"1 型糖尿病"，由于起病比较晚（这一点与 1 型糖尿病大都是儿童期起病有所不同），所以又叫"成人隐匿性自身免疫性糖尿病（latent autoimmune diabetes in adults，简称 LADA）"，属于 1 型糖尿病的一个亚型。又因为同时兼具 1 型和 2 型糖尿病的某些特征，故俗称"1.5 型糖尿病"，

1、检查糖尿病自身抗体意义何在

检查糖尿病自身抗体的意义在于：

（1）指导糖尿病的临床分型

根据病因不同，糖尿病可分为多种类型：如 1 型糖尿病、2 型糖尿病、妊娠

糖尿病以及其它特殊类型糖尿病等等，另外，每种类型糖尿病又可细分为许多亚型。由于不同类型的糖尿病在治疗选药以及病情预后等方面均有所不同，因此，对已确诊的糖尿病人进行正确的临床分型就显得尤为重要。然而仅仅依靠临床特点来区分显然是不够的，这是因为各类糖尿病的临床特点存在交叉重叠，就像文中的陈先生，同时兼有 1 型和 2 型糖尿病的某些特征，这时很难根据临床特点进行准确分型，在这种情况下，我们可以通过检测糖尿病自身抗体来区分患者究竟是 1 型还是 2 型糖尿病。

（2）在高危人群中筛查 1 型糖尿病

对 1 型糖尿病高危人群（主要指患者的 1 级亲属）做糖尿病自身抗体检查，可以早期筛查 1 型糖尿病，提早干预。

（3）预测 β 细胞功能衰竭

一般说来，糖尿病初诊时，如果检查患者有多种抗体阳性而且抗体滴度较高，则预示该患者胰岛功能衰竭速度较快。1 型糖尿病患者 ICA 阳性说明患者体内尚存一定数量的胰岛 β 细胞，而 ICA 阴性则提示胰岛 β 细胞已被破坏殆尽。

（4）预测临床疗效

患者胰岛移植后，若血清抗体由阴转阳或滴度上升，提示胰岛移植引起了自身抗原再次暴露给免疫系统，诱发自身免疫反应，此类患者移植成功率低；反之，则移植成功率较高。另外，在对 1 型糖尿病用免疫抑制剂（如环孢霉素等）实施免疫治疗时，自身抗体滴度下降，说明免疫抑制治疗有效，可在一定程度上阻断自身免疫对胰岛 β 细胞的破坏。

2、"糖抗"家族有哪些主要成员

糖尿病自身抗体是一个大家族，其主要成员有抗胰岛素自身抗体（IAA）、抗胰岛细胞抗体（ICA）、谷氨酸脱羧酶抗体（GADA）、蛋白络氨酸磷酸酶抗体（IA-2A）等等，现分别介绍如下：

（1）胰岛素自身抗体（IAA）

胰岛素自身抗体（IAA）可能是由胰岛 β 细胞破坏所产生的，是自身免疫性 β 细胞损伤的标志，与 1 型糖尿病的发生有显著相关性，可在 1 型糖尿病发病前数月至数年出现，在新诊断的 1 型糖尿病病人中阳性率为 30％~40％，在 LADA 病人中亦可检测出 IAA。故可用于早期发现 1 型糖尿病。另外，在少数使用外源性胰岛素治疗的 2 型糖尿病患者血液中也可检出胰岛素抗体，说明机体存在"胰岛素抵抗（IR）"。临床上，如果患者在胰岛素用量已经很大的情况下血糖控制仍不理想，此时须检测胰岛素自身抗体（IAA），若抗体呈阳性或滴度升高可作为胰岛素抵抗的客观依据，此时可在医生指导下重新调整治疗方案。

（2）胰岛细胞抗体（ICA）

抗胰岛细胞抗体（ICA）是β细胞破坏的免疫学标志，在1型糖尿病患者中阳性率很高，特别是1型糖尿病儿童阳性率更高，可达90%以上，而在2型糖尿病中阳性率很低，因此，在预测和诊断1型糖尿病方面有高度的敏感性和特异性。ICA早在1型糖尿病前期即可出现，ICA阳性者有60%以上将在5年内发展成为1型糖尿病，因此，它可作为1型糖尿病的早期筛查（主要针对1型糖尿病一级亲属）及诊断指标。此外，ICA亦可用于LADA的诊断。

在新诊断的1型糖尿病患者中，抗胰岛细胞抗体（ICA）的阳性率可达90%以上，以后随着病程的延长，抗体水平逐渐下降，3~5年后阳性率降至20%。

（3）谷氨酸脱羧酶抗体（GADA）

GADA是胰岛β细胞的特异性抗体，在1型糖尿病发病前期和发病时多为阳性，而在正常人群及2型糖尿病患者中多为阴性，故常用于1型（包括LADA）和2型糖尿病的鉴别诊断和预测。与其它自身抗体相比，GADA具有出现最早、持续时间最长、不易消失、敏感性和特异性较高的特点，在糖尿病的分型、病情发展预测、指导临床治疗方面具有重要价值。

（4）蛋白络氨酸磷酸酶抗体（IA-2A）

又名"人胰岛细胞抗原2抗体"，是近年来发现的一种重要的胰岛素自身抗体。主要用于：①预测1型糖尿病的发病及确定高危者；②进行糖尿病的分型。如同GADA在1型糖尿病中阳性率高，而在2型糖尿病中低（约2%）一样，IA-2A同样可作为1型糖尿病的鉴别诊断依据。但在LADA患者中，其阳性率（约6%~12%）显著低于GADA，故诊断LADA它不如GADA敏感性高。

3、糖尿病自身抗体各自的优点与不足

谷氨酸脱羧酶抗体（GADA）出现早，在1型糖尿病

细节提醒：糖尿病自身抗体阳性支持1型糖尿病的诊断，但抗体阴性也不能完全排除1型糖尿病。

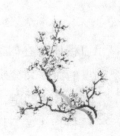

发病前 10 年就可表现阳性，可用于早期预测 1 型糖尿病，并可鉴别是否为 LADA 而非 2 型糖尿病；胰岛细胞抗体（ICA）在 1 型糖尿病儿童中阳性率很高，可达 90% 以上，对儿童 1 型糖尿病诊断价值很大；IAA 对 1 型糖尿病的特异性不是太强，在胰岛素自身免疫综合征、甲状腺疾病甚至某些正常人也可呈阳性，故单纯 IAA 阳性不能作为 1 型糖尿病的标志，但可用于诊断"胰岛素抵抗"；IA-2A 对经典的 1 型糖尿病特异性强，在新诊断及早期 1 型糖尿病中阳性率高，在亲属中预测 1 型糖尿病发病的准确性也很高（可达 75%），但对 LADA 的诊断价值远不如谷氨酸脱羧酶抗体（GADA）。因此，在应用糖尿病自身抗体检查时一定要注意取长补短，联合检测，以提高阳性率，使其发挥最大的作用。

需要说明的是，糖尿病自身抗体检查无论在敏感性还是特异性上都存在着一定的局限性，例如，曾经用过胰岛素的患者可能会出现 IAA 阳性，某些自身免疫性甲状腺疾病、神经系统疾病甚至极少数正常人也会出现糖尿病自身抗体阳性；而某些实际病程较长而发现较晚的 1 型糖尿病患者，糖尿病自身抗体检查也可能呈阴性。因此，在分析糖尿病抗体检查结果时，无论结果是阳性还是阴性或是弱阳性，都不能轻易地肯定或完全排除，一定要结合患者病史、临床表现、对药物的反应性，特别是胰岛功能检查结果，综合分析和判断，才能得出客观准确的判断。

六、不同时点的血糖分别代表什么意义

要点聚焦：血糖高低是反映糖尿病患者病情控制及治疗效果的可靠指标。有些病人把血糖监测简单地理解为定期查空腹血糖，这是非常片面的。理想的血糖监测应当是全天候实时监测，但在动态血糖仪尚未普及的情况下，我们只能通过选择一天中具有特殊意义的若干时点进行血糖检测，来反映患者全天血糖的变化情况。

血糖监测在时间安排上很有讲究。那么，临床上通常选择哪些时点采血？各个时点的血糖又分别代表什么意义呢？

1、空腹血糖

严格地讲，空腹血糖是指隔夜禁食（饮水除外）8~12 小时之后于次日早餐前所测的血糖（通常不超过早晨 8 点），午餐前和晚餐前的血糖不在此列。空腹血糖主要代表在基础状态下（最后一次进食后 8~12 小时）、没有饮食负荷时的血糖水平。

空腹血糖的意义：①可以反映患者在无糖负荷刺激状态下的基础胰岛素的分泌水平及肝脏葡萄糖输出情况；②可以反映头一天晚间用药能否有效控制整个夜间乃至次日清晨的血糖，它受到"黎明现象"与"苏木吉反应"的干扰；③空腹血糖还是诊断糖尿病的指标之一。

为了解胰岛 β 细胞的基础分泌功能以及前一天晚间的用药剂量是否合适，应监测空腹血糖。

空腹血糖升高有三种常见情况：①药量不足：特点是睡前血糖高于空腹或与空腹血糖相差无几。原因是晚间胰岛素（或口服降糖药）用量不足或进食过多；②黎明现象：与凌晨生长激素分泌增加有关，后者可加重肝脏和肌肉的胰岛素抵抗，导致清晨高血糖。"黎明现象"的特点是：患者凌晨 4 点到 8 点之间血糖突然明显升高，而之前未曾发生低血糖；③苏木杰反应：是由于夜间发生低血糖以后引起空腹血糖反跳性升高，特点是凌晨 3：00 左右血糖低于 3.9mmol/L，而空腹血糖较高。

2、餐后 2 小时血糖

"餐后 2 小时血糖"是指从吃第一口饭开始计时，2 小时后准时采血所测得的血糖值。如果是正在治疗的糖尿病人，查餐后 2 小时血糖时要跟平时一样进餐、用药。

"餐后 2 小时血糖"的意义：①可以反映患者胰岛（细胞的储备功能（即进食后食物刺激胰岛（细胞追加分泌胰岛素的能力）；②可以反映进食与降糖药是否合适，这是空腹血糖不能反映的；③有助于 2 型糖尿病的早期诊断，因为许多早期糖尿病患者空腹血糖正常，而餐后血糖升高。这是由于患者基础胰岛素分泌尚可，而进餐所刺激的胰岛素大剂量分泌不足所致；④餐后高血糖还是导致糖尿病慢性并发症的重要因素。

细节提醒： 测空腹血糖最好在清晨 6：00~8：00 取血，采血前不用降糖药、不吃早餐、不运动。如果空腹抽血的时间太晚，所测的血糖值很难反映患者的真实情况，其结果可能偏高或偏低。偏高者主要见于"黎明现象"比较明显的糖尿病人；偏低者一般认为与空腹时间过久、肝糖元储备不足有关。

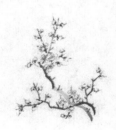

细节提醒：检测餐后餐后血糖的目的如果是为了确定有无糖耐量异常，应给予标准糖负荷（喝含 75g 葡萄糖的糖水或者吃 100g 淀粉做的馒头）；如果检测餐后血糖的目的是为了了解药物的治疗效果，检查当天应跟平时一样进餐和用药。

3、餐前血糖

指午餐和晚餐前的血糖，反映胰岛 β 细胞分泌功能的持续性。餐前血糖可指导患者调整将要摄入的食物量和餐前注射胰岛素（或口服药）的量。有低血糖风险者应测定餐前血糖。正常人早餐后 2 小时血糖和午餐前血糖之差应大于 1.0mmol/L，差值大，表示胰岛后续功能好；若差值小，表示胰岛后续功能差或者药量不足。

4、睡前血糖

反映胰岛（细胞对晚餐后高血糖的控制能力。监测睡前血糖主要是为了指导病人合理掌握睡前药量（主要指胰岛素）以及是否需要加餐，以避免夜间发生低血糖。

5、凌晨 3 点的血糖

监测凌晨 3 点血糖有助于鉴别空腹高血糖的原因，究竟是"黎明现象"？还是"苏木杰反应"？因为这两种情况的临床处理截然不同。

对糖尿病人来说，凌晨 3 点的血糖不应 < 3.9mmol/L（70mg/dL），若低于该值，表示夜间出现过低血糖。

6、随机血糖

随机血糖是指一天中任何时候测得的血糖。它可以帮助了解各种应激情况（如进食量多少、饮酒、劳累、生病、手术、情绪变化、月经期等等）对血糖的影响，能够更好地反映血糖的波动性。在怀疑有低血糖或明显高血糖时要及时检测。正常人随机血糖不超过 11.1mmol/L。

了解了上述各段血糖的意义后，就可以根据自己的血糖情况，有目的地安排血糖监测的时间：

（1）为了解患者胰岛的基础功能以及头天晚上降糖药用量是否合适，应监测空腹血糖。

（2）为了解糖负荷后胰岛的储备功能以及餐前药物用量和饮食量是否合适，应监测餐后 2 小时血糖及下餐前血糖，此外，检测餐前血糖还可指导病人是否需要在两餐中间加餐。

（3）为了解睡前血糖控制情况和夜间是否需要加餐

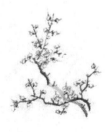

或调整药量，应监测睡前血糖。

（4）为了解早晨空腹高血糖的确切原因应监测凌晨3点的血糖，血糖大于 3.9 mmol/L，说明是"黎明现象"所致；血糖低于 3.9 mmol/L 表示为"苏木杰效应"所致。

前面谈的主要是一天当中各个时点的血糖监测的概念及意义，为了了解患者全天血糖的变化情况，我们往往还要做全天血糖谱的测定，具体是：五点法——空腹＋三餐后2小时＋睡前；七点（或八点）法——三餐前＋三餐后2小时＋睡前（再加"凌晨3点"）。

专家点评：理想的血糖监测不是只查空腹血糖，而是点（指"随机血糖"）、线（指"全天血糖谱"）、面（指"糖化血红蛋白"）三结合的全天候血糖监测。

七、如何安排血糖监测的频率

要点聚焦：血糖监测的频率是由患者病情的实际需要决定的。一般来讲，对血糖控制要求越高（如妊娠期间）、血糖越不稳定，越需要加强血糖监测。

对于血糖控制比较稳定的患者，血糖监测的间隔可拉长一些，可以每周测定一次空腹血糖和餐后2小时血糖，每隔2~3周安排一天测定全天血糖谱：即三餐前、三餐后2小时及睡前血糖，必要时还可加测凌晨3点的血糖。

对于血糖尚不稳定的糖尿病患者，每隔3~4天就要监测一次全天血糖谱，以便于了解病人全天血糖的波动情况。具体包括下列病人：

1、接受胰岛素强化治疗的患者，应每天测定5~8次血糖，5次是指空腹血糖、三餐后2小时血糖及睡前血糖；8次是指三餐前后、睡前及凌晨3点的血糖；

2、血糖控制不达标或病情不稳定、血糖忽高忽低者；

3、计划怀孕或妊娠期的女性糖尿病患者；

4、经常有无症状性低血糖发作的糖尿病患者，如老年糖尿病人或合并严重神经病变的患者；

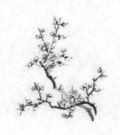

细节提醒： 糖尿病患者做完血糖监测后一定要记录与分析，以下几点可供参考：①随时记录血糖检测结果和药物及胰岛素使用情况；②记录导致低血糖和血糖升高的各种原因；③了解自己血糖控制的目标，在医生指导下调整治疗计划；④当血糖超出目标范围、出现无法解释的低血糖或高血糖（＞14.0mmol/L）时，应及时找医生；⑤每次就诊时，应携带血糖监测记录本供医生查阅。

5、处于应激状态（如感冒发烧、严重感染、急性心脑卒中、严重创伤及围手术期）的糖尿病患者；

6、新近诊断糖尿病的患者；

7、日常生活习惯有所改变（如旅行、运动、饮食习惯的改变等）的患者；

8、刚开始用药或正值调整治疗方案期间的糖尿病患者。

在某些特殊情况下，血糖检测频率还要增加。例如，在糖尿病酮症酸中毒救治过程中，每隔1~2个小时就要查一次血糖，以便于及时调整胰岛素的用量。

另外，有时还要进行随机血糖监测。例如，糖尿病患者在空腹饮酒之后容易发生严重低血糖，这个时候检测血糖就很有必要。再如，糖尿病人驾车外出前也应检测血糖，因为低血糖状态下驾车是非常危险的。

总之，血糖监测的频率十分灵活，可以根据自身的病情，结合自己原有的生活方式灵活安排。当出现血糖过高或低血糖症状者，可以随时测定，不必过于拘泥和死板。

八、血糖控制标准不宜搞"一刀切"

要点聚焦： 血糖控制是一把双刃剑，一定要把握好尺度，过严或过宽对机体都不利。在临床实际工作中，应当因人而异，不能搞"一刀切"。

血糖正常对于维持人体正常的生理活动及生长发育至关重要，无论是高血糖还是低血糖均对人体有害，血糖高低牵动着每一位糖尿病患者的神经。临床上，经常有糖尿病友向我提出这样的问题："血糖控制在什么范围最合适？答案并没有一个统一的标准，而是要因人而异。

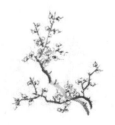

1、严控血糖好处多多

众所周知，长期高血糖可导致各种严重慢性并发症，尤其是微血管并发症（如视网膜病变、肾脏病变等等）。以 DCCT（糖尿病控制与并发症试验）和 UKPDS（英国前瞻性糖尿病研究）为代表的大型循证医学试验证实，严格控制血糖可以显著减少糖尿病慢性并发症及死亡率，从这个角度上讲，所有糖尿病患者都需要严格控制血糖，这已成为大家的共识。

2、严控血糖也有风险

正所谓"有其利必有其弊"。严格控制血糖的弊端就是低血糖风险增高。如果是轻度低血糖，只要适当进食即可很快恢复，不会对机体产生严重影响；但若是严重低血糖，如果没得到及时救治，则会给机体造成严重危害甚至危及生命。

3、血糖控制目标应当"两全其美"

严格控制血糖固然益处多多，但低血糖的风险也随之加大，而严重低血糖的危害甚至比高血糖更甚。因此，对血糖控制目标的制定，要兼顾利益与安全，换句话说，要使减少并发症的效应最大，而发生低血糖的危险最小。本着这一原则，我国制定的成年糖尿病患者血糖控制标准为：空腹血糖 4.4~6.1 mmol/L，餐后 2 小时血糖 4.4~8.0 mmol/L，糖化血红蛋白小于 6.5%。

4、不同人群，标准有别

糖尿病人的血糖控制目标应当因人而异，前面提到的空腹血糖不超过 6.1mmol/L，餐后 2 小时血糖不超过 8.0mmol/L 这个标准，主要适用于一般情况较好、没有严重并发症的成年 2 型糖尿病患者。某些特殊人群的血糖控制目标不同于一般人群，比如青少年、孕妇、老年人，都有各自的血糖控制目标。

（1）糖尿病儿童

由于儿童的饮食不可能很规律，日常活动量变化较大，对低血糖的处置能力较差，如果过于追求血糖达标，不仅容易发生低血糖，还可能因营养摄入不足影响孩子的生长发育。因此，应适当放宽儿童糖尿病患者的血糖控制标准，餐前血糖控制在 5.0~10mmol/L 即可。

（2）糖尿病孕妇

高血糖对孕妇及胎儿均可造成不良影响，因此，对糖尿病孕妇的血糖一定要严格控制，使其尽可能维持在正常人的水平。孕妇糖尿病人餐前及睡前血糖不能超过 5.3mmol/L，餐后 1 小时不能超过 7.8mmol/L，餐后 2 小时血糖不能超过 6.7mmol/L，如果高于这一标准就要及时干预。

专家点评：糖尿病患者的血糖控制目标应当根据患者的年龄、发生低血糖风险大小、是否存在严重并发症等具体情况而定，不能搞"一刀切"。

（3）老年糖尿病人

与成年人相比，老年糖尿病患者低血糖风险较大，而且容易发生"无症状性低血糖"，患者可在没有明显低血糖先兆的情况陷入昏迷状态；另外，老年糖尿病患者易并发动脉硬化及心血管病变，一旦发生低血糖可诱发脑卒中和心肌梗死，非常危险。因此，老年患者的标准也比成人相对宽松，只要空腹血糖不超过 8.0mmol/L，餐后 2 小时血糖不超过 12.0mmol/L 即可。

（4）有严重并发症的糖尿病患者

对于有严重慢性并发症的患者（例如合并心脑血管疾病），或血糖波动大、频发低血糖的患者（如"脆性糖尿病"），或长期卧床、生活不能自理的糖尿病患者，或者有晚期癌症的糖尿病患者，其血糖控制目标也应适当放宽，只要空腹血糖不超过 8mmol/L，餐后 2 小时不超过 11mmol/L 即可。

深度阅读

为何老年人血糖控制标准应适当放宽

大量国内外循证医学试验证实，严格的血糖控制（即"强化治疗"）可以显著减少糖尿病的慢性并发症（特别是微血管并发症），从理论上讲，糖尿病人最好能将血糖控制在正常人水平。但是，这对于老年糖尿病患者未必适合，原因是：1、血糖控制越严格，低血糖风险就越大，而严重低血糖比高血糖的危害更甚；2、老年糖尿病患者的认知能力、反应能力相对较差，在发生紧急情况时，自我处置能力较弱；3、糖尿病慢性并发症的出现需要一个较长的过程，而老年人的预期寿命毕竟有限。

有鉴于此，老年糖尿病患者的血糖控制标准可以适当放宽：空腹血糖、餐后 2 小时血糖和糖化血红蛋白可以比正常高限上浮 10% 左右，老年人可比中青年人放宽

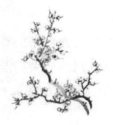

2mmol/L 左右。我们知道，中青年糖尿病患者要求空腹血糖在 4.4~6.1mmol/L、餐后 2 小时在 4.4~8.0mmol/L、糖化血红蛋白低于 6.5%。作为老年人，只要空腹血糖不超过 8.0mmol/L，餐后 2 小时血糖不超过 10.0mmol/L、糖化血红蛋白低于 7.5% 就可以了。对那些有严重并发症、血糖忽高忽低、频发低血糖或长期卧床生活不能自理者，血糖控制标准还可在此基础上适当放宽。

无论是疾病临床特点还是血糖控制目标，老年糖尿病都有它的特殊性，对此应有充分的认识。对于老年糖尿病人的治疗，应时刻把安全放在第一位，尤其要注意避免低血糖的发生，因此，应当适当放宽老年糖尿病人的血糖控制标准。

九、初患糖尿病，应做哪些检查

要点聚焦：初次诊断糖尿病，并非光查查血糖就够了，还要了解是哪种类型的糖尿病？病情的轻重如何？有没有并发症或者合并其他疾病等等，这些绝不是过度检查，而是完全必要的。

临床实例

张师傅最近有点儿烦，前不久单位查体发现他血糖高，确诊为糖尿病。当他得知这个消息时，先是大吃一惊，继而又疑惑不解。他心想，自己没有什么不舒服，只不过就是有点乏力，体重稍减而已，而且尿糖也是阴性，怎么会是糖尿病呢？

几天后张师傅又到另外一家大医院复查，诊断结论一样，并且医生还给他开了一大堆化验单，包括血糖、糖化血红蛋白、胰岛功能、血脂、肝肾功能、尿微量白蛋白、心电图、眼底检查等等。他心想，既然糖尿病已经确诊了，还有必要再做这么多检查吗？于是就光拿点药，化验检查干脆没做就回来了。

前两天，张师傅参加了我院定期举办的糖尿病健康教育讲座，并在会后向我提了一连串的问题："尿糖阴性能算是糖尿病吗？糖尿病不就是血糖高吗，为什么要化验其他项目？我视力很好，为什么还要检查眼底？"等等。经过我一番耐心细致的讲解，总算解开了张师傅心中的疑惑。

由此我想到，诸如此类的问题在门诊上可谓司空见惯，如果不将这些问题解释清楚，患者对检查可能不配合，甚至还会引起误解，进而影响到患者的诊断和治疗。

我们知道，糖尿病的可怕之处并不仅仅是"血糖高点儿"，而在于潜伏在高血糖背后的心、脑、肾、眼、神经等多器官损害。因此，到医院看糖尿病，除了明确诊断以外，还应进一步作病情评估，明确是否存在糖尿病所致的各种急、慢性并发症？病情严重程度究竟如何？只有把糖尿病诊断、分型、并发症等问题彻底搞清了，才能有的放矢地采取针对性治疗，这才是我们看病的主要目的。那么，糖尿病患者究竟应做哪些检查呢？

1、与诊断、分型有关的检查

（1）血糖：是诊断糖尿病的依据，包括空腹血糖和餐后 2 小时血糖，按照世界卫生组织的标准，空腹血糖 ≥ 7.0mmol/L（126mg/dl）和（或）餐后 2 小时血糖 ≥ 11.1mmol/L（200mg/dl），即可诊断为糖尿病。但要注意两点：一是不能忽视餐后血糖，它对早期糖尿病的诊断意义更大；二是尿糖阳性仅能作为糖尿病的诊断线索，不能作为诊断依据。换句话说，不能根据尿糖阳性或阴性确诊或排除糖尿病。

（2）口服葡萄糖耐量试验(OGTT试验)：当患者空腹或餐后血糖比健康人稍高，但还没达到糖尿病的诊断标准时，就需要进一步做口服葡萄糖耐量试验（OGTT 试验），来确定究竟是"糖调节受损（又叫"糖尿病前期"）"还是"糖尿病"。

（3）胰岛功能测定：本试验包括胰岛素释放试验（IRT）和 C 肽释放试验（CPRT）。本试验通过测定患者空腹及餐后各个时点的胰岛素及 C 肽的分泌水平，可以了解患者胰岛功能的衰竭程度，此外，根据胰岛素分泌曲线的形态特点，还有助于对糖尿病进行临床分型。

（4）（细胞自身抗体检查：包括谷氨酸脱羧酶抗体（GADA）、胰岛素自身抗体（IAA）、胰岛细胞抗体（ICA）等等。此项检查主要用于糖尿病的分型，1 型患者往往抗体呈阳性，2 型则否。其中，GADA 在血中出现最早、持续时间最长，故临床意义最大。

2、反映血糖总体控制水平的检查

无论空腹还是餐后血糖，反映的均是某一时刻的血糖值，其结果会受到很多偶然因素的影响，血糖波动大的患者尤其如此。要想准确了解一段时期内血糖的总体水平，就要查：

（1）糖化血红蛋白（HbA1c）：它不是一个确切的血糖值，代表的是糖化血红蛋白占全部血红蛋白的百分比，它不受一些偶然因素的影响，能客观准确地反映近 2~3 个月内的总体血糖水平。当糖化血红蛋白值介于 4%~6% 时，表示血糖控制理想；6%~8% 表示一般；超过 8% 表示不良。

（2）糖化血清蛋白（GSP）：由血浆中的白蛋白与血液中的葡萄糖结合而成，正常值为 1.5~2.4 毫摩尔 / 升，可以反映近 2~3 周内的总体血糖水平。

3、与代谢紊乱有关的检查

糖尿病最大的危害来自于它的各种并发症。为了全面了解病情，患者还须检查下列指标：

（1）尿常规：包括尿糖、尿蛋白、尿酮体、尿白细胞等多项指标，这些指标可以间接反映患者的血糖水平，明确是否存在酮症酸中毒、有无泌尿系感染等情况。

（2）尿微量白蛋白：主要是查 24 小时尿微量白蛋白定量或随机尿的尿白蛋白与肌酐的比值（UmAlb/Cr），临床主要用于筛查早期糖尿病肾病。糖尿病肾病通常分五期，当出现微量尿白蛋白时，表示病变处于第三期，此期及时治疗可使病情逆转；一旦过了这个阶段，病情将不可逆转。

（3）血糖、血酮体、血乳酸、血渗透压及二氧化碳结合力：主要用于确诊有无酮症酸中毒、非酮症高渗性昏迷、乳酸性酸中毒等糖尿病急性并发症。

（4）血脂及血黏度：糖尿病患者往往同时合并脂代谢紊乱及高黏血症，这些都属于心血管疾病的重要危险因素，与糖尿病的慢性并发症直接相关，因此，糖尿病人应当严格控制血脂。

（5）肝、肾功能：用于了解有无肝功异常及糖尿病肾病，指导临床科学选药。因为在肝、肾功能不全时，有些口服降糖药禁忌使用。

（6）血压：大约一半左右的糖尿病患者同时合并高血压。糖尿病合并高血压比单纯高血压预后要严重得多，因此，对糖尿病患者的血压控制要更加严格，一般要求控制在 130/80 毫米汞柱以下，对已出现蛋白尿者，要求血压控制在 125/75 毫米汞柱以下。

（7）体重指数（BMI）：计算方法是：体重指数（BMI）

专家点评： 糖尿病的危害是全身性的。当您确诊糖尿病以后，无论有无症状，均有必要做一次全面检查。如果医生给您提出上述建议，千万不要以为这是滥开化验单。请记住，正确而全面的诊断是良好治疗的开始。

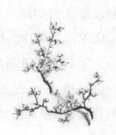

= 体重（kg）/ 身高（m^2）。正常标准是：男性＜ 24；女性＜ 23。体重指数可作为每日摄入热量多少的参考依据，还可以指导临床选药。例如，超重或肥胖的糖尿病患者首选双胍类药物，消瘦的糖尿病患者首选磺脲类药物。

4、糖尿病并发症的筛查

相关内容详见：并发症筛查，您做了吗？

十、并发症筛查，您做了吗

要点聚焦：*糖尿病的危害，主要在于它的各种严重并发症。对并发症一定要强调早发现、早治疗。然而，在并发症的初期，患者往往没有明显症状，因此，对于并发症的筛查就显得尤为重要。*

糖尿病之所以令人生畏，并不在于高血糖本身，而在于它引起的各种严重并发症，后者是严重影响病人的生活质量和生存寿命，是造成糖尿病人致残致死的罪魁祸首。从患者的角度来说，他（她）们最担心的、最想知道的莫过于自己是否有糖尿病并发症；从医生的角度来说，治疗的目的绝不仅仅是降糖，更重要的是要尽量避免或及早治疗糖尿病并发症。因此，对每一个糖尿病人进行并发症的筛查都是不可或缺的"必修课"，那么，筛查糖尿病慢性并发症需要检查哪些项目呢？

作为一种慢性全身性疾病，糖尿病的并发症可累及全身多个系统，如心脑血管、神经系统、肾脏、眼、口腔、皮肤等多个系统或脏器，因此，有关检查往往涉及到多个临床科室。

1、糖尿病眼病的筛查

糖尿病视网膜病变在早期往往没有症状，晚期则没有良好的治疗方法，所以，糖尿病患者初诊时就应做眼科检查，了解有无视网膜病变、白内障、青光眼等糖尿病眼部并发症，绝不能等到视力明显下降时才去检查眼底。

2、糖尿病肾病的筛查

可做 24 小时尿白蛋白定量或随机尿白蛋白与肌酐比值（UmAlb/Ucr）、血肌酐及尿素氮测定、肾脏 B 超等专项检查。在糖尿病肾病早期，患者通常只表现为尿微量白蛋白定量（正常人＜ 30mg/24h）或尿白蛋白肌酐比值（正常值＜ 30mg/g）增高，而尿常规、血清肌酐和尿素氮可以正常，随着病情的进展，后者才开始出现异常。通过检查尿微量白蛋白，可以早期发现糖尿病肾病。

3、糖尿病神经病变的筛查

主要包括"植物神经病变"和"周围神经病变"的筛查。

自主神经病变涉及心血管、胃肠道、泌尿生殖、汗腺等多个器官，主要表现为静息心动过速、体位性低血压、神经源性尿潴留、阳痿、胃肠功能紊乱（如胃胀、便秘、腹泻等）、汗液分泌异常，可通过专科检查明确诊断，例如，如果病人静息状态下心率超过 90 次 / 分钟，或存在体位性低血压（由卧位到站立时收缩压下降 20mmHg 和 / 或舒张压下降 10mmHg），说明病人存在心脏自主神经病变。

周围神经病变主要表现为肢端感觉异常（如麻木、蚁行感、痛觉过敏、感觉减退或消失等等），通过神经肌电图检查，可以早期发现糖尿病性周围神经病变；也可采取更简单的办法——"尼龙丝触觉检查"，即用 10 克的单尼龙丝刺激患者的足部，观察患者是否存在感觉异常。

4、糖尿病性心脏病的筛查

最常做的是心电图（包括普通心电图和 24 小时动态心电图）及心脏彩超，前者可以反映心脏有无缺血及心律失常，后者可以及早发现心脏结构和心功能异常。通过这些检查，可以排查冠心病、心肌梗死等心血管并发症。许多糖尿病人由于感觉神经受损，即便是发生心绞痛、心肌梗塞，也往往没有疼痛等警示症状，因此十分危险。故首诊的糖尿病人一定要做心电图检查，以后每 3 个月到半年复查一次。

5、糖尿病足的筛查

询问患者有无手足麻木、疼痛、蚂行感等感觉异常？有无间歇性跛行或静息痛？检查足部外观和动脉搏动情况，看看有无足部畸形？皮肤色泽是否正常？皮肤有无胼胝、破损及溃疡，有无足背动脉、胫后动脉搏动减弱或消失等情况。疑有下肢缺血者，可行下肢血管多普勒超声检查、测定"踝肱指数"（ABI）。

ABI 代表踝动脉收缩压与肱动脉收缩压的比值，正常值应大于 0.9。若小于 0.9，则表示下肢动脉血管有硬化；若小于 0.6，则表示下肢血管病变比较严重。

6、口腔疾病的筛查

检查有无蛀牙、牙龈炎、牙周脓肿、牙槽骨吸收、牙齿松动脱落、口角炎、口腔霉菌感染、腭部炎症等等。

专家提醒：并发症在早期阶段往往没有明显症状，而一旦有了症状（如浮肿、蛋白尿、视力下降、手足麻木、间歇性跛行等），说明并发症多已进入中晚期，此时病情往往已经不可逆转，不仅治疗难度增大，而且效果欠佳。因此，在糖尿病诊断之初，无论有无症状，均应进行一次全面体检，以后还要定期复查，以利于并发症的早期发现和早期治疗。

专家点评：无论是新病人还是老病人，都需要定期全面检查。至于做哪些检查？多长间时复查？应当由医生根据患者的具体病情来决定，病人不可善作主张。

7、肺部疾患的筛查

通过胸部 X 线片检查，看患者是否同时合并肺部感染或肺结核，每年应拍 1 次胸片。

8、脂肪肝的筛查

通过腹部 B 超检查，可以了解患者是否同时合并脂肪肝。

9、骨质疏松的筛查

通过检查骨密度，可以知道病人有没有骨质疏松。

10、抑郁症的筛查

对于那些情绪低落、对任何事物都毫无兴趣、整日无精打采、少言寡语、茶饭不思的糖尿病患者，要警惕是否患有抑郁症，通过专门的心理测试，即可明确诊断。

完成并发症筛查后，对于无并发症的患者，原则上，2 型糖尿病患者应每年筛查 1 次。1 型糖尿病患者如首次筛查正常，3~5 年后应每年筛查 1 次。对于已有并发症者，则视情况进一步检查或决定复查时间，同时更有针对性地加强治疗。

十一、与糖共舞，
糖尿病友如何安排定期复查

要点聚焦：糖尿病不仅仅是血糖高，而且可以影响全身各个器官，因此，定期对糖尿病人进行全面体检非常必要，这不仅有助于掌握患者的病情，还可以早期发现并发症，及早治疗，从而改善病人的预后。

凡是去医院看过病的糖尿病人都有这样的体会：一是糖尿病专科的检查项目非常多；二是医生总是叮嘱病人要定期来院复查。有的病人也许会想：检查项目这么多，检查安排这么勤，真的很有必要吗？

我们说，糖尿病之所以可怕，并不在于血糖有多高，而在于高血糖引起的各种急、慢性并发症。一方面，并发症之多可谓是"无孔不入"，心、脑、肾、眼、足、神经等均可受罹；另一方面，在并发症症的早期阶段，患者往往没有任何自觉症状，而一旦出现明显症状，病情往往已发展到中晚期。因此，糖尿病患者千万不能凭自我感觉判断并发症的有无及轻重，而是要定期进行全面检查，这不仅有助于掌握患者病情，还可早期发现并发症，及早干预和治疗，从而改善病人预后。

那么，究竟应该如何科学合理地安排各项检查呢？请看表6-1。

表6-1 糖尿病患者定期检查项目及频率

检查项目	意义	频率	备注
血糖	了解血糖控制情况，指导临床用药	病情不稳定者，每周应测两次血糖谱；病情稳定者，至少也应每1～2周查一次空腹及餐后2小时血糖	血糖谱包括三餐前、三餐后2小时、睡前以及凌晨3点，一共八次
糖化血红蛋白	反映患者最近2~3个月血糖控制的平均水平	3个月查1次	不必空腹
血压	了解血压控制情况	至少每周测定1次	
尿微量白蛋白	用于早期筛查糖尿病肾病	3～6个月检查1次	
血脂、肝肾功能	反映脂代谢及肝肾功能状况，指导临床用药	每6个月检查1次	
眼科检查	观察有无糖尿病视网膜病变或进展情况	每6～12个月检查1次	最好是散瞳检查
心电图及心脏彩超	了解有无心律失常、心脏供血不足及心功能情况	3～6个月检查1次	

检查项目	意义	频率	备注
足部检查	及时发现足部破损等，预防糖尿病足病的发生	每天自查，每6～12个月请专科医生检查一次	
尿常规	排查是否存在泌尿系统感染，初步筛查糖尿病肾病	1～3个月检查1次	当生病或血糖≥14mmol/L时，应立即到医院检查尿酮体，排除糖尿病酮症酸中毒
体质指数	判断体型胖瘦	每月1次	体质指数（BMI）＝体重（公斤）/身高（米）的平方
四肢多普勒血流图	了解下肢动脉血管狭窄程度	每6～12个月检查1次	
胸部X线片	排查肺结核	每年应拍1次胸片	

十二、如何评估糖尿病的病情轻重

要点聚焦：血糖高低是评价糖尿病病情的重要指标之一，但不是唯一的指标。其它如血压、血脂等代谢指标是否正常、并发症的有无及轻重也是评价病情轻重的重要参考。

糖尿病是一种可以致残、致死的慢性代谢性疾病，病情轻重如何是患者及其家人最为关心的问题。对这个问题，大部分患者甚至包括一些非专业医生也不是十分清楚，他们往往片面地把血糖高低作为评价病情的唯一标准。事实上，糖尿病绝非只是单纯的血糖升高，而是一种聚集了多种心血管危险因素的代谢性疾病，其主要危害并非高血糖本身，而是高血糖所导致的各种急、慢性并发症。因此，对于糖尿病人的病情的评估，除了血糖之外，还要把各种心血管危险因素以及并发症的有无及轻重一并考虑在内。

病情评估涉及的检查主要包括：血压、体重指数（BMI）、年龄、血糖、血脂、尿酸、肝功、肾功、糖尿病自身抗体、胰岛功能等化验检查以及对心、肾、眼、肝、脑、神经等重要靶器官的功能检查（如心电图、B超、眼底检查、神经传导等等）。

一般说来，如果患者具备下列条件之一，即可认为其病情较重。

1、血糖居高不下或波动较大者，病情较重

长期高血糖与糖尿病的血管并发症，特别是微血管并发症（糖尿病肾病、糖尿病视网膜病变及神经病变等）密切相关，血糖控制越差，上述并发症出现得越早、越严重。新近研究证实：血糖波动的危害较之稳定高血糖有过之而无不及，换句话说，血糖波动越大，对机体的危害越严重。从这个角度讲，不仅要降糖，还要稳糖。

2、集多种心血管危险因素于一身者，病情较重

糖尿病慢性并发症与高血糖、高血压、高血脂、高尿酸血症、腹型肥胖等多种因素有关。与单纯高血糖患者相比，心血管危险危险因素聚集越多，患者日后发生血管并发症的风险越高。

3、反复发生糖尿病急性并发症者，病情较重

糖尿病的急性并发症包括重度低血糖、糖尿病酮症酸中毒、高血糖高渗综合征、严重感染等等。这些急性并发症反复发作，往往会危及患者的生命安全，同时，也预示患者的病情非常严重。需要注意的是，许多糖尿病人害怕血糖高，对低血糖反倒不以为然，其实，低血糖的危害较之高血糖有过之而无不及，一次严重低血糖所诱发的心血管事件，足以使你一生的降糖努力付之东流。

另外，感染也是严重影响糖尿病患者生存质量和生存寿命的重要因素，因为糖尿病人防御能力降低，容易发生感染，而感染的存在增加了对糖尿病控制的难度，两者相互影响。临床上，如果一个血糖控制平稳的患者，病情突然恶化、血糖升高，首先应从感染方面去查找原因。

4、已经出现慢性并发症者，病情较重

糖尿病的主要危害来自它的各种慢性并发症，包括糖尿病肾病、糖尿病眼病、糖尿病神经病变、心脑血管疾病、糖尿病足等等，是糖尿病人致残、死亡的主要原因。据统计，大约有四分之三的糖尿病人最终死于心血管并发症，因此，是否出现慢性并发症是判断糖尿病病情轻重最重要的指标之一。

5、1 型糖尿病以及晚期 2 型糖尿病患者，病情较重

所有的 1 型糖尿病患病以及晚期 2 型糖尿病患者，其共同特点是患者胰岛（细胞功能已经衰竭，自身几乎不能分泌胰岛素，必须终生用胰岛素替代治疗，一旦血糖控制不好，很容易发生酮症酸中毒等急性并发症而危及生命。不仅如此，由于这类病人胰岛功能很差，血糖往往忽高忽低、波动较很大，控制起来非常困难，所谓"脆性糖尿病"就是指的这种情况。

前面讲了重症糖尿病的判定条件，那么，哪些属于轻症糖尿病人呢？一般认为，只要糖尿病患者同时符合下列三个条件：①血糖长期保持稳定，无低血糖发生；②无任何急、慢性并发症；③体重正常，生活起居自如，能胜任正常工作，即可认为其病情较轻。

临床实例

某患者，男，65 岁，有 2 型糖尿病，空腹血糖 8.5 mmol/L，早餐后 2 小时血糖 14.2mmol/L，糖化血红蛋白（HbA1c）8.5%；体重指数 29（低于 24 为正常），腹型肥胖，血压为 165/100mmHg（血压高），甘油三酯为 4.8mmol/L，低密度脂蛋白 - 胆固醇为（LDL-C）4.5mmol/L，高密度脂蛋白 - 胆固醇为（HDL-C）0.85mmol/L（脂代谢紊乱），血尿酸为 580mmol/L（高尿酸血症），眼底正常，24 小时尿微量白蛋白定量为 210mg/24h（增高），肝功能正常。心电图正常。

评估结论及治疗建议：患者有 2 型糖尿病以及早期糖尿病肾病（3 期）；同时并存多种心血管病的危险因素，如高血压、高血糖、血脂异常、高尿酸血症、腹型肥胖等，属于心血管病的高危个体。治疗方面要注意饮食控制，限制蛋白摄入，加强运动锻炼，降低体重，减轻胰岛素抵抗；积极控制高血糖、高血压、脂代谢紊乱及高尿酸血症，使治疗全面达标。

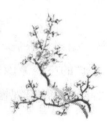

每个糖尿病患者均应明确：病情的轻重是相对而言的，两者之间可以互相转化。轻症患者若不能长期坚持正规治疗、将血糖等各项代谢指标控制在基本正常水平，就可能由量变到质变，病情由轻变重；而即便是病情偏重的患者，通过正规系统的治疗，病情完全有可能得到一定程度的减轻，至少可以延缓病情进展的脚步。

总而言之，血糖高低只是评价糖尿病病情的重要指标之一，而不是唯一的指标。在判断糖尿病病情轻重的众多指标中，最为重要的指标就是两条：即血糖高低以及有无并发症。

十三、别拿"餐后高血糖"不当回事

要点聚焦：餐后血糖的重要性主要体现在两个方面：一是检测餐后血糖有助于早期发现糖尿病；二是控制餐后血糖可以显著降低糖尿病慢性并发症的发生率。

临床实例

上午八点，我准时出现在糖尿病专家门诊。刚一落座，就进来一位风尘仆仆的外地患者，心急火燎地向我述说了他的病情："两年前，我查出有糖尿病，从那以后我就一直坚持用药，多次化验空腹血糖都基本正常或略微偏高。近几个月以来，老觉着手脚发麻，看东西模糊，并且尿里查出有蛋白，通过翻阅有关书籍，才知道这些都是糖尿病的慢性并发症。王主任，照理说我的血糖控制得一直还算不错，怎么会出现并发症呢？"

"您所说控制得好仅仅是指空腹血糖，餐后血糖高不高呢？"我问。"我平时去医院一般只查空腹血糖，偶尔查过两次餐后血糖好像都高，但我觉得餐后血糖高与进餐量过多有关，没引起太大重视"病人回答说。

"你的问题就出在这里。"我进一步对他解释道："人一天当中的大部分时间都处于餐后状态（指进餐后 4~6 小时内），与空腹血糖相比，餐后血糖对全天的平均血糖影响更大。一般说来，餐后血糖比空腹血糖要高一些，但不能超出太多，餐后 2 小时血糖正常不超过 7.8 毫摩尔 / 升。如果经常超过 11.1 毫摩尔 / 升，将会导致许多并发症，如眼底视网膜病变、肾脏病变、心脑血管病变、四肢麻木等。因此，糖尿病患者不仅要使空腹血糖控制满意，而且要使餐后血糖保持在良好水平。"

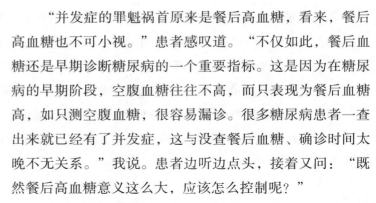

专家点评： 血糖监测应当全天候，不仅要查空腹血糖也要查餐后血糖。只有全天候地使血糖处于正常或接近正常水平，才算是真正满意的血糖控制，才能有效减少和延缓慢性并发症的发生与发展。在此忠告广大糖尿病患者，千万不要忽视餐后高血糖的监测与控制。

"并发症的罪魁祸首原来是餐后高血糖，看来，餐后高血糖也不可小视。"患者感叹道。"不仅如此，餐后血糖还是早期诊断糖尿病的一个重要指标。这是因为在糖尿病的早期阶段，空腹血糖往往不高，而只表现为餐后血糖高，如只测空腹血糖，很容易漏诊。很多糖尿病患者一查出来就已经有了并发症，这与没查餐后血糖、确诊时间太晚不无关系。"我说。患者边听边点头，接着又问："既然餐后高血糖意义这么大，应该怎么控制呢？"

"控制餐后高血糖应从以下几方面着手：饮食上应选择富含膳食纤维的食物，少食多餐；药物可选择 α-糖苷酶抑制剂，这类药物通过抑制小肠内分解糖类的酶，延缓碳水化合物的降解和吸收，从而降低餐后血糖。另外，快速、短效的胰岛素促泌剂（如诺和龙），对控制餐后高血糖效果也很好。"我回答说。

大多数糖尿病患者甚至包括部分医生在内往往比较重视"空腹血糖"，而对"餐后血糖"的意义不甚了解，更不太重视。在诊断糖尿病或治疗后复查时只化验空腹血糖，而不注重对餐后血糖的检测。殊不知，餐后高血糖对身体健康的危害更大。如此做法，既不利于糖尿病的早期诊断，也不能全面反映患者血糖控制的真实情况，更不利于糖尿病慢性并发症的防治，因此，有必要重新认识"餐后血糖"的重要性：

1、有助于糖尿病的早期诊断

在糖尿病的早期，病人基础胰岛素分泌尚能满足机体所需，故空腹血糖往往正常；而进餐后由于血糖迅速升高，对胰岛素的需求量大增，此时由于患者的胰岛储备功能下降，胰岛素分泌不足，故餐后血糖往往偏高。一般认为，餐后高血糖是 2 型糖尿病发病初期最早出现的一个临床表现，通常比空腹血糖升高早 3~5 年，换句话说，检查餐后血糖可使糖尿病的诊断提前 3~5 年。

2、有助于早期干预，降低糖尿病发生率

空腹血糖不高（低于 6.1mmol/L），而餐后血糖介于

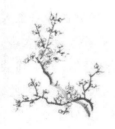

健康人和糖尿病患者之间（7.8~11.1mmol/L），称之为"糖耐量受损"。"糖耐量受损"是介于正常与糖尿病之间的中间状态。如果不加干预，每年将有 5%~10% 的糖耐量受损者发展为 2 型糖尿病。因此，重视餐后血糖的检测，有助于糖耐量受损人群的筛查及早期干预，大大减少其进展为糖尿病的风险。

3、餐后高血糖是糖尿病慢性并发症的重要病因及预测因子

国外一项大规模的糖尿病干预研究，对糖尿病心肌梗死的发病率和病死率与空腹血糖及餐后血糖的关系做了 11 年的随访调查，结果显示两者皆与餐后血糖有关，而与空腹血糖关系不明显，说明餐后高血糖与心血管疾病的关系更加密切，餐后血糖比空腹血糖能更好地预测心血管事件的发生及死亡风险。新近研究还发现，餐后高血糖对血管的损伤早在"糖耐量受损"阶段就已经开始，由此不难理解为什么有些糖尿病患者在诊断之初就已经出现了心血管并发症。

十四、空腹血糖与餐后血糖，究竟孰轻孰重

要点聚焦： "餐后血糖"往往被人们所忽略，其实就重要性而言，"餐后血糖"丝毫不逊于"空腹血糖"，甚至更加重要。无论是血糖监测还是血糖控制，都要求全天候，也就是两者并重，只有这样，才能显著减少高血糖对糖尿病人的危害，进而降低并发症发生的风险。

糖尿病人到医院看病时，大都会主动要求化验一下空腹血糖，其实，餐后血糖的重要性丝毫不逊于空腹血糖，并且两者只能相互补充而不能相互替代。

1、空腹、餐后血糖的概念及意义

"空腹血糖"是指在隔夜空腹（饮水除外）8~12 小时以上，于次日清晨早餐前所测的血糖。由于空腹血糖受进食、应激等偶然因素的影响甚微，因此它能比较客观地反映基础胰岛素的分泌水平。如果是用药的糖尿病人，"空腹血糖"还可以反映病人头天晚上的用药量是否合适。

"餐后血糖"是指从进餐后血糖开始上升算起，一直到血糖回落至餐前空腹水平这一段时间的血糖。临床通常用"餐后 2 小时血糖"来代表餐后血糖。正常人进餐后 0.5~1 小时血糖达到高峰，2 小时后回落到接近进餐前水平，血糖升幅很少超过 2.2~3.3mmol/L。影响餐后血糖的因素众多，其中包括饮食的质与量、胃肠

道吸收功能、运动因素、餐前用药情况以及自身胰岛（细胞的储备功能（尤其是第一时相的胰岛素分泌）等等。

2、两者均为诊断糖尿病的重要依据

"空腹血糖"和"餐后血糖"是诊断糖尿病的两个重要指标。空腹血糖 ≥ 7.0mmol/L 或者餐后 2 小时血糖 ≥ 11.1mmol/L 均可诊断糖尿病。在糖尿病的早期阶段，病人基础胰岛素分泌尚能满足空腹状态下糖代谢的需要，因此空腹血糖往往正常；而进餐以后，由于病人胰岛（细胞的储备功能不足，不能分泌足够多的胰岛素，从而导致餐后血糖升高。因此，如果仅凭"空腹血糖"诊断糖尿病，将会使一些早期糖尿病人被漏诊。

3、两者均为监测病情的重要指标

许多患者往往只测空腹血糖而不太注重查餐后血糖，总认为空腹血糖控制好了就可以了，这是不对的。一天当中，人的血糖是在不停地波动和变化的，空腹血糖控制好不能说明餐后血糖控制好，所以，血糖监测应该全天候，如果光测空腹血糖，不测餐后血糖，很难掌握病人全天血糖变化的全貌，也无法了解用药效果如何。与"空腹血糖"相比，"餐后血糖"是糖尿病患者更强的心血管疾病预测因子。

4、两者对糖化血红蛋白的"贡献"有别

糖化血红蛋白（HbA1c）是国际公认的评价糖尿病控制好坏的金标准，而HbA1c 同时受空腹及餐后血糖的影响。研究发现，当 HbA1c 在 7.3%~8.4% 之间时，空腹和餐后血糖对总体血糖的"贡献"大体相当，各占 50%；当 HbA1c > 8.5% 时，"空腹血糖"对总体血糖的"贡献"大于餐后血糖，而且随着 HbA1c 的升高，"空腹血糖"对 HbA1c 的影响也会增大；当 HbA1c < 7.3% 时，餐后血糖对总体血糖的贡献大于基础血糖，换言之，这时血糖的升高主要取决于餐后血糖。研究证明，餐后血糖升高是心血管疾病死亡的独立危险因素，严格控制餐后血糖将更有利于HbA1c 控制达标，使血管内皮细胞的结构和功能得到更好的保护，降低心血管并发症的死亡率。

5、两者的关系："水涨船高、水落船低"

一天当中，机体大约有 1/3 的时间处于空腹状态，其余 2/3 的时间处于餐后状态。"餐后血糖"水平与"空腹血糖"水平密切相关，并随"空腹血糖"的变化而变化，"餐后血糖"是在"空腹血糖"基础上的水涨船高。如果能先把"空腹血糖"降至正常水平，餐后血糖就比较容易控制；如果"空腹血糖"水平很高，"餐后血糖"达标就比较困难。只有将空腹及餐后血糖均控制好了，才有望使糖化血红蛋白控

制达标（＜6.5%）。

综上所述，在糖尿病的诊疗过程中，"空腹血糖"和"餐后血糖"的监测与控制都很重要，皆不可忽视。只有降低总体血糖水平，才能大大减少高血糖对糖尿病患者的危害，从而降低发生并发症的风险。

深度阅读

为何有时餐后血糖比空腹（或餐前）血糖还低

通常情况下，糖尿病患者的餐后血糖比空腹（或餐前）要高一些，但临床上也确有一些患者，餐后两小时血糖比空腹血糖还低。为什么会出现这种现象呢？不妨从以下几个方面寻找答案：

1、标本采集及某些干扰因素的影响

例如，标本放置时间过长，或患者服用 VitC 等，均会导致血糖检测结果偏低。

应对策略：采集后的标本不要搁置时间太长、夏天注意标本防腐，患者暂时停止服用 VitC 等可能干扰检测结果的药物。

2、降糖药物的影响

例如，接受"三短一长"胰岛素强化治疗的患者，由于睡前中、长效胰岛素用量不足，或者用量过大（低血糖后反跳性高血糖），均可导致空腹血糖升高；三餐前短效（或超短效）胰岛素剂量过大，则可导致餐后血糖偏低。

应对策略：加强全天候（尤其是夜间）血糖监测，在专业医师指导下，科学调整药物剂量，合理安排饮食及运动，保持血糖平稳。

3、肝病对糖代谢的影响

慢性肝病患者空腹血糖往往正常甚至偏低，进餐后，血糖迅速升高，30分钟即可达峰（＞10mmol/L），随后血糖开始下降，餐后2~3小时的血糖值可低于空腹血糖水

专家点评：空腹血糖与餐后血糖的重要性难分伯仲。在糖尿病治疗中，既要控制空腹血糖，又要控制餐后血糖。只有把两者都控制好了，才能实现血糖的全面达标，从而大大减少糖尿病并发症发生的风险。

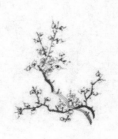

细节提醒： 餐后反应性低血糖一般出现在餐后3~5小时，而在这之前（餐后半小时左右）往往有一过性高血糖出现，因此，确诊除了根据病史及低血糖症状以外，5h-OGTT试验（测空腹、0.5、1、2、3、4、5小时的血糖及胰岛素）也非常重要，对进一步明确诊断很有帮助。

平。这是由于肠道迅速吸收葡萄糖，而肝脏不能相应快速摄取葡萄糖，从而导致餐后血糖快速升高；2小时后，由于反应性胰岛素分泌增加，肝外组织利用葡萄糖增多，致使餐后2~3小时血糖值低于空腹水平。

4、滋养性低血糖

主要见于某些胃切除术后的患者，由于其胃排空时间缩短，导致葡萄糖吸收过快，快速升高的血糖刺激胰岛素大量分泌，导致随后发生低血糖。典型患者可于进餐半小时左右出现高血糖，约1.5~3小时后出现低血糖。

应对策略：少吃多餐，减少淀粉类食物的摄入，适当增加蛋白质和脂肪的摄入，以减缓胃排空的速度。

5、"糖尿病前期"或"2型糖尿病早期"伴发的反应性低血糖

此类患者空腹血糖正常或略高，"口服葡萄糖耐量试验（OGTT）"符合"糖耐量受损"或"2型糖尿病"，患者往往在餐后3~5小时（即"下一餐前"）出现低血糖。其原因可能与患者早时相胰岛素分泌不足，导致餐后血糖轻度升高，高血糖刺激胰岛素延迟分泌增强而导致低血糖。一般认为这是2型糖尿病的早期表现。

应对策略：改变生活方式，减轻体重，服用 α 葡萄糖苷酶抑制剂（或餐时血糖调节剂）可以减少低血糖的发生。

6、特发性功能性低血糖

这类低血糖常发生于餐后2~4小时，症状一般较轻，每次发作持续时间较短（15~20分钟），多可自行恢复或稍进食即可缓解。临床表现以交感神经受兴奋症状为主，如心慌、出汗、面色苍白、饥饿感、手足震颤、软弱无力等，大脑缺糖症状（如神志错乱、抽搐等）较少见。多见于焦虑、紧张、情绪不稳定、神经质的中年妇女，进食高糖或高碳水化合物食物后容易诱发，发作时血糖可以正常或低至 2.8mmol/L（50mg/dl），但不会更低。患者通常无糖尿病家族史，血浆胰岛素水平、胰岛素释放指数均在正常范

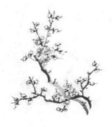

围，能够耐受 72h 禁食（这点可与"胰岛细胞瘤"鉴别）。"特发性功能性低血糖"的发病机制不明，可能与胰岛素敏感性增加、胰高血糖素反应减弱、植物神经功能紊乱等有关。

应对策略：避免进食可迅速吸收的单糖类食物，推荐低碳水化合物或高脂、高纤维饮食；对合并情绪焦虑、易激动、睡眠不佳的患者，可配合服用一些镇静安神、调节植物神经的药物（如谷维素等）。这类低血糖往往症状较轻，低血糖发作时，可当即吃些饼干、馒头之类的食物，不宜服用糖类食物，它虽然能迅速缓解低血糖症状，但也可进一步刺激胰腺分泌胰岛素，从而再度诱发低血糖。

相 关 知 识 链 接

胰岛素释放指数：为血浆胰岛素（mU/L）与同一血标本测定的血糖值（mg/d1）之比。正常人该比值 < 0.3，多数胰岛素瘤患者 > 0.4，甚至 1.0 以上；血糖不低时此值 > 0.3 无临床意义。

十五、血糖监测：要尽量避免这些错

要点聚焦：*血糖监测大有讲究，绝非随随便便扎一下这么简单，糖尿病人的许多习惯做法其实都是不规范甚至是错误的。为了全面、真实地反映患者的血糖水平及波动情况，糖尿病人一定要尽量避免以下错误。*

作为糖尿病治疗的"五架马车"之一，血糖监测的重要性不言而喻。定期监测血糖，可以了解患者血糖控制是否理想？治疗期间是否有低血糖发生？了解自己的饮食、运动及药物治疗是否有效？并为调整饮食或用药提供依据。但是，所有这一切的前提是检查结果要准确可靠，为此，在自我监测过程中，一定要避免以下错误：

错误一、为了抽血化验而暂时停用降糖药

无论是化验空腹血糖还是餐后血糖，患者都不宜停药。化验空腹血糖时，头一天晚上的降糖药物（包括胰岛素）应当照常应用；同样，化验餐后 2 小时血糖时，当餐的药物（包括胰岛素）也应当照常应用。因为化验的目的是为了了解病人在

药物治疗情况下的血糖控制情况，因此，病人千万不要因为抽血化验而擅自停药，这样得出的化验结果非但不能准确反映真实病情，反而会造成血糖波动而导致病情加重。

错误二、检查前一天故意少吃

有些病人为了得到一个满意的血糖检查结果，有意识地在检查前节食，这样测得的空腹血糖结果可能比较"理想"，但却不能代表平常状态下的真实血糖水平。因此，在检查头的一天晚上，患者应像平常一样进餐，并保持良好的睡眠。另外，次晨抽血化验前应避免剧烈运动、抽烟和饮用刺激性饮料（如咖啡等），这样得到的结果才真实可信。

错误三、在家打完胰岛素后，再去医院抽血化验

有些打胰岛素的病人在去医院化验这天，往往先在家打完胰岛素、然后再去医院抽血，这样做其实很危险。因为去医院途中以及在医院排队等候抽血这段时间自己不能控制，患者可能会因在家注射胰岛素后没及时进餐而发生低血糖。为安全起见，院外病人最好是随身携带胰岛素笔，在医院抽完血之后，立即注射胰岛素，然后及时进餐。

错误四、测"空腹血糖"的抽血时间太晚

空腹血糖可以较好地反映患者基础胰岛素的分泌水平以及头天晚上的进食及用药量是否合适。严格地讲，只有过夜禁食 8~12 个小时后并于次日早晨 8 点之前采血所测得的血糖才算是"空腹血糖"。超过 12 小时的"超空腹"状态以及午餐前、晚餐前的血糖都不能称之为"空腹血糖"，化验结果可能因空腹时间过长而偏低，当然也有可能偏高（低血糖后反跳性高血糖，即"苏木吉反应"）。此外，早晨抽血太晚，还使得早晨和中午的降糖药服药相隔太近，药物作用相互叠加容易造成低血糖，因此，往往需要临时减少中午的药量。

错误五、将"餐后 2 小时血糖"错误理解为"吃完饭以后 2 小时的血糖"

餐后 2 小时血糖能够反映患者胰岛 β 细胞的储备功能（增加糖负荷后机体追加分泌胰岛素的能力）以及当餐进食及用药量是否合适。这里所说的"餐后 2 小时血糖"指从病人吃第一口饭算起，到 2 小时采血所测的血糖值，而不是从进餐结束后才开始计时。正常情况下，餐后 0.5~1 小时血糖升至最高，餐后 2 小时血糖应基本回落至餐前空腹水平。

错误六、血糖监测只查空腹血糖

许多糖尿病人对餐后血糖重视不够，往往只查空腹血糖而很少检查餐后血糖。其实，餐后血糖与空腹血糖同等重要，甚至更加重要。首先，糖尿病在发病之初

往往是餐后血糖首先升高，而后才出现空腹血糖升高，所以检测餐后血糖有助于早期发现糖尿病；其次，与空腹血糖相比，餐后血糖升高与糖尿病大血管并发症的关系更为密切，危害更加严重，严格控制餐后高血糖，有助于防治糖尿病大血管并发症。因此，糖尿患者在监测血糖时，不仅要检测空腹血糖，还要检测餐后血糖。

错误七、"空腹血糖"偏高，不再加测"凌晨血糖"

空腹高血糖的原因既可能是由于头天晚上降糖药（或胰岛素）用量不足所致；也可能是由于降糖药用量过大，夜间低血糖后反跳性高血糖所致，这两种情况的临床处理截然不同，前一种情况需要增加降糖药用量，后一种情况需要减少降糖药用量。因此，对于空腹血糖高的患者，一定要加测夜间凌晨血糖，以便区分究竟是那种原因引起的空腹高血糖，而不可贸然增加药量。

错误八、运动前不测血糖

很多糖尿病患者都知道每天需要适当运动，但却忽略了对运动前血糖的监测。如果运动前血糖偏低，则不宜马上运动，否则可能诱发严重低血糖。此时，应在补充一些含糖食品或饮料之后，再开始运动。

错误九、不注意定期监测"糖化血红蛋白"

"随机血糖"反映的是采血当时的即刻血糖水平，而"糖化血红蛋白"则可反映最近三个月来的平均血糖水平，两者的意义是不一样的，前者受某些偶然因素（如饮食、睡眠、感冒发烧等）的影响较大，而后者不受偶然因素的影响，可以更加准确客观地反映最近2~3个月患者血糖控制的总体水平。

错误十、只有出现自觉症状时才监测血糖

有些患者只有当出现自觉症状时才去查血糖，这种做法显然不妥。首先，血糖轻度升高时患者可以没有任何症状，但时间久了同样会引起慢性并发症；其次，由于个体差异的关系，不同患者对血糖变化的感知差别很大，许多老年糖尿病患者由于感觉迟钝，尽管其血糖很高却没有明显的症状（如口渴、多饮、多尿等），如果这些人平时不注意监测血糖，高血糖状态不能及时发现和有效控制，往往会导致严重的后果。第三，"降糖药物继发性失效"的情况在临床上很常见，如果糖尿病患者长期不监测血糖，即使所用药物已经失效自己也浑然不知。因此，广大糖尿病患者，在进行血糖监测时千万不要跟着感觉走。

错误十一、用尿糖检测取代血糖检测

在肾糖阈正常的前提下，尿糖水平可在一定程度上间接反映血糖的高低，但存在很大的局限性。首先，用尿糖来反映血糖，只能粗略定性而不能准确定量；

细节提醒： 对于自身胰岛分泌功能较差，经常出现清晨高血糖的糖友，最好是用血糖仪在家里测空腹血糖，尽量不要去医院化验空腹血糖，因为去医院抽血耽搁时间，会延误病人早晨注射胰岛素，并可能因此而对患者全天血糖产生不利影响。这类患者不妨在家里用血糖仪自测空腹血糖，吃完早餐后去医院检测"餐后2小时血糖"，这样的安排不影响早晨正常用药，也不会引起血糖的波动。

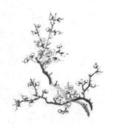

其次，如果患者肾糖阈异常（升高或降低），则尿糖与血糖的相关性较差；第三，验尿糖的敏感性较差，只有当患者的血糖水平超过了其肾糖阈值（一般是10mmol/L）时，才会检出尿糖，换句话说，血糖轻度升高者，尿糖检查往往阴性；第四，由于老年人易发生尿潴留，故检测尿糖时所采集的尿标本往往是之前数小时的存尿，因而测得的尿糖值不能准确地反映患者当时的尿糖水平。当然。如果患者因经济条件等原因不能定期地检测血糖，测尿糖可以作为一种权宜之计。

错误十二、血糖监测频率太随意

有些患者怕花钱、图省事，往往间隔很长时间才测一次血糖，而且只测空腹血糖，这种做法非常不可取。血糖监测应当常态化、个体化，具体频次要视病人的具体情况而定。对处于调药阶段、血糖很不稳定或者使用胰岛素泵治疗的糖尿病患者，为了全面掌握病情，往往需要一周选择两天，测全天的"血糖谱"，包括空腹（或三餐前）、三餐后、睡前及凌晨3点的血糖。另外，如生活习惯发生变化（如出差、参加宴会等）或者身体出现状况时（失眠、感冒、心绞痛、怀孕等，）也要增加自测频率。但若患者病情稳定，一周选择一天，检测一下空腹及餐后血糖就可以了。对于空腹血糖高的糖尿病患者还应加测凌晨血糖，以区别究竟是"苏木吉反应（即低血糖后反跳性高血糖）"还是"黎明现象"。当然，如果病人出现有心慌、手抖、出冷汗、头晕、饥饿感，应立即监测血糖，以便确认是否发生了低血糖。

错误十三、血糖仪时间设置错误

血糖仪上设置正确的时间和日期有助于患者进行前后不同日期和不同时间节点血糖的比对，但有些患者对此不太注意，没有在血糖仪上设置正确的时间和日期，这就使得血糖数据和时间不匹配，日后想判断数据的意义，就比较糊涂了。所以应对新购买的血糖仪进行调试，确保设置了正确的时间和日期。

错误十四、光监测，不记录

血糖监测记录的内容不仅有每次血糖监测结果，还包括对应的饮食、运动及用药情况情况，这些翔实的资料不仅对患者总结控制血糖的规律大有裨益，而且还可以为医生诊治提供参考依据。

十六、如何选购血糖仪

要点聚焦： 准确度高、操作便捷、价格低廉、售后服务好是挑选血糖仪必须考虑的几个关键要素。

血糖监测是糖尿病治疗的一个重要环节，通过查血糖可以了解病情是否得到有效控制，正确指导临床治疗。由于糖尿病是一种终身病，因而血糖监测需要长期坚持，如果每次查血糖都要去医院，的确非常麻烦，也很难做到。而血糖仪的问世，使患者能够在家中进行自我监测，给广大糖尿病友带来了极大的便利。

目前市场上的血糖仪，普遍采用的是测定毛细血管末梢全血血糖（注：医院化验室测的是静脉血浆血糖）。其测定值虽然不能用于糖尿病的诊断，但可用于患者自我血糖监测以及人群糖尿病筛查。

血糖仪按工作原理分为两大类：电极法测试和光化学法测试。前者的原理是利用血标本中的葡萄糖与试纸条上的化学底物（酶）发生反应，产生电流，然后将检测到的电流强度换算成血糖的含量。后者的原理是利用血标本中的葡萄糖与试纸条上的酶发生反应生成带颜色的中间产物，运用检测器检测试纸条的颜色变化来反映血糖浓度。一般说来，电极法血糖仪需血量少，测试结果快（数秒），但稳定性和准确性不及光化学法血糖仪

血糖仪具有出结果快、体积小、便于携带等优点，缺点是试纸条价格贵，保存期短。

市场上血糖仪品种繁多，价格悬殊，选购时需注意八大要素：

1、准确度高。应尽量与同时抽静脉血化验所得的测试值相近，不可相差太悬殊，否则就可能出现耽误病情的悲剧。

2、大显示屏。血糖仪的显示屏所显示的数字应易辨认。假如您的视力不佳，应选择一种可以用声音报告测定值的血糖仪。

专家点评： 市面上的血糖仪种类繁多，功能及特点不尽相同。建议病友们在购买前多方咨询、仔细比较，尽量买一台性价比高、售后服务好的血糖仪。另外，血糖仪买回来以后，还要仔细阅读使用说明书，注意了解仪器的功能特点及使用要求，测试过程中如有疑问，应及时与专业人士沟通。

3、有记忆功能。以便于将你一段时期内所测得的血糖值储存起来，便于分析病情，指导治疗。

4、试纸条单片包装。试纸条对检测结果的准确性非常关键，绝大部分的检测误差都是因试纸条的变质、变性所致。选用单独包装的试纸条比较好，而且要购买有效期较长的试纸条。

5、需血量少。避免测试时采血量不足（特别是老人和儿童经常难于从手指上取到足够的血滴），使检测失败或测得的结果偏低。一般说来，试纸条采用虹吸式加样比滴血式加样需血量少得多，而且操作更加简单，测试结果更准确。

6、看机器运行状况。如采血针使用是否便利，需血量的多少，显示屏的大小与清晰度怎样，仪器读数的时间，电池的更换方便与否，机器是否美观且易于独立操作。

7、价格适中。血糖仪以及配套试纸的价格都要考虑，但关键还是要看质量。

8、售后服务好。要选择能够保证长期供应试纸的血糖仪。由于不同品牌血糖仪的试纸不同，不能互相借用。

需要说明的是，血糖仪只是用于平常在家庭中监测血糖，病人还要定期到医院检查，这样的双重检查会更稳妥。

十七、关于血糖仪使用的若干问题

要点聚焦： 血糖检测结果准确与否，与血糖仪的正确使用密切相关。

血糖仪作为糖尿病监测不可缺少的重要武器，已经逐渐在广大糖尿病患者中普及开来。但在具体使用过程中，许多患者甚至包括一些医护人员还存在许多认识盲点和误

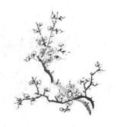

区，使测试结果的准确性受到一定程度的影响。现将血糖仪的正确使用方法及注意事项介绍如下：

1、购买血糖试纸时要注意与血糖仪相匹配

不同厂家的血糖仪，都配有专用的试纸，即便是同一厂家的血糖仪，由于款式型号不同，其所用试纸也不一样，因此，两者一定要相互匹配。另外，每使用一盒新开封的试纸时，都要先调整血糖仪的代码，使之与纸条上的代码一致，确认代码无误后方可测试。

2、如何对皮肤消毒

采血部位的皮肤最好用 75% 的酒精消毒，消毒后稍等数秒，等酒精完全挥发后再采血。无消毒液时，可用清洁液或肥皂清洗采血部位，并用清水冲洗干净自然晾干也行。

注意：不要用含碘消毒剂（如碘伏、碘酒）消毒皮肤，因为消毒剂中的碘可以与血糖试纸中的酶发生反应，而且碘本身的色泽也会干扰颜色的变化，从而导致测试误差。

3、如何采集血样

采血前反复按摩准备采血的手指以增加局部血液循环，将手臂下垂，让血液流至指尖。取血点宜选在手指侧面，这里血管丰富而神经末梢分布较少，不仅痛感小而且出血充分。根据皮肤厚度调好采血针的深度，注意进针深度不宜太浅，能让血液自然流出最好。如果出血量不足，应从指跟向指尖（采血点）方向挤血，切忌用力过分挤压，否则挤出的组织液混入血标本导致血糖测试值偏低。

4、采血针是否可以反复使用

不可以。采血针一经使用，其针尖不再锋利，针尖会随着使用次数的增加而越来越钝。采血时，会因为针尖变钝而增加疼痛感。更应注意的是，使用过的采血针上容易被细菌污染，因此，血糖检测完毕后，应立即将使用过的试纸及采血针妥当地弃置。

5、血糖仪操作方法

先将试纸插入仪器内。用吸血的血糖仪，就将血吸到试纸测试区域后等待结果；用滴血的血糖仪，就将一滴饱满的血滴到试纸测试区域后等待结果。检测时不要挪动试纸条，也不要追加滴血，否则会导致测试结果不准确。检测值出现后做好记录，随后关机。

6、血糖仪屏幕显示"Hi"或"LO"是咋回事

家用血糖仪的检测范围都有一定的局限性，当血糖超过 33.3mmol/L 或低于

1.1mmol/L 时（注：不同品牌的血糖仪其检测范围往往不同，以血糖仪说明书为准）血糖仪就不能显示数字了，而是显示"Hi（表示过高）"或"Lo（表示过低）"。当患者血糖检测显示"Hi"或"Lo"时，表明情况比较危急，应立即通知医生，采取相应的措施给予紧急处置。

7、如何保存血糖试纸

血糖试纸必须放在原装试纸筒内密封保存，存放在阴凉干燥处。每次取出试纸条时注意不要触碰试纸条的测试区，并立即盖紧筒盖，以免试纸受潮后影响测试结果。试纸一旦受潮就不能再使用，必须重新更换试纸测试。注意试纸失效期，并确保在有效期内用完；如可能的话，尽量选购独立包装的血糖试纸。

8、血糖仪的校准

血糖仪在下述情况时应校准：①第一次使用时；②每次使用新的一瓶试纸时；③怀疑仪器或试纸出现问题时；④血糖仪摔跌后。

血糖仪校准是用随仪器配送的已知浓度的"模拟血糖液"检查血糖仪和试纸条工作是否正常。如果使用"模拟血糖液"测试结果不在可接受的范围内，请不要使用该仪器，应查找原因或与厂家联系。

"模拟血糖液"在开瓶后 3 个月内有效。不宜储存在温度 ≥ 30℃的环境下，也不宜冷藏或冷冻。

9、血糖仪的存放与保养

血糖仪允许工作的温度是 10~40℃，湿度是 20%~80%，太冷、太热、过湿均会影响其准确性。避免将仪器存放在电磁场（如移动电话、微波炉等）附近。当血糖仪有尘垢、血渍时，用软布蘸清水清洁，不要用清洁剂清洗或将水渗到血糖仪内，更不要将血糖仪浸入水中或用水冲洗，以免损坏。

十八、检测结果"不准"，不全是血糖仪的事儿

要点聚焦：由于所测的血标本不同，血糖仪跟医院大生化仪测出的血糖数值略有出入也在情理之中，两者相差在 ±10% 以内的血糖仪质量就非常不错了。事实上，真正导致血糖仪测值不准的原因，往往是由于对血糖仪使用不当所致。

如今，许多糖尿病患者自己都备有血糖仪，这其中也有不少人对血糖仪的准

确性持怀疑态度。这种怀疑往往来自于血糖仪测的数值跟医院化验室测的结果不全一致。那么，究竟是血糖仪质量不过关？还是自身操作有问题？要回答这个问题，我们先要了解血糖仪产生误差可能有哪些原因。

首先，血糖波动是不可避免的。我们应当知道，人体的血糖水平受饮食、运动、药物、心理等多种因素的影响，一天当中不是固定不变而是经常波动的。进餐后血糖会升高，之后逐渐下降，空腹血糖与餐后血糖不一样，餐后 1 小时与 2 小时血糖也不一样。不仅同一天中的不同时段血糖不一样，非同日的同一时间血糖值也不相同。因此，测试时间不同，血糖值自然会有一定的差别。就拿非同日的空腹血糖来说，不必苛求两次结果都一样，只要测值变化不大就完全可以接受，大可不必为一点小小的变化而紧张不安。

第二，血糖仪测的结果与化验室的检查结果客观上就有差异。血糖仪测的是毛细血管全血（包括红细胞和血浆）的血糖，而医院化验室抽血测的是去除红细胞后的静脉血浆血糖。由于红细胞中葡萄糖含糖较少，所以，空腹状态下静脉血浆的血糖值通常比毛细血管的血糖值高 10% 左右，但这是两者之间应有的差别，不能怪血糖仪"不准确"，而是标本不同所带来的差别。进食后，由于胃肠道吸收的糖首先进入动脉，然后经过毛细血管进入组织进行代谢后再回到静脉系统，因此，毛细血管内的全血血糖浓度要高于静脉全血的血糖浓度，但由于化验室测的是不含红细胞的静脉血浆血糖，其测值比静脉全血血糖要高一些，两者相抵，故用血糖仪测的餐后毛细血管全血血糖值与同时抽血测得的餐后静脉血浆血糖值结果大致相当。

需要说明的是，有些血糖仪已作了校正，虽然测的是全血，但显示的却是血浆血糖值。

第三，血糖仪和试纸不匹配。病人一定要选用与自己血糖仪匹配的血糖试纸，即使是同一厂家生产的不同款式的血糖仪，其使用的试纸也不相同。

第四，没校正调码。每瓶血糖试纸通常都带有一个特定代码，每当启用一盒新试纸时都要调整血糖仪的代码，使之与目前使用的试纸代码一致。否则，会影响测试结果。

第五，消毒不当。由于碘酒消毒会导致测试结果出现偏差，故采血时应使用医用酒精消毒皮肤，而且一定要等酒精完全挥发后再扎针采血，否则酒精会稀释血液，还会破坏试纸上的反应酶。血糖仪显示滴血信号时，将指尖血液滴到试纸血样区，滴血量不宜过多或过少，以滴血区全部变为红色为宜。

第六，采血方法不当。病人皮肤较厚而采血进针较浅，由于出血量不足，采

细节提醒： 患者在购买血糖仪之后，一定要仔细阅读说明书，了解有关注意事项，正确掌握血糖仪的使用。

血者用力挤压手指致使组织液混入血液，将血液稀释而造成血糖值偏低。

第七，操作方法不正确。各种血糖仪的操作程序大同小异，患者检测时一定要先详细阅读使用说明，正确掌握血糖仪的操作方法。常见的不正确操作有：①测试时试纸条没有完全插到测试孔的底部。②有些仪器是先滴血，然后再将试纸条插进血糖仪，如果滴血后等待时间超过两分钟才将试纸条插进测试孔，会导致测试结果不准确，此时应换用新试纸条重新测试。③检测时试纸条发生移动等情况也会影响检测结果，因此应将血糖仪放在平稳、安全之处使用。

第八，试纸存放不当或有效期已过。试纸要求放在阴凉、干燥的室温环境下密封保存，不能受潮及暴晒，也不能存放在冰箱内。另外，在使用非独立包装的瓶装试纸时，要求取出试纸后，马上盖严瓶盖，不宜在空气中暴露过久，否则，容易导致盒内试纸受潮、被污染或与空气中的某些物质起化学反应，影响血糖检测结果。另外，试纸应在规定的有效期内用完，不要使用过了有效期的试纸，否则会影响检测结果。

第九，血糖仪没定期校准。一般正式厂家生产的血糖仪都有售后服务，要定期（半年左右）到购买的商店或厂家指定处校正血糖仪是否准确。

第十，血糖仪没及时清洁。当血糖仪有尘垢、血渍，尤其是仪器的测试区被污染时，会影响测试结果。此时可用软布蘸清水清洁，不要用清洁剂清洗或将水渗入血糖仪内，更不要将血糖仪浸入水中或用水冲洗，以免损坏血糖仪。

第十一，电池电力不足。血糖仪使用一段时间后，如果测试时显示屏上显示"低电量"字样或符号，考虑为电池电量不足，应及时更换新电池。

第十二，其他因素的影响。许多人糖尿病人同时还患

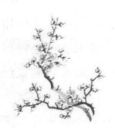

有其他疾病，如高血脂的患者血液呈油状，就会使比色的光反射出错，从而影响结果。此外，有些病人服用多种药物，而这些药物含有的某些物质也会影响血糖的测试结果。

第十三，血糖仪本身存在质量问题。根据国际上的规定，同一标本、同一时间用血糖仪和用化验室大生化所测的结果正负相差不得超过20%，如果检测超出上述范围，同时又排除了操作及试纸等方面问题，就应考虑血糖仪本身可能存在质量问题。

深度阅读 ▷▷▷

血糖监测的新式武器：动态血糖监测仪（CGMS）

众所周知，将血糖严格控制在正常范围是防治糖尿病并发症发生、发展的关键，因此，糖尿病患者需要全天候血糖监测。

目前多采用静脉抽血和快速指尖末梢血来检测血糖，它们的缺陷是需要反复针刺采血，使患者感到痛苦和繁琐。更重要的是，这些方法只能反映一天当中几个点的血糖（即瞬间血糖），存在一定的片面性和不准确性，瞬间血糖值受运动、饮食、药物、情绪波动等诸多因素的影响，无法反映患者一天的血糖全貌。

长期以来，人们一直盼望能有一种检测设备，象动态心电图连续监测冠心病人的心电活动一样，能够连续地对病人进行动态血糖检测，同时又可避免反复扎针带来的皮肉之苦。随着动态血糖监测系统的问世，这一梦想如今已经变成现实。

动态血糖监测系统（CGMS）是近年来进入临床的一种新型持续动态血糖监测系统。该系统的核心是血糖探头和血糖记录器。探头则是一种小巧、可弯曲的铂电极；血糖记录器是一个传呼机大小、携带方便的电子设备。使用时，由医疗专业人员把图钉大的探头植入患者腹部皮下，于是血糖记录器就开始自动接收从探头传回的电信号。同时需要通过血糖仪测定指血血糖并将数值输入血糖记录器进行校正。另外，患者还要输入"事件"标记。这里所说的事件就是日常生活中影响血糖值的各种因素，包括进餐、运动、用药等情况。动态血糖监测系统最大的特点是每5分钟自动记录一次血糖值，全天记录288个血糖值，包括夜间系列血糖数据，连贯地记录病人血糖变化，临床上一般监测24~72小时内的动态血糖变化。

监测结束后，血糖动态变化资料从血糖记录器下载到计算机里。通过数据处理，医疗专业人员可以获知患者1~3天内的血糖变化情况，包括最高和最低血糖值、血糖超过或低于设定血糖值的时间和所占比例、三餐前后的血糖变化范围以及任何确定时间的血糖值等等，还能绘制出精确的每日血糖变化曲线，在曲线上标有运动、饮食等事件的标志，即绘制出完整、详细、全面的血糖图谱。通过这张血糖图谱，医生可以全面了解患者全天的血糖波动情况，发现许多常规血糖监测方法不能发现的问题，有助于一些无症状性的低血糖和晕厥的临床诊断，可以为临床安全、合理的治疗提供有益的帮助。

第六章　自测题

★名词解释

　　1、糖化血红蛋白；2、糖化血清蛋白；3、肾糖阈；

★填空题：

　　1、酮体包括以下三种物质：<u>丙酮、β－羟丁酸、乙酰乙酸</u>。

　　2、判断糖尿病总体控制水平的最佳指标是：<u>糖化血红蛋白</u>。

　　3、空腹血糖是：<u>晚餐后至少8小时以上（一般是8~12小时）不再进食，并于次日早晨8点以前抽血所测得的血糖值</u>。

　　4、餐后2小时血糖是：<u>从第一口饭开始计时，两小时后所测的血糖</u>。

　　5、随机血糖是：<u>不考虑进食时间随时抽血测定的血糖值</u>。

　　6、糖化血红蛋白（HbA1c）水平是由<u>平均血糖水平</u>和<u>红细胞数量与寿命</u>共同决定的。

　　7、糖化血清蛋白（GSP）可以反映采血前<u>2~3周</u>的总体血糖水平；糖化血红蛋白（HbA1c）可以反映采血前<u>2~3个月</u>的总体血糖水平。

★单选题

　　1、反映2~3个月总体血糖水平的较好指标是：（ C ）

　　　　A、空腹血糖

　　　　B、餐后血糖

　　　　C、糖化血红蛋白

　　　　D、空腹血浆胰岛素含量

　　　　E、空腹血浆 C 肽含量

2、关于口服葡萄糖耐量试验（OGTT），哪项是正确的？（E）

    A、OGTT 试验前三天，每日碳水化合物的摄入量应少于 250g；

    B、口服无水葡萄糖 100mg；

    C、葡萄糖耐量减低即可确诊糖尿病；

    D、空腹血糖小于 7.0mmol/L，不必作此项检查；

    E、同步查尿糖，可大致判断肾糖阈；

3、尿糖检测的临床意义是：（E）

    A、尿糖阳性是诊断糖尿病的重要线索，阴性不能除外糖尿病；

    B、并发肾小球硬化时，肾糖阈可升高，肾小管受损或妊娠期间肾糖阈降低；

    C、根据 24 小时尿糖定量，可以大致判断一天内血糖总的控制水平；

    D、尿糖阳性但随机血糖正常者，应检测糖化血红蛋白和 OGTT；

    E、以上都对。

4、糖尿病人理想的空腹、非空腹血糖控制目标值（mmol/L）为：（A）

    A、4.4~6.1   4.4~8.0

    B、6.0~7.0   8.0~10.0

    C、4.0~8.0   7.0~10.0

    D、4.4~6.2   6.2~8.0

    E、6.0~8.0   8.0~10.0

5、糖尿病人胆固醇、甘油三酯的理想控制目标值（mmol/L）为：（A）

    A、< 4.5   < 1.5

    B、< 5.0   < 2.0

    C、< 5.5   < 2.5

    D、< 6.0   < 3.0

    E、< 6.5   < 3.5

6、Somogyi 现象是指：（C）

    A、夜间胰岛素作用不足

    B、清晨胰岛素拮抗激素分泌增多

    C、低血糖后反跳性高血糖

    D、黎明现象

    E、胰岛素抗药性

★判断题

1、餐后2小时血糖是指从进餐结束那一刻开始计时，满2小时所测的血糖值。（×）

2、任意时间非进餐状态下的血糖均可称为空腹血糖。（×）

3、糖化血红蛋白代表的是一个确切的平均血糖值。（×）

4、糖化血红蛋白目前还不能用于诊断糖尿病。（√）

5、验血糖（包括空腹及餐后血糖）的头天晚上和当天早晨应停用一切降糖药。（×）

6、每种品牌的血糖仪只能使用其专用血糖试纸，相互间不能通用。（√）

7、所有糖尿病患者的血糖控制目标都完全一样。（×）

8、验尿糖可以完全代替血糖监测。（×）

★问答题（答案略）

1、简述搞好血糖监测的重要意义。

2、如何科学安排血糖监测的频率

3、为何有时血糖和尿糖不完全一致？

第七章：急性并发症

本章导读

　　糖尿病急性并发症包括酮症酸中毒、非酮症高渗昏迷、乳酸酸中毒、低血糖等病症。在胰岛素问世以前，大多数糖尿病人往往年纪轻轻就死于糖尿病急性并发症。正是由于有了胰岛素，糖尿病人的平均寿命才得以延长，而且主要死因也由急性并发症转为慢性并发症（尤其是心血管并发症）。尽管目前糖尿病急性并发症患病率不及慢性并发症，但由于其起病急、进展快、病情凶险，因此，如果不能及早发现、及时治疗，死亡率很高。

　　您想了解各种糖尿病急性并发症的先兆特点、临床表现以及急救要领吗？本章内容将为您一一解答。

一、低血糖概述

要点聚焦： "低血糖"是糖尿病治疗过程中最常出现的一种急症，轻者表现为饥饿感、心慌、出汗、手抖、面色苍白、软弱无力等症状，重者可导致神志不清、昏迷甚至死亡。一次严重的低血糖以及由此引发的身体伤害会抵消患者一辈子控制高血糖所带来的益处。

在神经内分泌系统以及肝肾的调节下，正常人的血糖维持在一个相对狭窄的范围内，空腹血糖波动在 3.9~6.1mmol/L（70~110mg/dl）之间，餐后 2 小时血糖略高，但也不超过 7.8mmol/L（< 140mg/dl）。倘若血糖来源不足和 / 或消耗过度则可导致低血糖症，下面就低血糖的有关知识简介如下：

1、低血糖的病因

引起低血糖的原因很多，大多数是由于糖尿病患者没能协调好饮食、运动和用药三者的关系所致，例如，降糖药物（包括口服降糖药及胰岛素）使用剂量过大，或是用药后进餐延迟或没进餐，或是运动量增加而没及时加餐或相应减少降糖药量等等，我们将这类低血糖称为"糖尿病相关性低血糖"，这是临床最常见的低血糖类型。除此之外，还有一些其他因素可以导致低血糖，如胰岛 β 细胞瘤、肝硬化等等，我们称之为"非糖尿病相关性低血糖"。

2、低血糖症的临床表现

低血糖的表现多种多样，由轻到重可经历三个阶段：

（1）交感神经兴奋阶段：主要表现为心慌、出汗、面色苍白、软弱无力、肢凉手抖、饥饿感、头晕等等。

（2）神经缺糖阶段：可出现各种精神异常的表现，如注意力涣散、反应迟钝、言语增多、思维混乱、答非所问、兴奋躁动、神志恍惚、幻觉等等，此时常被误认为精神病而贻误治疗。

（3）意识丧失阶段：患者完全失去知觉，发生抽搐乃至昏迷，最后变成植物人，甚至死亡。

3、低血糖症的分类

低血糖目前尚无一个统一的分类标准，从不同角度出发，临床可有多种分类方法。例如，根据低血糖发生与进餐的时间关系，可分为空腹低血糖和餐后低血糖；按照病因不同可分为器质性、功能性以及外源性低血糖；按其进展速度可以分为急性、亚急性和慢性低血糖等等。

"空腹低血糖"主要见于胰岛（细胞瘤、慢性肝病晚期（肝糖原合成不足）、升糖激素缺乏性疾病（如垂体前叶功能低下、肾上腺皮质功能减低）等疾病。

"餐后低血糖"主要见于 2 型糖尿病早期、特发性功能性低血糖以及胃大部切除后的"滋养性低血糖"。

4、低血糖症的诊断标准

非糖尿病人和糖尿病人的低血糖诊断标准是不一样的，非糖尿病人低血糖的诊断标准是＜ 2.8mmol/L，而糖尿病人只要血糖＜ 3.9mmol/L 即可诊断为低血糖。也许有人会问：为何两者的诊断标准不一样？这是因为正常人有足够的糖原贮备，而糖尿病人由于胰岛素缺乏，导致机体糖原储备不足（注：胰岛素的功效之一就是将血液中的葡萄糖转变成糖原贮存起来备用），不仅发生低血糖风险高，而且抵御低血糖的能力差。需要说明的是，糖尿病患者长期处于高血糖状态，血糖如果在短期内迅速下降，即使没有达到 2.8mmol/L 以下，也有可能出现低血糖症状，我们把这种情况叫做"低血糖反应"。

症状典型的低血糖诊断并不困难，需要警惕的是无症状或症状不典型的低血糖，后者往往容易误诊或漏诊。发生于老年人的低血糖，往往没有明显的交感神经兴奋症状或仅有轻微的心慌、出汗、乏力、焦虑，而突出表现为意识朦胧、嗜睡多梦、语言不清，不能正确辨别时间和地点，因而常被误认为是脑动脉硬化的表现。也有些老年患者，低血糖反应毫无预兆而突然肢体抽搐、昏迷，被误认为是"癫痫"或"中风"而就诊于神经科。因此，对于老年糖尿病患者，如果家人发现患者言行举止反常，应立即测一

专家点评： 如果说高血糖危险性是以年来计算，那么低血糖危险性则是以分钟来计算，因此，降糖药一定要从小剂量开始，用药后要按时进餐，以避免发生低血糖。

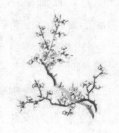

下血糖，看看到底是不是低血糖。如当时没有条件测定血糖，也可让病人进食一些含糖的食物（如糖果）或含糖饮料，若病人症状缓解，则基本可以肯定是低血糖。

5、低血糖的危害

短期、轻度的低血糖只会使病人产生饥饿、心慌、出冷汗、乏力、颤抖等躯体不适感，一般不会对人体造成太大的伤害，但严重（或长期）低血糖会对人体会产生较大的危害，主要表现为：

（1）血糖失控。低血糖发生时，体内的升糖激素分泌增加，引起低血糖后反跳性高血糖（苏木吉反应），造成血糖波动、病情失控。

（2）导致脑损害。大脑所需的能量几乎完全直接来自血糖，而且脑组织储糖量低，如果低血糖持续时间过久或反复发作，极易造成中枢神经系统（即大脑）不可逆的损害，导致记忆力下降，智力减退甚至痴呆，更严重者会成为"植物人"。

（3）诱发心血管事件。低血糖还可以刺激心血管系统，增加心脑血管意外（如心绞痛、心肌梗塞、心律失常、脑卒中）的危险性。

（4）昏迷死亡。严重低血糖如果抢救不及时，昏迷持续过久可导致死亡。

二、"糖尿病相关性低血糖"的病因、急救及预防

要点聚焦：预防低血糖，关键是要充分协调好饮食、运动和降糖药物三者之间的关系。

临床实例

王大爷是一位即将康复出院的脑血栓患者，他本人患糖尿病多年，每天自己早、晚两次皮下注射预混胰岛素。在出院的头天傍晚，值班医生巡视病房时发现王大爷躺在床上鼾声如雷、呼之不应。开始还以为是突发脑溢血，经过颅脑CT检查，这种可能被排除，之后急查血糖，结果为1.6mmol/L（正常值为3.9~6.1mmol/L），确诊为"低血糖昏迷"，立即给病人静推葡萄糖液，1小时后病人神志逐渐恢复。事后了解得知，晚饭前，王老伯与来送饭的儿子因家务琐事吵了一架，儿子走后，已经打过胰岛素的王大爷气得一口饭也没吃，于是才有了上面的一幕。

1、糖尿病患者发生低血糖的常见原因

糖尿病人发生低血糖往往是由于没能协调好饮食、运动和降糖药物三者的关

系。分述如下：

（1）胰岛素分泌延迟引起的低血糖。常见于糖尿病的早期阶段，低血糖常常发生在餐后 3~5 小时（即"下一餐的餐前"）。主要是由于患者的胰岛素分泌与血糖水平不同步造成的。由于胰岛素分泌延迟，当血糖处于高峰时，胰岛素未达高峰，当血糖逐渐下降时，胰岛素高峰才开始出现，于是导致低血糖。

（2）胰岛素治疗引起的低血糖。例如：①胰岛素注射剂量过大或当病情好转时未及时减少胰岛素用量；②注射胰岛素后没按时进餐或者进食量不足。文中的王大爷即属于后一种情况；③临时性体力活动量过大，没有事先减少胰岛素用量或增加饮食量；④脆性糖尿病及病情不稳定者，易出现低血糖；⑤患者合并肾功能不全，对胰岛素的代谢清除减弱，尤其是使用中、长效胰岛素时；⑥注射部位对胰岛素的吸收不佳，致使胰岛素吸收时多时少，吸收多时可产生低血糖。

（3）口服降糖药引起的低血糖。主要见于磺脲类降糖药，尤其是那些强力、长效的磺脲类药物（如优降糖、消渴丸），其原因多是由于用药剂量过大、或者用药后没及时进餐或进食量太少、或两餐间及睡前没及时加餐所致。

（4）糖尿病合并肝肾功能不全：这类患者由于肝糖元储备不足以及肾脏对胰岛素的灭活及清除能力下降，容易导致低血糖。

（5）空腹过量饮酒：因为酒精可刺激胰岛素分泌，同时抑制"糖异生"。

（6）相对性低血糖：又称"低血糖反应"，主要与血糖短时间内下降过快引起升糖激素（如儿茶酚胺等）释放增加有关，尽管这时患者血糖尚未达到低血糖的诊断标准，但患者一时难以适应，仍出现心慌、出汗、手抖、饥饿等低血糖症状。

2、如何自我识别低血糖

当糖尿病人出现饥饿感、心慌、出汗、乏力等症状时，应高度怀疑低血糖。如果病人自己有血糖仪，应马上验血糖，血糖值低于 3.9mmol/L 即可明确诊断。如果病人没有血糖仪，也可采用一种简便的试验方法：发作时立即进食含糖食品（如饼干、糖块、糖水、果汁等），如果进食以后，病人饥饿、心慌、出冷汗、乏力等症状迅速缓解，则高度支持低血糖的诊断。

3、糖尿病低血糖的急救

救治低血糖，一定要分秒必争。意识清醒的轻症患者可嘱其进食高糖食品，如甜饮料、糖果、馒头、饼干、巧克力等，15 分钟后症状仍不缓解可重复进食一次。对于昏迷的重症患者，不要给其喂食或饮水，以免发生误吸导致窒息，应使病人侧卧，立即给于 50% 葡萄糖 40ml 静脉推注，继以 5%~10% 葡萄糖 500ml 静脉滴注，必要时加入氢化可的松 100~200mg 静滴，同时监测血糖。当患者苏醒后，立即进食。

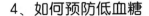

细节提醒：在救治低血糖时，患者不必"忌口"，什么含糖高、升糖快就吃什么，甜饮料、糖块、饼干等都可以，目的就是尽快纠正低血糖。

4、如何预防低血糖

（1）患者及家属要严格遵守医嘱，合理使用口服降糖药及胰岛素，不要擅自加大用药剂量。

（2）要定时、定量进餐，不得随意延迟或取消，这对注射胰岛素的患者尤为重要；当遇到某些特殊情况（如生病）不能进食或进食量减少时，应及时下调用药剂量。

（3）如果运动开始前测得的血糖值偏低（低于5.5mmol/L），应适当加餐后再运动；当运动量临时加大时，要及时加餐；尽量不要空腹晨练。

（4）避免饮酒，尤其避免空腹饮酒。

（5）为减少低血糖的风险，60岁以上的老年人尽量不用强力、长效降糖药物（如优降糖等），而且血糖控制标准也不宜过于严格。

（6）随身携带小食品，以备不时之需。

（7）学会识别低血糖的征兆及自我血糖监测，及时发现，及早处置。

5、有关注意事项

（1）发生低血糖时，糖尿病病人不用"忌口"，什么升糖快就吃什么，可乐、糖块、小饼干等都可以。

（2）如果患者服用的降糖药物中有（-糖苷酶抑制剂（如拜唐平、倍欣），当其发生低血糖时只有静脉注射（或者口服）葡萄糖方可纠正，口服蔗糖或淀粉类食物无效。

（3）病人病情危重，根据病史临床上高度怀疑低血糖，但因条件所限不能马上检测血糖，也可试用50%葡萄糖50ml静脉注射，以免错失治疗良机，导致严重后果。

（4）不要随便给已经昏迷的患者吃或喝任何食物，同时要确保病人呼吸道通畅。

（5）如果病人的低血糖是由于使用长效降糖药物（如优降糖、消渴丸、中长效胰岛素）所致，那么，在病人低血糖通过救治缓解以后，不可贸然停止补充葡萄糖，病人应继续留观36~72小时，其间要密切监测血糖，根据患者血糖高低，随时调整葡萄糖的补给量，以防病人再次发生

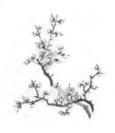

低血糖。

（6）患者应随身携带含糖食品及急救卡片，在卡片上写明姓名、地址、家人电话、正在使用哪种降糖药以及当出现低血糖时会发生昏迷等信息，便于在发生紧急情况时得到别人及时救助，并帮助联系到其家人。

三、低血糖，并非都与糖尿病有关
——浅谈"非糖尿病相关性低血糖"

要点聚焦：准确地讲，低血糖是一组症候群而非一个独立的疾病。除了糖尿病以外，其它许多疾病同样也可引起低血糖。如果对此认识不足，很容易漏掉躲在低血糖背后的原发病。

提起低血糖，大家都不陌生，它是指血浆葡萄糖（简称血糖）浓度低于正常的一种临床现象。低血糖只是一组症候群而不是一个独立的疾病，导致低血糖的病因多种多样，临床上最常见的是发生于糖尿病治疗过程中的低血糖，其原因大多与降糖药（尤其是胰岛素）用量过大或是与饮食及运动配合不当有关，我们将这类低血糖统称为"糖尿病相关性低血糖"。除此之外，其它许多疾病也同样可以导致低血糖，我们将其称之为"非糖尿病相关性低血糖"。如果我们对此缺乏足够的认识，不注意探究低血糖背后的病因，就很容易落入惯性思维的窠臼，导致误诊、误治。

下面我们就来简单谈谈临床相对少见的"非糖尿病相关性低血糖"，以提高大家对低血糖的鉴别诊断水平。

1、胰岛素瘤（即"胰岛（细胞瘤"）

胰岛素瘤具有不恰当地自主分泌胰岛素的特性，换句话说，即使血糖浓度不高，胰岛素照样大量分泌，从而导致低血糖。本病具有以下临床特点：①患者通常无糖尿病史；②低血糖常常在清晨空腹状态时发生，偶也可在午餐前及晚餐前发作；③低血糖程度较重，发作时测血糖往往低于2.8mmol/L，患者神经缺糖症状突出，表现为神志恍惚、意识丧失、癫痫样发作甚至昏迷，易被误诊为癫痫、精神病、脑血管意外等；④病人血清胰岛素水平相对增高，多在100mU/L左右，但一般不超过1000mU/L，胰岛素释放指数 [胰岛素（mU/L）/ 血糖（mg/dl）] ＞0.4，胰岛素自身抗体（IAA）阴性；⑤影像学检查（如 B 超、CT、MRI 等）可发现胰腺有占位性病变，但因胰岛素瘤通常体积很小（多在 1~2cm 以下），定位诊断难度较大，选择性腹腔动脉造影可提高诊断的阳性率。

临床上对无明显诱因反复发生空腹低血糖者，应高度警惕胰岛素瘤，除了前面提到的检查，也可行 72 小时饥饿试验（fast test），大多数胰岛素瘤病人在禁食 24 小时内会诱发出低血糖，若 72 小时后仍无症状，可基本排除本病。

胰岛素瘤可通过手术切除得到彻底根治。

2、胰岛素自身免疫综合征（insulin autoimmune syndrome，IAS）

IAS 也是引起低血糖的原因之一，一般认为本病可能与遗传免疫缺陷有关，IAS 常合并其它自身免疫性疾病（如 Graves 甲亢、系统性红斑狼疮等），病人血中存在胰岛素自身抗体（IAA）或胰岛素受体抗体，胰岛素自身抗体与胰岛素大量结合，形成无生物活性的免疫复合物。在某种诱因作用下，与抗体结合的胰岛素可突然与抗体大量解离，导致血糖急剧下降。

IAS 具有以下临床特点：①低血糖发作无诱因、无规律；②尽管患者未曾打过胰岛素，但血中胰岛素自身抗体（IAA）阳性；③放免法测得血浆免疫反应性胰岛素极高（多在 1000mU/L 以上），而真胰岛素水平不高，血中 C 肽水平可升高或降低；④影像学检查无阳性发现；⑤IAS 患者常常伴有其它自身免疫性疾疾病（如 Graves 病、系统性红斑狼疮等）；⑥该病常呈自限性经过。我国 IAS 主要见于服用他巴唑的甲亢病人，停他巴唑数月后可恢复正常，若再次服用又可诱发低血糖。

3、内分泌疾病性低血糖

这里所说的内分泌疾病，是指除糖尿病、胰岛素瘤以外的其它内分泌疾病。我们知道，血糖之所以能维持正常，主要是降糖激素（即胰岛素）与升糖激素（包括糖皮质激素、生长激素、胰高糖素、甲状腺激素、肾上腺素等多种激素）协同调节的结果。肾上腺皮质功能减退（Addison 病）、甲状腺功能低下以及垂体前叶功能低下时，由于存在一种或多种升糖激素分泌不足，导致糖异生作用减弱，很容易引起空腹低血糖。

有些糖尿病患者（尤其是老年患者）常常合并垂体前叶功能低下、甲减等内分泌疾病，这些病人由于缺乏升糖激素的调控，因而血糖波动往往较大。因此，临床上遇到血糖波动较大、对降糖药（尤其是胰岛素）特别敏感而且低血糖难以纠正的糖尿病人，应当注意排除上述内分泌疾病。如果病人伴有食欲不振、恶心呕吐、乏力及消瘦，查体有皮肤和粘膜色素沉着、血压偏低，性功能紊乱（男阳痿、女闭经等），应想到可能合并肾上腺皮质功能减退（Addison 病）；如果糖尿病人

不总是以典型症状出现，有时则是以"另类"面孔示人，如果不能及时识别，往往会造成严重后果，甚至付出生命的代价。那么，低血糖有哪些非典型"面孔"呢？

1、举止反常、语无伦次，貌似"精神病"

王大爷是某中学退休老师，虽已古稀之年，但平常总是衣着整洁，言谈举止温文尔雅。这天傍晚，街坊邻居发现王老师一反常态，不仅衣冠不整，而且说话颠三倒四，跟平常简直判若两人。直到这时，大家才意识到王老师有点精神异常，于是赶快通知其家人，一查血糖只有1.4mmol/L，立即给予口服葡萄糖液，王老师神智很快恢复正常。事后了解到：王老师晚餐前在家打了胰岛素，因为跟老伴生了个气，晚饭没吃就一个人出去了，结果导致低血糖，于是才有了上面的一幕。

2、言语不清、活动不灵，貌似"脑卒中"

刘大妈患糖尿病多年，最近一段时期由于睡眠欠佳，空腹血糖老是偏高，前两天大妈擅自把睡前胰岛素剂量增加了6U。这天清早，家人发现老人说话含糊不清，右侧肢体不能动弹，迅速叫120把老人送到医院急诊室。医生起初怀疑是急性脑卒中，做了脑CT和磁共振检查，未发现异常。医生在得知大妈有糖尿病史及最近用药情况之后，马上给她化验血糖，结果是1.2mmol/L，立即静脉滴注葡萄糖，2小时后，刘大妈偏瘫的右侧肢体活动逐渐恢复正常。原来"偏瘫"是低血糖惹的祸。

3、心慌出汗、胸闷头晕，貌似"心脏病"

李大妈患糖尿病多年，前不久因口服降糖药效果不佳，在医生的建议下，改用胰岛素治疗，血糖控制良好。不过，她最近又出现了新情况：经常于餐前及夜里出现心慌、头晕、出汗。社区医生怀疑是心脏病，但多次检查心电图均正常。后来，医生建议她在心慌发作时查一下随机血糖，看是不是低血糖发作所致？结果症状发作时果然有低血糖。通过调整胰岛素剂量及加餐，李大妈的心脏病症状未再出现。

4、四肢抽搐、意识不清，貌似"癫痫"

李女士经常于早晨起床后出现一过性意识不清、抽搐、头晕、视物不清、乏力，甚至昏迷，多次就诊于当地县医院，诊断为"原发性癫痫"，并给予抗癫痫药物治疗，但治疗效果欠佳，仍时常发作。后经上级医院内分泌科会诊及进一步检查，最终被确诊为"胰岛素瘤"。患者癫痫样发作，原来是由于胰岛素瘤导致严重低血糖，引起大脑功能失调所致。患者后来经手术治疗后彻底痊愈。

5、噩梦连连、夜眠欠佳，貌似"神经衰弱"

张老师是一位资深糖尿病患者，多年来血糖控制得一直不错。可是最近夜里老是做噩梦，醒来后感觉头晕脑胀、身上汗津津的。由于夜里睡眠不好，白天无

专家点评： 低血糖的临床表现多种多样，有些很不典型，这种"另类"低血糖多见于老年人，常常表现为大脑缺糖症状，如言语、行为、性格反常，嗜睡、昏迷等。临床上，当老年糖尿病出现上述不典型症状时，一定不要先入为主，被表象迷惑，而应首先排除低血糖。

精打采，于是前来就诊。医生建议她夜里凌晨时测一下血糖，看看是否有夜间低血糖发作，检测结果证实了医生的判断。原来，张老师今年送毕业班，工作强度较大，为了增强体质，张老师最近每天在学生下晚自习以后，自己都要在校园再慢跑半个多小时，但食量和药量维持不变，结果导致夜间低血糖。通过睡前加餐，张老师没再出现夜间低血糖，睡眠也好了。

6、幕后"低血糖"，貌似"高血糖"

近日，王先生空腹血糖有点偏高，但在加大晚餐前胰岛素剂量后，空腹血糖非但没降，反而更高，这令王先生感到费解。医生了解情况后，建议王先生半夜 3~4 点钟起来测一下血糖，结果发现只有 2.2mmol/L，原来是半夜发生低血糖导致了次日早晨血糖反跳性升高（即"苏木吉"现象）。于是，医生让王先生减少晚餐前胰岛素剂量，以避免夜间发生低血糖，而空腹高血糖也随之恢复正常。

五、貌似醉酒，实乃低血糖作祟
——解读"酒精性低血糖"

要点聚焦： 醉酒症状与低血糖所致的神经缺糖症状在临床表现方面颇为相似，如果不注意鉴别，很容易将低血糖当成醉酒而延误救治。

临床病例：

春节长假的一天晚上，李先生应邀去参加高中同学聚会。由于分别多年，彼此间感觉格外亲切，席间更是你来我往、频频举杯。李先生饭菜还没吃上几口，白酒却干了好几杯，没过多大一会儿，他就感觉头晕、心慌、手颤，瘫倒在椅子上。朋友见他面色苍白，头冒冷汗，以为他喝得太急，醉酒了，忙扶他去休息室小憩。

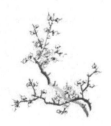

直到婚宴结束,朋友想送李先生回家时,发现他"醉酒"症状似乎比先前更重了,意识不清,全身大汗,而且胳膊腿还一阵阵不自主抽搐。见此情景,朋友们忙打"120"电话,叫来救护车把他送到医院。

经过医生仔细检查并验血糖证实,李先生不是醉酒,而是空腹饮酒过多引起的低血糖。经医院抢救,数小时后李先生神志恢复,抽搐停止。据医生讲:如果再晚些送来,低血糖过久将会导致脑组织不可逆转的损害,有可能变成植物人甚至死亡。

1、饮酒为什么会引起低血糖症

在饥饿及空腹状态下,机体主要通过糖异生途径以及肝糖原分解来提供葡萄糖以维持自身血糖的正常。而乙醇可以抑制体内糖异生,所以,糖尿病人如果空腹大量饮酒,当体内有限的肝糖原储备被完全耗竭以后,就会发生低血糖。此外,乙醇还可抑制低血糖时升糖激素(例如:促肾上腺皮质激素、胰高血糖素和生长激素等)的释放,这也是导致空腹低血糖的一个原因。不仅如此,乙醇还可刺激胰岛素分泌,增加餐后低血糖发生的危险。

但是,乙醇并不抑制糖原的分解,因此,那些营养良好的肥胖者以及12~24小时内摄入足量碳水化合物者,由于肝糖原储备充分,故很少发生低血糖。

2、酒精性低血糖的特点及危害

饮酒所致低血糖可发生在空腹或餐后数小时,与饮酒量多少、饮酒方式以及饮酒者体质状况有关。病人往往有过量饮酒史,饮酒前数小时或数天没有或仅摄入少量食物,与普通低血糖以交感神经兴奋为突出表现不同,酒精性低血糖主要表现为严重的神经缺糖症状,如意识混乱、偏瘫、嗜睡甚至昏迷。如果救治不及时,低血糖时间过久,很可能导致不可逆的中枢神经系统损害,甚至可因脑水肿,颅内压增高而死亡。

3、如何区分"醉酒"和"酒精性低血糖"

醉酒(即"酒精中毒")系指酒精对中枢神经的麻醉性抑制,其过程通常是先兴奋(欣快感、言语增多、语无伦次、步态不稳等)、后抑制(昏睡、昏迷等);而酒精性低血糖者,大多发生在空腹饮酒后不久,其兴奋症状不明显,往往直接进入抑制状态。另外,还有一个简单方法,就是给病人喝一杯糖水,如能很快缓解症状,就说明不是醉酒而是低血糖。

但实际上,醉酒症状和神经缺糖症状的临床表现非常相似,如果不化验血糖,有时临床很难鉴别。因此,建议对所有严重酒精中毒者常规测定血糖,以便于及时正确地诊治。

专家点评： 酒精性低血糖的表现常常被醉酒症状掩盖，不易与醉酒区别。要想减轻或避免低血糖所带来的风险，除了限制饮酒之外，关键还要有这样一个意识：遇到糖尿病人"醉酒"，一定要注意排除低血糖。

4、如何预防"酒精性低血糖"

限制饮酒是预防本病的关键所在，糖尿病人（尤其是肝功不良者）最好不要饮酒，如果实在推脱不掉，一定要想办法将酒精对身体的危害降到最低。糖尿病患者饮酒时需注意以下几点：

（1）要避免空腹饮酒，特别是在你应用胰岛素或磺脲类降糖药时，在饮酒前可进食适量碳水化合物。

（2）饮酒量要适度，不得酗酒。长期酗酒会导致营养不良，并影响肝功，导致脂肪肝、酒精性肝硬化以及中枢神经损害。所谓"适量"，是指一周内不超过两个"酒精单位"。一个"酒精单位"为：啤酒 360ml，或干葡萄酒 150ml，或白酒 45ml。

（3）选择葡萄酒而不要白酒，因后者度数高而且不含有其他营养素。

六、"偏瘫"，
也可能是低血糖惹的祸

要点聚焦： 老年人低血糖可引起偏瘫。与脑卒中不同，这种病人脑 CT 往往没有阳性病灶，而且偏瘫大多呈一过性，如能早期确诊、及时补充葡萄糖，患者偏瘫症状可以迅速缓解。

临床病例

刘老汉年逾六旬，有 10 多年的糖尿病史，长期口服二甲双胍和消渴丸。前不久，刘老汉从医院买回一台血糖仪，连续查了几天，血糖都偏高，于是自行加大药量，将消渴丸由过去的每次 10 粒、每日两次，增加为每次 20 粒、每日两次。第二天早晨一家人都起床了，只有刘老汉还躺在床上，因为刘老汉有晨起锻炼的习惯，家人都感到纳闷，

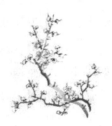

走过去一看，老人已经神志不清，并且出现右侧肢体瘫痪。家人当即将老人送往医院，急症室值班医生怀疑病人是脑中风，马上给病人做了脑 CT 检查，CT 报告：轻度脑萎缩，余无异常。随后医生在询问病情时了解到患者有糖尿病史，昨晚曾自行加大药量，于是给病人急查血糖，仅为 1.7mmol/L，最后确诊是"低血糖偏瘫"。经过静推高渗糖和葡萄糖液维持静点，1 小时后患者神志转清，偏瘫症状消失。

细节提醒： 当老年糖尿病人出现偏瘫、意识改变时，除了颅脑 CT 检查以外，还应及时化验血糖，以免造成误诊误治。

1、低血糖为何会引起偏瘫

目前认为，老年人原本就有脑动脉硬化及狭窄，但在血糖正常的情况下，这些狭窄动脉的供血区域尚能得到维持其正常功能所必需的能量。当低血糖发作时，由于交感神经的兴奋性增加导致脑血管痉挛，造成大脑各部位供血不均衡，那些缺血相对较重的部位便会发生功能障碍，导致偏瘫等局灶性神经症状。葡萄糖是脑细胞活动的主要能源，长时间严重低血糖还可抑制大脑皮层引起脑功能障碍，甚至昏迷。

2、低血糖偏瘫的临床特点及诊断

低血糖偏瘫以老年糖尿病人最为多见，病人往往存在低血糖的诱因，如降糖药物应用过量，没有及时随血糖的变化而调整降糖药物的用量以及活动量过大、进食太少等等等等。患者起病比较突然，迅速发生一侧肢体痉挛性或弛缓性瘫痪，腱反射减弱而锥体束征阳性，严重者还可伴有意识障碍甚至昏迷，随机血糖检测一般低于 2.8mmol/L，再加上脑 CT 结果正常，则基本可以确诊。

低血糖偏瘫大多属于一过性偏瘫，如果能早期确诊、及时补充葡萄糖，病情可迅速改善，最快 20 分钟其偏瘫肢体即可开始活动，大多于 1 小时内恢复，少数需 2 小时以上方才恢复。

总的来讲，本病预后比脑卒中偏瘫要好得多，如及时治疗症状可逆转。但如果被误诊，低血糖迟迟得不到纠正，

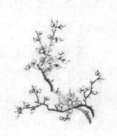

损害将不可逆转，甚至会危及生命。

3、如何避免误诊

脑中风是老年人的常见病，而低血糖偏瘫也主要见于老年糖尿病患者，两者的临床表现相似，仅从症状上往往难以区分，临床误诊率颇高。

避免误诊的关键是要提高认识。既要熟悉低血糖的典型表现（如饥饿感、心慌、出汗、全身无力等），还要了解低血糖的非典型表现（如偏瘫、昏迷等）。事实上，低血糖偏瘫诊断很简单，只要查一下血糖便可，关键是"没想到"。因此，对于糖尿病人发生的偏瘫、昏迷，检测血糖应当作为常规。

4、低血糖偏瘫的防治

低血糖偏瘫是低血糖的一种非典型表现，多发生于老年人，因此，如何有效预防老年人低血糖是问题的关键所在。由于老年人肝肾功能减退，肾小球滤过率下降，很容易造成降糖药蓄积而导致低血糖。因此，老年糖尿病患者在应用胰岛素或口服降糖药时，一定要从小剂量开始，缓慢加量，尽量不要服用强力、长效降糖药物（如优降糖），并注意定期监测血糖，随着血糖的变化和进食的情况适时调整降糖药物的用量

七、低血糖，您未必了解的十二个真相

要点聚焦： 对于低血糖，想必大家都不陌生，绝大多数糖友都曾有过低血糖的亲身体验。但是，关于低血糖的"真相"，许多人却未必真正了解。

真相一、不同人群低血糖的诊断标准也不一样

由于糖尿病人，尤其是老年糖尿病人低血糖的风险较高、危害更大，因此，为安全起见，非糖尿病人和糖尿病人低血糖的诊断标准是不一样的，非糖尿病患者低血糖的诊断标准是＜2.8mmol/L，而糖尿病患者只要血糖＜3.9mmol/L就可诊断低血糖。

真相二、低血糖往往比高血糖更凶险

对于高血糖的危害大家都比较清楚，也非常重视，相比之下，对于低血糖的严重危害却往往重视不够。事实上，低血糖的危害丝毫不逊于高血糖，有时甚至更加凶险。如果说高血糖的危害是以年来计算的，低血糖的危害则是以小时来计

算的。轻度低血糖可引起交感神经兴奋，出现饥饿感、头昏眼花、心慌手颤、面色苍白、出冷汗、虚弱无力等症状；葡萄糖是大脑的主要能量来源，严重低血糖会引起大脑功能障碍及脑水肿，导致意识恍惚、言行怪异、昏昏欲睡、抽搐惊厥甚至昏迷死亡。不仅如此，老年人的低血糖还容易诱发心律失常、心力衰竭、心绞痛、心肌梗死甚至猝死；慢性低血糖可降低认知能力，导致智力下降及老年性痴呆。

真相三、饥饿感 ≠ 低血糖

饥饿感通常被视为低血糖症最可靠的报警信号。在许多病人看来，只要是出现饥饿症状，就说明发生了低血糖。其实，有饥饿感未必一定发生了低血糖，有些病人尽管血糖很高，但由于胰岛素绝对缺乏或存在胰岛素抵抗，葡萄糖不能转运进入细胞内为机体所用，同样也会出现饥饿感。许多糖尿病患者都有这样的体会，血糖越是控制不好，饥饿感越是明显；一旦血糖控制好了，饥饿感随之减轻甚至消失。因此，当患者出现饥饿感时，一定要及时监测血糖，判定一下自己的血糖是高还是低，以避免盲目补充食物。还有一种情况是所谓"低血糖反应"，这种情况多发生于糖尿病治疗过程中，由于患者血糖下降过快或下降幅度过大，尽管其血糖仍在正常范围内甚至稍高于正常值，患者仍出现心慌、出汗、手抖、饥饿等低血糖症状。

真相四、低血糖不一定都有症状

当血糖低于正常时，有些患者会出现明显症状，有些患者症状轻微，有些患者则完全没有症状，"无症状性低血糖"多见于老年糖尿病患者以及长期频繁发生低血糖的患者（如某些脆性糖尿病患者），其原因可能与机体神经系统受损、交感神经对低血糖的感知能力下降，以及老年人肾上腺皮质功能减退有关。

无症状性低血糖患者，由于低血糖发作时毫无先兆，病人往往在不知不觉中陷入昏迷状态，因此，非常危险。对这类病人，除了要加强全天候血糖监测之外，还要注意血糖控制不宜太严。

真相五、低血糖可以有多种"面孔"

临床观察发现，不同年龄段的糖尿病患者发生低血糖时的临床表现并不完全一样。例如，婴幼儿及低龄儿童低血糖常常表现为哺乳困难、易激惹、好哭闹、面色苍白、出冷汗、注意力涣散，噩梦易惊、遗尿等，由于症状缺乏特异性，必须细心观察方能发现；成年人发生低血糖往往症状比较典型，主要表现为交感神经兴奋症状，如饥饿感、心慌、手抖、出虚汗、四肢无力等等；而老年人的低血糖要么没有任何症状（即"无症状性低血糖"）；要么表现为神经精神症状，如言语行为反常、抽搐、偏瘫、意识障碍、嗜睡、昏迷等、很容易被误诊为"急性脑卒中"或"癫痫发作"。

真相六、低血糖并非都是降糖药使用不当所致

糖尿病患者出现低血糖除见于降糖药物（包括胰岛素）用量过大以及用药后未及时进餐以外，还常见于节食过度、运动量过大、空腹酗酒等情况。此外，有些 2 型糖尿病人在病情早期可表现为进餐后 3~5 小时（即下一餐前）低血糖，原因在于患者的胰岛素分泌水平与餐后血糖变化不同步，胰岛素分泌高峰延迟所致。这也提醒我们，对于那些下一餐前反复出现低血糖的人，应警惕是否存在 2 型糖尿病。

真相七、"中药"治疗也有低血糖风险

在一般人看来，中药降糖比较缓和，不会导致低血糖。但实际上，目前药店里销售的中药降糖制剂大都名不副实，里面往往掺有降糖西药，例如，中成药消渴丸里就含有西药优降糖，如果患者对此不了解，随意加大用量，就很容易导致严重低血糖，尤其对于老年、消瘦、病程长、肾功能不全的患者更是如此。

真相八、不是所有低血糖都与糖尿病有关

尽管低血糖在糖尿病患者中最常见，但却并非糖尿病患者所特有。临床上，诸如"胰岛（细胞瘤"、某些胰外肿瘤（如肺癌）、晚期肝硬化、慢性肾上腺功能低下（Addison 病）、自主神经功能紊乱等疾病同样也可导致低血糖。因此，我们不能仅仅满足于低血糖的诊断，还要尽可能地找出导致低血糖的原因，特别是隐藏在低血糖背后的原发病，只有这样，才能从根本上解决低血糖的问题。

真相九、人体对低血糖的反应阈值并非固定不变

正常情况下，机体血糖浓度维持在一个比较狭小的范围。一般当空腹血糖高于 3.9mmol/L 时，即可排除低血糖。但长期高血糖会使人体对低血糖的反应阈值升高。长期高血糖的患者如果血糖下降速度快，即使没将至低血糖水平，患者也可出现低血糖症状，我们称之为"低血糖反应"。当然，随着患者血糖得到良好控制，其低血糖反应阈值也会随之下调。

真相十、"低血糖"、"低血糖症"、"低血糖反应"不是一回事

这三个概念是有区别的：①"低血糖"是一个单纯的生化指标，表明患者血糖水平达到低血糖诊断标准，但它不涉及症状的有无，换句话说，患者可以有症状，也可以没有症状，后者临床称之为"无症状性低血糖"；②"低血糖症"是指患者血糖水平达到低血糖标准，同时还伴有低血糖症状；③"低血糖反应"是一个临床概念，指患者具有低血糖的症状与体征（如心慌、出汗、手抖等），但对其

血糖值没有规定要求，多数情况下低于正常，但也可以正常或略高。因此，"低血糖"和"低血糖症"是严格按照血糖值判断的，而"低血糖反应"则不然。

真相十一、解除低血糖症状，吃干粮未必都有效

当低血糖发生时，患者大都是选择吃馒头、饼干等主食来缓解症状，虽然这不能说不对，但却不是最恰当的选择。因为对低血糖的救治应当争分夺秒，正确的做法是，迅速进食糖块、果汁、蜂蜜等"单糖"食品，因为这这类食物吃进去以后可很快被肠道吸收入血，从而迅速缓解低血糖症状。而馒头等淀粉类食品属于"多糖"，需要在体内经过逐级代谢分解变成单糖才能被人体吸收，其纠正低血糖的速度相对较慢。另外，服用 α-糖苷酶抑制剂的糖尿病患者在发生低血糖时，一定要补充简单糖（如葡萄糖、蔗糖），因为 α-糖苷酶抑制剂可以延缓大分子碳水化合物（如馒头）的吸收，使之不能迅速升高血糖。

真相十二、"低血糖反应"也须按低血糖处理

临床上，有些糖尿病人出现心慌、饥饿等低血糖症状时，测随机血糖并不低，在排除心脏疾患的前提下，我们把这种现象称之为"低血糖反应"。由于低血糖反应同样会诱发严重心脑血管事件，因此，也要按照低血糖紧急处理。那种认为"低血糖反应"不是低血糖，因而不需要处理的观点是完全错误的。

深度阅读 ▶▶▶

低血糖症状为何有时与所测血糖值不符

多数糖尿病人在出现饥饿感、心慌、出汗、浑身瘫软等低血糖症状时，测血糖都是偏低的；但是，也有少数糖尿病人在出现低血糖症状时，化验血糖结果并不低。关于有低血糖症状时血糖浓度却不低的病理机制，可能与以下因素有关：

细节提醒： 在对待低血糖的问题上，不要过于刻板。如果患者血糖偏低，且有低血糖的典型症状，即便血糖尚未达到低血糖的诊断标准，也要按照低血糖来处理。

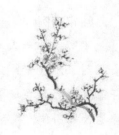

1、相对性低血糖学说

即患者原来血糖较高，经过胰岛素治疗后，短期内血糖下降过快或下降幅度过大而引起低血糖症状，此时血糖往往正常或略高；

2、植物神经病变学说

糖尿病人由于合并植物神经病变，或是服用 β–受体阻滞剂（如心得安等）时，使机体对低血糖产生症状反应的阈值降低，表现为对低血糖反应迟钝甚至是毫无症状。

3、脑细胞能量不足学说

糖尿病人由于存在胰岛素分泌不足或胰岛素抵抗，使血糖由细胞外向细胞内转运以及在细胞内代谢产能的过程受到影响。细胞缺乏能量而引起低血糖反应，但是细胞不能区分其能量不足究竟是因为血糖不足还是葡萄糖不能进入细胞并转化为能量。所以，低血糖症状的实质是细胞能量缺乏的外在表现，这也可以部分地解释为何有些病人血糖不低，但却有低血糖症状，尤其是神经中枢缺糖症状，如头晕、头昏、意识障碍等等。

总之，在有些情况下，血糖浓度与低血糖症状（尤其是交感神经兴奋症状）并无明显的对应关系。临床上既要防止无症状性低血糖的发生，又要慎重对待血糖正常甚至偏高的低血糖症。

八、同是空腹血糖高，背后原因大不同
——"黎明现象"与"苏木吉反应"浅析

要点聚焦： 有些糖尿病患者甚至包括一些经验不足的基层医生，一看见血糖高，就认为是胰岛素或降糖药的用量不足，不加分析地增大降糖药物的用量，结果是空腹血糖不降反升，甚至出现危险。

临床病例

不久前的一天，我在病房值二线班。天刚蒙蒙亮，急症室来电话请我速去会诊。到了急症室，只见床上躺着一位昏迷不醒的中年男子，患者面色苍白、浑身汗津津的。站在一旁的患者妻子告诉我，患者3年前查出有2型糖尿病，因口服降糖效果不佳，半年前开始换用胰岛素治疗。前不久，他在家自测空腹血糖有点高，就把晚餐前的胰岛素增加了 2U，之后的几天里，他夜里睡觉特别能出汗，老是做恶梦，前天自己又复查了一次，空腹血糖没降反升，他认为还是胰岛素用量不足，于是昨晚又增加了 2U。今天凌晨 4 点左右，家人发现他全身冷汗、呼之不应。赶紧打 120 把他送到医院。

听完病情介绍，我心里基本有数了，患者很可能是"低血糖昏迷"。急查血糖只有 0.8mmol/L。立即给患者静推葡萄糖，半小时后患者意识逐渐清醒，一直在旁守候的家人这时终于松了一口气。苏醒后的患者除了对我表示感谢之外，又向我抛出了心中的疑团。他说，"我的空腹血糖偏高，我把晚餐前胰岛素用量增加点难道有什么不妥吗？怎么竟会引起如此严重的低血糖昏迷呢？"我告诉他，"导致空腹血糖高的原因很多，原因不同，处理迥异。您只知其一，不知其二。像您这种情况，药量非但不能增加，反而应该适当减少。"

1、揭开空腹血糖高的秘密

几乎所有的糖尿病患者都曾有过空腹血糖高，究其原因主要有两种情况：即"黎明现象"和"苏木吉反应"。

（1）黎明现象：是指患者夜间未曾发生低血糖，其血糖在每天黎明以后（凌晨 3 点 ~8 点）逐渐升高的现象。黎明现象发生的原因可能与午夜过后体内胰岛素拮抗激素（如糖皮质激素、生长激素）分泌逐渐上升有关。为了对抗血液中胰岛素拮抗激素的增多，需要机体分泌较多的胰岛素才能将血糖维持在正常范围，而糖尿病患者由于胰岛素缺乏，因而无法使血糖保持在正常水平，从而造成空腹血糖升高。

（2）苏木吉反应：是指由于晚餐前（或睡前）降糖药（包括胰岛素）用量过大或过度饥饿而引起夜间低血糖，继而导致早晨血糖反跳性升高。它是人体内分泌系统的一种保护性自我调节，以避免机体因持续低血糖而发生危险。一般说来，当人体发生低血糖后，身体内的升糖激素分泌增加，促进肝糖原分解为葡萄糖，使血糖升高；与此同时，胰岛素分泌也受到抑制，以此帮助机体纠正低血糖。

前面的那位糖尿病患者，在发生低血糖昏迷之前就已经有夜间出汗、做恶梦等低血糖征兆，其早晨空腹高血糖很可能就是夜间低血糖后所致的反跳性高血糖。这种情况下，如果继续盲目增加降糖药，势必导致严重低血糖。

2、如何区分"黎明现象"和"苏木吉反应"

尽管"黎明现象"和"苏木吉反应"在临床上都表现为早晨空腹血糖升高，但两者病因不同，处理迥异，故需仔细鉴别。

细节提醒： ①"苏木吉反应"并不仅仅限于夜间低血糖后引起的反跳性清晨空腹高血糖，它包括任何时候低血糖后反跳性高血糖；②如果患者降糖药用量越大，血糖反而越高，要高度怀疑"苏木吉反应"；③血糖监测不能只查空腹血糖，而是要全天候地监测血糖，否则很容易漏掉夜间低血糖。

为了鉴别清晨空腹高血糖的原因，可以采取半夜多次测定血糖的方法。具体做法是，患者可从夜间 0 点开始，每隔 2 小时测一次血糖，直至第二天早晨。如果夜间未曾有低血糖发生，血糖在凌晨后逐渐升高，则为"黎明现象"；如果在黎明前后曾发生过低血糖（< 3.9mmol/L），则为"苏木吉反应"。

3、同是高血糖，处理却迥异

由于引起"黎明现象"和"苏木吉反应"的原因截然不同，前者是由于降糖药用量不足引起空腹血糖升高；后者则是因为降糖药用量过大，引起低血糖后的反跳性血糖升高，所以两者的处理原则完全不同。

如属于"黎明现象"，则应增加晚上降糖药（包括胰岛素）的用量；如属于"苏木吉反应"，则应减少晚餐前（或睡前）降糖药物的用量，并注意睡前适当加餐，以防止夜间低血糖。

总之，不要一看见空腹血糖高，就不分青红皂白地加大降糖药物的用量，而应先搞清楚导致空腹血糖升高的确切原因，再决定降糖药物到底该增还是该减。前面的这位糖尿病患者，单凭早晨空腹血糖高，就盲目加大胰岛素剂量，而导致了低血糖昏迷，其深刻教训，很值得广大糖尿病患者汲取。

九、"糖尿病酮症酸中毒"是怎么回事

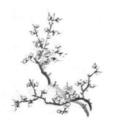

要点聚焦： 酮症酸中毒是糖尿病最常见的急性并发症之一，患者除了"三多一少"症状较前加重以外，往往还有明显的消化道症状及意识障碍，尿酮体化验呈阳性。一旦确诊是酮症酸中毒，病人应立即住院救治。

临床病例

张大爷年逾六旬，有十多年的 2 型糖尿病史。两年前，因口服降糖药效果不佳而改用胰岛素治疗。前不久，因为要随旅行社到外地旅游，担心在外注射胰岛素不方便，于是擅自把胰岛素换成口服降糖药。旅游期间，张大爷不慎受凉感冒，发烧、咳嗽、不思饮食、浑身无力，随即匆匆结束旅程。返回家中以后，张大爷不仅发烧、咳嗽加重，而且出现了口干多饮、恶心呕吐、精神萎靡、嗜睡等症状，随即被家人送到医院，检查结果，患者随机血糖高达 21.6mmol/L，尿酮体呈强阳性，血气报告为酸中毒，胸片显示支气管炎症。医生确诊张大爷为"糖尿病酮症酸中毒、急性支气管炎"，经过大量补液、输注胰岛素、抗生素消炎等抢救措施，病人终于转危为安。事后医生告诉张大爷，这次之所以会出现"酮症酸中毒"，就是因为擅自停用胰岛素，再加上呼吸道感染诱发，多亏了救治及时，否则后果不堪设想。那么，"酮症酸中毒"究竟是怎么一回事呢？

1、酮症酸中毒（DKA）的概念

糖尿病酮症酸中毒（DKA）是由于体内胰岛素严重缺乏所致的以高血糖、高酮血症和代谢性酸中毒为主要表现的临床综合征，它是糖尿病的一种严重急性并发症，是糖尿病发展严重的直接后果。

血糖升高达到 16.7~33.3mmol/L（300~600mg/dl），尿酮体阳性（+~++++），血 PH 值 ≤ 7.2，便可以诊断为糖尿病酮症酸中毒。

2、酮症酸中毒的发病机理

正常情况下，由于体内有足够的胰岛素分解代谢血糖，从中获得能量，不需要动用脂肪。糖尿病患者在胰岛素严重缺乏或碳水化合物摄入过少时，机体不得不通过分解脂肪获取能量,在此过程中生成一类酸性物质——酮体(包括(-羟丁酸、乙酰乙酸和丙酮三种成分)，大量酮体在血液中聚积，超过机体调节代偿能力，导致机体血液 pH 值逐渐下降直至发生酮症酸中毒。与此同时，由于胰岛素缺乏导致葡萄糖利用障碍而引起严重高血糖，大量糖分从尿液中排出并带走大量水分及电解质，因此，病人往往有明显脱水及电解质紊乱，从而出现一系列的临床症状，严重者可昏迷甚至死亡。

3、酮症酸中毒的临床表现

酮症酸中毒在早期主要表现为：①糖尿病症状加重，极度口渴、多饮、多尿、全身乏力；②明显的消化道症状，如厌食、恶心、呕吐、腹痛等，颇似"胃肠炎"；③出现头晕、头痛、表情淡漠、嗜睡、烦躁；④呼吸加快。少数轻症患者也可没有任何上述症状，只是尿酮体化验呈阳性反应。

如果没及时得到控制，患者病情将进一步恶化，出现脱水及血容量严重不足，主要表现为：①脱水症状（皮肤及口舌干燥、眼窝深陷、尿量减少等）；②心动过速，四肢湿冷，血压下降，心衰休克；③呼吸加深加快，呼气中含有烂苹果味；④神志不清、昏迷。

部分病人（尤其是儿童）可因恶心、呕吐、腹痛等胃肠道症状突出而被误诊为急性胃肠炎或外科急腹症。当出现这些预警信号时，要尽快去医院检测血糖、尿糖、尿酮体、血酮体、二氧化碳结合力以及血清中的各种电解质，以便及时确诊，妥善治疗。

4、酮症酸中毒的诱因

了解酮症酸中毒的诱因是预防酮症的重要前提。凡是能引起体内胰岛素严重不足的情况均能诱发酮症酸中毒，主要的诱发因素包括：①胰岛素不适当减量或突然中断治疗；②严重感染：如肺炎、肠炎、尿路感染等；③应激状态：如急性心梗、脑血管意外、胰腺炎、外伤、手术、妊娠及分娩、精神创伤等等，在应激状态下，体内胰岛素拮抗激素（如糖皮质激素、儿茶酚胺等）分泌增加，导致机体胰岛素相对不足；④饮食不当：如暴饮暴食、过度饥饿、摄入大量含糖饮料、酗酒等。

1型糖尿病的酮症多由于胰岛素中断或不足；而2型糖尿病的酮症则常常与感染及各种应激有关。文中张大爷的酮症酸中毒就是因为擅自停用胰岛素以及感染诱发所致。

5、血糖不高，也会出现酮症吗

答案是肯定的。这种情况主要见于病人碳水化合物摄入不足，导致自身脂肪分解加速，酮体生成增加。这种病人虽然酮体阳性但血糖并不高，称为"饥饿性酮症"。这种"饥饿性酮症"，只要吃点东西，多喝些水，酮体就可消失。

6、如何预防酮症酸中毒

前面已详细介绍了导致糖尿病酮症酸中毒的诱因，消除和避免这些诱因，保持血糖水平正常，是预防酮症酸中毒发生的基本措施。作为糖尿病人应该做到：

（1）严格控制血糖，不可擅自减、停药物。尤其是应用胰岛素的患者切不可迷信中药偏方而擅自停用，即便是在不能进食的情况下，也不可随意停用胰岛素，而应在医生的指导下调整治疗。

（2）预防感染。感染是酮症酸中毒的主要诱因，因此，平时要注意饮食卫生，防止受凉感冒。一旦患病（如发烧、感冒、腹泻等），要积极治疗，同时密切监测血糖和尿酮体，随时调整治疗方案，必要时应立即去医院诊治，绝不可延误病情。

（3）生活规律化，做到起居有常，进餐定时定量，戒烟忌酒，切忌暴饮暴食、过劳熬夜，避免血糖波动。

（4）防止脱水。糖尿病人要养成平常多喝水的习惯，特别是在夏季，天气炎热出汗较多，更需要多补充水分，以免诱发酮症酸中毒。此外，还应注意预防腹泻引起脱水。

酮症酸中毒是一种严重的糖尿病急症，一旦确诊是酮症酸中毒，病人须立即去医院诊治。但在去医院之前和去医院途中，病人不能坐等医院的治疗，而应积极做好下面几件事：①继续原有胰岛素治疗，不要因为进食少而停止胰岛素注射；②大量饮水，以盐水最佳；③停用双胍类降糖药（尤其是降糖灵）；④每两小时监测一次血糖和尿酮体；⑤迅速去医院或与你的医生联系，到达医院后，将由医生指导进行进一步的治疗。

细节提醒：老年糖尿病患者的酮症酸中毒临床表现可能不明显或者不典型，因此，一旦感觉与平时"不一样"，就应该引起警惕，及时到医院进行诊治。

深度阅读 ▶▶▶

糖尿病酮症酸中毒的救治

酮症酸中毒的治疗原则是纠正内分泌代谢紊乱，去除诱因，防止各种并发症的发生，尽量避免治疗过程中发生意外，降低死亡率等。具体措施如下：

1、胰岛素治疗

用小剂量胰岛素持续静脉滴注，使血糖稳步下降。目前认为该方法具有简便、有效、安全，较少引起脑水肿、低血糖、低血钾等优点，故被临床广泛采用。

第一阶段：立即给予0.9%的生理盐水静滴，同时加入短效胰岛素，按每小时6U（2~8U）速度静滴。或按每小时每kg体重0.1U静滴。直到血糖降到<13.9mmol/L以下。

每1~2小时查1次血糖，要求把血糖下降速度控制在

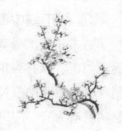

每小时 3.9~5.6mmol/L。如果用药后 2 小时血糖下降幅度不足原来的 30%，胰岛素用量可加倍。但若血糖下降过快，则可减慢输液速度，或将胰岛素减量。若出现低血糖反应，可将原瓶液体倒掉，换成盐水或葡萄糖盐水。

第二阶段：当血糖降到 13.9mmol/L 以下时转入第二阶段。第二阶段主要是将生理盐水改为 5% 葡萄糖液（或 5% 葡萄糖盐水），液体中按 2~4g 葡萄糖：1U 胰岛素的比例加入短效胰岛素，当血糖稳定在 10mmol/L 左右，尿酮体转阴后，可停止补液及静滴胰岛素，病人恢复进食，将胰岛素改为皮下注射。

2、快速大量补液

必须快速补充足量液体，以恢复有效循环血量，这是抢救糖尿病酮症酸中毒首要的、极其关键的措施。原则上先快后慢。当血糖＞16.7mmol/L（300mg/dL）时，采用生理盐水，以每小时 500~1000ml 速度静脉滴注；当血糖降至 13.9mmol/L（250mg/dL）时，可改为 5% 葡萄糖液（或 5% 葡萄糖盐水）静脉滴注，速度减慢。治疗过程中必须防止血糖下降太快、太低，以免发生脑水肿。

补液时需要注意两个问题：

①补液的性质，除病人处于明显高渗状态外，开始阶段一般补充生理盐水，第二阶段改为 5% 葡萄糖注射液（或 5% 葡萄糖盐水）；

②补液的速度：补液的速度一般第 1 小时输液 500~1000 毫升。但老年人、心功能不良病人，补液速度不宜太快，补液量要适当减少，以防止出现心衰及肺水肿。如 4~6 小时无尿可给予速尿 20~40mg。

3、补钾

糖尿病酮症酸中毒病人体内有不同程度缺钾，但因失水量大于失盐量，治疗前血钾水平不能反映体内缺钾程度，往往在大量输液、胰岛素治疗后 4~6 小时，血钾明显下降。故在开始补液时应注意同时补钾。一般在 500ml 的液体中加入 10% 氯化钾 10~15ml（氯化钾 1~1.5g）静脉滴注，然后视血钾浓度和尿量而定，注意"见尿补钾"。当血钾正常时，应改用口服氯化钾 5~7 天，每次 1g，每日 3 次。补钾时应严密监察血钾和心电图。对于一开始化验血钾不低（＞5.5mmol/L）且有肾功能不全、无尿者可暂缓补钾。

4、纠正酸中毒

通常不需要补碱，因为轻、中度的酸中毒经过补液和胰岛素治疗，酸中毒可逐渐纠正。只有当重度酸中毒，血 PH＜7.1，二氧化碳结合力＜10mmol/L，有抑制呼吸中枢和中枢神经功能，诱发心律失常的危险，才给予碱性药物，以 5% 碳酸氢钠溶液为宜，不用乳酸钠。当 PH＞7.2，二氧化碳结合力＞15mmol/L 时停止补碱。

补减量不宜过多，速度不宜过快，防止碱中毒。不可将胰岛素置入碱性溶液内，以免影响药效。

5、消除诱因和防止并发症

感染常是本症的主要诱因，而酸中毒又常并发感染，即使找不到感染处，只要患者体温升高、白细胞增多，即应予以抗生素治疗。如有其他合并症时要同时治疗合并症（如休克、心力衰竭、脑水肿等）。

凡是酮症酸中毒病人都要立即查血糖、尿糖、尿酮体、电解质、二氧化碳结合力、尿素氮、肌酐、血常规，有条件的还应查血气。中老年人还要查心电图、拍胸片。

酮症酸中毒只要处理及时得当，抢救成功率还是比较高的。

十、"糖尿病高渗性昏迷"是怎么回事

要点聚焦："高渗性昏迷"是糖尿病的急性并发症之一，患者往往有严重的意识障碍，血糖以及血渗透压显著升高，而尿酮体检查一般呈阴性。该病多见于老年人，病情凶险，死亡率颇高。

临床实例

张老伯今年 63 岁，退休在家种菜养花，怡然自得。近一段时间以来，老人家虽然喝水不多，但尿量却比平日明显增多，因为没有其他不适，所以也都没太在意。有一天，张老伯的子女下班回家后发现老人躺在床上，酣睡不醒，马上将他送医院就诊。脑 CT 检查排除了脑中风，急查随机血糖高达 38mmol/L，尿酮体阴性，体检：患者血压下降、呼吸急促、脉搏很快，同时有眼球凹陷、皮肤皱缩等脱水征象，最终确诊为"糖尿病非酮症高渗性昏迷"，由于抢救及时，张老伯得以转危为安。

"糖尿病高渗性昏迷"是一种好发于老年人的糖尿病急性并发症，平均发病年龄在 60 岁以上。约半数以上的患者发病前无糖尿病史，或仅有轻微症状。本病在夏季多发，预后凶险，死亡率超过 50%，远远高于"糖尿病酮症酸中毒"，故应引起临床上的高度警惕。

1、诱发因素

本病的诱发因素包括：

（1）应激状态：急性感染、急性胃肠炎、外伤、手术、急性心梗、脑卒中、消化道出血等应激因素，促使升糖激素分泌增加。

（2）进水不足：多见于老年人，尤其在夏季人体出汗较多，但由于老年人口渴中枢不敏感，进水量不足，因而容易导致血液浓缩及血浆渗透压升高。此外，生活不能自理或昏迷的患者也常常存在水摄入不足。

（3）失水过多：如发热、严重呕吐、腹泻或使用利尿剂等。

（4）摄糖过高：老年糖尿病症状多不典型，病人由于不知道自己患有糖尿病而误输入大量葡萄糖或饮用大量含糖饮料，致使血糖显著升高。

（5）药物因素：如糖皮质激素、β–受体阻滞剂及部分利尿剂等可引起血糖升高。

当然，有时上述几种诱因可以同时出现在一个病人身上。近年来，胰岛素泵的应用逐渐普及，个别患者由于胰岛素泵出现故障（如导管堵塞）而未被及时发现，亦可导致本病。

2、发病机理

由于患者本身胰岛素分泌不足，再加上存在上述诱因，致使血糖明显升高，高血糖导致渗透性利尿，大量水分及电解质（如钾、钠）丢失，且失水大于失盐；与此同时，老年人机体代偿功能不足（抗利尿激素释放减少，肾小管对水的重吸收下降），其口渴中枢对体内缺水的感知减退，水分得不到及时的补充，造成血液浓缩，促使血糖、血钠及血渗透压进一步升高，引起恶性循环，结果导致机体严重脱水，并出现不同程度的意识障碍。

3、临床特点

本病多见于60岁以上的老年人，约2/3的在发病前无糖尿病史或仅有轻症糖尿病史。糖尿病高渗性昏迷早期一般表现为"三多一少"症状加重以及明显的脱水体征（如皮肤干燥、眼球内陷、脉搏细速等），然后逐渐出现表情淡漠、反应迟钝、嗜睡、神智不清直至进入昏迷状态（但并非所有病人均发生昏迷），常伴有局限性抽搐、偏瘫、偏盲、失语等中枢神经系统受损的症状，常常被误诊为"脑血管意外"而误治。

与"糖尿病酮症酸中毒"不同的是，患者发病时尿酮体往往呈阴性或弱阳性，但血糖和血浆渗透压往往很高，脱水严重，

4、并发症

本病若诊治不及时，病情加重，后果严重，可出现一系列并发症：如血管栓塞、心衰、肾衰、呼衰，应激性溃疡出血，血管内弥漫性凝血（DIC）、脑水肿、脑血

管意外、严重心律失常、休克等，这些是多脏器功能衰竭的表现，多发生于昏迷的患者。

5、诊断依据

血浆渗透压和血糖显著升高是糖尿病高渗性昏迷的两大主要特征。具体诊断依据是：①中老年人，临床上伴发明显的脱水和意识障碍；②血浆渗透压 ≥ 330mOsm/L（注：正常人血浆渗透压在 280~300mOsm/L）；③血糖 ≥ 33.3mmol/L（600mg/dl）；④尿糖（++++）、尿酮体阴性或可疑阳性。

此类患者之所以"血糖很高但却无明显酮症酸中毒"，是由于其体内尚有一定量的内源性胰岛素分泌，可以抑制酮体的产生，但还不足以对抗各种诱因导致的血糖升高。

6、预防

高渗性昏迷虽然凶险，但却是完全可以预防的。

首先，平时要提高对糖尿病的警惕性，经常进行自我监测，及早发现糖尿病。一旦确诊有糖尿病，就要积极地治疗，确保血糖得到良好控制；

其次，一定不要限制饮水，每天保证足够的水摄入，防止脱水和血液浓缩，但不要喝含糖饮料（发生低血糖时除外）；

第三，对发生于老年人的各种感染（如感冒、尿路感染、小疖肿等）及外伤，一定要积极治疗，以防诱发本病；

第四，每次输液前应先查查血糖；

第五，慎用可导致血糖升高的药物，如速尿、双氢克尿噻、糖皮质激素(强的松等)、β-受体阻滞剂(如心得安)等等；

第六，一旦病人糖尿病症状加重或出现消化道症状（如恶心、呕吐等），须立即就诊检查，并给予正规治疗。

7、预后

本病预后凶险，死亡率高达 40%~70%，以下因素影响预后：

（1）年龄越大死亡率越高，死亡者多为 60 岁以上者。

细节提醒： 由于本病患者在发病前多无糖尿病史或仅有轻症糖尿病，有时很难将患者的临床症状与糖尿病联系到一起，因而很容易被临床误诊。

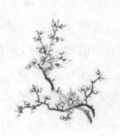

（2）发病前有糖尿病慢性并发症者死亡率高，包括肝肾功能不全、冠心病、脑血栓、高血压、严重感染、肺心病等等。

（3）救治不及时，高渗状态持续时间过长，死亡率高。

（4）昏迷时间越长，死亡率越高。

深度阅读 ▶▶▶

糖尿病高渗性昏迷的救治

非酮症高渗性昏迷是一种非常严重的糖尿病急性并发症。这种病人往往脱水非常严重，而后者也是导致一系列症状的主要原因，只有补足水分才能使血液中的废物和糖分自尿中迅速排出，才能维持患者的血压和血液循环，所以，迅速补足水分是抢救能否成功的关键，当然还包括其他一些治疗措施，具体措施如下：

1、快速大量补液

快速大量静脉补液（注：如果患者还未昏迷，可给患者大量饮用温开水）以纠正体内高渗及低血容量状态。一般先补等渗液（0.9%生理盐水），如果血钠＞160mmol/L，开始补充低渗液（0.45%盐水）。补液总量可按病人体重的10%估算，或按下列公式计算病人失水量，病人失水量（L）=[病人血浆渗透压（mmol/L）−300]/[300（正常血浆渗透压）]× 体重（kg）×0.6。总量的1/3应在4小时内输入，其余应在12~24小时内输完。

注意：输入过量的低渗液有诱发脑水肿、低血容量休克和溶血的危险，必须慎重。

2、胰岛素治疗

与酮症酸中毒治疗原则相同，但此类病人所需胰岛素的量比酮症酸中毒病人要少。通常按每小时4~8U速度持续静滴短效胰岛素，使血糖缓慢下降，血糖下降过快有引起脑水肿的危险。当血糖降至14mmol/L以下，血浆渗透压降至320mosm/L以下时转入第二阶段治疗。液体改为5%葡萄糖注射液，按葡萄糖2~4g:1U胰岛素的比例加入胰岛素静滴，使血糖保持在11.1mmol/L。直到病人可以进食，改为餐前皮下注射胰岛素。

由于血容量不足，周围循环不良，皮下注射胰岛素不能维持血中胰岛素浓度的稳定，而且循环恢复后，大量胰岛素进入血内，还会引起低血糖。因此，这种病人在早期抢救阶段，主张静脉点滴胰岛素，而不是皮下注射胰岛素。

3、纠正电解质紊乱

原则上见尿补钾，如开始无尿，化验血钾 > 6.0mmol/L 可暂缓补钾。只要患者尿量每小时大于 30ml，补胰岛素的同时即可以开始补钾。补钾既应足量又要防止高钾血症，可以通过血钾测定和心电图检查监测血钾，对肾功能不全和尿少者尤应注意。

4、去除诱因

控制感染，停用一切引起高渗状态的药物（如各种利尿剂），去除引起高渗性昏迷的一切诱因。

5、治疗注意事项：

（1）如果患者尚未昏迷，可给患者大量饮用温开水，并及时送医院；

（2）输液的速度，原则上是先快后慢，第 1 小时输入 500~1000ml。但老年人和心功能不良者要测量中心静脉压，输液速度不宜过快，防止补液过多过快引起心衰及肺水肿。补液后 4~6 小时后，如果患者仍然无尿，可给予速尿 40mg；

（3）降糖速度不宜太快，否则可因渗透压下降过快而引起脑水肿；

（4）应使用胰岛素而不是口服降糖药控制血糖，这点对糖尿病高渗综合征的治疗也非常重要；

（5）通过心电图及化验血钾来监测血钾变化，根据结果再调整补钾量；

（6）在开始静脉输液的同时，要查血糖、电解质、血肌酐、尿素氮、尿常规、血常规、尿酮体，必要时做血气分析、心电图、X 射线胸部检查等；

（7）在治疗本病的同时还要积极治疗合并症，尤其是合并感染者，开始就应用有效、足量、广谱抗生素药物治疗；

（8）加强护理，防止褥疮。

十一、"乳酸性酸中毒"是怎么回事

要点聚焦："乳酸酸中毒"临床比较少见，一旦发生，后果十分严重，当血乳酸大于 13.35mmol/L 时，病死率几乎达到 100%。该病症状无特异性，常被原发疾病或诱发因素所掩盖，很容易被漏诊或误诊。

1、"乳酸性酸中毒"是咋回事

乳酸是一种有机酸类，主要是糖类在体内代谢过程中产生的。正常时身体产

细节提醒： 糖尿病人发生"乳酸酸中毒"最常见的原因是由于不适当地服用降糖灵所致。为预防"乳酸性酸中毒"，对有严重缺氧性疾病以及肝肾功能不全的糖尿病患者，应禁用双胍类药物。

生的乳酸量不大，少量乳酸对身体无害，还能在肝脏合成葡萄糖作为能量的来源而被再利用，剩余乳酸则通过肾脏排出体外，所以正常情况下血液中乳酸的浓度不超过1.8mmol/L。

"乳酸酸中毒"是各种不同原因引起乳酸在血液中堆积，浓度 ≥ 5mmol/L，血 PH 值 < 7.35（动脉血）、二氧化碳结合力（CO_2CP）下降所致的临床综合征。

2、糖尿病人发生"乳酸性酸中毒"的原因

（1）糖尿病患者常有丙酮酸氧化障碍及乳酸代谢缺陷，故可引起血乳酸升高。

（2）糖尿病出现急性并发症如感染、酮症酸中毒、糖尿病非酮症高渗综合征时，常因休克、组织缺氧、酮酸竞争性抑制乳酸氧化等因素导致乳酸性酸中毒。乳酸性酸中毒可与酮症酸中毒同时存在。

（3）糖尿病患者合并的心、肝、肾脏疾病使组织器官灌注不良，低氧血症；患者糖化血红蛋白水平增高，血红蛋白携氧能力下降，更易造成局部缺氧引起乳酸生成增加；此外，肝、肾功能不全者对乳酸的代谢转化和排泄能力下降，容易导致乳酸性酸中毒。

3、"乳酸性酸中毒"有哪些临床特点

糖尿病乳酸性酸中毒发病急，但症状与体征无特异性。轻者可仅有乏力、恶心、纳差、头昏、嗜睡、呼吸稍深快；严重者可有呕吐、腹泻、头痛、头昏、全身酸软、口唇发绀、无酮味的深大呼吸、血压下降、心动过速，意识障碍、昏迷或出现休克。

在糖尿病酮症酸中毒抢救过程中，酮体已消失，但血PH值仍低时要考虑乳酸酸中毒存在，尤其在抢救中有休克、神志丧失、肾功能损害者更要警惕。

乳酸酸中毒主要见于长期大量服用苯乙双胍（降糖灵）的糖尿病人，特别是老年人以及同时伴有心、肺、肝、肾功能不全者。因为降糖灵增加糖的无氧酵解，使乳酸生成增加，降低肝脏和肌肉细胞对乳酸的摄取。

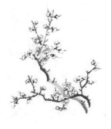

4、如何预防"乳酸性酸中毒"

一旦发生"乳酸酸中毒"，抢救成功的几率甚低。因此，预防非常重要，应注意以下几点：

（1）对有严重肝肾损害、心肺功能不全及休克的糖尿病患者，忌用双胍类降糖药物；

（2）老年糖尿病患者尽量不用"苯乙双胍（降糖灵）"；

（3）戒酒。

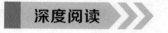

乳酸性酸中毒的救治

乳酸性酸中毒目前尚缺乏有效的治疗，本病一旦发生，死亡率极高，应积极预防诱发因素，合理使用双胍类药物，早期发现，积极进行治疗。

轻度乳酸性酸中毒可以大量饮水，以促进乳酸的排出，同时酌情服用碳酸氢钠等碱性药物；中度以上的乳酸性酸中毒患者，一定要去医院诊治，具体治疗措施包括：

1、胰岛素治疗

本病由胰岛素绝对或相对不足引起，需要用胰岛素治疗，根据血糖监测结果来决定胰岛素剂量。即使是非糖尿病患者，也有人主张胰岛素与葡萄糖合用，以减少糖类的无氧酵解，有利于血乳酸清除，糖与胰岛素比例根据血糖水平而定。

2、迅速纠正酸中毒

当 pH 小于 7.2、HCO_3^- 小于 10mmol/L 时，只要患者肺脏能够维持有效的通气量而排出二氧化碳，肾脏有能力避免钠水潴留，就应及时补充 5% 碳酸氢钠 100~200ml（5~10g），用生理盐水稀释为 1.25% 的浓度。严重者血 pH 小于 7.0，HCO_3^- 小于 5mmol/L，可重复使用，直至血 pH 大于 7.2，再停止补碱。

注意：补碱也不宜过多、过快，否则可加重缺氧及颅内酸中毒。每 2 小时测定血 PH 值、乳酸及电解质。

3、迅速纠正脱水及休克

补液扩容可改善组织灌注，纠正休克，利尿排酸。补液量要根据病人的脱水情况，心肺功能等情况来定。肾上腺素和去甲肾上腺素可强烈收缩血管，减少肌肉、肝脏的血流量，应予禁用。

4、吸氧

鼻导管给氧，必要时作气管切开或用人工呼吸机。

5、补钾

根据酸中毒情况、血糖、血钾高低，酌情补钾。防止因降酸过快，输钠过多引起低血钾和反跳性碱中毒。

6、透析治疗

用不含乳酸根的透析液进行血液或腹膜透析，可加速乳酸的排泄，多用于不能耐受钠水潴留的老年病人和肾功能不全的病人。

7、去除诱因

如控制感染，停止使用能引起乳酸酸中毒的药物（如降糖灵）等。

十二、糖尿病昏迷：先识别，再施救

要点聚焦：昏迷是糖尿病最危险的急症之一，对神经系统的影响尤为严重。如不及时进行抢救，昏迷时间持续 6 小时以上，就会造成脑组织不可逆的损伤，甚至死亡。导致糖尿病昏迷的原因有很多，不同病因的昏迷其救治手段也不一样，因此，对于昏迷的糖尿病患者，一定要注意辨明原因，以便于正确施救。

昏迷是糖尿病最主要的急性并发症之一，对神经系统的影响尤大，如果抢救不及时，昏迷时间持续 6 小时以上，就会造成脑组织不可逆的损伤，甚至死亡。导致糖尿病患者昏迷的原因有很多，大致可分为"糖尿病相关性昏迷"（如低血糖昏迷、酮症酸中毒昏迷、高渗性昏迷、乳酸性酸中毒昏迷等）和由合并症引起的昏迷（如急性脑卒中等）。昏迷的病因不同，其救治措施也不一样。因此，对于昏迷的糖尿病患者，一定要先辨明病因，再实施抢救。下面简单谈谈"糖尿病相关性昏迷"的几种常见类型及救治要点

1、糖尿病所致的昏迷的原因有哪些

导致糖尿病人昏迷的原因有很多种，而直接由糖尿病所致的昏迷主要有：

（1）低血糖昏迷

当血糖低于 2.8mmol/L 时，称为低血糖，严重者会发生昏迷，这是糖尿病昏迷最常见的类型。常见诱因有：①降糖药物（尤其是胰岛素）用量过大；②注射

胰岛素以后，没有及时进餐或进食量过少；③运动量增加，但没有相应增加进食量或减少药量。在低血糖昏迷发生前，病人往往有心慌、头晕、饥饿感、出冷汗、手足颤抖等自觉症状，此时立即进食甜食便可化险为夷，否则，病情将会进一步发展，出现烦躁、抽搐、精神异常、神志恍惚，直至进入昏迷状态。

（2）酮症酸中毒昏迷

常见诱因有：①各种严重感染；②擅自将胰岛素减量或停用；③机体处于应激状态（如外伤、大手术、急性心脑卒中等）；④暴饮暴食等等。患者早期往往表现为口渴、多饮、多尿及乏力、消瘦，进一步发展则出现食欲减退、恶心、呕吐，并有心慌气短。酸中毒加重时，有头晕、嗜睡、烦躁、呼气中带有烂苹果味，继而出现意识模糊、反应迟钝而陷入昏迷。患者血糖多在 16.7~33.3mmol/L，血酮体＞4mmol/L，尿酮体阳性，血 pH 值往往低于 7.35。

（3）非酮症高渗性昏迷

常见诱因有：①各种严重感染，尤其是急性胃肠炎（呕吐、腹泻）、肺炎等；②不适当应用利尿剂、脱水剂；③静脉大量输注葡萄糖；④急性胰腺炎、急性心梗、大面积烧伤等应激情况。这种昏迷多见于口渴中枢功能减退的老年人，以严重脱水及神经精神症状（如抽搐、一过性偏瘫等）为主要临床表现，化验检查：高血糖（＞33.3mmol/L）、高血浆渗透压（＞320mos/L），而尿酮体检查多为阴性。该病病情危重、死亡率高，必须及早诊断和治疗。

（4）乳酸性酸中毒昏迷

乳酸性酸中毒昏迷较为少见，但也不可忽视。该类型见于有肝肾功能不全的老年糖尿病患者，往往是由于过量服用双胍类（主要指苯乙双胍）药物引起。这是因为此类药物对肌肉内乳酸的氧化，以及肝糖原异生均有抑制作用，而且由于肾功能不好，导致乳酸排泄障碍，致使血液中乳酸过多积聚，引起乳酸性酸中毒。早期表现为食欲不振、恶心、呕吐，逐渐发展到呼吸深大、皮肤潮红、烦躁不安，以至发生昏迷。化验检查：血乳酸增高（5.0mmol/L），血 pH 值小于 7.35。

2、糖尿病昏迷的救治要点

糖尿病患者发生昏迷时，若不及时抢救，很可能有生命危险，救治应争分夺秒。

（1）首先要区分是"低血糖性昏迷"还是"高血糖性昏迷"。在此向大家介绍一个分辨方法：一般说来，"低血糖性昏迷"常常表现为全身肌力瘫软，皮肤潮湿，体温下降而呼吸平稳，呼吸无特殊气味；而"高血糖性昏迷"的病人，则见呼吸深而快，口渴，皮肤及口唇干燥，呼出的气体带有苹果味。最简单可靠

专家点评：糖尿病患者出现昏迷，既可能是低血糖引起，也可能是高血糖引起。所以，在昏迷原因没搞清楚时不要随便给病人喂食糖水，以免加重病情。而且给意识不清的病人喂糖水容易造成呛咳甚至窒息。

的鉴别方法是快速测定指血血糖。

（2）如果患者意识尚清并能吞咽，低血糖患者可让其喝甜饮料或吃糖块、甜点；高血糖患者可嘱其尽量多饮白开水（或淡盐水）。

（3）当一时无法判断出糖尿病患者昏迷的原因时，暂时不要实施上述抢救措施，因为高血糖与低血糖两种原因引起的昏迷的治法是完全相反的。

（4）若患者意识不清，应将病人放平，头部偏向一侧，以免呕吐造成窒息，解开衣领，以保证其呼吸道通畅，并立即与急救中心联系，迅速送至医院抢救。

▶ 深度阅读 ▶▶▶

电解质紊乱——糖尿病人不应忽视的临床问题

临床实例 1

患者，于某某，男，80 岁。因发现血糖高 20 余年，加重伴顽固性腹泻半月余以"2 型糖尿病并肠道植物神经功能紊乱"收入院。患者既往有慢性支气管炎病史 30 余年。

入院查体：T 36.5℃，P 80 次 / 分，R 24 次 / 分，BP 150/80mmHg。老年男性，神志清，反应迟钝，全身皮肤及唇舌干燥、弹性差，双肺呼吸音粗低，未闻及哮鸣音及湿性啰音，心率 80 次 / 分，律齐。腹平软，无明显压痛及反跳痛，肝、脾肋下未及，双下肢无浮肿，余（—）。门诊化验：空腹血糖 13.8mmol/L，大便常规正常、潜血（—）。

入院后给予胰岛素降糖、营养神经、收敛止泻等药物对症治疗。当天夜里，患者出现精神亢奋，胡言乱语。值班医生开始时怀疑是"低血糖"所致，急查血糖为 10.4mmol/L，排除了低血糖。后又考虑到患者有长期吸烟及"老慢支"病史，值班医生遂又拟诊为"肺性脑病"，并给予吸氧及呼吸兴奋剂静滴，但直到次日早晨患者精神

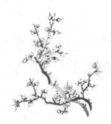

症状仍无改善。笔者查房发现，患者无明显呼吸困难症状，肺部也无明显干湿性罗音，临床不支持 2 型呼衰及肺性脑病，急做血气分析检查：pH：7.55；PaO_2：85mmHg；$PaCO_2$：55mmHg，HCO_3^-：32mmol/L，K+：1.6mmol/L，Na+：138mmol/L，Cl−：85mmol/L，符合"失代偿性低钾低氯性代谢性碱中毒"，遂停用呼吸兴奋剂，采取口服及静脉补钾等措施，随着低钾、代碱的纠正，患者意识很快恢复正常。

临床实例 2

患者：张某某，女，66 岁。因口渴、多饮、多尿 4~5 年，加重伴发热、咳嗽、恶心、呕吐 1 天，以"2 型糖尿病并酮症酸中毒、肺部感染"收入院。

入院查体：T 38.6℃，P 98 次 / 分，R 28 次 / 分，BP 120/70mmHg。患者老年女性，急性病容，神志清，精神差。双肺呼吸音粗，右肺底闻及湿性啰音，心率 98 次 / 分，律齐，腹部无压痛及反跳痛，肝脾肋下未及，余（一）。门诊检查：血常规：血红蛋白 150g/L，白细胞 11.8×10^9/L，中性粒细胞占 78%，淋巴细胞占 22%；尿常规：尿糖（++++），尿酮体（++），尿蛋白（一）；空腹血糖：18.4mmol/L；血生化：K+：3.8mmol/L，Na+：167mmol/L，Cl−：98mmol/L，血尿素氮：11.4 mmol/L，血肌酐：138（mol/L，二氧化碳结合力：18mmol/L。胸片示：两肺纹理增多，右肺下野可见片状模糊阴影。

入院后，即给予快速大量补液，抗生素控制肺部感染，小剂量胰岛素静滴控制血糖。次日早晨查房，患者空腹血糖为 10mmol/L，尿酮体转阴，烧已退，但其精神状态甚至还不及入院时，患者明显嗜睡、神志淡漠、腹胀、四肢无力，急查血糖及电解质，血糖基本在正常范围，血钾 1.6 mmol/L。考虑患者肌无力及精神症状乃低血钾所致，后经口服及静脉输液补钾，患者症状很快消失。原来，夜班接诊医生在给病人补液、输注胰岛素的过程中，没有注意补钾，而胰岛素可促进钾由细胞外向细胞内转移，从而导致低血钾。

水和电解质是人体生命必不可缺的物质，是细胞代谢、血液循环及维持人体内环境稳定的基础。因此，只有确保水和电解质的相对稳定，才能维持人体各种正常的生理功能，包括意识状态。而水、电解质失衡可引起大脑缺血、缺氧及代谢产能异常，导致病人意识障碍。

临床上，出现意识障碍的糖尿病人不少见，人们首先想到的往往是低血糖、酮症酸中毒、非酮症高渗昏迷等糖尿病急性并发症或者是血压异常、脑卒中、心衰、肺性脑病等伴随疾病，而水、电解质紊乱及酸碱失衡问题则常常被忽视。事实上，糖尿病人由于饮食控制不合理、呕吐或腹泻、过度利尿、进水量不足，再加上在救治过程中不注意补充水和电解质，因而很容易发生水、电解质紊乱及酸碱失衡，而后者也是导致患者意识障碍的一个重要原因。其中，又以老年患者更为多见，一方面，老年人由于口渴中枢不敏感，在体内缺水时不能及时主动补充水分；另一方面，老年人各个脏器的生理功能（尤其是肾功能）逐渐衰退，对体内水和电解质的自动调节能力明显下降，因此，一旦患病，老年人特别容易发生水、电解质紊乱。

比较常见的导致糖尿病人精神症状的电解质紊乱类型主要有：

1、低钾低氯性碱中毒

糖尿病人特别容易出现低血钾：这主要是由于：①糖尿病人膳食种类过于单调，导致钾摄取不足；②高血糖导致高渗性利尿，尿量增多，带走大量电解质，引起低血钾；③胃肠功能紊乱（恶心、呕吐、功能性腹泻等）导致钾丢失增加；④药源性低血钾：因使用排钾利尿剂（如氢氯噻嗪、速尿等）、糖皮质激素等药物导致钾丢失；⑤在使用胰岛素的过程中忽视补钾：例如，在救治酮症酸中毒病人时，需要持续静点胰岛素控制血糖，而胰岛素可促进钾由细胞外向细胞内转移，如不注意及时补钾，容易出现低血钾，进而导致代谢性碱中毒。

2、低钠血症

又称"低渗综合症"，在糖尿病人中也不少见，可因过度限盐、补液不当（如脱水时大量补充白开水，没注意补充盐分）或长期服用保钾排钠利尿剂等因素引起。轻度低钠血症一般无明显症状，但严重时可出现头痛、嗜睡及精神错乱，甚至发生惊厥、昏迷等。治疗上需要补充钠盐。

3、高钠血症

又称"高渗综合症"。糖尿病人常因呕吐、腹泻、过量使用利尿剂导致脱水而诱发，其主要表现为严重口渴，皮肤粘膜干燥，心慌，严重时可出现烦躁、嗜睡甚至癫痫、昏迷等症状。治疗上需要补充足量的低张液。

4、其他

如低钙血症或高钙血症均可导致精神异常，尤其是低钙血症在老年糖尿病人当中比较多见，严重者不但可引起肢体抽搐，还可导致精神异常，如烦躁易怒、焦虑失眠、抑郁以致精神错乱。

综上所述，当糖尿病患者出现意识障碍而不能用低血糖、酮症酸中毒、非酮症高渗综合征、心脑卒中、低血压或高血压、肺性脑病、肝昏迷等疾病来解释时，应注意排除是否存在电解质紊乱及酸碱失衡。需要说明的是，轻度的代谢性酸中毒和/或代谢性碱中毒一般不需特殊处理（即不需补酸或补碱），随着脱水和电解质紊乱纠正，肾功能的改善，尿量增加，通过患者自身的调节也能够自行纠正。

十三、高血糖临床分型及处理对策

要点聚焦：高血糖大体可分为空腹血糖高、餐后血糖高、空腹和餐后血糖均高三种类型，不同类型的高血糖，处理方法也不一样；即便是同一类型的高血糖，因其病因不同，处理方法也可能截然相反。

1、空腹高血糖的原因及对策

原因1："苏木吉"现象

对策：监测夜间（尤其是凌晨）血糖，确认夜间曾有低血糖发作，而后导致次日空腹血糖反跳性增高，即所谓"苏木吉"现象。通过适当减少晚餐前口服降糖药（或睡前中长效胰岛素）的剂量，避免夜间低血糖发生，空腹血糖即可恢复正常。

原因2：药效维持时间短或剂量不足

对策：同样要监测夜间血糖，在彻底排除病人夜间曾有低血糖发作以后。可以选择中、长效口服降糖药，如格列美脲、达美康缓释片、瑞易宁、二甲双胍缓释片等，晚餐前口服；或者选择中、长效胰岛素，如诺和灵N、长效胰岛素类似物（甘精胰岛素或地特胰岛素）等，晚上睡前皮下注射，并可根据血糖监测结果酌情调整用药剂量，直至血糖得到满意控制为止。

原因3：夜间加餐量过大

对策：加餐的量不宜过多，时间选在临睡前（晚上10点左右），不要等发生低血糖了再去加餐，那样往往会吃的很多，不利于血糖控制。

原因4：夜间睡眠欠佳

对策：保持情绪稳定，学会放松，避免过度焦躁，必要时可配合使用镇静安眠药物。

2、餐后高血糖的原因及对策

原因1：进食量过大，或者所吃食物升糖指数较高

对策：饮食控制糖尿病治疗的基础，任何情况下都要坚持，即便是用药的病人也不例外，没有良好的饮食控制，再好的药物也白搭。调整方法如下：

（1）控制进食量，每餐吃七、八分饱即可（一般情况下不超过2两）；

（2）为减轻餐间饥饿感，主食尽量选择膳食纤维含量较高的粗粮或全麦食品，采取"少吃多餐"；

（3）稀饭、粘粥的"升糖指数"较高，可显著升高餐后血糖，所以糖尿病人尽量不喝或少喝稀饭；

（4）少吃油腻食物，因为脂肪类食物的含热量较高。

原因2：选药不当，或用法不对，或药量不足

对策：合理选用药物对控制餐后血糖非常关键。主要用于降低餐后血糖的药物有格列奈类（如诺和龙、唐力）、α-糖苷酶抑制剂（如拜唐平、倍欣）、糖适平等，而胰岛素则应选择超短效胰岛素类似物（如诺和锐、优泌乐）或短效胰岛素（如诺和灵R、优泌林R）。另外，还要注意药物的用法，如α-糖苷酶抑制剂要求与第一口饭一起嚼碎同服，诺和龙要求餐前即服，糖适平要求餐前半小时口服，诺和灵R要求餐前半小时皮下注射，诺和锐要求餐前即刻皮下注射；并且，这些主要针对餐后血糖的口服降糖药或胰岛素制剂均需一天三次给药。如果用法不正确，疗效将会大打折扣。当然，如果药物选择和用法都没问题而血糖仍高，可以酌情加大药量或采取联合用药。

原因3：餐后缺乏适当的运动

对策：饭后适当运动，可以消耗体内的热量，辅助降低餐后高血糖。一般建议在餐后半小时开始运动，应选择有氧运动形式（如慢跑、快步走等），运动强度不宜过大，时间掌握在30~45分钟。注意：不要做激烈的无氧运动，后者可刺激交感神经兴奋，反而会升高血糖。

3、餐前、餐后血糖均高的原因及对策

前面分别谈了空腹血糖及餐后血糖升高的原因，主要是为了便于分析原因。事实上，单纯空腹或者餐后血糖升高的情况并不太多，更多的情况是两者均高，或是以某一方升高为主。

空腹血糖和餐后血糖相互影响。空腹血糖反映的是基础血糖水平，餐后血糖是在基础水平之上的进一步升高；反过来，餐后血糖控制不好，也会顺延影响到下一餐的餐前血糖（或空腹血糖）使之升高。

对餐前、餐后血糖均高的处理，既要两者兼顾，又要分清主次。除了调整饮食、适度运动以外，在用药方面主张采取"长短结合"、"联合用药"。长效药物（如格列美脲、达美康缓释片、诺和灵N、甘精胰岛素等等）主要用来控制空腹血糖，短效药物（如诺和龙、拜唐平、诺和灵R、诺和锐等）主要用来控制餐后血糖。

此外需要注意的是，像严重感染、高烧、手术创伤等应激情况同样会引起血

糖显著升高，因此，对血糖控制不满意的患者，一定要注意排除感染等应激因素，并及时处理。

第七章　自测题

★名词解释

　　1、苏木杰现象（Somogyi 现象）；2、黎明现象；

★填空题

　　1、糖尿病的急性并发症主要有：<u>低血糖、酮症酸中毒、非酮症高渗昏迷、乳酸酸中毒</u>。

　　2、非糖尿病患者低血糖症的诊断标准是<u>≤2.8mmol/L（50mg/dl）</u>，而糖尿病患者血糖<u><3.9mmol/L（70mg/dl）</u>。

　　3、低血糖的表现有三种情形：<u>交感神经兴奋症状、神经缺糖症状、无症状</u>。

　　4、糖尿病人经过胰岛素治疗，空腹血糖仍高，可能的原因有：<u>晚餐前（或睡前）胰岛素用量不足</u>，"<u>黎明现象</u>"，"<u>苏木杰现象</u>"。

　　5、酮体主要包括：<u>乙酰乙酸、丙酮、β－羟丁酸</u>。

　　6、抢救糖尿病酮症酸中毒，最初是小剂量胰岛素加入到生理盐水中静脉点滴，当血糖降至<u>13.9mmol/L</u>时，则改输5%的葡萄糖溶液加胰岛素，每<u>2~4g</u>葡萄糖加1U胰岛素。

★单选题

　　1、糖尿病人发生低血糖，可能有哪些原因？（E）

　　　　A、降糖药物（包括口服降糖药及胰岛素）的用量过大

　　　　B、注射胰岛素后没有及时进餐

　　　　C、增加运动量但没及时加餐或减少降糖药用量

　　　　D、空腹大量饮酒

　　　　E、以上都是

　　2、以下哪项与低血糖的严重程度无关：（E）

　　　　A、血糖降低的绝对程度

　　　　B、机体对低血糖的反应性

　　　　C、血糖下降的速度

　　　　D、低血糖的持续时间

　　　　E、病人的性别

3、鉴别是不是苏木吉（Somogyi）反应的最好方法是：（B）

A、测早餐前空腹血糖

B、夜间多次测血糖

C、测晚餐前血糖

D、测晚餐后2小时血糖

E、以上都不对

4、如何处理苏木吉（Somogyi）反应引起的空腹血糖升高？（C）

A、减少晚餐进食量

B、增加胰岛素用量

C、减少胰岛素用量

D、加用双胍类药物

E、以上都不对

5、引起糖尿病酮症酸中毒的主要诱因有哪些？（E）

A、急性感染

B、中断治疗

C、各种应激

D、暴饮暴食

E、以上都是

6、下列哪项不是糖尿病酮症酸中毒的表现：（A）

A、眼压增高

B、皮肤干燥

C、呼吸深而缓慢

D、血压下降

E、呼气中带有烂苹果气味

7、高渗性昏迷与酮症酸中毒的实验室检查的主要区别是：（D）

A、血糖水平

B、血钠水平

C、血尿素氮水平

D、血浆渗透压

E、血清 CO2CP

8、关于高渗性非酮症糖尿病昏迷的临床特点，哪一项是不正确的：（B）

    A、多见于老年人

    B、患者多有血肌肝、尿素氮升高

    C、2/3 的患者没有糖尿病史

    D、突出表现为血糖及血浆渗透压显著增高

    E、常有神经精神症状

9、糖尿病酮症酸中毒的两项首要治疗是：（A）

    A、足量胰岛素、补充体液和电解质；

    B、足量胰岛素，纠正酸中毒；

    C、纠正酸中毒，补充体液和电解质；

    D、足量胰岛素，中枢兴奋剂；

    E、纠正酸中毒，中枢兴奋剂。

10、治疗高渗性非酮症糖尿病昏迷时，哪一项是错误的：（E）

    A、如发生休克，宜首先输入生理盐水或胶体溶液，迅速纠正休克

    B、无休克或休克已纠正后，自胃肠道补给水分或静滴 0.45% 盐水，待渗透压至 330mOsm/L 为止

    C、应用小剂量胰岛素静脉滴注

    D、血糖降至 13.9mmol/L 左右，开始输入 5% 葡萄糖加中和量胰岛素，若尿量在 40ml/h 以上可同时补钾

    E、立即输注碳酸氢钠

11、在高渗性非酮症性糖尿病昏迷病人的治疗过程中，患者由昏迷到清醒，再由清醒到昏迷，下列哪种情况出现的可能性最大？（D）

    A、再度出现高渗性昏迷

    B、酮症酸中毒

    C、脑溢血

    D、脑水肿

    E、脑缺氧

12、与糖尿病相关的急性并发症有哪些？（E）

    A、低血糖

    B、糖尿病酮症酸中毒

    C、糖尿病非酮症高渗昏迷

    D、糖尿病乳酸酸中毒

    E、以上都是

★判断题

1、低血糖的危害远不如高血糖大。（×）

2、所有低血糖皆与糖尿病有关。（×）

3、低血糖也可以没有任何自觉症状。（√）

4、过度节食也会导致"酮症酸中毒"。（√）

5、"糖尿病高渗性昏迷"多发生于青年人。（×）

★问答题（答案略）

1、简述低血糖、低血糖症、低血糖反应三者有何区别？

2、糖尿病人发生低血糖的常见诱因、临床表现和急救措施。

3、低血糖有哪些危害？

第八章：慢性并发症

本章导读

　　糖尿病的危害主要来自并发症，尤其是慢性并发症，其"危害之广"，无所不及；"危害之深"，非残即死。可以这么说，如果没有并发症，糖尿病绝不会像现在这么令人恐惧。值得庆幸的是，糖尿病的各种慢性并发症又是可防可治的，如能早期发现，及早治疗，病人预后良好。遗憾的是，许多的糖尿病友，包括他们的亲属，对糖尿病并发症的防治知识了解甚少，结果没能早期发现，并一而再，再而三地错过治疗良机，最终导致悲剧的发生。

　　糖尿病慢性并发症形形色色、五花八门，其临床特点及治疗原则也各不相同。如果不注意鉴别，很容易被误认为是其他系统的疾病，导致误诊误治。

　　糖尿病不可怕，真正可怕的是无知。您想了解各种慢性并发症的真面目以及如何战而胜之吗？答案就在本章当中。

一、高血压是怎么一回事

要点聚焦：高血压是心血管疾病的重要危险因素，可导致心、脑、肾、眼等多个靶器官的损害。随着对高血压认识的不断深入，关于正常或理想血压的标准界限逐渐降低。换句话说，过去尚属"正常"的血压值，放在现在就属"偏高"。

"血压"是指血管内流动的血液对血管壁产生的侧压力，它对人体非常重要，是血液在血管中流动的动力，正是在血压的推动下，血液沿血管流至各个组织和器官，带来充沛的营养和氧气，带走代谢废物和二氧化碳。血压包含收缩压和舒张压，收缩压是指心脏在收缩时血液对血管壁的侧压力；舒张压是指心脏在舒张时血液对血管壁的侧压力。血压用血压计在肱动脉上测得的数值来表示，写作 xx/yy mmHg，分子代表收缩压，分母代表舒张压。

高血压是以体循环动脉压增高为主要表现的一组临床综合征，也是临床最常见的一种心血管疾病。根据 1999 年世界卫生组织（WHO）公布的血压标准：在未使用降压药物的情况下，收缩压 ≥ 140mmHg 和 / 或舒张压 ≥ 90mmHg 即为高血压；既往有高血压史，目前正在使用抗高血压药物，现血压虽未达到上述水平，亦应诊断为高血压。需要说明一点，不论是收缩压还是舒张压，一个达到或超过正常值，就是高血压。关于高血压诊断的详细内容请参见本文附表。

引起高血压的危险因素有很多：高盐饮食、超重及肥胖、吸烟、过量饮酒、体力活动不足、长期精神紧张等等。大多数高血压病人有头痛、头晕、乏力、健忘等非特异性症状，也有的病人没有任何症状。高血压是心血管疾病的重要危险因素，长期高血压会导致心、脑、肾、眼等多种并发症，简述如下：

1、脑血管疾病

这是高血压病最主要的并发症。血压长期升高，导致脑血管破裂引起脑溢血；或是造成脑动脉硬化、血管内皮损伤，导致脑血栓。

2、高血压性心脏病

动脉压持续性升高，可加重心脏负担，导致左心室代偿性肥厚，严重时可导致充血性心力衰竭。

3、冠心病

高血压患者由于血压持续升高，左心室射血阻力增大，心肌收缩力加强，耗氧量随之增加；合并冠状动脉粥样硬化时，冠状动脉血流储备功能降低，心肌供氧减少，因而造成心肌供氧量和需氧量之间的平衡失调，引起心绞痛、心肌梗死、心力衰竭、心律失常，严重者甚至可以导致猝死等。

4、肾脏疾病

长期高血压可导致肾小动脉硬化及肾功能减退，引起夜尿增多、蛋白尿、肾功能不全及尿毒症。而肾脏损害反过来又可加重高血压。两者相互影响，形成恶性循环。

5、眼底病变

长期的高血压还可导致眼底病变（如视网膜动脉硬化、出血等），甚至失明。

目前我国采用正常血压、正常高值和高血压进行血压水平分类（表8-1）。

专家点评： 表中的血压分级，只适用于没有服用降压药物以及非应激状态下之患者，并且患者需测量血压两次或两次以上，以求其平均血压值。当收缩压及舒张压分别落在不同分期中时，应选择较高的血压值作为该患者血压分期的依据。

血压分类	收缩压(mmHg)	舒张压(mmHg)
理想血压	＜ 120	及＜ 80
正常血压	＜ 130	及＜ 85
正常高值	130 ～ 139	或 85 ～ 89
Ⅰ级高血压(轻度)	140 ～ 159	或 90 ～ 99
Ⅱ级高血压(中度)	160 ～ 179	或 100 ～ 109
Ⅲ级高血压(重度)	≥ 180	或 ≥ 110
单纯收缩期高血压	≥ 140	＜ 90

表 8-1　血压水平分类（WHO/ISH）

注：当患者的 SBP 和 DBP 进入不同的级别时，应采用较高的级别；单纯收缩期高血压根据收缩压水平分级。

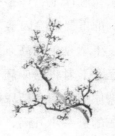

二、糖尿病人为何要特别重视高血压

要点聚焦： 对于糖尿病合并高血压的患者，控制血压与控制血糖同等重要。不同人群的血压控制标准也不一样，心血管危险因素越多或已出现并发症的高危患者，对血压控制越是严格。糖尿病肾病患者的血压要求控制在120/75mmHg以下。

我国高血压患病率呈持续上升态势，新近完成的《中国居民营养与慢性病状况报告（2015）》显示，2012年我国18岁及以上成人高血压患病率为25.2%，换句话说，每4个成年人当中就有一个高血压。而在每4个死亡的人中，就有1个人死于高血压。每年死于高血压的人数将近300万。每年的10月8日为"全国防治高血压日"。

糖尿病人群高血压的患病率是非糖尿病人群的2~4倍，大约有50%的糖尿病患者合并高血压。然而一个令人担忧的事实是：糖尿病患者大多对高血糖非常重视，对高血压却不太在意，存在明显的"三低"现象，即知晓率低、服药率低、控制率低。

1、糖尿病与高血压互为因果

一方面，高血压可加重糖尿病。高血压的基础是动脉硬化，即动脉壁增厚变硬、官腔变窄、弹性降低，造成局部供血不足，这会引起或加重糖尿病患者的大血管和微血管并发症，加重糖尿病病情的发生与发展。

另一方面，糖尿病会促发及加重高血压。糖代谢紊乱可加速肾动脉和全身小动脉硬化，使外周阻力增加，血压升高；高血糖可增加血容量，使肾脏超负荷，水钠潴留可引起血压升高。

2、糖尿病合并高血压的危害

临床上，许多糖尿病人都同时合并高血压，而高血压和糖尿病同为心脑血管病的重要危险因素，两者并存会产生"1+1＞2"的协同效应，其心脑血管意外的发生率是单纯高血压或单纯糖尿病患者的2~4倍，死亡风险也随之大大增加，难怪有学者将糖尿病与高血压并存比喻为"死亡二重奏"。同时，高血压还可促进糖尿病肾病和糖尿病视网膜病变的发生和发展，而糖尿病肾病的进展也会引起血压的进一步升高，从而形成恶性循环。也正因为这个缘故，医生在给高血压危险分层时，会将合并糖尿病者列为心血管病高危人群，其面临的危险与血压大于180/110mmHg时对身体的影响相当。

3、糖尿病人严格控制血压的益处

英国前瞻性糖尿病研究（UKPDS）发现，对于糖尿病合并高血压患者，严格控制血压可以使任何糖尿病相关终点事件的发生率下降24%、微血管病变减少37%、心肌梗死减少44%；而强化控制血糖仅使任何糖尿病相关终点事件减少12%、微血管病变减少25%、心肌梗死减少16%，由此可见，强化降压比强化降糖获益更多。因此，对于糖尿病合并高血压患者而言，治疗糖尿病的同时，切不可忽视高血压的控制，严格控制血压比强化控制血糖甚至更加重要，目的是为了减少糖尿病并发症的发生，最大限度地降低死亡率。

4、糖尿病人的血压控制目标

对于一般单纯性高血压病人，只要血压不超过140/90mmHg即可。鉴于糖尿病合并高血压的严重危害，对糖尿病人的血压控制要比非糖尿病人更加严格，要求控制在130/80mmHg以下，倘若患者同时合并糖尿病肾病（24小时尿蛋白＞1g），则血压控制要求更严，应低于120/75mmHg，只有这样，才能对肾脏起到有效的保护作用。

需要提醒的是，对年龄超过65岁，或伴严重冠心病的糖尿病合并高血压患者，血压控制目标可以适当放宽，不超过140/90mmHg即可，如果血压降得过低反而容易引起更多不良事件（如缺血性脑中风、体位性低血压等）。

专家点评： 血压控制标准不能搞"一刀切"，需要因人而异。原则上，患者心血管病风险越高，血压控制目标越严格。但对高龄老年人、严重冠心病患者可以适当放宽血压控制目标。

三、糖尿病合并
高血压如何选择降压药

要点聚焦： 降压药物主要分为六大类，即利尿药、β-阻滞剂、血管紧张素转换酶抑制剂（ACEI）、血管紧张

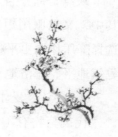

素Ⅱ受体拮抗剂（ARB）、钙拮抗剂（CCB）和（－受体阻滞剂。ACEI 和 ARB 是目前公认的糖尿病合并高血压的首选治疗药物，尤其适合于合并早期糖尿病肾病的患者。

许多糖尿病患者同时合并高血压，面对品种繁多的各类降压药物，究竟该如何选择？哪些药物既可以有效降压又对糖代谢没有影响？降压药物有哪些副作用？等等这些都是糖尿病友面临的实际问题。下面，我们就上述问题作一简介。

1、降压药物的分类与特点

临床常用的降压药物分为六大类，分别是：

（1）血管紧张素转换酶抑制剂（ACEI）

代表药物有贝那普利、培哚普利、福辛普利等。

此类药物不仅有较强的降压作用，而且可以逆转心室重构、减少蛋白尿。长期应用对糖、脂代谢无不良影响，对心脏和肾脏具有保护作用，并能改善胰岛素抵抗，是糖尿病合并高血压患者的首选用药，尤其适合于伴有早期糖尿病肾病、蛋白尿、心力衰竭、左心室肥大和心肌梗死后的高血压。

主要不良反应是干咳，单独应用可能会导致高血钾。严重肾功能不全、肾动脉狭窄、高血钾、服用后出现干咳不能耐受的高血压患者禁用。

（2）血管紧张素Ⅱ受体拮抗剂（ARB）

其代表药物有缬沙坦、氯沙坦、坎地沙坦、厄贝沙坦和替米沙坦等。

与 ACEI 类似，ARB 不仅可以降低血压，而且对心血管和肾脏具有保护作用，也可增加胰岛素敏感性，与 ACEI 一起被推荐为糖尿病合并高血压的首选治疗药物。

与 ACEI 相比，该药不良反应少，不会引起干咳，对于不能耐受 ACEI 的高血压患者可以选用 ARB。

（3）钙离子拮抗剂（CCB）

该药具有扩张阻力血管作用，降压效果在各类降压药物中首屈一指，对糖、脂代谢无影响，适用于中重度高血压和老年单纯收缩期高血压。

缺点是部分病人服用后会出现头胀、颜面潮红、心慌、脚踝水肿及牙龈增生，其中，又以服用短效钙离子拮抗剂（如心痛定）者最突出，因此，目前主张最好选择降压作用更平稳、副作用相对较小的缓释剂或长效制剂，如硝苯地平控释片、氨氯地平、非洛地平、尼群地平等。

（4）（－受体阻滞剂

代表药物有（心得安）、美托洛尔（倍他乐克）、比索洛尔等，其中，普萘

洛尔属于非选择性 β 受体阻滞剂，而美托洛尔、比索洛尔属于选择性 β1 受体阻滞剂。

由于此类药物可导致心动过缓，掩盖低血糖症状；大剂量服用还可引起血糖、血脂、血尿酸代谢紊乱，因此，一般不作为糖尿病合并高血压的首选降压药，只用于心率偏快同时伴有冠心病或心绞痛（特别是心肌梗死后）的糖尿病患者。相比之下，选择性 β1 受体阻滞剂对糖、脂代谢影响很小，而且可降低糖尿病人的冠心病事件，因此，应优先选择。

（5）利尿剂

代表药物有：吲达帕胺（寿比山）、氢氯噻嗪（双氢克尿噻）、呋噻米（速尿）、氨体舒通（螺内酯）等。

此类药物主要通过利钠排水、降低容量负荷发挥降压作用。其降压作用缓和，主要适用于老年高血压、单纯收缩期高血压，也是难治性高血压的基础药物之一。小剂量使用时对糖、脂肪及电解质代谢无不良影响；如果长期、大剂量使用可引起电解质紊乱（如低血钾）以及血糖、血脂和血尿酸升高，故一般不作为糖尿病患者高血压的一线用药。但吲达帕胺（寿比山）除外，目前认为它是一种兼有利尿及钙拮抗作用的药物；对糖、脂代谢无不利影响；主要经胆汁排泄，故可用于高血压合并肾功能不全的患者。

（6）（- 受体阻滞剂

此类药物通过阻滞血管平滑肌的（- 受体，使外周血管舒张从而降低血压，其代表药物是派唑嗪、特拉唑嗪、多沙唑嗪等。

此类药物对糖、脂肪代谢无不良影响，还能减轻前列腺增生患者的排尿困难，故适用于伴有前列腺肥大的糖尿病高血压患者。缺点是容易体位性低血压，一般建议在临睡前服用。

2、降压药物有哪些不良反应

长期服用降压药，会引起一些不良反应。医生告诫说，这与服用药物的种类、剂量有关，而且与每个人对药物的耐受力、反应程度关系密切。

（1）ACEI：最常见的不良反应是刺激性干咳，发生率为 10%~20%，常常被患者误认为是"咽炎"或"感冒"而滥用抗生素，停药后（或换用 ARB 后）咳嗽症状可自行消失。此外，ACE 还引起血钾升高，其他临床罕见的不良反应还有血管神经性水肿、白细胞减少等等。有严重肾功能不全或服用后出现干咳不能耐受的高血压患者禁用。

（2）ARB：不良反应少，可有轻度头晕、恶心等，偶可致高钾血症。适用于对血管紧张素转换酶抑制剂不能耐受的高血压病人。

（3）钙离子拮抗剂：可引起头部胀痛、颜面潮红、心慌及脚踝水肿等不良反应，停药后症状可消失。

（4）（－受体阻滞剂：此类药物可抑制交感神经兴奋，导致心动过缓，掩盖低血糖症状；大剂量使用还可引起糖、脂、血尿酸代谢紊乱，诱发急性左心衰及支气管哮喘。因此，对于频发严重低血糖、或同时合并房室传导阻滞及哮喘的糖尿病患者，（－受体阻断剂应慎用。

（5）噻嗪类利尿剂：可导致低血钾及糖、脂代谢紊乱。合并高尿酸血症或痛风的糖尿病患者应慎用。

（6）（－受体阻滞剂：常见不良反应为体位性低血压，尤其是首剂服药时容易发生，因此首次服药时应在临睡前药量减半服用，并注意尽量避免夜间起床。老年患者应慎用。

3、糖尿病合并高血压的用药原则

（1）单药治疗首选 ACEI（或 ARB）

糖尿病伴高血压的患者，如果血压不是太高，通常是从单药、小剂量起始，药物首选血管紧张素转换酶抑制剂（ACEI）或血管紧张素受体拮抗剂（ARB），因为这两种药物不仅降压效果肯定，对糖脂代谢无不良影响，而且可以改善胰岛素抵抗，更重要的是对心脑肾有保护作用，有益于预防糖尿病慢性并发症。

（2）提倡早期联合用药

联合用药可以加强降压效果，并可减少因单一用药剂量过大所带来的药物不良反应，因此，当单药治疗效果欠佳时，应及时采取联合用药，并将 ACEI（或 ARB）作为联合用药的基础。例如，ACEI 有轻度保钾作用，吲达帕胺有轻度排钾作用，两药联用，既可增强降压效果，同时又可避免出现电解质紊乱。

（3）优先选择长效制剂

长效降压药的作用持久而平稳，可以减少血压波动，有利于保护心、脑、肾等靶器官，每天只需服用 1 次，患者依从性更好，因此，高血压患者宜优先选择长效降压药。举例来说，短效的钙拮抗剂（如硝苯地平）可反射性激活交感神经，引起面红、心悸、头疼、恶心等不良反应，不适合糖尿病伴高血压的患者使用；但其长效制剂（如硝苯地平控释片）降压效果强大而平稳，对代谢无不良影响，适合糖尿病伴高血压的患者长期使用。

（4）遵循个体化用药原则

应根据患者血压水平、并存的靶器官损害情况进行心血管风险评估，兼顾患者经济条件、药物耐受性、药物不良反应等诸多因素，在专科医生的指导下，个体化选择适合患者的降压药物，不宜自行选择或听信他人服用降压药。

4、糖尿病患者应如何选择降压药

糖尿病合并高血压的患者在选择降压药物时，除了要考虑降压效果好，对心、脑、肾等靶器官具有保护作用以外，还要尽量选择哪些对糖、脂代谢无干扰、不会引起电解质紊乱的药物。

例如，常用的双氢克尿噻、速尿等利尿剂，可引起糖耐量异常以及血脂、血尿酸升高，因此，糖尿病合并高血压的病人不宜选用双氢克尿噻，也应尽量避免使用含有双氢克尿噻成分的复方制剂，如复方降压片、复方罗布麻片、珍菊降压片等。此外，（–受体阻滞剂（如心得安）不仅会引起糖耐量异常，还可掩盖低血糖的症状。所以，糖尿病合并高血压的患者也不宜选用心得安。

在上述六大类降压药物当中，ACEI 或 ARB 是国内外指南一致推荐的糖尿病合并高血压，尤其是合并早期糖尿病肾病时的首选降压药。因为这两类药物不仅降压效果明确，对糖、脂肪代谢无不良影响，而且可以减少尿蛋白，逆转心肌肥厚，对心、脑、肾等重要器官具有保护作用。此外，ACEI 或 ARB 也是降压药物联合应用时必须包含的药物。如糖尿病合并心衰的患者，可考虑采取 ACEI（或 ARB）和利尿剂的联合治疗方案；同样，对于糖尿病合并冠心病心绞痛的高血压患者，ACEI（或 ARB）联合（–受体阻滞剂治疗可以使患者从中获得更大的益处；对于重度高血压患者，ACEI（或 ARB）联合钙离子拮抗剂（CCB）不失为一种理想的选择。

总之，糖尿病患者合并高血压时，选用药物要全面考虑，不可盲目滥用，病人应该在医生指导下，以改善生活方式为基础，选用既能有效平稳降压，又能长期耐受、依从性好的治疗药物，以达到良好控制血压的目的。高血压一旦确诊，常常需要终身治疗。经过降压药物治疗，血压

细节提醒： 高血压治疗提倡个体化、长期用药。此外，也不要忽视非药物治疗，后者也是控制高血压的一种重要手段，具体内容包括：低盐饮食、适度运动、戒烟限酒、控制体重、心理平衡等等。

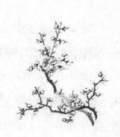

控制后，可以逐渐减少降压药物的种类和剂量，但必须坚持服药，不能自行停药。由于糖尿病患者容易发生体位性低血压，所以服用降压药后由卧位坐起或站立时，动作一定要慢，以防发生晕厥。

四、血压居高不下的原因及对策

要点聚焦： 导致血压居高不下的原因有很多：既有药物因素，也有非药物因素；既有生理因素，也有心理因素。此外，还有一部分高血压是由于某些特殊的疾病所引起。因此，对于降压效果不好的病人，一定要找准原因，对症下药。

血压居高不下会对心、脑、肾、眼等靶器官产生严重损害，导致一系列严重并发症，如心力衰竭、脑卒中、肾功能不全、眼底出血等。因此，长期而有效地控制血压对病人的预后至关重要。但在治疗过程中，有不少高血压病人反映：降压药吃了不少，血压仍然控制不理想，不是降不下来，就是忽高忽低。这究竟是怎么回事呢？

原因 1、白大衣效应

有些"患者"一踏进医院门或一见到医生心里就十分紧张，血压也随之升高，但这些"患者"在家里自测血压却不高，24 小时动态监测血压也在正常范围内。这种高血压在医学上被称为"白大衣高血压"，显然这是一种"伪高血压"。

对策：通过心理疏导，消除精神紧张。因为不是真正的高血压，故无需药物治疗。

原因 2、过度肥胖

肥胖患者由于总的血容量增多，心输出量及每搏输出量也随之增加；肥胖者往往存在高胰岛素血症，后者不仅可刺激交感神经兴奋，使血管外周收缩，还可引起水钠潴留；此外，肥胖还可导致脂质代谢紊乱，加重动脉硬化，降低血管弹性，导致血压升高

对策：减少热量摄入，增加运动消耗，积极控制体重。

原因 3、精神紧张、长期失眠

由于工作节奏快、压力大，精神长期处于紧张状态，大脑皮层高级神经功能失调，交感神经过度兴奋，肾上腺素分泌增加，周围血管收缩、阻力增加，心脏收缩力加强，心输出量增多，导致血压升高。

对策：注意劳逸结合，避免过度劳累及精神紧张，保持良好睡眠。

原因4、药物使用不当

①用药剂量不足；②单一药物疗效不佳时，未及时采取联合用药；③不了解药物代谢的半衰期，服药间隔过长；④服药依从性差，时断时续、经常漏服；⑤其它药物的拮抗作用，拟交感神经药（如麻黄素）、非甾体类消炎药（如消炎痛、布洛芬）、避孕药、糖皮质激素等药物与降压药联用，会使后者的疗效大打折扣。

对策：遵循个体化用药原则，从小剂量的单一药物开始，逐渐加量，如果效果仍不理想，考虑不同种类的降压药联合应用。提倡使用长效制剂，注意药物的合理配伍。

原因5、肾损害对高血压的影响

研究证实，长期高血压可致肾小动脉硬化，使肾脏血流减少而受损；肾损害反过来又能加重高血压，形成恶性循环。

对策：调整改善肾功能，选择对肾脏有保护作用的降压药物，如血管紧张素转换酶抑制剂（如蒙诺、洛汀新等），同时可配合使用利尿剂（如双氢克尿噻等），以减轻水钠潴留。需要强调的是，对高血压的治疗一定要从早期开始并持之以恒，惟有如此，才能最大限度地减少高血压对靶器官的损害。

原因6、缺乏对"继发性高血压"的病因治疗

继发性高血压是由某些特定的疾病引起的高血压,约占全部高血压病人的5%。主要分为两大类：一类是肾性高血压，由急、慢性肾炎、肾动脉狭窄等引起；另一类是内分泌性高血压，由嗜铬细胞瘤、原发性醛固酮增多症、皮质醇增多症、甲亢等引起。继发性高血压多见于年轻人，血压长期居高不下，药物治疗很难奏效，同时具有原发疾病的种种表现。

对策：明确病因并彻底祛除（包括手术治疗），血压即可恢复正常。当然，有些因病变特殊，其原发病无法根治，血压亦难以控制。

原因7、忽视生活方式干预

现已知道，高血压除与遗传有关外，与不良的生活方式也有很大关系。精神紧张、失眠、吃盐过多、吸烟酗酒、缺乏运动、身体肥胖等因素均可导致血压升高，并影响降压药物的疗效。

对策：改善生活方式，包括合理膳食、适量运动，戒烟限酒、心理平衡。具体讲，应该低盐（＜6g/d）低脂饮食，适当增加钾与钙的摄入，坚持规律性运动，最好选择有氧代谢运动（如快步走、慢跑、游泳、骑自行车等），但不宜做剧烈运动。

411

细节提醒：对血压居高不下者，不要一味增加降压药物的种类和剂量，而应注意查找隐藏在高血压背后的病因。

原因8、药品本身质量有问题

如过期、变质及假冒伪劣药品，病人服用了非但起不到治疗作用，反而还会引起不良反应。

对策：提高自我保护意识，看病要去正规医院，彻底杜绝假冒伪劣药品，当然还要靠行政执法部门及全社会的共同努力。

五、高血压治疗的八大误区

要点聚焦：我国高血压的患病率近年来呈急速上升趋势，知晓率低（不到1/2）、服药率低（不到1/4）、控制率低（不到1/10）真实反映了我国高血压的防治现状，而要改变目前这种现状，首先要从纠正错误观念着手。

误区1、全凭自我感觉来估计血压高低

高血压病人的症状轻重与血压高低并不完全一致，有些病人尽管血压很高，却没症状；相反，有些病人血压仅轻度升高，症状却很明显。这是因为每个人对高血压的耐受性不同，因此，不能凭自我感觉来估计血压的高低，更不能以此作为是否用药的依据。降压治疗的目的是减少心、脑、肾等靶器官的损害，而不仅仅是减轻不舒服的症状。正确的做法是定期测量血压，每周至少测量两次。只要病人血压高，无论有没有症状，均需要及时干预。

误区2、血压降下来就擅自停药

有些病人在用降压药治疗一段时间之后，血压降至正常，就擅自停药，结果造成血压反弹，不得不再加用降压药物。这样用用停停，不仅达不到治疗效果，而且由于血压大幅波动，还会导致心、脑、肾等并发症（如脑溢血、肾功能衰竭等）。高血压目前只能控制，还无法治愈，所以要坚持长期用药。正确的做法是当血压降到正常后，寻

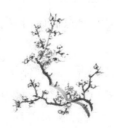

找一个合适的维持量长期服用，不可擅自停药。

误区3、不坚持个体化用药

高血压用药应遵循个体化的治疗原则。由于每个病人的具体病情不同，因此，治疗方案也不一样。例如，某某病人用血管紧张素转化酶抑制剂（ACEI）效果很好且无任何不适，而另外一个病人可能因严重干咳而无法耐受。再如，有些病人单用或联合用利尿剂后降压效果很好，但痛风病人服用利尿剂后却可能因血尿酸升高而诱发痛风。

误区4、血压控制目标一刀切

老年人一般均有不同程度的动脉硬化，血压稍高一点反而有利于心、脑、肾等脏器的血液供应。如果不顾年龄及病人的具体情况，一概要求血压降到"正常"水平，有时反而得不偿失。正确的做法是根据病人的年龄、脏器的功能情况，将血压降到适当的水平，特别是老年人，不可过度降低血压。新近国外的高血压防治指南，已将老年人的血压控制目标由之前的140/90mmHg，调整为150/90mmHg。

误区5、不注重联合用药

一般说来，单用一种降压药物，可使血压降低10~20 mmHg。如果单用一种药物不能将血压控制得很满意，主张与其他种类的降压药联用，而不是增加单一药物的剂量。这样，一方面可以发挥不同种类降压药之间的协同作用，增强降压效果，另一方面可以避免增加药物剂量可能带来的副作用。对于血压很高的病人（BP ≥ 160/100mmHg），从一开始治疗，就可以将两种甚至两种以上的降压药物联用。

误区6、降压药服用方法不当

研究表明，高血压病患者的血压在清晨醒后升幅最大（"晨峰现象"），中午以后血压会自行下降。这种血压变化规律致使患者容易在早晨和夜间发生脑中风（上午容易发生脑出血，而夜间则容易发生脑血栓）。有些高血压病人采取每日睡前一次性服用降压药；还有些患者采取同一剂量、每日三次服用，而且早晨用药时间较迟。这两种用药方法都没考虑到患者血压变化的规律，其结果往往是上午的血压控制不理想，而下午和夜间的血压偏低。正确的做法是：选择每日一次的长效降压药物，在晨起时服用；如果服的是一日三次的短效降压药物，早晨的药量应比晚上的药量大一些，而且尽量早用，这样方可有效地控制上午的血压高峰，减少血压波动，有效预防心脑血管意外事件的发生。

误区7、认为血压降得越快、越低越好

血压并非降得越快、越低就越好。一般说来，除高血压急症（如高血压危象、

专家点评： 良好的血压控制离不开正确的理念。纠正观念上的错误，是高血压患者必须要补上的一课。

高血压脑病等）外，均宜循序渐进地平稳降压。因为血压下降过快、过低，不但会使病人出现头晕、乏力等不适症状，还极易发生缺血性脑中风（即脑血栓），这种情况尤其多见于老年人。因为老年人均有不同程度的动脉硬化，正常或略高的血压更有利于心、脑、肾的血液供应，如果降压过于严格，势必影响上述脏器的血液供应。因此，控制血压一定要循序渐进、并且不宜过低。

误区 8、单纯依赖降压药，忽视非药物治疗

导致高血压的因素众多，不良的生活方式是其中的重要原因。因此，治疗上除了选择适当的降压药物以外，还要注意改善生活方式，包括低盐饮食、适度运动，避免情绪激动，保证充足睡眠，肥胖者应减轻体重等。

六、糖尿病友需要
提防"体位性低血压"

要点聚焦： 长期高血糖会损害心脏自主神经，引起血管舒缩功能失调，导致体位性低血压，造成晕厥致摔伤骨折。因此，糖尿病患者不仅要重视高血压，也要注意提防体位性低血压。

临床病例

张大爷患糖尿病 10 多年了，平常血糖控制得还可以，也没什么自觉症状。可是最近这段时间，张大爷经常早上起床时眼前发黑或站久了就会头晕，起初他以为是休息不好并没在意。可是有一天，午睡起床时张大爷突然眼前一黑，晕倒在地，虽然很快就自己清醒过来，但却造成了股骨颈骨折。经医生检查，最后诊断张大爷是体位性低血压引起的晕厥。

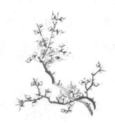

1、何谓"体位性低血压"

体位性低血压又叫"直立性低血压"，是指在平卧、下蹲突然站起或长时间站立时，收缩压突然下降超过20mmHg 和 / 或舒张压下降超过 10mmHg，并伴有明显的头昏、头晕、视物模糊、乏力、恶心、心悸、严重者还会导致晕厥。这种现象多是由于患者的自主神经功能紊乱引起的血管舒缩调节障碍所致，多见于老年人，体质较弱的女性、慢性营养不良者以及糖尿病患者。

2、低血压有哪些危害

长期低血压，可导致心、脑、肾等各个脏器的血液灌流不足，导致头晕、心悸、浑身无力、情绪低落、代谢废物排泄障碍等。严重体位性低血压，还会诱发心肌缺血、心肌梗死、脑梗死和老年性痴呆、晕厥、跌倒骨折等的发生。长期低血压会影响生活质量，视力、听力下降，不能坚持正常工作。

3、如何预防体位性低血压

对于糖尿病人的体位性低血压，首先要控制血糖，应用改善微循环、增强神经营养的药物，如甲钴胺等，在日常生活中注意以下几点：

（1）睡觉将头部垫高，在起床或久蹲后站立时，可先做些轻微的四肢准备活动，再缓慢站起。这样有助于促进静脉血向心脏回流，防止低血压。

（2）吃饭不要过饱，进餐后不宜立即起立；适当高盐饮食；不要大量喝酒。

（3）平常多饮水，这样可增加血容量而提升血压。活动后出汗较多时，注意盐和水分的补充。

（4）泡温泉、洗热水澡的时间不宜过长。因为热水浴可扩张周围血管，使回心血量减少导致血压下降。

（5）平常可穿医用弹力袜或小腿使用弹力绷带，可以减少下肢血管扩张，促进下肢血液回流，有利于预防体位性低血压发生。

（6）坚持运动锻炼，增强体质。

（7）对同时患有高血压或冠心病的中老年糖尿病患

专家点评： 糖尿病患者尤其是老年患者要重视防治体位性低血压，因为其危害程度不亚于高血压。但发生过低血压的患者也不必恐慌，只要做到常预防，勤保健，积极与医生配合，合理降糖、降压，就能防止体位性低血压的发生。

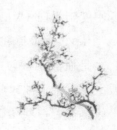

者，降压药（如利血平、α-受体阻断剂等）、利尿药、血管扩张剂、硝酸酯类药物等都有可能加重直立性低血压的症状。平时服药时应遵循逐渐增量和个体化原则，防止降压、利尿及扩血管作用过强过快。

4、如何治疗位性低血压

无症状时尽量不用。有症状时可试用氟氢可的松 0.1~0.2mg，每日 2 次口服，或用米多君（α-受体激动剂）2.5mg，每日 2~3 次，还可服用中药治疗。

5、发生体位性低血压如何紧急处理

一旦糖尿病患者在变换体位时出现头晕、眼花、眼前发黑等低血压症状时，应立即就地坐下或躺下，将头放低，松解衣领，适当保温，休息片刻后一般都能缓解。有条件的应及时测量血压、血糖，排除低血糖的发生。对发作持续时间较长而神智不清的病人，应及时送往医院救治。

七、您对"血脂"知多少

要点聚焦：血脂也有"好坏"之分。总胆固醇（TC）、甘油三酯（TG）、低密度脂蛋白-胆固醇（LDL-C）可加重动脉硬化，属于"坏胆固醇"；而高密度脂蛋白-胆固醇（HDL-C）可减轻动脉硬化，属于"好胆固醇"。

1、血脂的基本概念

"血脂"即血液中的脂类物质，它是人体必需的营养物质，其主要功能是提供热量和构筑人体的细胞成分。通常所说的"血脂"主要包括总胆固醇（TC）、甘油三酯（TG）、磷脂（主要有卵磷脂、脑磷脂、神经磷脂等）、游离脂肪酸等等。

胆固醇、甘油三酯等脂类物质本身不溶于水，它们必须与特殊的蛋白质（即"载脂蛋白"）结合形成"脂蛋白"才能以溶解的形式存在于血浆中，并随血流到达全身各处。在正常情况下，超速离心法可将血浆脂蛋白分为乳糜颗粒（CM）、极低密度脂蛋白（VLDL）、低密度脂蛋白（LDL）及高密度脂蛋白（HDL）四种：

（1）乳糜微粒（CM）

是血液中颗粒最大的脂蛋白，含甘油三酯近 90%。如果甘油三酯过高，血液看上去就会浑浊，放到 4℃冰箱静置过夜后，乳糜微粒就会漂浮到血清表面，看上去像是盖着一层"奶油"。

（2）极低密度脂蛋白（VLDL）和低密度脂蛋白（LDL）

是血液中胆固醇含量最多的脂蛋白，血液中的胆固醇大部分（60％左右）是在 VLDL 和 LDL 内。低密度脂蛋白 – 胆固醇（LDL-C）可进入血管壁，形成动脉粥样硬化斑块，斑块一旦破裂，就会引起心脑血管卒中。因此，LDL-C 与动脉粥样硬化的形成及心血管病的发生关系最为密切，是我们经常说的"坏"胆固醇。

（3）高密度脂蛋白（HDL）

是颗粒最小的脂蛋白，高密度脂蛋白 – 胆固醇（HDL-C）的含量约占总胆固醇的 1/3，它可减少 LDL-C 在血管壁内的沉积，还能帮助将外周血管内的 LDL-C 运送至肝脏进行降解，促进外周胆固醇的清除，因而具有抗动脉粥样硬化的作用，被誉为血管"清道夫"，我们称其为"好"胆固醇。

由此可知，不同类型的脂蛋白在动脉粥样斑块的形成过程中所起的作用不同。其中，"低密度脂蛋白"负责把胆固醇由肝脏运输到血管斑块内，而"高密度脂蛋白"的作用恰好相反，负责把斑块内的胆固醇运输出来（胆固醇逆运转）。因此，LDL-C 被称为"坏"胆固醇，HDL-C 被称为"好"胆固醇。所谓"调脂治疗"（旧称"降脂治疗"）就是降低"坏胆固醇（LDL-C）"，升高"好胆固醇（HDL-C）"

2、"血脂异常"有何危害　血脂是否越低越好

正常情况下，脂类在体内的吸收、消耗和转化维持相对平衡，所以人体内血脂含量可以保持稳定。

TC、LDL-C、TG 过高或 HDL-C 过低，被称为"血脂异常"。上述各项指标中，最需重视的是 LDL-C，该项指标越高，导致动脉粥样硬化及心脑血管病的危险越大。此外，TG 严重增高（≥ 5.6 mmol/L）时会增加急性胰腺炎的风险，后者也是一种很严重的疾病。

控制好血脂，可以预防血管硬化，减少心脑血管疾病的发生。但是，血脂也绝非越低越好

血脂在人体正常生理活动中发挥着重要的作用，是人体所必需的营养物质，例如，胆固醇可与蛋白质结合形成"脂蛋白"，后者是构成细胞膜的主要成分，胆固醇还是合成某些重要激素（如肾上腺皮质激素、雄激素、雌激素等）、维生素 D 的主要原料。甘油三酯是机体重要的能源储备，当禁食或饥饿时，机体靠动员脂肪来为生命活动提供能量。因此，血脂的控制目标并非越低越好。

血脂偏低往往是长期营养不良或慢性消耗性疾病、肿瘤恶病质的危险信号，还会增加脑出血的风险，故需引起重视和警惕。

3、血脂异常的诊断标准

血脂异常是指血浆中脂质的"量"和"质"的异常。由于脂质本身不溶于水，

只能以脂蛋白的形式存在于血液中，所以，"血脂异常"实际指的是血液中的脂蛋白异常，即血清低密度脂蛋白胆固醇（LDL-C）、总胆固醇（TC）、甘油三酯（TG）三个指标的水平过高，血清高密度脂蛋白胆固醇（HDL-C）过低的状态，其中尤以 LDL-C 升高对人体的危害最大。

目前国内和国际尚无一个统一的诊断标准，根据 2007 年颁布的《中国成人血脂异常防治指南》，血脂异常的诊断标准见表 8-2。

表 8-2 血脂异常的诊断标准 mmol/L（mg/dl）

名称	正常值	边缘升高	升高	降低
总胆固醇 （TC）	＜ 5.18 mmol/L （200mg/dl）	5.18～6.19 mmol/L （200～239mg/dl）	≥ 6.22 mmol/L （240mg/dl）	
甘油三酯 （TG）	＜ 1.70mmol/L （150mg/dl）	1.70～2.25mmol/L （150～199mg/d）	≥ 2.26mmol/L （200mg/d）	
低密度脂蛋白 胆固醇（LDL-C）	＜ 3.37mmol/L （130mg/dl）	3.37～4.12mmol/L （130～159mg/dl）	≥ 4.14mmol/L （160mg/d）	
高密度脂蛋白 胆固醇（LDL-C）	≥ 1.04mmol/L （40mg/dl）		≥ 1.55mmol/L （60mg/dl）	＜ 1.04mmol/L （40mg/dl）

根据上述诊断标准：TC ＞ 6.22 mmol/L（240mg/dl）、LDL-C ＞ 4.14mmol/L（160mg/d）、TG ＞ 2.26mmol/L（200mg/d）、HDL-C ＜ 1.04 mmol/L（40mg/dl）。只要具备上述四项中的一项或以上，即可诊断为"血脂异常"。

4、血脂的正常参考值及临床意义

血脂检查报告单包括的项目最主要的有四项：总胆固醇（TC）、甘油三酯（TG）、高密度脂蛋白胆固醇（HDL-C）和低密度脂蛋白胆固醇（LDL-C），此外，还有载脂蛋白 a（Lp-a）、载脂蛋白 A1（apoA1）和载脂蛋白 B（apoB）。

（1）总胆固醇（TC）：指血液中各脂蛋白所含胆固醇之总和，正常值为 3.11~5.18mmol/L。增高常见于冠心病、肾病综合症、胆总管阻塞及甲减；降低常见于营养不良、恶性贫血、甲亢等情况。

（2）甘油三酯（TG）：正常值为 0.56~1.7mmol/L。TG 增高可促使动脉粥样硬化形成与发展，还可导致脂肪肝及肥胖症。当 TG ≥ 5.6mmol/L 时，有发生急性胰腺炎的危险，需立即给予降甘油三酯治疗。

（3）低密度脂蛋白胆固醇（LDL-C）：正常值< 3.4mmol/L。LDL-C 增高是动脉粥样硬化发生、发展的主要危险因素，是"坏胆固醇"。

（4）高密度脂蛋白胆固醇（HDL-C）：正常值为 1.04~1.56mmol/L，高密度脂蛋白（HDL）具有抗动脉粥样硬化的作用，是"好胆固醇"。HDL-C 降低则是诱发冠心病的因素。

（5）脂蛋白 a（Lp-a）：正常参考值：10~140mmol/L（0~300mg/L）。Lp-a 动脉粥样硬化有密切关系，Lp-a 升高（≥ 300mg/L）会显著增加动脉粥样硬化及冠心病的发生风险。

（6）载脂蛋白 A1（apoA1）：正常参考值：1.20~1.60g/L。apoA1 是高密度脂蛋白（HDL）的主要载脂蛋白，可以代表 HDL-C 水平，apoA1 缺乏时容易诱发动脉粥样硬化和冠心病。

（7）载脂蛋白 B（apoB）：正常参考值：0.80~1.20g/L。apoB 是低密度脂蛋白（LDL）的主要载脂蛋白，临床意义也与 LDL-C 相似。apoB 越高，罹患冠心病的风险越大。

5、报告单"正常"仅供参考，具体治疗主要看"危险分层"

血脂检查报告单上标注的血脂正常值范围，是指我国成年普通人群的血脂合适范围，此"正常值"对临床治疗没有太大的指导意义。《2014 年中国胆固醇教育计划血脂异常防治专家建议》提出，根据临床疾患和（或）危险因素，对患者进行心血管危险分层，根据不同的层次，制定不同血脂控制目标。换句话说，每个具体病人是否需要调脂药物治疗，以及 LDL-C 应该控制到什么水平，是根据患者心血管疾病危险性评估结果来决定的。

心血管疾病综合危险因素的评估包括以下指标：否患有动脉粥样硬化性心血管疾病（ASCVD）、高血压、糖尿病、慢性肾病（3 或 4 期）；或存在其他危险因素，这其中包括年龄（男性≥ 45 岁、女性≥ 55 岁）、吸烟、高密度脂蛋白胆固醇< 1.04mmol/L、体重≥ 28kg/m^2、早发缺血性心血管病家族史（注：家族史是指一级亲属，包括父母、子女、兄弟姐妹；早发年龄为，男性发病时< 55 岁，女性发病时< 65 岁）等。

极高危人群：患有急性冠脉综合征（包括急性心肌梗死或不稳定型心绞痛）或冠心病同时合并糖尿病者，这类极高危人群的 LDL-C 要控制在 1.8mmol/L（70mg/dl）以下。

高危人群：患有冠心病、缺血性卒中 / 一过性脑缺血发作（TIA）、糖尿病、高血压合并≥ 3 个危险因素、慢性肾脏病（1~4 期 CKD），这类高危人群的 LDL-C（低密度脂蛋白胆固醇）要控制在 2.6mmol/L（100mg/dl）以下。

中危人群：高血压或者其他危险因素超过 3 个以上者，这类人群的 LDL-C（低密度脂蛋白胆固醇）要控制在 3.4mmol/L（130mg/dl）以下。

低危人群：无高血压及其他危险因素 < 3 个。这类人群的 LDL-C（低密度脂蛋白胆固醇）要控制在 4.14mmol/L（160mg/dl）以下。

例如，某人较年轻、无高血压及糖尿病、不吸烟、不胖、父母没有心血管病史，其 LDL-C 只要不超过 4.14mmol/L 即可；另一患者冠心病合并糖尿病，按照标准，属于心血管疾病极高风险人群，即使其血脂检查结果在正常参考范围内，也仍需调脂治疗，宜将 LDL-C 要控制在 1.8mmol/L 以下。因为风险极高的心血管疾病患者，其血脂水平需要控制得更低才合适。因此，不要认为各项血脂检查结果均在参考值范围内就不需要治疗，而要先对患者进行心血管病风险评估再决定是否需要降脂治疗。

6、"血脂异常"的临床分类

血脂异常的分类较复杂，按照病因可以分为继发性和原发性。"继发性血脂异常"可继发于全身系统性疾病，包括糖尿病、肾病综合征、甲状腺功能减退症等。某些药物如利尿剂、糖皮质激素等也是引起继发性血脂异常的重要原因。在排除了继发性因素后，可诊断为"原发性血脂异常"，原发性者除部分是由于先天基因缺陷（如家族性高胆固醇血症或高甘油三酯血症）所致，其余的病因还不清楚。

实际临床工作中，常常根据血脂谱的特点进行分类，以便于指导临床用药。

（1）高胆固醇血症：以血清总胆固醇（TC）水平增高为主，可以伴有低密度脂蛋白 - 胆固醇（LDL-C）升高和高密度脂蛋白 - 胆固醇（HDL-C）降低。

（2）高甘油三酯血症：以血中甘油三酯（TG）增高为主，可以伴有高密度脂蛋白 - 胆固醇（HDL-C）降低，而总胆固醇（TC）和低密度酯蛋白 - 胆固醇（LDL-C）水平正常或略偏高。

（3）混合型高脂血症：血清总胆固醇（TC）和甘油三酯（TG）均增高。

（4）低高密度脂蛋白血症：主要表现为血中高密度脂蛋白 - 胆固醇（HDL-C）降低。

7、脂代谢紊乱的表现及危害

单纯血脂异常患者一般没有明显的症状，只有少数病人会出现乏力、犯困等症状，也有部分患者会在眼睑、肌腱、肘、膝、臀或踝部出现隆凸于皮肤的黄色瘤。

"血脂异常"尽管不痛不痒，但可引起动脉粥样硬化，进而导致众多的相关疾病，尤其是心血管疾病，严重威胁人类的健康。

8、化验血脂前的有关注意事项

（1）抽血化验前至少两周保持平常的生活和饮食习惯，不要刻意荤腥不沾，这样才能反映出真实的血脂情况，进而才可以判断是否需要接受药物治疗，或是正在服用的药物是否合适等。

（2）在抽血前三天内应避免高脂餐及大量饮酒，以免造成血脂升高的假象。

（3）在身体状态比较稳定的情况下进行化验，例如近期无急性疾病、外伤、手术等情况。急性感染期血脂会明显异常。

（4）目前一般选择空腹检查血脂。在抽血前一天晚8点开始就不要吃东西，包括各种零食、水果、花生、瓜子等，可以少量饮水，第二天早上8~10点抽取静脉血。

9、哪些人需要检查血脂

以下人员需要每年检查血脂：

（1）已罹患冠心病、脑血管病或周围动脉粥样硬化疾病的患者；

（2）高血压患者、糖尿病患者、肥胖者、吸烟者；

（3）有冠心病、卒中或其他动脉粥样硬化性疾病家族史者，尤其是直系亲属中有早发病或早病死者；

（4）有皮肤黄色瘤或黄疣者；

（5）家族中有高脂血症者；

（6）45岁以上的男性和绝经后的女性；

（7）头晕、头痛、失眠、胸闷气短、记忆力下降、注意力不集中、健忘、体形偏胖、四肢沉重或肢体麻木等人；

（8）其他健康成年人（20岁以上）最好每年检验一次，至少每隔3~5年检查一次血脂。

对于缺血性心脑血管疾病（心绞痛、心肌梗死、脑中风、短暂性脑缺血发作等）及其高危人群，则应每3~6个月检查1次血脂。

血脂异常有时候表现可以出一些不特异性的症状比如头晕、头痛，手脚麻木等等，但更多的情况是因为体检或

细节提醒： 不能单凭患者血脂检查结果是否处于正常范围，而应根据患者未来发生心血管疾病风险度的大小来决定其是否需要降脂治疗以及血脂控制的目标值，风险级别越高，发生心血管病的危险性越大，调脂治疗的目标也越严格。

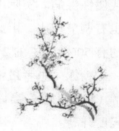

住院治疗其他疾病才发现的，因此即使没有症状，符合上述情况的人群应该常规检查血脂，以便及时发现和检出血脂异常。

10、"血脂异常"是否需要长期治疗

非药物治疗是纠正血脂异常的基础措施，需要坚持终生。即使启动药物治疗后仍应继续进行饮食控制和运动锻炼，不能因为药物治疗就放松生活方式干预。多数患者、特别是已经发生心脑血管疾病和（或）糖尿病者均需要长期用药。不能因为一段时间治疗后胆固醇降低到了目标值以下就自行停药或减小用药剂量，否则会明显增加发生心肌梗塞或卒中等疾病的风险。

八、糖尿病人为何要高度重视"血脂异常"

要点聚焦：糖尿病人合并血脂异常，无异于"雪上加霜"，两者狼狈为奸，会大大增加病人心脑血管疾病的患病风险，因此，糖尿病人比一般人更要重视血脂异常。

临床病例

王大爷患糖尿病多年，深知高血糖的危害，平日里无论是饮食还是用药都比较规律，自己还购置了血糖仪，经常在家自我监测，血糖控制得一直不错，因此，一年到头很少去医院查体。可就在 1 个月前，王大爷突发一侧肢体偏瘫，家人急忙将他送往医院。经脑 CT 检查确诊是"脑血栓"，化验显示：血糖基本正常，但血脂显著升高。一旁的王大爷儿女感到奇怪，老爷子血糖控制得很好，怎么会发生脑血栓呢？

1、糖尿病人为何容易出现脂代谢紊乱

糖尿病是由于机体胰岛素绝对缺乏或胰岛素作用不足而引起血糖异常升高的代谢性疾病。实际上，胰岛素的作用不仅仅是调控血糖，它对脂肪和蛋白质代谢也有调节作用，由此不难理解为何糖尿病患者常常伴有脂代谢紊乱。据统计，大约有 50%~60% 的 2 型糖尿病患者存在"血脂异常"。

糖尿病患者最常见的脂质代谢紊乱是甘油三酯（TG）和低密度脂蛋白 – 胆固醇（LDL-C）升高以及高密度脂蛋白 – 胆固醇（HDL-C）下降，总胆固醇（TC）轻度升高。

2、脂代谢紊乱有哪些危害

单纯的脂代谢紊乱除少数人会出现乏力、头昏、犯困等不适以外，通常没有明显的自觉症状，很容易被人忽视。然而，它与心脑血管疾病的发生、发展密切相关。升高的脂类物质沉积在血管壁上，导致动脉粥样硬化、血管管腔狭窄甚至闭塞，引起高血压、心绞痛、急性心梗、脑梗塞等严重后果。严重乳糜微粒症还可导致急性胰腺炎。

糖尿病人如果再合并血脂异常，两者狼狈为奸，不仅会加重胰岛素抵抗，使糖尿病病情恶化，还会使病人罹患心脑血管疾病的风险进一步加大。据统计，大约有 2/3 的糖尿病患者最终死于心脑血管并发症。

3、严格控制血脂的重要意义

糖尿病的最大危害来自于心血管并发症，据统计，75％~80％的 2 型糖尿病死于心血管疾病。国际上一些大型糖尿病临床研究表明，严格控制血糖可以大大减少微血管并发症，但对降低大血管并发症（即心脑血管疾病）的作用却并不十分显著，这说明除血糖之外还有其他因素在起作用，而脂代谢紊乱就是其中最重要的致病因素之一。所以，为了预防心脑血管并发症的发生，糖尿病人仅仅控制血糖是远远不够的，还要注意严格控制血脂、血压、肥胖等其它危险因素。大量的循证医学研究证明：糖尿病患者采用调脂药物治疗可以显著减少冠心病的发生与发展。

4、糖尿病人脂代谢紊乱的控制目标

在美国糖尿病协会（ADA）2005 年公布的最新糖尿病治疗标准中，关于调脂治疗作了如下建议：

（1）一般糖尿病患者 LDL-C 的靶目标为 < 2.6mmol/L（100mg/dL），对合并心血管疾病的高危患者，建议 < 1.8mmol/L（70mg/dL）；

（2）男性糖尿病患者 HDL-C 的靶目标为 > 1.04mmol/L（40mg/dL），女性糖尿病患者为 > 1.15（50mg/dL）。

（3）TG 的治疗目标为 < 1.7mmol/L（150mg/dL）。

专家提醒：过去只是将高血糖列为冠心病的一个危险因素，而现在认为患有糖尿病的人和患过心梗的人一样危险，糖尿病是冠心病的"等危症"，因此，对糖尿病人（尤其是合并冠心病的糖尿病人）的血脂控制要求更加严格，即便糖尿病人的血脂检测值在正常范围之内也需要给予调脂治疗。

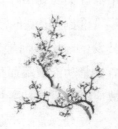

九、"血脂异常"的非药物及药物治疗

要点聚焦： 每种降脂药物都有各自的作用特点，临床上，应根据患者血脂异常的类型来选择合适的降脂药物。在降脂治疗过程中，应特别注意降脂药物对肝脏和肌肉的副作用，为安全起见，一般不主张他汀类药物与贝特类药物联用。

糖尿病血脂异常的治疗包括非药物治疗（即生活方式干预）和药物治疗。非药物治疗主要指生活方式调整，包括减少脂肪摄入、高纤维素饮食、增加运动、减轻体重、戒烟、忌酒、限盐（< 6g/d）等等。一些轻度或低危的血脂异常患者，经过有效的生活方式干预可将其血脂水平控制在理想范围，但大部分患者需同时给予药物治疗。下面重点介绍血脂异常的药物治疗。

1、调脂药物的临床分类

调脂药物主要分为五大类，即他汀类药物、贝特类药物、烟酸类药物、胆固醇吸收抑制剂和胆汁酸螯合剂，其它还有鱼油制剂和中药制药。每类药物的作用特点及适应症均不一样，现分述如下：

（1）他汀类药物

①作用特点：以降低血清总胆固醇（TC）与低密度脂蛋白－胆固醇（LDL-C）为主，兼有降低甘油三酯（TG）的作用，此外还具有稳定或消退动脉粥样硬化斑块、保护血管内皮、抗炎等多种心血管保护作用，是目前公认的对心血管保护作用最强的药物，长期服用可以显著减少心脑血管事件的发生率。

②适应症：美国糖尿病协会（ADA）提出：只要没有药物禁忌症，不管糖尿病患者低密度脂蛋白－胆固醇（LDL-C）基线水平如何，40 岁以上的患者均应使用他汀类药物治疗，尤其适合于血胆固醇增高患者。

③副作用：他汀类药物的不良反应少，主要表现为胃肠道不适、肝损害及肌病，其发生与用药剂量呈正相关。他汀类药物最严重的副作用是横纹肌溶解，可引起急性肾功能衰竭而危及生命，尽管发生率很低（不足千分之一），但因病情严重，故应高度重视和警惕。

④禁忌症：活动性肝病患者(注：脂肪肝除外)以及儿童、孕妇、哺乳期妇女禁用。

⑤代表药物及用法、用量：辛伐他汀（舒降之），10~40mg，每日1次，睡前口服；普伐他汀（普拉固）10~40mg，每日1次，睡前口服；氟伐他汀（来适可），10~40mg，每日1次，睡前口服；阿托伐他汀（立普妥、阿乐）10~40mg，睡前口服；瑞舒伐他汀（可定）5~20mg，每晚一次口服。洛伐他汀，10~80mg每晚一次或每日分二次口服。血脂康胶囊（每粒含洛伐他汀2.5mg），常用剂量为2粒（0.6g），2次/日。

⑥注意事项：与单用他汀类药物相比，他汀类药物与贝特类联用发生横纹肌溶解的风险显著增加，故两药联用应慎重。用药过程中应注意监测肝功和肌酶，若肝脏酶转氨酶升高大于正常上限3倍，或者病人出现肌肉酸痛无力、血清肌酸激酶（CK）升高大于正常上限5倍，应及时停药，就医处理。

（2）贝特类药物

①作用特点：主要以降低甘油三酯（TG）为主，还可以升高高密度脂蛋白胆固醇（HDL-C），另外，还有一定的降低胆固醇（TC）的作用。

②适应证：高甘油三酯血症或以甘油三酯升高为主的混合型高脂血症。

③副作用：主要表现为轻度胃肠道不适，如恶心、腹胀、腹泻等，少数病人可出现肝功异常、肌痛甚至横纹肌溶解，与他汀类药物合用时不良反应显著增加。此外，长期服用可增加胆石症的发病率，可能与此类药物使胆固醇排入胆汁的量增多，促进胆结石形成有关。

④禁忌症：活动性肝病患者以及儿童、孕妇、哺乳期妇女禁用。

⑤代表药物及用法、用量：非诺贝特（力平之）100mg，每日3次口服，或微粒型200mg，每日一次口服；苯扎贝特（必降脂）200mg，每日3次口服，或缓释型400mg，每天一次口服；吉非罗齐（商品名"诺衡"）300mg，每天3次或600mg每天二次，或缓释型900mg，每天一次口服。

⑥注意事项：长期服用贝特类药物的患者需定期检测肝功及肌酸激酶（CK）。

（3）烟酸类及其衍生物

①作用特点：以降低甘油三酯（TG）、升高高密度脂蛋白胆固醇（HDL-C）为主，还可降低胆固醇（TC）、低密度脂蛋白胆固醇（LDL-C）水平。在所有调脂药物中，此类药物升高HDL-C的作用最强。

②适应症：适用于TG明显升高，HDL-C水平降低，LDL-C正常或轻度升高的患者（以低HDL-C为主的混合性血脂异常的患者）。

③副作用：可导致颜面潮红、皮肤瘙痒及胃肠不适，另外，还可引起血尿酸及血糖升高。

④代表药物及用法、用量：由于烟酸的副作用较大，临床上现已很少使用，取而代之的是烟酸衍生物，其代表药物是阿昔莫司（又叫"乐脂平"），这是一种人工合成的烟酸衍生物。与烟酸相比，阿昔莫司的降脂作用更强，不会引起血尿酸增高，还可以改善糖耐量，用法：0.25g~0.5g，2~3 次 / 日，饭后服用。

（4）胆固醇吸收抑制剂

①作用特点：此类药物可以阻止胆固醇经肠道吸收，从而减少肠内胆固醇向肝脏转运，显著降低 LDL-C，降幅高达 15%~20%，同时可升高 HDL-C。该药与他汀类的作用机制互补，两者合用比他汀类单药治疗作用更强。

②适应症：适用于不能耐受他汀类药物或者单用他汀类药物血脂不能达标的患者。因其安全性与耐受性好，更适于老年患者应用。

③不良反应：不良反应少见，偶有消化道症状（如恶心、腹胀、便秘、腹泻等）、转氨酶升高及头痛。

④代表药物及用法用量：依折麦布 10mg，每日 1 次。可在每天任意时间服用，食物不影响其疗效。

（5）胆酸螯合剂（树脂类）

①作用特点：在肠道与胆酸结合，阻止肠道对胆酸及胆固醇的吸收，促进其随粪便排泄，其主要作用是降低血中胆固醇（TC）。

②适应症：适用于对他汀类药物治疗无效的高胆固醇血症的病人，由于此类药物的胃肠道副作用较大，降脂作用相对较弱，目前临床已很少使用。

③不良反应：此类药物服用后不被吸收入血，所以不良反应主要集中在胃肠道，表现为恶心、腹胀、消化不良和便秘。

④代表药物及用法、用量：消胆胺（通用名：考来烯胺）4~8g，每日 1~3 次；降胆宁（通用名：考来替泊）10~20g，每日 1~2 次。

⑤注意事项：本品可引起脂肪、脂溶性维生素、叶酸吸收不良，因此，长期服用应适当补充维生素 A、维生素 D、维生素 K 等脂溶性维生素及钙盐。

（6）鱼油制剂

深海鱼油中含有较为丰富的 ω-3 脂肪酸（主要是指"二十碳五烯酸"和"二十二碳六烯酸"），它对血中的胆固醇及甘油三酯均有一定的降低作用。并且，它还具有防止动脉硬化、降低血粘度、预防血栓形成的作用。因此，鱼油制剂较适合于伴有高脂血症的心脑血管病患者。ω-3 脂肪酸的副作用较少，但降脂作用偏弱，价格不菲。鱼油制剂主要有：①多烯酸胶丸：又叫脉乐康。用法：成人每次口服 1.8g，每日 3 次口服。②深海鱼油丸：用法：成人每次口服 1 丸，每日 1~2 次口服。

（7）中成药及其他

常用的有血脂康胶囊、脂必妥胶囊等。严格来说，这类药不是单纯的中成药，而是中西结合的成药，如血脂康和脂必妥的主要成分均为红曲，且含有相当剂量的洛伐他汀，与他汀类或贝特类调脂药合用应谨慎，以免用药过量。

这类调脂药的效力相对较弱，一般仅适用轻、中度的血脂异常，不良反应相对较小。

2、调脂药物的选用原则

调脂药物的选择主要根据血脂异常的类型并结合各类调脂药物的作用特点来决定。

（1）高胆固醇（TC）血症/高低密度脂蛋白－胆固醇（LDL-C）血症：主要选用他汀类药物。

（2）高甘油三酯（TG）血症：主要选用贝特类药物，更重要的是要改变生活方式，尤其应强调禁酒（而非限酒）。

（3）混合性高脂血症：当甘油三酯＜5.5mmol/L时，应首先降低低密度脂蛋白－胆固醇（LDL－C），待LDL－C达标后再考虑降甘油三酯；如甘油三酯＞5.5mmol/L，应首先降甘油三酯，以防发生急性胰腺炎。另外，混合性高脂血症患者也可采用他汀类和贝特类联合用药，可减量联合使用，也可两类药物交替使用。

（4）低"高密度脂蛋白－胆固醇"血症：可选用贝特类或烟酸类药物。

另外，在治疗达标后，还应继续维持用药，以使血脂长期控制在良好的水平。

3、重视调脂治疗的安全性问题

调脂治疗应在确保安全的前提下进行，绝不能片面追求血脂达标而忽视安全问题。他汀类药物对肝脏和肌肉的副作用需要临床医生的特别关注。

肝功异常是他汀类药物最常见的副作用，因此，在用药过程中要注意监测肝功能。一般认为，转氨酶轻度升高不必停药，可在医生指导下适当减少剂量，同时配合使用保肝药物；当转氨酶升高≥正常3倍时，应暂停用药，待肝功恢复正常以后，再在医生指导下换用对肝功影响较小的降脂药。

他汀类药物另外一个重要的副作用是肌痛、肌病（炎）和肌溶解，其发生率大约在5%左右，临床并不十分少见，但由于绝大多数仅表现为乏力而容易被忽视。如果病人有肌痛并伴有肌酶的轻度升高，则为肌病或肌炎；如果病人有严重的肌肉疼痛和乏力，同时肌酶升高超过正常10倍，则考虑是肌溶解。肌溶解是非常严重的副反应，可并发急性肾功能衰竭而导致死亡。因此，对应用他汀类药物的患者应该注意病人肌肉乏力、疼痛等症状，及时进行肌酶的检查，提防肌溶解的发生。

由于他汀类与贝特类药物合用可增加肌溶解发生的风险，故一般不主张两药合用。即便病情确实需要两者联用，也要降低各自药量，而且早晚分开服用，以降低副反应的风险。

4、患者不能耐受他汀治疗时怎么办

临床上，少数患者可能不能耐受常规剂量的他汀治疗，此时可考虑以下措施：1）更换另一种他汀类药物；2）减少他汀剂量或改为隔日一次用药；3）换用其它种类替代药物（如依折麦布）；4）单独或联合使用贝特类或烟酸缓释剂；5）进一步强化生活方式治疗。若患者需使用但不能耐受大剂量他汀治疗，可用中小剂量的他汀联合依折麦布。

十、糖尿病性脂肪肝的危害及防治

要点聚焦：糖尿病与脂肪肝之间有着密切的联系，两者互相影响，如果不严加控制，很容易陷入恶性循环的怪圈。

临床病例

张先生年龄不到四十，身体却已早早发福，半年前查体发现血糖、血脂、血压均高，但因为没什么症状，自己就没太当回事。可最近张先生老是感到浑身没劲、没有食欲、腹胀明显，有时肝区还隐隐作痛，这才去到医院就诊。经过抽血化验及B超检查，最后诊断为"重度脂肪肝"。

1、何谓"脂肪肝"

脂肪性肝病简称"脂肪肝"，是指由于各种原因引起的肝细胞内脂肪堆积过多的病变。临床诊断脂肪肝主要是靠B超检查，而最准确的诊断方法是肝穿刺活检病理

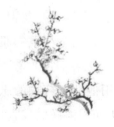

学检查。

根据患者有无过量饮酒史，分为"酒精性脂肪肝（AFLD）"和"非酒精性脂肪肝（NAFLD）"，后者主要与肥胖、糖尿病及脂代谢紊乱有关。根据病情进展情况（是否伴有炎症、坏死和纤维化），分为单纯性脂肪肝、脂肪性肝炎及脂肪性肝硬化。

2、糖尿病人为何容易合并脂肪肝

中国成人中，糖尿病的患病率已高达 11.6%，其中，90% 以上是 2 型糖尿病。国内有研究显示，2 型糖尿病人群中脂肪肝的患病率高达 46%，几乎每两个糖尿病人就有一个出现了脂肪肝，脂肪肝是 2 型糖尿病最常见的并发症之一。

糖尿病病人之所以容易合并脂肪肝，主要是由于胰岛素分泌不足，导致体内葡萄糖利用减少，脂肪分解加速，血中脂肪酸增多，大量的游离脂肪酸被肝脏摄取，并以脂肪(即甘油三酯)的形式在肝内堆积而形成脂肪肝。此外，脂肪肝还与高热量、高脂肪饮食及肥胖（尤其是腹型肥胖）有关。

3、糖尿病合并脂肪肝的症状及危害

轻度脂肪肝一般无症状，中、重度脂肪肝患者可出现疲乏无力、食欲不振、腹胀、嗳气、肝区胀满不适等感觉，尤其在饭后或运动时更加明显。

2 型糖尿病伴脂肪肝如果不及时治疗，危害很大。首先，可以导致严重肝损害，从单纯性脂肪肝，一步步发展为脂肪性肝炎、肝硬化，死亡的风险大大增加；其次，脂肪肝可以加重胰岛素抵抗，诱发及加重糖代谢紊乱，尤其是到重度脂肪肝或肝硬化时，由于肝功能异常，不能将血液中过剩的葡萄糖转化为肝糖原储存，导致血糖升高及糖尿病病情加重；第三，脂肪肝往往同时伴有脂代谢紊乱、肥胖及高血压，会显著增加心脑血管疾病的发生风险。

4、糖尿病性脂肪肝的治疗

通过有效防治脂肪肝，可以同时减少肝硬化、糖尿病和心脑血管事件，起到"一石三鸟"的作用。本病的治疗，主要应从以下三个方面着手：

（1）生活方式干预

首先，要加强饮食控制，限制热量摄入，以每 kg 标准体重 30~35kcal 为宜；调整饮食结构，降低饱和脂肪酸的摄入，使之小于 10% 总热量，同时减少胆固醇摄入，不能吃肥肉、油炸食品、奶油食品、膨化食品等，多吃新鲜果蔬，并严格忌酒；其次，要多运动，增强体内脂肪的消耗，尤其对于肥胖者来说，运动减肥比节食更加重要，患者可选择中等强度的有氧运动，如慢跑。

细节提醒： 那种认为脂肪肝若无症状就不必治疗的观点是绝对错误的。这是因为肝脏的代偿能力很强，没有症状并不代表疾病就没有进展，许多脂肪肝患者就是在不知不觉中逐渐发展为脂肪性肝炎，直至到了肝硬化晚期才被发现，这是非常危险的，因此，对于脂肪肝的治疗越早越好。

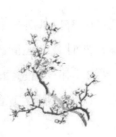

（2）积极治疗原发病、严格控制血糖

良好的血糖控制有助于肝内脂肪浸润的消退，因此，糖尿病性脂肪肝患者应加强血糖控制。理想的控制目标是：空腹血糖小于 6.0mmol/L，餐后 2 小时血糖小于 8.0mmol/L，糖化血红蛋白小于 6.5%。在选择降糖药物时，不宜选用磺脲类药物，因这类药物可使体重增加，而宜选择能够改善胰岛素抵抗的药物，如双胍类、格列酮类、（-糖苷酶抑制剂等。有报道指出，二甲双胍不仅有减肥作用，而且可使已经形成的脂肪肝逆转。但若患者肝功能不正常，转氨酶超过正常上限的 3 倍，则应换用胰岛素治疗，以避免增加肝脏的负担，加重肝损害。

（3）合理的药物治疗

①保肝：临床上，大约 20% 的脂肪肝患者存在肝功异常，但不要一上来就服用保肝药物，而应首选生活方式干预，事实上，通过减肥（例如，在 3~6 个月内使体重下降 5%~7%），多数患者的转氨酶便可恢复正常。只有当患者血清转氨酶很高时，才考虑短期使用保肝药物。临床上的保肝药物种类很多，应当选择安全性好、疗效确切的保肝药物，如多烯磷脂酰胆碱（商品名：易善复、肝得健）、水飞蓟素（商品名：益肝灵、利加隆）等，上述药物可通过修复肝细胞膜、提高肝脏解毒功能以及减少氧化应激损害等机制改善肝功能，疗程通常需要 6~12 个月，甚至更长时间。原则上不用联苯双酯、垂盆草冲剂等单纯降酶且停药后容易反跳的药物。

②降脂：目前认为，脂肪肝如果不伴有高脂血症，原则上不必用降血脂药物；脂肪肝同时伴有高脂血症，多数学者也不主张服用降脂药物，而是建议通过节食、运动、减肥、控糖来降低血脂。这是因为降脂药物对血脂的分流与调节主要是通过肝脏来完成的。只有在肝脏正常的情况下，降脂药物才能充分发挥作用。但是，对于脂肪肝患者，降脂药的作用因肝细胞受损而减弱，而其对肝脏的副作用反而突显出来，导致肝功能受损及脂质在肝细胞内蓄积加

剧。但如果患者心血管疾病风险较高，而生活方式干预效果不理想，也可酌情选用降脂药物，但剂量不宜过大，且要密切监测肝功能。

总之，脂肪肝的病因非常复杂，目前还没有针对脂肪肝的特效药。病因治疗很关键，肥胖引起的脂肪肝要积极控制体重，必要时可考虑短期使用减肥药物，如脂肪酶抑制剂"奥利司他"（商品名：塞尼可、卡优平）；酗酒引起的脂肪肝要及时戒酒；与糖尿病有关的的要积极控制血糖；药物引起的脂肪肝要停止使用相关的药物。但无论是那种脂肪肝，都离不开饮食控制和运动治疗。而且这种基础治疗需要贯穿终身，否则脂肪肝即便治好了也有可能卷土重来。

十一、糖尿病合并痛风的诊治

要点聚焦：痛风是一种与生活方式密切相关的慢性代谢性疾病，可引起关节以及肾脏的损害。该病目前只能控制还不能根治，关键在于预防。通过限制高嘌呤食物的摄入、戒酒、减肥等生活方式干预，可在一定程度上预防高尿酸血症及痛风发作。

临床病例

李先生是一家房地产公司的老总，日前在新楼盘竣工庆典仪式之后，邀请各路宾朋在一家新开业的海鲜酒楼聚餐。李总患糖尿病多年，平时吃饭用药都比较注意。这顿饭破例吃了不少海鲜，喝了几瓶啤酒，当时的感觉那叫一个字"爽"。不料当天夜里睡眠中被一阵钻心的疼痛惊醒，开灯一看右脚大拇趾处明显红肿。第二天到医院检查，血尿酸指标明显增高。医生告诉李先生，他患的是"急性痛风性关节炎"。

1、"痛风"是怎么回事

"痛风"是一种慢性代谢性疾病。近年来，随着生活水平的提高，痛风的发病率迅速升高。痛风好发于30~50岁的男性，女性在绝经期之前极少发病。

本病发生主要是由于体内一种叫做"嘌呤"的物质代谢出了问题，导致尿酸生成增多和/或排泄减少，引起"高尿酸血症"，尿酸盐结晶沉积到骨关节周围或肾脏等部位，导致关节及肾脏的急性或慢性损害，引起"痛风性关节炎"或/和"痛风性肾病"。上面提到的这位李先生就属于"急性痛风性关节炎"。

许多糖尿病人同时合并高尿酸血症，究其原因，主要原因有三：①糖尿病和痛风同属于代谢异常所致的"富贵病"，与高热量、高脂肪、高嘌呤饮食有很大关系；②糖尿病患者常常伴有肥胖及胰岛素抵抗，后者不仅可导致糖代谢紊乱，还可引起嘌呤代谢异常、尿酸生成增加；③许多病程较长的糖尿病患者都存在慢性肾功能不全，导致尿酸排泄障碍。

2、痛风的临床表现

痛风分为无症状期、急性期、间歇期和慢性期。在不同的阶段，有不同的表现。

（1）无症状性高尿酸血症期：患者血尿酸浓度增高，但无关节炎、痛风石或肾结石等临床症状。无症状高尿酸血症可持续 10~20 年，有的可终身不出现痛风。一般说来，血尿酸水平越高，出现痛风的危险性越大。（附：血尿酸的正常参考值：男性不超过 420μmol/L，女性不超过 360μmol/L。）

（2）急性发作期：诱因包括暴饮暴食、过度劳累、受潮受凉、某些药物、感染、关节局部损伤以及外科手术等等。发作前常无明显征兆，或仅有疲乏、全身不适和关节刺痛等。患者往往在深夜因关节痛而惊醒，疼痛进行性加剧，在 12 小时左右达高峰，呈撕裂样、刀割样或咬噬样，难以忍受。受累关节及周围组织红、肿、热、痛和功能受限。最常受累的是第一跖趾关节，其次为足背、足跟、踝、膝、肘、腕和指，也可累及一些关节外组织。

急性痛风性关节炎的自然病程不等。轻度发作可在 2~3 天内恢复；中度发作疼痛几小时内达高峰，高峰持续 1~3 天，然后逐渐缓解，7~10 天内恢复正常；严重发作需几周才能完全缓解。由此可见，初发痛风不经治疗亦可自愈，但多次发作转成慢性痛风性关节炎后就会有持续疼痛。

（3）发作间歇期：两次痛风发作之间称为"间歇期（或缓解期）"，间歇期患者往往没有任何症状。首次发作之后，一半以上的患者在一年内复发，只有 7%的患者长期观察而无复发。后期起病较缓，趋向多关节受累，病情更严重，持续时间更长，恢复更慢。

（4）慢性期：急性痛风反复发作后有可能转为慢性痛风性关节炎及痛风性肾病。患者常有持续性关节疼痛，在关节或软组织等部位可见痛风石，其表面皮肤破溃后可排出白垩粉样物质，并可导致关节破坏及畸形。痛风石沉积在肾脏，可引起肾脏损害，严重者可发展成尿毒症。

3、糖尿病合并痛风的膳食治疗

糖尿病患者合并痛风，在饮食方面要同时兼顾糖尿病和痛风对饮食的要求，在坚持总热量控制、平衡膳食等糖尿病饮食治疗的原则下，还要特别注意：

（1）以素食为主，减少肉食等高蛋白食物的摄入，尤其是海鲜、鱼虾、动物内脏、骨髓、肉干、肉汤、扁豆、香菇以及菌藻类等富含嘌呤的食品（表8-3）。在痛风急性发作期的2~3天内，应选用基本不含嘌呤的食品，如馒头、米饭、牛奶、鸡蛋、黄瓜、苹果等。在痛风缓解期也应尽量坚持低嘌呤饮食，多吃蔬菜瓜果，蛋白质摄入每日不超过1g/kg体重，以嘌呤含量较低的牛奶、鸡蛋为好。将每日膳食中的嘌呤摄入量限制在100~150mg以内。

（2）多饮水，每日2500~3000ml，以利尿酸排出。并适量服用碱性药如碳酸氢钠（小苏打），以碱化尿液促进尿酸排泄。

（3）严格禁酒，因饮酒可使血尿酸增高，诱发痛风。

（4）防止疲劳和受凉。

表8-3 各种食物（每100g）的嘌呤含量

嘌呤含量	代表食物
低嘌呤食物：每100g食物中嘌呤含量低于25mg，各期痛风均可食用。	1、主食类：精致米面及其制品（面包、饼干等）、玉米、高粱、马铃薯、山芋、通心粉等 2、蔬菜类：卷心菜、白菜、芹菜、黄瓜、、茄子、莴苣、南瓜、西葫芦、胡萝卜、白萝卜、山药、土豆。 3、水果类：苹果、梨、西瓜、樱桃、橘子等。 4、奶蛋类：鲜奶、酸奶、奶粉、奶酪、鸡蛋、鸭蛋等。 5、饮料：苏打水、矿泉水、汽水、淡茶等。
中嘌呤食物：每100g食物中嘌呤含量在25～150mg，发作期不宜食用。	1、畜禽肉类：猪、牛、羊、狗等畜肉，鸡、鸭、鹅等禽肉 2、水产品：鱼类（草鱼、鲤鱼、鳕鱼、鲈鱼、比目鱼、泥鳅等），蟹，香螺 3、豆类及其制品：干豆类（绿豆、赤豆、黑豆、蚕豆等），豆制品（豆腐、豆腐干、腐乳等） 4、蔬菜类：蘑菇、菠菜、花菜、笋及笋干、龙须菜、金针菜，鲜豆类（芸豆豇豆、毛豆、蚕豆、豌豆等），海带、银耳等 5、其它：花生、腰果、芝麻、莲子、杏仁等

续　表

嘌呤含量	代表食物
高嘌呤食物：每100g食物中含嘌呤150~1000mg，痛风病人不宜食用。	1、畜肉类：肝、肠、胃、胰等动物内脏及其所制的浓汤汁 2、水产品：鱼类（带鱼、鲳鱼、沙丁鱼、凤尾鱼、海鳗、鲭鱼、鲨鱼等海鱼）、贝壳类（蛤蜊、淡菜、干贝等）、虾类（海虾、虾米）、海蜇、海参等 3、豆类和菌藻类：黄豆、黄豆芽、豆苗、豆浆、扁豆、紫菜、香菇等 4、其它：猪血、鸡血、鸭血、各种酒类（尤其是啤酒）等

4、糖尿病合并痛风的药物治疗

痛风的治疗一般分为"急性发作期"和"发作间歇期"两个阶段，分述如下：

（1）急性发作期：急则治标，休息、把脚抬高、冷敷，给予消炎止痛药物以缓解症状。

①非甾体消炎药：如消炎痛、芬必得、扶他林等，疼痛症状较轻者可选用此类药物，首剂加倍，关节症状消失后可停药。此类药物对胃肠道有刺激作用，个别情况甚至导致胃肠道出血，因此建议餐后服用，同时加用一些保护胃黏膜的药物。

②秋水仙碱：这是治疗痛风性关节炎急性发作的特效药，能迅速缓解关节肿痛等自觉症状。患者最好是在有发作预感时就开始服药，倘若没能在发作前用药，此时就不宜单用秋水仙碱，建议同时合并使用 NSAID。如果症状发作已超过48小时，不再推荐使用秋水仙碱。

秋水仙碱的传统用法是：首剂1mg（2片），口服，以后每2小时0.5mg，至剧痛缓解（疼痛减轻，并不要求疼痛完全消失）即可停药，每日最大剂量6mg（12片）。传统疗法因副作用较大已趋淘汰，取而代之的是小剂量疗法：一开始先服两片（1mg），1小时后再服1片（0.5mg），12小时后开始规则用药，每次0.5mg，每天3次。与传统的大剂量疗法相比，小剂量疗法效果相当，副作用明显减少，安全性高。

秋水仙碱的不良反应有恶心呕吐、腹泻、肝细胞损害、骨髓抑制、脱发、呼吸抑制等，故须慎用，更不宜长期使用。有骨髓抑制、肝肾功能不全、白细胞减少者禁用。

③糖皮质激素：一般而言，只有在非甾体消炎药或秋水仙碱效果不好或不能耐受，或是患者已出现肾功能不全（此时禁用非甾体消炎药或秋水仙碱），医生才会考虑给病人短期使用糖皮质激素，如强的松 10mg，每天 3 次。

（2）发作间歇期：缓则治本，本期的治疗目的是降低血尿酸水平，预防复发。治疗药物包括：

①抑制尿酸生成的药物：此类药物有别嘌呤醇和非布司他（优立通）。

别嘌呤醇为黄嘌呤氧化酶抑制剂，常用量：每次 100~200 mg，每天 3 次。服用 2 周后，若尿酸降至正常，可逐渐减至维持量。该药的副作用有皮疹、胃肠道刺激、肝损害及骨髓抑制等，但一般较轻，个别患者会发生"中毒性皮肤坏死松解症"。肾功能不全的患者用药剂量减半。

非布司他属于非嘌呤类黄嘌呤氧化酶抑制剂，降尿酸作用比别嘌呤醇强而持久，副作用较小，该药主要经胆道排泄，主要用于对别嘌呤醇过敏或肾功能不好的痛风患者，常用量是每次 40~80 mg，每日 1 次。缺点是价格较高，目前尚未进入医保。

②促进尿酸排泄的药物：尿酸排泄减少是原发性痛风的主要原因，促进尿酸排泄的药物有苯溴马隆（立加利仙、痛风利仙）和丙磺舒，此类药物可阻止肾小管对尿酸的重吸收，增加尿酸的排泄，适用于肾功能尚好，但尿酸排泄量偏低（24 小时尿酸排泄量低于 600 mg）的痛风患者。苯溴马隆每次 50mg，每日 1 次，渐增至每次 100mg，每日 1 次；丙磺舒每次 250~500 mg，每日 2~3 次。此类药物副作用小，偶有皮疹及胃肠道反应。肾功能不好时此类药物疗效欠佳，痛风性肾病患者尽量少用促进尿酸排泄类药物。

③碱化尿液的药物：正常人尿液 pH 值是 6.0 左右，呈弱酸性。碱化尿液可以增加尿酸在尿液中的溶解度，防止尿酸盐结晶形成肾结石，损害肾脏。可以口服碳酸氢钠（小苏打）每日 3~6g，使尿液 pH 值保持在 6.5~6.87 为宜，超过 7.0，反而易引起草酸钙及其他类结石的形成。此外，用药期间应当多饮水，保持每日尿量在 2000ml 以上，以促进尿酸的排出。

临床上，经常有患者在间歇期服用降尿酸药物的过程中再次出现痛风发作，患者常常将其归之于降尿酸药物治疗无效，其实，这并不是降尿酸没有效果，而是体内尿酸水平波动引起的痛风发作，为避免上述情况的发生，可在启动降尿酸治疗的同时，服用小剂量秋水仙碱来预防痛风发作，每天 1 片（0.5mg），疗程不低于半年。

细节提醒： 急性发作期不宜服用降尿酸药物，否则，有可能使症状加重。因为服用降尿酸药物后，会引起血尿酸浓度的突然降低，使关节中早已存在的尿酸钠结晶释放、溶解，会再次诱发痛风发作。

5、痛风的预防

痛风发作的基础是血尿酸水平升高，因此，要预防痛风发作，最关键的措施是将血尿酸平稳控制在理想水平，即 360μmol/L 以下；倘若患者存在痛风石，则最好能将血尿酸控制在 300μmol/L 以下，以利于痛风石的溶解。

预防痛风需要从饮食及药物两个方面着手：

饮食方面：患者应忌食富含嘌呤量的食物（如海鲜、动物内脏、肉汤、蘑菇、豆芽等），多吃些含嘌呤低的碱性食物，如蔬菜、瓜果等，严格忌酒。平常多喝水，以利体内尿酸排泄。

药物方面：对于痛风反复发作者，可以采取小剂量降尿酸药物长期维持，如别嘌呤醇每天 1 片（100mg）。

关于"无症状高尿酸血症"是否需要治疗，这要根据不同情况而定，凡符合下列情况之一者建议给予降尿酸药物治疗：①血清尿酸＞9.0mg/dl（535μmol/L）；②有痛风家族史；③24 小时尿尿酸排泄量＞1000mg，有尿酸性肾结石或急性尿酸性肾病者；④同时伴有高血压、冠心病、糖尿病者，则有必要进行治疗。

与糖尿病一样，痛风是一种终身性疾病，目前只能控制而不能根治，因此，患者一定要注意饮食保健，必要时还须配合药物治疗，并定期化验血尿酸，确保血尿酸控制在正常范围之内（最好降到 300μmol/L 以下），以防止痛风反复发作。

相 关 知 识 链 接

何谓食物的酸碱性

食物是酸性还是碱性，并不是以味道来区分的，而是取决于食物中所含的元素种类和数量，采用燃烧的方法，测量残灰水溶液，便可知食物的酸碱性。一般来说，酸性食品是指含有人体内能形成酸的无机盐，如磷、硫、氯等元素及其它元素占优势，可使体液表现为酸性的食物，如

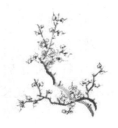

精米、白面、白糖、花生、鸡鸭鱼肉、虾、蛋、酒类、贝类等均为酸性食品。而碱性食品是指含有人体内能形成碱的无机盐，如钙、钠、钾、铁、镁等元素占优势，可使体液表现为碱性的食品，如常吃的各种蔬菜，水果、奶类、豆制品、茶叶、海带等都是碱性食物。可见，食物的酸、碱性是指食物经过消化吸收及代谢分解后产生的阴离子或阳离子所占的优势而定的。许多人都会望文生义地以为酸菜、醋等具有酸味的食品就是酸性食物，其实这是完全错误的。从营养学的概念来讲，二者是风马牛不相及的。

十二、形形色色的糖尿病神经病变

要点聚焦：糖尿病神经病变是糖尿病最常见的慢性并发症之一，其临床表现形式五花八门、多种多样，如果对此缺乏了解，很容易被误诊为其它系统的疾病。

临床病例

许多患病多年的老糖友就诊时常对我说：一天到晚全身好像有无数个蚂蚁在爬，那种感觉真不是个滋味；有的病人则讲，两条腿就像被针扎一样，经常疼得夜不能寐；还有的病人诉苦，吃一点东西胃就堵得慌，每顿饭只能喝点稀粥；更奇怪的是，有的病人说，他最近好像有了特异功能，滚开的水溅在手上，居然一点感觉都没有……

糖友们以上种种表现，其实都属于糖尿病神经病变。根据调查，病程较长的糖尿病患者中约有一半以上并发神经病变。下面，我们就来详细介绍这方面的有关知识。

1、糖尿病神经病变是如何发生的

糖尿病神经病变的发病机制至今尚未完全阐明，一般认为与长期"糖代谢紊乱"、"微血管病变"、"神经营养因子缺乏"以及"氧化应激损伤"等因素有关，其中，高血糖是最基本的病因，它不仅对神经细胞具有直接毒害作用，还会引起外周微血管病变，使神经细胞的营养供应发生障碍，导致神经缺血、缺氧进而逐渐造成神经损害。

糖尿病的神经病变可涉及全身各部位的神经，包括中枢神经、周围神经、植物神经（也称"自主神经"），其中，中枢神经病变相对少见，而周围神经、植物神经病变非常多见。由于受损的神经类型不同以及病变程度不同，因而临床表现多种多样。

一般情况下，患病时间越长，血糖控制越差，出现神经病变的风险越高。但也有个别患者，血糖控制尚可，依然出现了严重的神经病变。

2、糖尿病周围神经病变的临床特点

周围神经系统分为"感觉神经"和"运动神经"。"感觉神经"使机体能够感觉到内外环境的温度（冷、热）、疼痛、触摸、方位的变化刺激，使机体能够很好适应外部环境并具有自我保护的能力；"运动神经"负责支配肌肉的收缩与舒张，使机体完成各种随意动作。

（1）感觉神经病变的临床表现：感觉神经是糖尿病人受累最早、最多的神经。大多起病隐匿，早期病人可无明显症状，只是在做肌电图检查时发现异常（如发放神经冲动的潜伏期延长、神经传导速度减慢等）。随着病情的进展，病人逐渐出现以下症状：

①感觉异常：如肢端麻木感、蚁行感、针刺感、灼热感、发冷感、踩棉花感等等；

②感觉减退：似戴手套、袜套样感觉，严重者感觉丧失，对冷、热、痛的刺激毫无知觉，这种病人由于缺乏下意识的自我保护反应，因而很容易受伤，需要格外注意自我防护；

③感觉过敏：对冷、热、触碰极为敏感；

④自发性疼痛：有的病人表现为自发性疼痛（静息痛），似刀割火燎，夜间疼痛尤甚，让人彻夜难眠，痛不欲生，严重影响病人的生活质量。

上述症状主要发生在四肢，而且往往下肢症状更为明显，病变部位通常双侧对称，最初局限于手指或脚趾，以后逐渐向上发展，症状具有昼轻夜重的特点。

（2）运动神经病变的临床表现：主要是支配肌肉舒缩，引起肢体及面部运动的一组神经。当病人出现运动神经病变时，由该神经所支配的肌肉会出现肌无力、瘫痪、肌肉萎缩。例如：面神经病变时可出现"周围性面瘫"，表现为一侧眼睑不能闭合、鼻唇沟变浅、口角下垂、鼓腮漏气；动眼神经病变可引起眼睑下垂、复视等。

3、糖尿病植物神经病变的临床特点

"植物神经"分布在全身各内脏器官（心、肺、肝、肾、胃肠道、泌尿道等）、血管、皮肤及体内各种腺体等处，是主管心跳、呼吸、维持正常血压、消化、排泄等生理功能，维持基本生命活动的一组神经，又因其不受人主观意志的控制，

故又称之为"自主神经"。植物神经分布在全身各组织器官，根据受累的植物神经的不同，其临床表现多种多样，患者可表现出心血管系统、消化系统、泌尿生殖系统等不同的症状。

（1）心血管异常：当支配心脏的自主神经发生病变后，病人会出现心血管异常，主要表现在对心率和血压的影响：

①心跳加快、心率变异性下降：主要表现为静息心率增快（多在90~100次/分以上）且相对固定，而运动时心率却不像正常人那样随之加快，由此造成机体供血不足，出现严重的心慌、气短、胸闷、头晕等症状，故应限制剧烈活动。此外，合并自主神经病变的糖尿病患者，无痛性心梗、心脏骤停及猝死的发生率也较高，病人常常因得不到及时诊治而死亡。

②体位性（直立性）低血压：当支配血管的植物神经发生病变后，部分病人可发生严重的体位性低血压，即平卧位时血压正常，一旦患者从平卧、坐位或蹲位站立时，血压会突然下降而呈低血压状态，这时病人就会感到头晕、眼前发黑、严重时会发生晕厥而跌倒，这是由于血管不能及时收缩以维持正常血压的缘故。

（2）胃肠功能紊乱：当支配胃肠的植物神经发生病变时，病人可出现胃蠕动减弱、排空延迟，医学上称为"胃轻瘫"，表现为早饱、腹胀、嗳气，呃逆甚至呕吐。此外，肠功能紊乱还可引起顽固性便秘、腹泻或者腹泻与便秘交替出现。

（3）泌尿系统异常：当支配膀胱的植物神经发生病变时，会造成膀胱逼尿肌无力而引起排尿困难、尿不尽感、膀胱残余尿增加以及尿潴留，长期严重尿潴留易合并细菌、真菌感染，严重的逆行性感染会危害肾脏，引起肾功能迅速减退而出现尿毒症。

（4）生殖系统异常：自主神经病变还会引起男性阳痿、逆行性射精等性功能障碍；女性病人则会出现月经紊乱、阴道干燥、性欲冷淡。

（5）皮肤出汗异常：当支配汗腺的植物神经发生病变后，部分病人可有皮肤出汗异常，常常表现为下肢无汗而上半身大量出汗，吃饭时明显，即所谓的"味觉性出汗"；还有的病人原来是汗脚，随着病程的延长，就变成了干脚。在此提醒糖尿病病人，如果您的汗脚变成干脚，就应该去医院检查一下是否发生了糖尿病植物神经病变，以便得到及时的治疗。

（6）无症状性低血糖：正常情况下，低血糖发生后马上会出现交感神经兴奋症状如心慌、手抖、出冷汗、饥饿感，预示低血糖发作。但当自主神经受损后，病人在低血糖发作时往往没有上述预警信号，容易引起严重低血糖昏迷，若是发生在夜间，病人往往因抢救不及时而导致死亡。

4、如何治疗糖尿病周围神经病变

由于糖尿病神经病变是由多重病因所致，因此，本病需要综合治疗，具体包括：

（1）严格控制血糖：这是因为高血糖是导致糖尿病神经病变的主要原因，降糖首选胰岛素，因为它不但可以有效降糖，而且也是非常好的神经营养因子。

（2）改善微循环：血管性缺血缺氧也是导致糖尿病神经病变的一个重要原因，通过扩张血管、疏通微循环，可以增加神经细胞的血供及氧供，使受损的神经细胞得以修复和再生，对神经有保护作用。常用的血管扩张剂有前列腺素 E1（商品名：凯时）、己酮可可碱、西洛他唑（培达）、胰激肽原酶（怡开）等，此外，还可选用一些活血化瘀的中药（血塞通、银杏达莫、葛根素、丹参、脉络宁等）。

（3）营养神经：①弥可保（甲基维生素 B_{12}），与一般的维生素 B12 不同，能够渗入神经细胞内，修复受损的神经细胞，明显改善神经病的症状，最好先注射给药，症状缓解后改为口服；②神经节苷脂（商品名：申捷），该药也具有营养和修复受损神经的功效，能够改善周围神经病变所引起的肢体疼痛。

（4）抗氧化应激：可以选择（－硫辛酸注射液（奥力宝），该药是一种强抗氧化剂，通过抗氧化应激作用，减少自由基损害，进而改善糖尿病周围神经病变症状。

（5）改善代谢紊乱：醛糖还原酶抑制剂通过抑制醛糖还原酶，减少山梨醇生成而发挥作用，如依帕司他（唐林）50mg，3 次 / 日。

（6）其他疗法：如高压氧治疗，可以提高血氧分压，促进有氧代谢，提高组织对胰岛素敏感性，从而使血糖下降，还能促使神经传导速度加快，改善临床症状。此外，按摩、经皮电刺激等均可改善神经功能。

5、对症治疗

以上介绍的主要是糖尿病神经病变的基础治疗，此外，还需针对某些特殊症状采取相应的对症治疗。

（1）肢端疼痛者：如为轻中度疼痛者，可选用"抗癫痫药物（即抗惊厥药物）"和"抗抑郁药物"。前者如卡马西平（0.1g，2~3 次 / 日）、苯妥英钠（0.1g，2~3 次 / 日），加巴喷丁胶囊（0.3g，3 次 / 日）、普瑞巴林胶囊（75 mg，2 次 / 日）；后者如多虑平（25mg，3 次 / 日）、丙咪嗪（25mg，3 次 / 日）、阿咪替林（25mg，2~3 次 / 日）、度洛西汀（30~60 mg，每天睡前 1 次）。如为重度疼痛者，可短期选用成瘾性相对较低的阿片类药物，如盐酸曲马多缓释片（50~100mg，2 次 / 日）、羟考酮缓释片（奥施康定）、可待因等，此类药物均可抑制脑皮质对疼痛的感知。此外，还可以在疼痛部位的皮肤上涂抹辣椒素乳膏（0.025%），或5% 利多卡因贴片，提升疼痛阈值，缓解疼痛症状。

（2）胃动力下降者：应少量多餐，并配合应用胃动力药，如胃复安（甲氧氯普胺）、吗丁啉（多潘立酮）、西沙比利（普瑞博斯）等等。

（3）顽固性腹泻者：可选择鞣酸蛋白、次碳酸铋、复方苯乙派啶、易蒙停等止泻药，中药可选择附子理中丸、健脾温肾止泻剂，此外，针灸治疗也有一定效果。

（4）顽固性便秘者：首先要高纤维素饮食，增加运动。在此基础上，酌情给予通便药及胃动力药。注意：糖尿病患者不宜长期服用刺激性泻药（果导片、番泻叶、芦荟胶囊、大黄等），因其可损伤肠粘膜及肠壁神经丛，服用久了反而会加重便秘，尽量选择润滑性些药（如开塞露）和容积性些药（如琼脂、纤维素类）。

（5）膀胱功能障碍者：可采用耻骨上按摩，每天3~4次，并鼓励患者自动小便。较重的病人可用可用新斯的明 0.25~0.5mg，肌肉或皮下注射。必要时应留置导尿（保留导尿管），但应严格定期消毒，冲洗，以防感染。

（6）体位性低血压者：应注意在起床或站立时动作要慢，必要时可服用 9a-氟氢考的松 0.1~0.3mg，每日一次。

（7）阳痿者：可试用万艾可（伟哥）治疗，也可肌注绒毛膜促性腺激素或睾酮，中药补肾方剂有一定疗效。

以上治疗方案均应在医生的指导下应用，治疗越早效果越好，事实上，大多数糖尿病人通过早期积极的治疗，有可能使神经病变得到完全恢复，彻底摆脱病痛的困扰。对于症状持续不缓解者，在药物治疗的同时，应给予足够的心理支持，帮助他们度过这段异常痛苦的时光。

十三、小心糖尿病弄瘫了您的胃
——浅谈糖尿病性胃轻瘫的临床诊治

要点聚焦： 长期高血糖可以损害支配胃肠道的植物神经，导致胃动力"瘫痪"，病人出现腹胀、早饱、恶心、

专家点评： 在糖尿病神经病变早期，病人往往没有明显的症状，必须用专门的仪器检查才能发现；到病变晚期，病人才出现明显的临床症状，但由于糖尿病患者对其症状的多样性缺乏了解，往往被误诊为其它疾病。例如，由神经病变引起的阳痿被误认为是"肾虚"，由胃神经病变引起的恶心、呕吐被误认为是胃炎，由肠神经病变引起的频繁腹泻被误认为是肠炎……。因此，临床医生应充分认识到糖尿病神经病变的多样性与复杂性，做好相关的检查和鉴别，做到早期诊断、早期治疗，改善病人预后，提高患者的生活质量。

呕吐、体重减轻等临床症状。因此，当糖尿病人出现上述胃肠道症状时，除了考虑胃肠道本身的疾病以外，还要注意排除"糖尿病性胃轻瘫"。

临床病例

唐师傅10年前被确诊为糖尿病。在这期间，他既不控制饮食，也不服药治疗，自己也没觉得哪里不舒服。不过最近他肠胃好像出了问题，一天到晚老是胀肚子、嗝气，吃点东西就饱，饭后还常出现恶心、呕吐。经过医院的全面检查，排除了消化道器质性病变，钡餐显示胃排空能力较差，结合患者有多年的糖尿病史，最后诊断是"糖尿病性胃轻瘫"（简称"胃轻瘫"）。

谈到脑中风偏瘫，大家都很熟悉。要说"胃轻瘫"，恐怕大家就比较陌生了。其实，后者与前者确有几分相似，都与神经损害有关，只不过前者受损的是脑神经，后者受损的是支配胃肠道的植物神经。"胃轻瘫"多见于病程较长且血糖控制不佳的糖尿病患者，大约20%~30%的糖尿病患者并发"胃轻瘫"。下面就让我们来全面了解一下"糖尿病性胃轻瘫"。

"糖尿病性胃轻瘫"是由于长期糖代谢紊乱导致胃肠植物神经病变，进而引起胃壁肌肉麻痹所致，其特征是胃动力下降（即蠕动减弱）、胃排空延迟，主要表现为腹胀、嗳气、餐后早饱、恶心、呕吐、腹痛和体重减轻等等。

诊断本病需作胃动力检查，可通过同位素标记的闪烁描记，或者用X线不透光的标记物显示方法，来评估胃排空延缓的程度。采用同位素锝标记的试餐测定固相胃排空的时间，较为方便和实用，也是目前诊断胃轻瘫的金指标。文献报告，胃半排空时间在正常老年组为 77.2 ± 18.9 分钟，若超过正常上限，提示存在胃排空延迟。此外，尚需作上消化道钡餐或胃镜检查，以排除上消化道器质性病变（如反流性食管炎、消化性溃疡等），并排除幽门梗阻等引起呕吐的病症。

本病由于胃对食物（特别是固体食物）的排空延迟会给血糖的控制带来一定困难，使血糖波动性增大。1型糖尿病患者在胃排空延迟、肠道吸收不良的情况下易发生低血糖。另外，频繁的恶心呕吐还会诱发酮症酸中毒。

胃轻瘫症状往往与进食有关，进餐时或进餐后症状更加明显，因此，这类病人平常一定注意要少量多餐、定时定量、低纤维素、半流质或软食。此外，患者卧床时宜选择右侧卧位，可借助重力作用帮助胃排空。

目前对本病尚无特效药物。首先是积极治疗原发病，将血糖控制在理想水平；其次给予神经营养药物，如弥可保（甲基维生素 B_{12}）肌肉注射或口服，改善胃肠道自主神经病变；第三是缓解症状、对症处理，药物主要选择促进胃动力的药物，如胃复安（甲氧氯普胺）、吗丁啉（多潘立酮）、西沙必利（普瑞博思）、莫沙比利等等，此类药物属于 5- 羟色胺受体激动剂，能促进乙酰胆碱的释放，刺激胃肠道蠕动，促进胃对食物的排空，用法为口服每次 5~10mg ，3~4 次 / 日，饭前半小时服用，或者睡前加服一次。此外，大环内酯类抗生素（如红霉素）具有胃动素受体激动剂的特性，可显著增强胃动力，也可用于治疗胃轻瘫，如红霉素 250 mg，3~4 次 / 日。需要指出的是，胃复安、红霉素均为治疗糖尿病性胃轻瘫的常用药，但是胃复安容易发生神经症状等不良反应，红霉素可引起细菌耐药，因此两药均不适合长期应用。如果胃瘫症状较重，口服药物效果不佳，也可采取短期静脉给药，待症状明显好转后，再口服 5- 羟色胺受体激动剂治疗。对应用各种药物无效的顽固性胃轻瘫者可择期进行手术治疗。

十四、腹泻、
便秘，原是糖尿病惹的祸
——谈"糖尿病肠病"的诊治

要点聚焦： 糖尿病可以损害支配胃肠道的自主神经，引起胃肠道功能紊乱，表现为顽固性腹泻或者便秘。所以，对发生于中老年人的顽固性便秘或非感染性腹泻，除了要想到慢性结肠炎、肠道肿瘤等消化道疾病以外，还要注意排除糖尿病、甲亢等内分泌疾病。

病例 1

张奶奶患糖尿病多年，自己没什么症状，也没系统治疗。近半年来，不知何故经常拉肚子，大便呈稀糊状或水

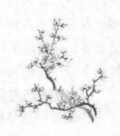

样便，无脓血，每天2~6次不等，但既无发热，也不腹疼，症状反反复复、时轻时重。自己用过许多助消化药及抗生素，均无效。

前两天，女儿带着张奶奶到我院检查，血常规、大便常规及结肠镜检查均无异常，但血糖明显升高，最终确诊为"糖尿病性肠病"。

病例2

年逾七旬的张大爷，近年来一直饱受便秘折磨，常常是4~5天才大便一次，每次排便都弄得他精疲力竭，有时还不得不去医院灌肠才能解决问题。为此，他曾到多家医院诊治，吃了不少胃肠动力药，可效果依旧不明显。前不久，查体中发现血糖高，被确诊为糖尿病。在医生的建议下，张大爷接受了胰岛素治疗，血糖得到了有效地控制，而困扰张大爷多年的便秘居然也随之奇迹般地消失了。原来，导致张大爷便秘的罪魁祸首就是糖尿病。

1、胃肠道的神经调节

胃肠道正常的生理活动是在植物神经的调节下完成的。植物神经分为两类，即交感神经和副交感神经。交感神经能抑制胃肠道的运动和分泌功能，而副交感神经可增强胃肠道的运动和分泌功能。如果支配胃肠道的植物神经在某些致病因素的作用下发生病变，就会导致胃肠道功能紊乱。副交感神经兴奋性增强，受它支配的肠道运动加快，病人就会出现腹泻。若交感神经兴奋过度，肠道蠕动就会减缓，病人就会出现便秘。

2、糖尿病肠病的病因及临床表现

糖尿病肠病（又称"糖尿病性胃肠功能紊乱"）是糖尿病常见的慢性并发症之一，发病率高达10%~20%。本病包括糖尿病性便秘与糖尿病性腹泻两种形式，无论是腹泻还是便秘，其病因都是由于高血糖对支配胃肠道的植物神经的损害所致，此外，糖尿病性便秘与患者的代谢紊乱、蛋白质负平衡、腹肌和会阴部肌肉的张力减弱，致使排便无力有一定关系。

与感染性腹泻（如细菌性痢疾）不同，糖尿病性腹泻主要表现为顽固性夜间腹泻或餐后腹泻，具有无痛性、间歇性发作的特点，发作期过后可恢复正常；有些患者则表现为便秘与腹泻交替出现；发作期每日大便可达10~20次，大便稀或呈水样、无脓血（合并感染时除外）；大便常规检查及大便致病菌培养多为阴性；抗生素治疗往往无效。

3、糖尿病性胃肠功能紊乱的危害

长期便秘会导致肠内粪便中的毒素不能及时地排除而在体内吸收，加重对机体代谢内环境的破坏，导致相关并发症的发生与发展。而长期反复腹泻，则可导致机体营养不良及免疫力下降。此外，严重腹泻还可引起电解质紊乱，诱发酮症酸中毒，损害胰岛 β 细胞，引起血糖波动失控，进而导致各种慢性血管并发症。

4、糖尿病性胃肠功能紊乱的治疗

（1）严格控制血糖：尽量选择胰岛素，避免服用可导致胃肠道反应的口服降糖药，如 a —糖苷酶抑制剂、二甲双胍等，否则会加重病人的消化道症状。

（2）修复受损神经：可给予弥可保（甲基维生素B12）口服或肌肉注射，两周为一个疗程；神经节苷酯（申捷）20~40mg，肌注或静滴，每日一次；醛糖还原酶抑制剂，如依帕司他（唐林），每次 50mg（1 片），3 次 / 日。

（3）对症处理

①腹泻者可酌情选用易蒙停（洛哌丁胺）、复方苯乙哌啶（盐酸地芬诺酯）、思密达（十六角蒙脱石）等等。

②便秘者首先应调整饮食结构，增加膳食纤维的摄入量（每天平均 30 克左右），同时适当增加运动。如效果不明显，再加用通便类药物，必要时给予灌肠。根据作用机制的不同，通便类药物可分为刺激性泻药（如果导片、芦荟胶囊、番泻叶、大黄等）、高渗性泻药（如硫酸镁、山梨醇、乳果糖等）、润滑性泻药（如麻仁润肠丸、开塞露、香油等）和容积性泻药（如琼脂、纤维素类）。胃动力药（如吗丁啉、西沙比利）能促进肠蠕动，也有一定的通便作用，适用于肠运动减弱的糖尿病患者。

细节提醒：①糖尿病性胃肠功能紊乱一般都是非感染性腹泻，切忌滥用抗生素，否则会导致肠内的菌群失调，有的甚至可引发霉菌性腹泻。②糖尿病便秘患者不宜长期服用刺激性泻药，因其可损伤肠黏膜及肠壁神经丛，反而会加重便秘；最好选择容积性通便药（如膳食纤维）与胃动力药物配伍；药量宜从小剂量开始，逐步增加；不宜长期连续用药，应当间断用药，并且交替使用不同种类的药物，这样才能避免对通便类药物产生依赖性。

十五、排尿困难≠前列腺肥大
——浅谈糖尿病神经源性膀胱病的诊治

要点聚焦：长期高血糖可以损害支配膀胱和尿道的植

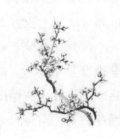

物神经，引起排尿功能障碍，病人可表现为小便不畅、尿滴沥、尿失禁等症状，如果不注意鉴别，很容易被误诊为"前列腺肥大"。

临床病例

张先生今年才 40 出头，却已是个"资深"糖尿病友。由于平日工作繁忙，应酬颇多，饮食和用药很不规律，因此，血糖一直控制不佳，但因为不耽误吃喝，所以张先生始终没拿糖尿病当回事。不过最近出现的小便不畅让张先生很是苦恼，常常是膀胱胀得难受，想尿却尿不出来。起初他怀疑是前列腺肥大，于是到医院行 B 超检查，结果显示前列腺不大，但膀胱残余尿量增加，结合张先生多年的糖尿病病史，最后医生考虑是"糖尿病神经源性膀胱病"。

"糖尿病神经源性膀胱病"是糖尿病的慢性并发症之一，临床并不少见，在病史较长的糖尿病患者中，本病的发生率能达 40% 以上，只不过是症状轻重不同而已。

1、糖尿病神经源性膀胱病的病因

我们知道，排尿是在植物神经（也叫"自主神经"）的支配下，通过膀胱逼尿肌和尿道括约肌的协调运动来完成的。正常情况下，当膀胱被尿液充满，神经感受器将信号经传入纤维送达神经中枢（脊髓和大脑），神经中枢再通过传出纤维发出排尿信号，于是，膀胱逼尿肌收缩，同时尿道括约肌松弛，排尿得以顺利完成；而在其它时间里，膀胱逼尿肌松弛，尿道括约肌收缩，因而不会发生尿失禁。长期高血糖可以损害支配膀胱和尿道的植物神经，导致植物神经功能紊乱，膀胱逼尿肌或尿道括约肌发生功能障碍，或二者功能不协调，从而引起排尿功能障碍。

2、糖尿病神经源性膀胱病的诊断

诊断本病，首先要排除影响尿道、膀胱的器质性疾病，如男性前列腺增生及前列腺癌、妇科肿瘤、尿路结石等等；另外，还应排除中枢性疾病，如脑、脊髓病变等，并注意是否服用影响自主神经功能的药物。在排除上述疾病的情况下，结合患者有糖尿病史及排尿困难、尿潴留、尿失禁等临床症状，B 超显示残余尿量异常增多（正常不超过 50ml），即可诊断"糖尿病神经源性膀胱病"。

虽然糖尿病神经源性膀胱病是糖尿病的一种常见并发症，但它与糖尿病的严重程度并不平行，并且与患者年龄、糖尿病病程无明显相关，有的糖尿病患者，临床还没有出现糖尿病的典型症状，就已出现了排尿障碍。所以，本病经常被误诊。因此，对于有尿路梗阻症状的病人，如果 B 超检查排除了前列腺增生，千万不要忘了查查血糖，以免漏掉真正的致病元凶。

3、糖尿病神经源性膀胱病的症状特点

本病有两种主要临床类型：

（1）尿潴留，这种情况最常见。主要因膀胱逼尿肌收缩无力引起，病人表现为尿等待、尿流慢而无力，小便次数较频但每次尿量不多，严重者可出现排尿困难及尿潴留，膀胱残余尿量可达数百毫升，症状酷似前列腺肥大。

（2）尿失禁，由尿道括约肌失控引起，病人表现为尿频、小便淋漓不尽，病人往往憋不住尿，膀胱有点尿就会不自主地流出来，很像前列腺增生的早期或老年性尿失禁。

4、糖尿病神经源性膀胱病的防治

本病应当综合治疗，主要包括以下几个方面：

（1）积极治疗糖尿病，使血糖控制在接近正常水平。胰岛素治疗对恢复自主排尿和减少残余尿效果较好。

（2）应用营养神经及改善微循环的药物，可选择弥可保（甲基维生素 B_{12}）、前列腺 E（商品名"凯时"）、唐林、怡开等药物静点，以促进神经功能恢复。

（3）应用肌肉收缩药物：如果膀胱残余尿超过100ml，可给胆碱能制剂，如氨甲酰甲基胆碱 10~20mg，口服，3~4 次 / 日；也可用抗胆碱酯酶药，吡啶斯地明口服或肌注。这类药虽能兴奋平滑肌，但不良反应较多，应当慎用。有心绞痛、支气管哮喘及尿路梗阻者忌用。

（4）膀胱功能训练：训练逼尿肌功能，养成按时饮水及排尿的习惯，无论有无尿意，每隔 2~3 小时排尿一次。

（5）有报道称，可用利多卡因、维生素 B_1 在关元、气海、三阴交等穴位注射治疗。

（6）合并尿路感染者应积极行尿培养及药敏试验，积极抗感染治疗，严重尿潴留及感染者可持续留置导尿管导尿，并用 0.1%~0.2% 呋喃坦叮膀胱冲洗 1~2 次 / 日。

如上述治疗无效，有严重尿潴留者可考虑手术治疗，行膀胱造瘘术或膀胱颈切开术，以防长期尿路梗阻导致肾功能不全、尿毒症。

专家提醒：小便不畅、尿滴沥、尿失禁并非前列腺疾病的专利，糖尿病植物神经病变同样可引起上述症状。因此，对于有尿路梗阻症状的病人，如果 B 超检查检查排除了前列腺增生，千万不要忘了查查血糖。

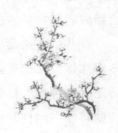

十六、小心糖尿病毁了您的"性福"
——谈糖尿病与性功能障碍

要点聚焦： "勃起功能障碍"（Erectile Dysfucture，简称 ED）是糖尿病人比较常见的慢性并发症之一，严重影响病人的生活质量。心理治疗和药物治疗双管齐下，才是解决糖尿病人 ED 的良策。

临床病例

张先生不过三十出头，在一家网络公司担任技术总监。伴随着事业的成功，人也逐渐发福，1 米 72 的个头，体重却足有 200 多斤。一年前单位体检查出有糖尿病。由于工作比较忙，自己也没啥症状，因此一直没有系统治疗。最近，妻子发现丈夫有些不对劲，无论自己多么温存多情，都很难唤起丈夫的回应，每次房事都力不从心，草草了事，全然不见了往日的激情。妻子开始怀疑丈夫可能外头有人，甚至为此还打起了冷战。事到如今，张先生才意识到问题的严重性，遂下决心去医院检查。医生的结论是"糖尿病性阳痿"。

阴茎勃起功能障碍（旧称"阳痿"，英文简称 ED），是指阴茎不能持续达到或维持充分的勃起，无法获得满意的性生活，主要表现为勃起不坚、插入困难、阳痿早泄、性欲减退、性高潮及射精功能障碍。

ED 是糖尿病的一种常见并发症，国外资料显示，50% 以上的糖尿病病友在糖尿病发病 10 年内发生 ED，12% 的病友是因为 ED 就诊时才发现患有糖尿病。随着年龄的增长和糖尿病病程的延长，ED 的发生率也显著增加。糖尿病病友的 ED 发生率是非糖尿病人的 3~5 倍，严重影响了病友的生活质量和自信。那么，为什么糖尿病病友容易发生 ED 呢？

让我们先来简单了解一下阴茎勃起的生理过程。勃起是男性受到性刺激后阴茎海绵体发生的充血反应。正常男性性功能的维持有赖于下丘脑 – 垂体 – 性腺内分泌轴和神经、血管及心理等各方面的和谐统一。在阴茎勃起过程中，首先是由大脑将性刺激信号通过肾上腺素、乙酰胆碱和一氧化氮等化学神经递质传递至神经血管系统，使阴茎海绵体内的平滑肌松弛，小动脉扩张，海绵体血流和压力急剧增加，再加上阴茎的纤维弹性组织收缩，阻止海绵体平滑肌内小动脉的血液回流，从而导致勃起组织充分充血膨胀。以上任何一个环节出现异常都会导致阴茎勃起功能障碍。

1、糖尿病为何会导致勃起功能障碍

糖尿病主要通过损伤神经（主要是自主神经和感觉神经）和血管功能，引起器质性勃起功能障碍。此外，出于对糖尿病并发症的恐惧以及对性生活引起血糖波动的担忧，还可导致心理性勃起功能障碍。换句话说，糖尿病性勃起功能障碍既有器质性因素，又有心理因素，是两者相互作用的结果。详述如下：

（1）血管病变 长期高血糖会损害周围血管，导致血管内皮损伤、弹性减退，海绵体动脉血流供应减少，进而影响阴茎的勃起功能。

（2）神经病变 周围神经和自主神经在调节阴茎勃起的过程起着重要的作用，前者负责刺激信号的接收和传递，后者负责调节血管舒缩。长期高血糖导致周围神经、自主神经以及周围动脉血管发生一系列病变，导致 ED。

（3）心理因素 由于对并发症的恐惧、经济上的巨大压力、长期控制饮食以及终生用药带来的种种不便，使得不少患者背负着巨大的精神压力，许多患者都存在不同程度的抑郁症状，这些心理问题同样会导致性功能障碍。

（4）内分泌异常 糖尿病可引起雄性激素水平下降，而雄性激素在维持性欲上具有重要作用。

影响 ED 的因素众多，相比之下，糖代谢紊乱所致的血管病变和神经病变是导致糖尿病 ED 的主要原因。

2、如何诊断糖尿病性勃起功能障碍

糖尿病性勃起功能障碍的诊断主要依据两点：1）有明确的糖尿病病史；2）有勃起功能障碍的相关主诉。此外，还有多种辅助检查方式，例如夜间阴茎勃起监测、阴茎彩色多普勒超声检查、动态阴茎海绵体灌注造影等。

根据严重程度，可将男性 ED 作如下分级：

（1）无勃起功能障碍：勃起和维持勃起的能力不受影响，可以用小黄瓜来比喻阴茎勃起时的硬度。

（2）轻度勃起功能障碍：勃起和维持勃起的能力轻度受损，这时的硬度可以比作带皮的香蕉。此类男性只是偶尔对自己的性表现不满意。

（3）中度勃起功能障碍：勃起和维持勃起的能力中度下降，此时勃起的硬度

细节提醒： 糖尿病ED一定要早期预防、早期发现、早期治疗。不要讳疾忌医，滥用壮阳药物。此外，还要注意避免使用可能导致或加重阳痿的药物，如β受体阻滞剂、抗抑郁药物。另外需要特别注意的是，"伟哥"不得与硝酸酯类药物（如硝酸甘油、消心痛等）合用，否则有可能导致严重低血压而出现意外。

如同剥了皮的香蕉。此类男性经常对自己的性表现不满意。

（4）严重勃起功能障碍：勃起和维持勃起的能力严重下降，硬度如同豆腐。具有严重勃起功能障碍的男性几乎没有满意的性表现。

3、糖尿病性勃起功能障碍如何治疗

关于本病的治疗，应当根据发病原因，采取综合性、个体化治疗。

（1）心理干预：糖尿病性ED并非都是器质性的，有些糖尿病人的ED主要是心理因素（焦虑、抑郁等）作祟。对于这类病人，通过专业人员的心理干预及疏导，必要时配合服用抗抑郁或抗焦虑药物，ED症状即可获得明显的改善。

（2）积极治疗原发病：通过严格控制血糖，避免高血糖对血管、神经的进一步损害，延缓病情的进展。

（3）药物治疗

① PDE5抑制剂：这是目前临床最常用的ED治疗药物，它通过抑制PDE5（5型磷酸二酯酶）的活性，扩张血管平滑肌，从而显著改善勃起功能。其代表药物是西地那非（万艾可，俗称"伟哥"），该药吸收迅速，空腹状态下口服30~120分钟即可达血浆峰浓度，平均半衰期为4小时。常规推荐剂量为50mg，最大推荐剂量100mg，性生活前1小时服用，每日最多服用一次。该药必须在医生的指导下使用，因其对全身血管有扩张作用，故血压低、心脏功能不全的患者不能用，也不能与硝酸酯类药物（如硝酸甘油）合用，否则有生命危险。

②扩张血管药物：如育亨宾、前列地尔等，这些药物可以舒张血管平滑肌，扩张阴茎动脉，增加阴茎海绵窦血流量，促使阴茎勃起。

③营养神经药物：如维生素 B_1、甲基 B_{12}（弥可保）等；

④雄激素：糖尿病影响雄性激素的合成与分泌。雄性激素在维持性欲上有重要作用。对睾酮水平低下者补充雄激素（如安特尔），可以改善勃起功能。多数研究显示糖

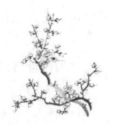

尿病性 ED 患者单纯给予雄激素替代治疗的疗效欠佳，但与磷酸二酯酶（PDE5）抑制剂联合应用效果良好。

（4）其它治疗

包括真空负压勃起装置、阴茎假体植入、阴茎血管动脉搭桥手术等等。

十七、糖尿病肾病的临床分期及诊断

要点聚焦：糖尿病肾病是一个逐渐进展的过程，临床分为五期，其中，Ⅰ、Ⅱ、Ⅲ期属于早期糖尿病肾病，此时病人无明显自觉症状，尿常规化验正常或只有微量白蛋白尿，经过合理治疗大多数可以逆转。而一旦出现大量蛋白尿或有典型临床症状，往往已进入Ⅳ或Ⅴ期，此时病情已不可逆转，最终将逐渐进展到肾功能衰竭。

糖尿病肾病（Diabetic Nephrothy，DN）是糖尿病最严重的慢性微血管并发症，近年来我国 DN 患病率呈现不断上升趋势，已成为终末期肾脏病（end stage renal disease，ESRD）的主要病因之一。国内资料证实，糖尿病患者中有糖尿病肾病的占 1/3 以上，肾功能不全的高达 6.5%，其中到了肾毒症阶段的有 1.2%。可见，糖尿病肾病绝非我们想象的那么少。国外资料表明，因糖尿病肾病造成肾功能衰竭者比非糖尿病者高 17 倍，糖尿病肾病是导致糖尿病病人死亡的主要原因之一。

1、糖尿病肾病（DN）的概念

说到糖尿病肾病（DN），还得从肾脏的构造说起。肾脏最基本的功能结构是"肾单位"，每个人约有 100 万个肾单位。肾单位是由肾小球、肾小球囊和肾小管组成，肾小球之间是系膜区。糖尿病肾病（DN）是指由糖尿病微血管病变所致的、以肾小球硬化症为主要特点的一种肾脏疾病，其主要病理改变是肾小球硬化、肾小动脉玻璃样变、基底膜增厚、肾小球间的系膜区扩增。

Mongensen 将 1 型糖尿病肾损害分为五期，大约每五年进展一期。2 型糖尿病的肾损害过程与 1 型糖尿病相似，只不过 2 型糖尿病肾损害进展比 1 型糖尿病要快一些（大约每 3~4 年进展一期），这可能与 2 型糖尿病多发生于中、老年人，肾脏已有退行性改变，且多合并高血压、高血脂有关。

2、糖尿病肾病的临床分期及特点

糖尿病肾病是一个由轻到重、逐渐进展的过程，临床上分为五期：

Ⅰ期：即"肾小球高滤过期"：以肾小球滤过率（GFR）代偿性增高（>150ml/min）和肾脏体积增大（约增加25%）为特征，与此同时肾血流量和肾小球毛细血管灌注压均增高，但患者血压正常，肾组织无病理改变。如能及时纠正高血糖，此期病变可以完全逆转。

Ⅱ期：即"间断微量白蛋白尿期"：患者休息时尿白蛋白排泄率正常（<20（g/min 或<30mg/d），但运动后尿白蛋白排泄率增加，表现为"间歇性微量白蛋白尿"，肾小球滤过率（GFR）较前下降。此期患者尿常规检查蛋白仍为阴性，血压多正常，亦无不适感觉，但病理检查显示肾脏已有了组织学上的异常改变，肾小球基底膜增厚和系膜基质增加。

Ⅲ期：即"早期糖尿病肾病期"或"微量白蛋白尿期"：此期病人由"运动后白蛋白尿"进展为"持续性白蛋白尿"，达20~200（g/min 或30~300mg/d，为高度选择性蛋白尿，但患者尿常规检查蛋白仍为阴性，肾小球滤过率（GRF）大致正常，血压可有轻度升高。肾小球基底膜增厚和系膜基质增加更加明显，已普遍可见结节型或弥漫型肾上球硬化改变。该期病人通过积极治疗，部分患者有望得到恢复。

Ⅳ期：即"临床糖尿病肾病期"：患者出现大量非选择性蛋白尿（尿蛋白>0.5g/d，ACR>300ug/gCr），尿常规检查尿蛋白呈阳性，肾小球滤过率（GRF）进行性下降，血肌酐尚无变化，病人临床症状由轻到重，出现高血压、高血脂、低蛋白血症及浮肿。糖尿病肾病患者一旦出现大量蛋白尿（>3.5g/d），意味着肾功能将不可遏止地迅速恶化，很快（约3~5年）进入肾衰竭期。病理检查肾小球病变更重，部分肾小球硬化，且伴随出现肾小管萎缩及肾间质纤维化。

Ⅴ期：即"终末期糖尿病肾病（或"肾衰竭期"）"，该期病人血肌酐和尿素氮明显升高，低蛋白血症、水肿、高血压、肾性贫血进一步加重，常常伴有恶心、呕吐等消化道症状及代谢性酸中毒。根据血肌酐的水平，把终末期肾病又分为3个阶段：血肌酐高于2.0mg/dl（177（mol/L）叫做"肾功能不全"；血肌酐高于5.0mg/dl（442（mol/L）叫做"肾功能衰竭"；如果血肌酐超过8.0mg/dl（707（mol/L），我们称之为"终末期肾病"或"尿毒症"。与多数慢性肾小球疾病不同，糖尿病肾病患者虽已进入肾衰竭期，但尿蛋白量却不减少，可呈现肾病综合征。这将加大晚期糖尿病肾病患者替代治疗的困难，因为患者更难维持营养更易出现并发症。此时若做病理检查，将只能看到晚期肾脏病变，即多数肾小球硬化荒废、多灶性肾小管萎缩及肾间质广泛纤维化。

其中，Ⅰ、Ⅱ、Ⅲ期都属于早期糖尿病肾病，此时病人尿常规化验正常或只有微量白蛋白尿，并没有什么临床症状，经过合理治疗大多数可以逆转。而一旦出现持续性大量蛋白尿或有典型临床症状（如高血压、浮肿、厌食、贫血等），往往已进入Ⅳ或Ⅴ期，此时病情已不可逆转，最终将逐渐进展到肾功能衰竭。

3、如何诊断糖尿病肾病（DN）

目前，临床上诊断糖尿病肾病主要是根据：①患者至少有 5 年以上的糖尿病史；②化验检查：尿微量白蛋白升高或者血肌酐、尿素氮升高；③同时合并糖尿病视网膜病变；④排除其他原因所致的肾损害。

当然，诊断糖尿病肾病的金标准还是肾活检，糖尿病肾病具有特征性的病理改变：例如，具有特征性的 K-W 结节，肾小球毛细血管基底膜增厚和系膜区扩张、渗出性病变等等。

需要注意的是："糖尿病＋蛋白尿"≠"糖尿病肾病（DN）"。这是因为糖尿病人的蛋白尿，可能是糖尿病所致，但也可能是其它疾病所致。如果患者存在下列情况之一，往往提示可能是非糖尿病性肾损害，这些情况包括：①糖尿病病史不足 5 年，糖尿病与肾损害不具有时间上的关联；②患者不同时合并视网膜病变；③血尿明显，尿沉渣检查可见大量多形红细胞及红细胞管型；④大量蛋白尿（肾病综合征）持续 2 年以上，但肾功能正常者；⑤同时合并其他自身免疫性疾病（如系统性红斑狼疮，SLE）；⑥血管紧张素转换酶抑制剂（ACEI）、血管紧张素Ⅱ受体拮抗剂（ARB）起始治疗后，GRF 下降快。对于上述情况，均建议患者行肾活检检查，以明确诊断。

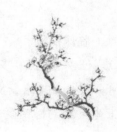

深度阅读 ▶▶▶

糖尿病肾病（DN）和糖尿病肾脏疾病（DKD）有何不同

糖尿病肾病（Diabetic Nephrothy，DN）是专指糖尿病所致的肾脏疾病，两者有明显的因果关系，患者有特征性的病理改变（K-W结节性病变、弥漫系膜基质增殖、渗出性病变等）。而糖尿病肾脏疾病（diabetic kidney disease，DKD）是指发生在糖尿病患者身上的肾脏损害，不仅包括传统意义上的DN，还包括NDRD（non-diabetic kidney disease），因此，糖尿病患者合并的肾脏损害不一定都是糖尿病肾病。在糖尿病合并肾脏损害的病人中，病理表现为非糖尿病肾病者可以高达45%，病理类型包括IgA肾病、膜性肾病、系膜增生性肾炎、高血压肾损害、紫癜性肾炎、乙肝病毒相关性肾炎、微小病变等。目前单纯根据病人的临床表现进行糖尿病肾病与糖尿病合并肾脏病的鉴别仍有一定偏差。而DN与NDRD的治疗药物截然不同，DN主要是以控制血糖、血压以及应用血管紧张素转换酶抑制剂或血管紧张II受体阻滞剂为主。而许多NDRD，如微小病变、狼疮性肾炎等，积极的糖皮质激素及细胞毒药物等免疫抑制治疗可使病情缓解，明显改善预后。由于DN与NDRN在治疗和预后上不大一样，故两者的鉴别诊断非常重要。

十八、如何早期发现糖尿病肾病

要点聚焦： 在糖尿病肾病的早期，病人往往没有任何临床症状，唯一的改变就是尿微量白蛋白增加，因此，通过检测尿微量白蛋白有助于早期发现糖尿病肾病。美国糖尿病协会推荐：在糖尿病诊断伊始，就应检测尿微量白蛋白，以后每半年~1年复查一次。

临床病例

王先生有20多年的糖尿病史，长期口服优降糖及二甲双胍治疗，血糖控制尚可。近一年多来，发现血压偏高，由于无明显自觉症状，也没服用降压药。日前，王先生又到医院复查血糖，医生提醒他：患糖尿病这么多年，且又伴有高血压，应该查查尿微量白蛋白，看看是否有"糖尿病肾病"。检测结果：尿微量白蛋白定量是60mg/24h。医生告诉他，出现微量蛋白尿是一个不良的信号，说明已经出现早期肾脏损害。

糖尿病肾病是糖尿病患者的主要慢性并发症之一，也是终末期肾病（end stage renal disease，ESRD）的主要原因。糖尿病肾病（DN）多发生在患糖尿病10年以后，据统计，病程超过25年的1型及2型糖尿病患者中，糖尿病肾病的累计发病率高达25%~40%。

糖尿病肾病呈缓慢进展经过，最早表现为肾脏体积增大及肾小球滤过率（GFR）增加；以后由于肾小球滤过压增高和滤过膜上电荷改变，尿中开始出现微量白蛋白（MUA），但无球蛋白增加，属于"选择性蛋白尿"，肾小球滤过率尚在正常范围，也没有任何临床症状，此阶段即"早期糖尿病肾病期（Ⅲ期）"；随着病情的进展，肾小球基底膜滤孔增大，大分子物质可以通过而出现大量"非选择性蛋白尿，同时随着肾小球滤过率的下降，血尿素氮、肌酐开始升高，病人开始出现浮肿及血压升高，此阶段即为"临床糖尿病肾病期（Ⅳ期）"，治疗已很难使病情逆转；随着病情的进一步发展，患者逐渐出现肾功能不全及尿毒症，即"终末期糖尿病肾病（Ⅴ期）"，此时药物治疗将会非常困难，只能选择透析或肾移植，不仅花费巨大，而且还存在心脏负担加重、感染和移植后排异反应等一系列问题。因此，早期发现、早期治疗糖尿病肾病，就显得尤为重要。

"早期糖尿病肾病"往往缺乏典型症状，普通尿常规检查尿蛋白呈阴性，仅仅表现为尿微量白蛋白的增加，因此，检测"尿微量白蛋白"是发现早期糖尿病肾病最有效的手段。

"早期糖尿病肾病"的诊断标准如下：如果糖尿病患者在3个月内连测2~3次，尿微量白蛋白排泄率均达

专家点评： "微量白蛋白尿"是早期糖尿病肾病的标志，用普通尿常规化验往往查不出来；而一旦普通尿常规化验蛋白呈阳性，则提示病情已经进展到临床蛋白尿阶段，其肾功能损害往往已经不可逆转。因此，要想早期发现糖尿病肾病，一定要注意定期检测尿微量白蛋白。

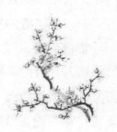

20~200（g/min 或者 30~300mg/ 24h，同时排除导致蛋白尿的其他原因（如糖尿病酮症酸中毒、泌尿系感染、剧烈运动、心力衰竭、原发性高血压、慢性肾小球肾炎等），即可诊断为"早期糖尿病肾病"。另外，由于糖尿病肾病往往同时伴有糖尿病视网膜病变、糖尿病周围神经病变，因此，通过眼底检查也可为糖尿病肾病的诊断提供间接的证据。

早期糖尿病肾病，通过积极治疗大多可以逆转；一旦出现大量蛋白尿，血尿素氮、肌酐开始升高，说明肾脏病变已不是早期，治疗逆转的可能性几乎没有。据统计，如果不加控制，大约50%的"早期糖尿病肾病"患者将在5~10年内进展到临床期糖尿病肾病。大约25%的临床期肾病患者可在6年内、50%病人在10年内、75%病人在15年内发展为尿毒症。从出现"临床蛋白尿"到死于尿毒症的平均时间约为10年；尿蛋白＞3.0g/d者多在6年内死亡。

需要说明的是："微量白蛋白尿"不仅是诊断早期糖尿病肾病的重要指标，同时也是一种独立的心血管病危险因素，提示病人存在早期血管通透性异常以及动脉粥样硬化，对于高血压和心血管疾病的进展、预测、疗效评价等同样具有重要参考价值。

十九、抗击糖尿病肾病，离不开哪"十大法宝"

要点聚焦： 如果不加干预的话，糖尿病肾病将会进行性加重，直至进展为尿毒症。本病目前尚无特效药物，阻止病情发展需要全方位干预，而且越早越好，只有这样，才有望达到延缓糖尿病肾病进展之目的。

糖尿病肾病（Diabetic Nephrothy，DN）是糖尿病最常见的慢性微血管并发症，同时也是导致糖尿病病人死亡的主要原因之一。迄今为止，糖尿病肾病尚无特效治疗，临床还是强调早期干预、综合治疗，具体手段包括：

1、限制蛋白摄入

蛋白质摄入过量会使血液中蛋白质的代谢产物（如肌酐、尿素氮等）增高，增加病人肾脏的负担，故糖尿病肾病患者应当低蛋白饮食，且以优质动物蛋白（如蛋类、乳类、瘦肉、鱼肉等）为主（占2/3），以保证必需氨基酸的供给。具体方案是：肾功能正常时，每日蛋白摄入量为0.8~1.0g/kg体重；当肌酐清除率下降、肾功能减退时，蛋白质的限制更加严格，每天蛋白摄入量控制在 0.6g/kg，并同时服用复方（－酮酸（商品名：开同）。注意：在进行低蛋白饮食治疗时，一定要保证有足够的热量（每日热量达 30~35kal/kg），以避免自身蛋白质、脂肪的分解增加，加重肾脏负担并导致营养不良。

2、严格控制血糖

美国糖尿病控制与并发症试验（DCCT）和英国前瞻性糖尿病研究（UKPDS）显示：无论是 2 型糖尿病还是 1 型糖尿病病人，良好的血糖控制可以减少糖尿病微血管并发症的发生与发展，使 1 型糖尿病肾病的发生率减少一半，使 2 型糖尿病肾病的发生率降低 1/3，显著减少微量白蛋白尿。理想的血糖控制目标值是：空腹血糖低于 6.1mmol/L，餐后 2 小时血糖低于 8.0mmol/L，糖化血红蛋白低于 6.5%。

早期糖尿病肾病患者可选用诺和龙或糖适平，这两种药主要在肝脏代谢，代谢产物 95% 通过胆汁从粪便排出，经肾脏排出不到 5%，因此，不会增加肾脏负担，对肾脏影响较小。此外，α－糖苷酶抑制剂几乎不被肠道吸收入血，对肾脏没什么影响，也可以选用。对于口服降糖药失效或已出现肾功能不全的糖尿病患者，应停用一切口服降糖药，换用胰岛素来控制血糖。

3、严格控制血压

高血压是导致糖尿病肾病的重要危险因素。大量研究证明：严格控制血压可以减少白蛋白排泄，延缓肾功能恶化。因此，对糖尿病人的血压控制要求比一般人更加严格。对普通糖尿病患者，血压应控制在 130/85mmHg 以下；对有微量白蛋白尿的糖尿病肾病患者，血压应控制在 120/80mmHg 以下。

糖尿病人降压药物首选血管紧张素转换酶抑制剂（ACEl，如洛汀新等）或血管紧张素 II 受体拮抗剂（ARB，如代文等）。ACEI 和 ARB 不但能降低高血压，而且还有肾脏保护作用，能够降低肾小球毛细血管内压力，减少白蛋白排泄，延缓糖尿病肾病的进展。但是，用药期间应注意定期查肾功能及血钾。当肾功能不全，血肌酐大于 3mg/dl（或 265（mol/L）时不能使用。当患者血压较高时，可以采取联合用药，如 ACEI（或 ARB）与钙离子拮抗剂（如拜新同、络活喜等）联合，疗效不佳时还可再加小剂量利尿剂。

需要强调的是，高血压病人一定要低盐饮食（食盐 3~6g/d，尤其是伴有肾病综合症时），戒烟，适当运动，控制体重。尤其对于肥胖的 2 型糖尿病朋友，即使体重轻度下降对于血压控制也十分有益。

4、严格控制血脂

糖尿病患者常合并脂代谢紊乱，而脂代谢紊乱可诱发心血管疾病及加重肾损害，故需积极治疗。血脂控制目标是：总胆固醇（TC）＜4.5mmol/L，低密度脂蛋白－胆固醇（LDL-C）＜2.6mmol/L，高密度脂蛋白－胆固醇（HDL-C）＞1.1mmol/L，甘油三酯(TG)＜1.5mmol/L，其中以降低总胆固醇及低密度脂蛋白－胆固醇最重要。调脂治疗包括食疗和药疗。在饮食上，要少吃富含胆固醇及饱和脂肪酸的食物（如蛋黄、动物脂肪等）。在药物选择上，若以血清胆固醇增高为主，首选他汀类药物（如辛伐他汀、普伐他汀、氟伐他汀等）；若以血清甘油三酯增高为主，首选贝特类药物（如非诺贝特等）。

5、改善微循环

糖尿病人往往血粘度高，存在微循环障碍，影响肾功能。针对这种情况，临床上可选用前列地尔、怡开（胰激肽原酶）、川芎嗪等药物。"怡开"属于蛋白水解酶，可激活纤溶酶原，降低血粘度，还能促使末梢血管扩张，改善微循环，常用于糖尿病肾病的治疗。

6、补充促红细胞生成素（EPO）

肾脏不仅是一个排泄器官，同时还是一个重要的内分泌器官，可以分泌包括促红细胞生成素（EPO）在内的多种激素。当糖尿病肾病患者进展到肾功能不全阶段时，可有不同程度的贫血，此时可给患者皮下注射促红细胞生成素，同时补充铁剂和叶酸。

7、应用胃肠吸附剂

糖尿病肾病患者已存在肾功能不全时，可给患者口服胃肠吸附剂，如包醛氧化淀粉5~10g，3次/日或尿毒清颗粒1~2袋，3~4次/日，促进毒素经肠道排出。

8、控制泌尿系感染

反复发作的感染会加速糖尿病肾病的恶化，因此，一旦有感染证据，即应给予积极的抗感染治疗。

9、避免肾损害的因素

尽量不要用对肾脏有损害的药物，如氨基糖甙类抗生素（链霉素、庆大霉素等）；尽量减少各种造影剂的使用，如静脉肾盂造影。病人因各种原因脱水时应尽早补充水分。

10、透析和移植治疗

糖尿病肾病越早透析效果越好，因为透析太晚，糖尿病的其它器官并发症（尤其是心、脑血管并发症及眼底出血）可能都已发生，病人的生活质量及存活率将受影响。国内学者建议当Ccr降至15ml/min或Scr＞442μmol/L（5mg/dl）时即可开始透析治疗。如果患者有严重的合并症，如高钾血症、严重水钠潴留、心力衰竭、代谢性酸中毒、严重胃肠道症状时，可进一步放宽透析标准。

透析分为"血液透析"和"腹膜透析"，两种方法各有优缺点：血液透析的优点是透析效果好，可有效清除体内代谢废物及多余水分，无蛋白丢失，不易感染；缺点是需借助血透机，只能在医院完成，透析费用相对较高，由于糖尿病动脉硬化，动－静脉造瘘失败率高，应用肝素抗凝易导致视网膜出血及视力下降，透析前后病人血压波动明显，透析中因血渗透压下降过快可导致"透析失衡症"（指尿毒症患者因透析治疗而发生急性脑水肿造成颅内压升高及相应的临床症状）。腹膜透析的优点为操作简便，可在家中自己进行，透析费用低；其缺点为因糖尿病腹膜血管硬化，透析面积小，导致透析效果减退，每日随腹膜透析丢失蛋白约 10g，容易发生腹腔感染及腹透管堵塞。糖尿病人可根据具体情况选择透析方式。

对终末期糖尿病肾病患者，肾移植或肾－胰腺联合移植能是目前最有效的治疗方法。但肾移植并不能从根本上解决致糖尿病肾病的主要因素，糖尿病还存在，故糖尿病人肾移植效果不如非糖尿病人肾移植效果好。为了减少糖尿病并发症对病人及肾移植的影响，提倡早期进行肾移植。

顺便提一句，某些中成药（如益肾化湿颗粒、金水宝等）对治疗早期肾脏病有一定的独到之处，有时可起到意想不到的效果。

细节提醒： 糖尿病肾病一经发现，多数已不是早期，治疗只能起到延缓病情进展的作用，很难逆转，因此，最好的办法是预防。

二十、糖友浮肿
不能都怪"肾"不好

要点聚焦： 导致糖尿病人水肿的原因很多，即由肾脏的因素，也有肾外的因素，只有鉴别清楚，治疗才能有的放矢。

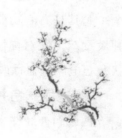

临床病例

张大娘和李大娘过去同在一家纺织厂工作，退休后，这对相识多年的老姊妹也没断了联系，隔上一段时间就见上一面，每次总有聊不完的话题。几年前，糖尿病先后眷顾到这对老姊妹身上，从那以后，两个人见面的话题就集中在糖尿病上，从症状表现到饮食、用药无所不谈。这一天，李大娘又到张大娘家来串门聊天。张大娘说，最近自己老觉得浑身没劲，眼皮、小腿虚肿，手指一按一个坑，不知是不是肾脏出毛病了。李大娘接过话来说，自己最近又添了个新病——高血压，吃了一段时间的降压药，血压好歹算稳住了，不过也出现了脚踝水肿，原来挺合脚的鞋，现在都挤脚不能穿了。两个老姊妹边说边琢磨，咱两个人都有糖尿病，现在又都出现下肢浮肿，看来都与糖尿病脱不了干系。两人相约，赶明儿一块去医院检查检查，看看到底是咋回事。

经过医院检查，张大娘尿蛋白（+++），血浆蛋白低，其浮肿与糖尿病肾病所致低蛋白血症有关，需要低蛋白饮食，严格控制血糖、血压、血脂，并给予中药保肾治疗；而李大娘尿蛋白阴性，肾功能正常，其浮肿与服用硝苯地平这种降压药物有关，只要停用此类降压药，换用其他类降压药物（如血管紧张素转换酶抑制剂），浮肿即可消失。

水肿为组织间隙过量积液的一种病理现象，临床尤以下肢水肿最为常见。糖尿病人出现浮肿，除了肾脏病变的原因之外，还有许多其它方面的原因，分述如下：

1、糖尿病并发肾功能不全

糖尿病肾病是导致糖尿病人下肢水肿最常见的原因。糖尿病患者出现肾脏损害时，由于尿蛋白大量漏出、小球滤过率下降以及严重低蛋白血症而引起双下肢、眼睑及颜面浮肿，严重者可出现全身性浮肿。患者尿常规检查可见蛋白与管型，肾功能指标（如肌酐、尿素氮）升高可资鉴别。

2、糖尿病并发心脏病

糖尿病很容易并发冠心病、心肌病等心血管疾病，病情严重者可因心功能不全（尤其是右心功能不全）引起体循环淤血及水钠潴留，导致颈静脉怒张、肝脾肿大及双下肢对称性水肿。这种病人往往同时伴有心慌、胸闷、气促等心脏病症状及心电图缺血性改变，可资鉴别。

3、糖尿病合并周围神经病变

糖尿病神经性水肿多见于双下肢，与体位、活动有关。这是由于植物神经（主要是交感神经）受损，引起末梢血管扩张充血，双下肢静脉淤血而水肿；此外，神经营养障碍引起局部毛细血管渗透性增加，也会导致下肢浮肿。糖尿病神经病变引起的水肿，大多伴有肢端麻木、疼痛、袜套样感觉减退等症状，可资鉴别。

4、糖尿病合并下肢血管病变

当患者下肢静脉出现病变（如下肢深静脉血栓形成、静脉瓣膜关闭不全），导致静脉回流受阻而引起静脉高压时，可以出现下肢水肿，但往往呈单侧水肿。

5、糖尿病合并足感染

患者足部皮肤损伤感染，局部炎症反应也可导致水肿，这类患者往往还伴有局部皮温升高、皮肤发红、疼痛等急性炎性表现。

6、糖尿病合并严重营养不良

有些糖尿病患者，由于长期节食过度，热量以及蛋白质的摄入严重不足，导致低蛋白血症性及营养不良性浮肿。

7、药物因素

某些降糖药物及降压药物均可引起水钠潴留，导致下肢浮肿。前者如胰岛素、噻唑烷二酮类药物（如罗格列酮、吡咯列酮）；后者如钙离子拮抗剂（如硝苯地平、氨氯地平等）。其共同特点是水肿发生在用药后，停药后不久消失。

8、糖尿病合并甲状腺功能减低

某些糖尿病人（尤其是老年女性患者）同时合并甲状腺功能减退，后者可引起下肢或颜面粘液性水肿，其特点是用指头按压水肿部位不出现凹陷性改变。此外，甲减病人往往有倦怠无力、嗜睡、怕冷、心动过缓、便秘等伴随症状，化验显示甲状腺功能（FT3、FT4）低下可资鉴别。

9、特发性水肿

女性糖尿病人出现下肢浮肿时，要注意排除"特发性水肿"。这种水肿常发生于育龄期，患者常伴有神经官能症的症状，水肿的发生常常与月经周期有关。"立卧位水试验"阳性将有助于特发性水肿水肿的的诊断。

其他

糖尿病患者如合并慢性肝病等情况时，也可出现下肢水肿。患者有慢性肝病表现（如纳差乏力、肝病面容、肝掌、蜘蛛痣、黄疸等）及肝功异常，结合肝胆B超检查可资鉴别。

总之，导致糖尿病人水肿的原因是多方面的，要结合病人的具体情况，具体分析，以期查清原因，并给予针对性的治疗。

相关知识链接

立卧位水试验

操作方法：清晨空腹排小便后，于是 20 分钟内饮水 1000ml，立位活动状态下每小时排尿一次，连续 4 次，计算总尿量。第二天同样饮水 1000ml，卧位休息状态下，每小时排尿一次，连续 4 次，计算总尿量。

结果判断：比较两次测量结果，如果立位尿量低于卧位尿量的 50％，即为阳性，即可诊断特发性水肿。

二十一、当心糖尿病模糊了您的"心灵之窗"
——浅谈糖尿病眼病的防治

要点聚焦：糖尿病可导致视网膜病变、白内障、青光眼等多种眼疾，糖尿病人失明的发生率是一般人的 25 倍。

临床病例

今年四十多岁的刘女士，六年前被查出有糖尿病。她担心吃西药降糖有副作用，因此，主要靠吃中成药及保健品降糖，但血糖始终控制得不理想。几天前清晨起床后突然感觉右眼前面有一团黑影遮住视线，到医院眼科一查，被确诊为"糖尿病视网膜病变"，眼前的黑影是玻璃体积血所致，而这一切都是长期高血糖惹的祸。随后医生为她实施了玻璃体切割手术，术后还多次进行激光治疗。遗憾的是，由于发现较晚、病情严重，刘女士的右眼视力最终未能保住，几近失明。

1、糖尿病性眼病不可忽视

糖尿病眼病是糖尿病常见的慢性并发症之一，主要是由于长期糖代谢紊乱对眼底血管、神经（包括视神经及颅神经）、晶状体、玻璃体等组织损害所致。它不是一种而是一组疾病，包括视网膜病变、白内障、青光眼、视神经病变等等，其中，糖尿病视网膜病变（简称"糖网病"）发生率最高，危害也最严重。

随着生活水平的提高和生活方式的改变，我国糖尿病的发病率急速攀升，目前我国成人糖尿病患病率已高达 11.6％。与此同时，由糖尿病引发的眼部并发症也与日俱增，它可造成患者视力减退，并最终导致失明，糖尿病人失明的风险比正常人高25倍，因此，糖尿病患者对眼部病变千万不可忽视。在临床工作中我们发现，许多糖尿病人甚至包括一些基层医生对此缺乏足够的重视：有些糖尿病患者从未到眼科看过，医生也未建议病人检查眼底，直至患者出现视物模糊、眼底出血才到眼科诊治，但往往为时已晚，错过了最佳治疗时机，预后欠佳，就像前面这位刘女士一样。

2、形形色色的糖尿病眼病

糖尿病眼病是指由糖代谢紊乱所导致的一组眼部并发症，主要包括：

（1）糖尿病视网膜病变（diabetic retinopathy，DR）：是糖尿病患者最常见的眼部并发症，同时也是糖尿病患者视力受损及失明的主要原因。在病变早期阶段，患者视力可以不受影响，但随着病情的发展，可出现眼前有黑影漂浮、视物有闪光感、视力减退、视野缩小、屈光改变等等。视网膜病变发展到最后，会出现新生血管性增殖膜、牵引性视网膜剥脱、新生血管性青光眼，最终导致失明。

（2）糖尿病性白内障：也很常见，发生率仅次于"糖网病"。临床上可分为两类，一类为"真性糖尿病性白内障"（又称代谢性白内障），另一类为"假性糖尿病性白内障"（又称伴发性糖尿病性白内障）。前者多见于30岁以下的年轻糖尿病患者，双眼同时发病，病情进展迅速，常于数天内出现晶体完全混浊，视力急剧下降，这种白内障如若治疗及时，随着血糖的控制，可以明显改善甚至完全逆转；后者发病年龄多在45岁以上，可先单只眼发病，比老年性白内障发展迅速，比真性糖尿病白内障发展缓慢，常与老年性白内障并存。糖尿病性白内障患者如果视网膜未受损，通过人工晶体植入手术可使视力完全恢复。

（3）继发性青光眼：青光眼是由于眼内压过高引起的视神经受损疾病。糖尿病患者青光眼的发生率比非糖尿病人群高3倍。糖尿病引起的青光眼多属"新生血管性青光眼"，常发生在糖尿病视网膜病变的中晚期，患者眼压升高十分顽固，眼痛剧烈且难以控制，视力急剧下降。治疗非常复杂和困难，药物治疗多难以奏效。手术治疗往往因术后新的滤过口再次粘连、闭合而造成手术失败。

（4）波动性屈光不正：屈光不正也是糖尿病患者经常发生的视觉异常，病人常感视物模糊，多为短时或一过性的，与血糖的剧烈波动有关。当血糖浓度升高时，房水渗透压较晶体低，水分经晶体囊渗入晶体内，晶状体膨胀变凸，屈光增强形成近视。当血糖降低时，引起相反的渗透压改变，则变为远视。这种情况在血糖得到控制平稳以后可以完全恢复。

（5）糖尿病性眼肌麻痹：眼运动神经受损所致的眼球运动瘫痪在糖尿病患者

细节提醒： 糖尿病眼病的发生率高，对视力影响严重，但早期往往没有任何先兆，通常需要通过眼底镜检查方可发现。这就需要病人自诊断之日起，每隔3个月到半年就要查一次眼底，以利于早期发现、早期治疗。

相对少见。其中动眼神经损伤最常见，表现为上睑下垂、眼球活动受限、复视等；其次是外展神经，表现为眼外肌麻痹。眼运动神经损伤一般预后较好，经过控糖、营养神经、改善微循环等治疗最终多可恢复，但整个病程可能长达数周。

（6）其它：比较少见的眼部并发症还有缺血性视神经病变、糖尿病性角膜炎等等。

3、导致糖尿病眼病的危险因素主要有哪些

糖代谢紊乱是导致糖尿病眼病的主要危险因素，其它如高血压、血脂异常、妊娠、吸烟、喝酒也是公认的影响因素。研究发现，2型糖尿病患者血压从180/105毫米汞柱降至150/85毫米汞柱，视网膜病变发生率能降低34%，视力受损危险减少47%。此外，糖尿病眼病的发生率还与病程长短有关，病程越长，罹患糖尿病眼病的风险越高。据统计：病程超过10年的糖尿病患者，超过一半会合并眼部病变。

4、定期眼科检查

糖尿病眼病早期往往没有视力改变等自觉症状，而一旦出现自觉症状，病情往往已进入中、晚期了。因此，所有糖尿病患者均应定期进行眼科检查，而不要仅凭感觉，到出现视力障碍不才去就诊。具体要求如下：

一旦被确诊糖尿病，均应立即进行一次全面的眼科检查。此后检查的间隔时间视眼底病变的有无及病变的轻重而定：对于无视网膜病变的患者，每年检查1次或至少不少于2年1次；对于眼底发现有渗出、水肿和出血等视网膜病变的患者，应2~3个月随访1次并及时治疗；妊娠糖尿病妇女应每3个月检查1次。

另外，糖尿病患者在日常生活中一旦发现下列症状，应立即去医院眼科检查：①视力减退，视物不清；②近视程度加重、老视的暂时性缓解；③看东西出现重影；眼前有点、片状发黑的物体漂浮；④视物有闪光感；⑤上睑下垂、眼球运动障碍；⑥眼胀、眼疼，视野缺损（即眼睛能

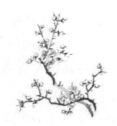

看到的范围较以前明显缩小）。

5、糖尿病眼病的防控要点

糖尿病眼病重在预防，提倡三早，即"早检查、早诊断、早治疗"

（1）积极治疗原发病，严格而平稳地控制血糖；

（2）严格控制好血压、血脂，因为高血压会显著增加眼底出血的风险。此外，还要戒烟酒；

（3）按要求定期进行眼科检查，有问题早发现、早治疗。

（4）有视网膜病变的患者，要避免剧烈运动，否则容易引起眼底出血，加重病情。

二十二、糖尿病视网膜病变的分期与治疗

要点聚焦：糖尿病视网膜病变是糖尿病人最常见的眼部并发症，临床分为 6 期，Ⅰ、Ⅱ、Ⅲ期属于"非增殖性病变"，以药物治疗为主；Ⅳ、Ⅴ、Ⅵ期属于"增殖性病变"，以激光及手术治疗为主。

糖尿病视网膜病变（简称"糖网病"）是糖尿病的两大微血管并发症之一（注：另一微血管并发症是"糖尿病肾病"），同时也是糖尿病致盲的主要原因。糖尿病视网膜病变的的发生与发展主要与血糖控制水平和糖尿病病程这两个因素有关，其它因素如发病年龄、性别及糖尿病的类型则对其影响不大。一般说来，病程越长，发生率越高。糖尿病病程超过 10 年，大部分病人会合并不同程度的视网膜病变，一般都是双侧病变。糖尿病患者致盲的危险性是普通人群的 25 倍。其病因主要与血糖长期控制不良，日积月累对血管和视神经的损害有关。

1、"糖网病"的症状表现

患者在病变早期可能没有任何症状，但随着病情的发展，可出现视力减退，视野缩小，屈光异常等。视网膜病变发展到晚期，新生血管形成导致"增生性视网膜病变"，纤维样组织收缩牵拉导致视网膜脱离，引起失明。新生血管还可导致玻璃体出血及新生血管性青光眼。

2、"糖网病"的分期

糖尿病视网膜病变分为 6 期（表 8-4），前 3 期称为"背景性视网膜病变"（也

细节提醒：由于糖尿病视网膜病变的不可逆性，因此早期预防最为重要，要求糖尿病患者定期进行眼科检查。1型糖尿病患者发病5年后应每年检查一次，2型糖尿病患者发病后即应每年检查一次。如有眼部感觉异常，则应缩短眼科随诊时间，如每半年或3个月复查一次。现已证实，严格控制血糖、血压、血脂以及戒烟，可以有效地减少或延缓糖尿病视网膜病变的出现。

叫非增殖性视网膜病变"），经过良好控制是可以恢复的；后3期称为"增殖性视网膜病变"，到了这个阶段不但难以恢复，控制其发展也不容易。

表8-4 糖尿病视网膜病变的分期标准

两种类型	期别	眼底检查特点
非增殖性病变	I	糖尿病视网膜病变的
	II	有黄白色"硬性渗出"或并有出血斑。
	III	有白色"软性渗出"或并有出血斑。
增殖性病变	IV	眼底有新生血管或并发玻璃体出血。
	V	眼底有新生血管和纤维增生。
	VI	眼底有新生血管和纤维增生，并发视网膜剥脱。

3、"糖网病"的治疗

（1）要严格控制血糖、血压，减少血糖和血压的波动，使其长期稳定在正常范围以内，这样才能够延缓糖尿病视网膜病变的进展。如果对高血糖、高血压没有进行严格的控制，即使病人病程较短，也会发生严重的视网膜病变。而血糖、血压控制良好者，不仅视网膜病变发生率低，而且程度相对较轻。

（2）要降低血脂及血粘度、改善微循环、防止血栓形成。常用的药物有阿司匹林、多贝斯（羟苯磺酸钙）、怡开（胰激肽原酶）等等。另外，不少活血化淤的中药（如复方丹参滴丸）在促进眼底血块吸收方面也有较好的疗效。

（3）适当应用神经营养药物，服用维生素C、维生素B_1、维生素E、芦丁以及微量元素锌等等，以利于视网膜的营养。

（4）激光及手术治疗。药物治疗主要是用于非增殖期视网膜病变，对于增殖期视网膜病变，可采用激光治疗，每只眼至少要打4~5次激光才能完成全视网膜光凝术的疗

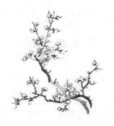

程。激光可以凝固出血点、封闭新生血管，减少视网膜水肿及耗氧，保护中央视力，减少视网膜和玻璃体出血的机会。激光治疗虽然不能根治糖尿病视网膜病变，但可以起到延缓视网膜病变进展、保护残存视力、防止失明的作用。严重的糖尿病性视网膜病变患者，如不行激光全视网膜光凝治疗，最终均会失明。

如果病变严重到不能采用视网膜光凝治疗，眼底出血较多，或视网膜前增殖膜形成，或视网膜剥脱，则需尽早手术治疗，利用特殊的手术器械切除混浊的玻璃体，剥除增殖膜，使视网膜复位。

二十三、视物重影：原是糖尿病惹的祸

要点聚焦： 糖尿病除可导致视网膜病变以外，还可导致眼球运动神经（如动眼神经、外展神经等）麻痹，引起眼睑下垂及复视。

临床病例

自从前几年患上糖尿病以后，王大爷每天都坚持爬山锻炼。这天，王大爷站在山顶向左前方极目远眺，突然感觉远处的景物呈现双影！扭头向右看看：双影又奇怪地消失了，再向左看，双影又出现了。他用手挡住左眼，用右眼看东西没问题；再挡住右眼，用左眼看也是正常的；当两只眼睛一起向左看时双影又出现了！王大爷百思不得其解，眼睛究竟出了什么毛病呢？

王大爷不敢怠慢，下山后直奔眼科医院。医生通过询问病史了解到：王大爷有多年糖尿病史，由于治疗不系统，血糖长期控制不佳。随后，医生又对他进行了全面检查，最后确诊为：糖尿病性眼外直肌不全麻痹（左眼）。

糖尿病为什么会造成眼肌麻痹呢？一般认为与血糖长期控制不佳导致周围运动神经病变有关。需要注意的是，糖尿病并非导致眼外肌麻痹的唯一原因，其他一些颅内病变（如脑血栓、脑肿瘤等）也可以造成某一条动眼神经发生病变，出现眼外肌麻痹。所以，对于眼外肌麻痹患者，还要注意鉴别诊断，排除颅内疾患，以免误诊。

人们还要问，复视究竟是怎么形成的呢？原来，在我们每只眼球的外表面都有六条负责管理眼球转动的肌肉（眼外肌），它们的力量均衡一致，以使我们的双眼保持位置对称和运动协调。这样，外界景物进入双眼的影像映在一个相互对称的位置上，形成一个完全重合的影像，所以，正常人视物不会出现复视。当某一条肌肉的力量发生了改变，眼球向这个方向运动就发生了障碍（俗称眼球"偏瘫"，其实是眼肌瘫痪）。当眼球向"偏瘫"的方向运动时，外界景物成在两眼视网膜上的影像就出现了不对称，于是看东西也就变成了双影（即"复视"），人走起路来也会深一脚浅一脚地失去平衡。如果眼球向病变相反的方向运动，眼底成像又恢复了对称性，于是重影消失。如果挡住一个眼睛看东西，没有了对称性，自然也就只有一个影像了。

糖尿病性眼外肌麻痹的治疗，首先要积极治疗原发病，将血糖控制好；其次是应用改善微循环的药物（如羟苯磺酸钙、胰激肽原酶片等）和神经营养药物（如弥可保等）。若治疗及时得当，眼肌可以在数月后完全恢复正常。

二十四、当心糖尿病伤了你的心

要点聚焦：与非糖尿病人相比，糖尿病人罹患心脑血管病的风险增加 4 倍，死亡率增加 6 倍。不仅发病率高，而且发病早、进展快。心血管疾病是糖尿病患者最主要的死亡原因。糖尿病已被列为冠心病的等危症。

临床病例

三年前，刚办了退休手续的张师傅被查出患有糖尿病，从那以后，每隔上十天半月，他都要去我们医院查查血糖、顺便开点降糖药。每次来我都跟他讲：糖尿病不光是血糖高，往往同时合并多种代谢紊乱，如果不全面控制，很容易引起心脑血管病等慢性并发症。建议他全面查查，但每次都被张师傅以各种理由婉拒。然而就在前不久的一个清晨，张师傅爬山途中突感胸闷不适，随之很快陷入休克状态。幸亏被周围的人及时发现送到医院，确诊是"急性心肌梗塞、心源性休克"，经过全力积极抢救，最终才得以转危为安。出院后，张师傅打电话向我咨询，心脏病与糖尿病究竟有没有联系？为什么他发生心肌梗塞时一点疼痛先兆都没有？糖尿病人应如何预防心血管疾病？

张师傅提出的问题具有一定的普遍性和代表性，下面我们就来谈一谈糖尿病与冠心病的有关问题。

1、糖尿病为何易"伤心"

糖尿病容易引起冠心病这一事实已被国内外学者所公认。据调查，糖尿病患者心血管病（包括冠心病、脑卒中和下肢血管病变）的发生率比同龄非糖尿病患者高 2~4 倍，绝大多数（大约 80%）糖尿病人最终死于心血管并发症。可以这么说，如果解决了糖尿病的心血管并发症，将在很大程度上解除了糖尿病的危害。

另据调查，大约有 2/3 的冠心病人存在糖代谢异常（包括"糖尿病前期"和"糖尿病"）。1999 年，《新英格兰医学杂志》发表的一项随访 7 年的研究结果发现，单纯患心梗的人群与单纯患糖尿病的人群相比，两者日后发生心梗的几率非常接近（20% 左右），死亡率也相同，这说明糖尿病与心梗患者具有同样的致死危险性，并由此得出"糖尿病与冠心病是等危症"，换句话说，得了糖尿病就相当于长了一次"心肌梗塞"。

以前人们往往把糖尿病和冠心病看作是两个独立的事件，然而越来越多的证据表明，糖尿病与心血管疾病之间不仅存在共同的遗传背景，而且具有共同的发病基础——"胰岛素抵抗（IR）"，后者可以导致多种代谢异常，如高血糖、高血压、脂代谢紊乱、高血粘、中心性肥胖、氧化应激、慢性炎症状态等等，这些心血管危险因素可导致血管内皮损伤、促进斑块的形成，导致心脑血管并发症。

2、糖尿病"伤心"不易被察觉

糖尿病患者并发冠心病时，冠心病的某些临床症状常常被前者掩盖，因为糖尿病可导致感觉神经末梢受损，使患者的疼痛阈值升高，即使发生了严重的心肌缺血，疼痛也往往比较轻微，甚至没有心绞痛症状，无痛性心肌梗塞的发生率较高，这一点因引起临床医生的高度重视。

3、预防策略：超越降糖，全面控制

英国前瞻性糖尿病研究（UKPDS）表明：单纯控制血糖可以明显减少眼底和肾脏等微血管病变的发生率，但对

细节提醒： 诊糖尿病患者切记不可只满足于单纯控制血糖，而是要让血糖、血脂、血压、体重全面达标，只有这样，才能更加有效地预防糖尿病各种慢性并发症的发生。

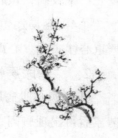

于冠心病等大心血管并发症并无显著降低。因此，应当彻底改变传统的以单纯血糖控制为中心的治疗观念，代之以全面控制各种心血管危险因素，即除降糖之外，还应降压、调脂、减肥、戒烟等等，这也是当今糖尿病治疗的最新理念。

二十五、"糖心病"有三种，别再傻傻地分不清

要点聚焦：糖尿病性心脏病（简称"糖心病"）是糖尿病最常见的慢性并发症，与非糖尿病人相比，糖尿病性心脏病除了具有起病年龄早，发病率和病死率高等特点以外，病人症状往往也不典型，无痛性心梗以及临床猝死的发生率均较高。

糖尿病性心脏病（简称"糖心病"）是指糖尿病病人在糖、脂肪等代谢紊乱的基础上所发生的心脏大血管、微血管及心脏自主神经病变，包括：①心脏大血管病变所致的冠心病；②心脏微血管病变所致的心肌病；③心脏自主神经病变所致的心律紊乱及体位性低血压等等。现将其临床特点分述如下：

1、"糖尿病性冠心病"的临床特点

冠心病是"糖心病"的最常见类型，大约占80%。

（1）发病年龄早、患病率高：据统计，糖尿病人患冠心病的年龄较非糖尿病人提前5年，糖尿病人冠心病的发生率比非糖尿病人高2~4倍。

（2）症状不典型，无痛性心梗较多见：许多糖尿病友尽管心电图显示心肌缺血很严重，但病人往往没有自觉症状或仅仅表现为头晕、乏力，即便发生急性心梗，也没有明显的心前区疼痛，而常常是以心衰、休克、心律失常作为突出表现，因此，很容易被漏诊或误诊。之所以出现这种情况，可能与病人感觉神经受损有关。

（3）病变程度重、预后差：糖尿病人冠心病往往是多支、多节段冠状动脉受累，血管狭窄程度较高，溶栓效果较差，治疗难度大，病情进展快，心梗再发率及死亡率较高，预后远比非糖尿病人群的冠心病要差。

（4）容易发生猝死：在受到感染、手术、麻醉等应激因素刺激时，容易发生严重心律失常、心源性休克甚至猝死。

2、"糖尿病性心肌病"的临床特点

糖尿病心肌病属于糖尿病的特异性病变。早期病人在静息状态无明显症状，劳累后可出现胸闷、气短、心悸等症状，75%的患者有不同程度的左心功能不全；

晚期病人自觉症状及心功能不全进一步加剧，表现为严重胸闷、呼吸困难，不能平卧。心电图检查正常或有非特异性的ST-T改变，超声心电图显示心脏扩大及心功能不全，冠状动脉造影阴性（这点有别于冠心病）。心内膜活检可见特征性微血管病变和（或）间质病变。

3、"糖尿病心脏自主神经病变"的临床特点

（1）静息时心动过速和固定心率：在病情早期，主要是支配心脏的迷走神经受损，使得交感神经的兴奋性相对增强，患者可表现为休息状态下心率过快，往往超过90次/分，甚至高达130次/分；而到了病情晚期，支配心脏的迷走神经和交感神经均受到损害，心脏几乎完全失去神经支配，这时往往表现为心率相对固定。因此，透过患者心率的变化可以判断患者有无心脏的植物神经病变。

（2）体位性低血压：我们知道，正常人体位变化时，人体可通过提高血管紧张度和心排出量而使血压维持正常。而糖尿病人由于支配血管的植物神经（尤其是交感神经）受损，不能及时有效地调节血管张力，当患者由卧位突然起立时，容易发生"体位性低血压"，表现为头晕、眼花、心悸、大汗、站立不稳甚至晕厥。

（3）无痛性心梗：由于心脏感觉神经病变，使得糖尿病人在发生急性心梗时无疼痛或疼痛很轻微，仅仅表现为上腹部不适、恶心、心律失常、心衰、休克甚至猝死。由于症状不典型，很容易被漏诊或误诊，危险性反而更大。

二十六、糖尿病性心脏病该咋治

要点聚焦：与普通冠心病人相比，糖尿病人冠心病的病情更加复杂，治疗难度更大。在治疗方面，可采取药物治疗与非药物治疗相结合，除了严格控制血糖以外，还要积极采取降压、调脂、抗凝等措施。

专家提醒：糖尿病人由于合并神经病变，发生心肌缺血时没有疼痛感觉，不容易被及时发现，故无痛性心梗、猝死等严重心血管事件发生率较高。尽管糖尿病性心脏病往往没有疼痛症状，但早期还是会露某些"蛛丝马迹"，如自主神经功能紊乱症状（头晕、多汗、心悸等），容易疲劳，过度活动后出现胸闷、气短、胸骨后不适等。患者一旦出现上述症状，应及时去医院检查治疗。此外，对于病程较长，年龄偏大或具有心血管危险因素的糖尿病患者，即使没有心脏病症状，也应定期去医院全面体检，以便早发现、早干预，避免严重心血管事件的发生。

471

1、改善生活方式

改变不良的生活习惯，低盐、低脂肪、低热量饮食，在心脏允许的情况下坚持适度运动，积极控制体重，限酒戒烟，保持作息规律及心态平和。

2、积极治疗糖尿病

高血糖对心血管固然有害，但低血糖的危害同样不可小觑，后者可导致心跳加快、心肌缺血、诱发急性心梗。因此，血糖控制也要讲究个体化。

对普通糖尿病患者，要求空腹血糖控制在 6.1mmol/L 以下，餐后血糖控制在 8.0mmol/L 以下，糖化血红蛋白（HbA1c）控制在 7.0% 以下。但对于老年人以及合并冠心病的糖尿病患者，空腹血糖不超过 7.0mmol/L，餐后血糖在 8~10mmol/L，糖化血红蛋白（HbA1c）在 7.5%~8.0% 就可以了。

在降糖药物当中，双胍类、a–糖苷酶抑制剂、SGLT-2 抑制剂抑等除了降糖以外，还可以降低体重，并具有确切的心脏保护作用，因此，比较适用于合并冠心病的糖尿病患者。格列酮类药物（如罗格列酮）虽可改善胰岛素抵抗、减轻腹型肥胖，但因可导致水钠潴留及浮肿，故有心功能不全及浮肿的糖尿病患者禁用。

3、严格控制血压

UKPDS 研究显示，收缩压每下降 10mmHg，舒张压每下降 5mmHg，可使糖尿病任何相关终点事件下降 24%、心肌梗塞发生危险下降 44%，因此，糖尿病患者应把血压严格控制在 130/80mmHg 以下。

糖尿病合并高血压首选血管紧张素转换酶抑制剂（ACEI）或血管紧张素 II 受体拮抗剂（ARB），这两类药物对糖代谢和脂代谢无不良影响，并且还具有心肾保护作用。此外，长效钙离子拮抗剂（CCB）也是也个不错的选择。（–受体阻滞剂对糖尿病人虽不是绝对禁忌，但由于它会掩盖低血糖症状，加重"胰岛素抵抗"，故一般不用，如果患者病情确实需要用，则应使用高选择性（1–受体阻滞剂（如倍他乐克）。大剂量的利尿剂会引起血糖、血脂、血尿酸升高，故糖尿病人，尤其是合并高尿酸血症或痛风的患者应慎用。

4、纠正脂代谢紊乱

糖尿病同时合并冠心病属于极高危人群，血脂治疗目标是将低密度脂蛋白胆固醇（LDL-C）严格控制在 1.8mmol/L（70mg/dl）以下，药物首选他汀类。但对甘油三酯（TG）> 5.7mmol/L 的患者，首要治疗目标是降低甘油三酯（TG）水平，以防急性胰腺炎发生，药物首选贝特类（如力平之）或烟酸类。

5、抗血小板治疗

阿司匹林具有抗血小板聚集、降低血粘度的作用，可常规用于糖尿病患者心脑血管事件的一级预防和二级预防，用量通常为75~150mg/d。此外，还可选择氯吡格雷（波立维）和西洛他唑（培达）。

6、扩冠、活血化淤、抗凝及溶栓治疗

药物可以选择单硝酸异山梨酯（消心痛）、银杏叶制剂、丹参、低分子肝素等等。一旦发生急性心梗，应予早期溶栓（尿激酶、链激酶等）治疗，具体指征和方法同一般急性心梗病人。

7、血运重建治疗

内科治疗无效者，可根据患者的具体病情，采用经皮冠状动脉腔内成型术（PTCA）、冠脉支架置入术或者冠状动脉搭桥（CABG）治疗。但由于糖尿病性冠心病患者的冠状动脉病变往往以多支、弥漫性病变为主，这使许多糖尿病病友失去了选择PTCA的机会。另有文献报道，糖尿病合并冠心病的病友采用PTCA或其他冠脉介入治疗后出现再狭窄的几率比较高，因此，做这类治疗时应当慎重。

深度阅读 ▶▶▶

"糖尿病性心脏病"之"四大怪像"

要点聚焦：糖尿病性心脏病症状常不典型，甚至发生心梗了病人也感觉不到疼痛，很容易被忽视或漏诊，患者往往在不知不觉中被"一击致命"，这也正是它的可怕之处。

临床病例

张师傅今年还不到40岁，身高不到1.7米，体重却足有100多公斤，在一家五星级酒店担任厨师长。三年前，张师傅被查出患有糖尿病。每次张师傅到门诊开药，我都建议他全面查查体，但都被张师傅婉拒。他告诉我：自己身体各方面感觉良好，吃么么香。然而就在前不久，

专家提醒：①合并心脏自主神经病变的糖尿病患者，在服用硝酸甘油、钙离子拮抗剂（如硝苯地平）等药物时，可能会诱发或加重"体位性低血压"；②糖尿病患者心绞痛发作时，同样可以服用硝酸甘油、速效救心丸等药物缓解症状，但对(-受体阻滞剂（如倍他乐克）应慎用，因为这类药物可抑制交感神经兴奋、掩盖低血糖症状，使得病人在出现低血糖时不容易被察觉，此外，还可能加重心功能不全及心脏传导阻滞，应当引起注意。

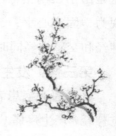

张师傅在上班途中突感胸闷，随之休克昏迷。幸亏被周围的人及时发现送到医院，确诊是"大面积急性心肌梗塞、心源性休克"，经过全力积极抢救，最终才得以转危为安。出院后，张师傅打电话向我咨询，为什么病房里别的病友发生心肌梗塞时都有疼痛先兆，而他发病前却什么感觉也没有，要不是当时周围有人抢救及时，恐怕性命难保，难道糖尿病人患心脏病的症状与一般人有什么不一样吗？"的确如此"，我回答说。

心血管疾病是糖尿病人最常见的慢性并发症之一。"中国心脏调查"显示：大约四分之三的 2 型糖尿病患者同时合并心血管疾病，百分之八十以上的糖尿病人最终死于心血管并发症。可以这么说，如果解决了糖尿病的心血管并发症，将在很大程度上解除糖尿病的危害。

与所有疾病一样，糖尿病性心脏病如能得到早期诊断、早期治疗，患者的病死率和预后将会大大改善。但由于糖尿病性心脏病症状不典型，往往容易被忽视或漏诊。那么，如何才能发现糖尿病心的"蛛丝马迹"呢？这就需要对糖尿病心脏病的特征有所了解。

第一怪：由卧到立，"压差"骤变

许多糖尿病人起床后，常常感觉一阵头晕、眼花、心慌、出汗、眼前发黑，严重者甚至出现昏厥。测血压时发现：患者由卧位到站立时收缩压下降大于 20mmHg 或舒张压下降大于 10mmHg，这种情况临床称之为"体位性低血压"。

正常人在体位变化时，机体可通过提高血管紧张度和心排出量使血压基本维持正常，但糖尿病人由于长期高血糖使支配血管的植物神经（特别是交感神经）发生病变，致使血管不能及时收缩，从而导致一过性血压下降。"体位性低血压"是糖尿病性心脏病的特征之一。

第二怪：休息不动，心率照快

正常人在运动时心率增快，休息时心率减慢。但有些糖尿病人静息状态下心率也快，每分钟心率多在 90 次以上，同时伴有心悸、心慌、胸闷、头晕等症状，这是由于长期糖毒性导致迷走神经功能受损的缘故。此外，还有部分糖尿病人表现为"固定心率"，即心率不随着活动或休息而增快或减慢，这是由于患者迷走神经和交感神经同时受罹，心脏完全失去了植物神经支配的缘故。

第三怪：发生心梗，却无胸痛

普通冠心病患者在心肌缺血缺氧时，组织会产生大量的乳酸，刺激心脏的感觉神经，产生疼痛（即心绞痛）。但糖尿病患者即便心脏发生了严重的缺血、缺氧，也往往没有心绞痛症状，甚至出现急性心肌梗塞等危重情况时仍毫无知觉，这种无痛性心肌梗塞极易被漏诊或误诊，是导致糖尿病人猝死的重要原因。这是因为糖尿病患者的感觉神经普遍迟钝乃至功能丧失，使得疼痛症状变得轻微和不典型。因此，糖尿病患者即使无心血管病相应症状，也需要定期做心血管相关检查（如心电图），以便及早发现、早期干预。

第四怪：年纪轻轻，也患"心病"

糖尿病人心血管病的发生率不仅比非糖尿病人高 2~4 倍，而且其发病年龄也比非糖尿病人提前 5~10 年，许多肥胖 2 型糖尿病患者年纪轻轻就患上了高血压、冠心病，甚至急性心梗。这是由于糖尿病人往往是集多种心血管病危险因素于一身，因而心血管疾病的罹患风险增加，年龄提前，而且病情更加严重。

常言道，明枪易躲，暗箭难防。"糖心病"具有症状隐匿且不典型的特点，糖尿病患者一定要对这方面有所了解，不要轻易放过反映心血管病变的蛛丝马迹。患者即便没有任何自觉症状，也要定期到医院体检（如血糖、血脂、血压、心电图、心脏超声等等），做到早期发现、早期干预、早期治疗，防患于未然。

细节提醒： 为预防心梗致死，患者在身边最好常备硝酸甘油、速效救心丸等扩张冠状动脉的药物，在感到胸闷、气短、压迫感时，即刻含化；如果症状不能缓解，应马上呼叫 120，急送医院救治。

二十七、糖尿病：脑卒中的幕后黑手

要点聚焦： 糖尿病是脑卒中的主要危险因素之一。据统计，糖尿病人发生脑卒中的风险是非糖尿病人的 2~4 倍，约占 2 型糖尿病患者死亡原因的 10%~15%。糖尿病人脑卒中以脑梗塞为主，而脑溢血的发生率与非糖尿病人无明显差异。

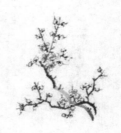

细节提醒：当身体出现以下一种或几种症状时，往往提示您有卒中的可能：①突发面肌及肢体无力、麻木或麻痹（特别是在身体一侧）；②不能言语或说话困难或不能理解语言；③突发视力丧失（特别是只有一只眼），突发无明显原因的严重头痛；④不能解释的头晕；⑤不能平衡或平衡失调（特别是与以上任何症状合并存在时）。

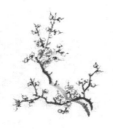

为什么说糖尿病是脑卒中的幕后黑手呢？这是由于糖尿病患者存在胰岛素抵抗及胰岛素分泌不足，导致糖、脂代谢紊乱，而高血糖、高血脂不仅可以加速动脉硬化，而且使病人血液呈高凝状态，再加上糖尿病病人往往同时合并高血压，这些危险因素的聚集，使糖尿病人很容易发生缺血性脑卒中。

糖尿病人脑血管病具有以下临床特点：

1、糖尿病脑卒中多为缺血性卒中，以多发性腔隙性脑梗塞最为多见，这是由于在糖尿病人当中，小动脉硬化的发生率明显高于非糖尿病者，广泛的血管病变必然会造成多部位的脑梗塞。

2、由于糖尿病患者早晨血液浓缩，血压也比较高，而且各种升糖激素往往在早晨升高，所以糖尿病人的脑卒中多发生在清晨前后。

3、糖尿病患者的脑梗塞常无明显诱因，临床症状也往往不典型，轻者可没有任何症状，或仅感觉轻微头痛，缺乏局限性神经体征，只是在对糖尿病患者做脑 CT、MRI 检查时意外发现；重者出现失语，部分肢体活动无力或活动障碍，可有嗜睡、反应迟钝甚至昏迷。

4、糖尿病人脑卒中复发率高，可以在同侧，也可以在对侧，而且每次复发病情均较以前加重，死亡率加倍。血糖控制不好是糖尿病人脑卒中和再发脑卒中的重要危险因素。

5、糖尿病病人发生脑卒中的病情严重，死亡率高，其预后与高血糖显著相关。

6、由于老年糖尿病患者缺乏"三多一少"典型症状，许多患者是在诊治脑血管病时才发现血糖高。这时要区分究竟是之前就有糖尿病还是急性脑卒中时应激性血糖升高往往比较困难。通过检查糖化血红蛋白（HbA1c）有助于区分这两种情况，前者 HbA1c 明显增高，后者 HbA1c 多正常。

二十八、糖尿病合并脑卒中的治疗和预防

要点聚焦：糖尿病患者要积极改善生活方式，低脂肪、低胆固醇饮食，戒烟限酒，坚持经常性的运动，避免超重及肥胖，保持情绪稳定及心理平衡。积极控制各种心血管危险因素（如高血压、高血脂、高血糖等等），并使之控制达标。只有这样，才能减少脑卒中的发生率。

脑卒中可分为缺血性和出血性两大类，前者包括脑血栓和脑栓塞；后者包括脑溢血和蛛网膜下腔出血。脑血栓常无明显诱因，在安静状态下发病，脑 CT 显示有低密度病灶；脑溢血往往有明显诱因，起病比较突然，脑 CT 显示有高密度病灶。

糖尿病人一旦发生脑卒中，应按照就近原则，尽早送往医院，并尽快确诊脑卒中的类型。治疗采取以下措施：

1、合理控制血压、使之保持在正常或略高水平。避免把血压降得过低而导致脑供血不足。

2、保持呼吸道通畅，呼吸困难时给予吸氧，必要时加用呼吸兴奋剂。

3、缺血性脑卒中发病 48 小时内不宜静脉输葡萄糖液，因为在脑卒中急性期，往往存在应激性高血糖，此时输葡萄糖液会进一步加重高血糖，产生不良影响。

4、如确诊为急性脑血栓，可采用抗凝、溶栓治疗，药物可选择低分子肝素、尿激酶、重组组织型纤溶酶原激活剂（如 rt-PA）等等，此外，还可使用活血通脉药物，如尼莫地平、川芎嗪、低分子右旋糖酐等，改善病灶血流供应，促进侧支循环的建立，与普通脑梗死治疗原则相同；如确诊为急性脑溢血，则应给予积极脱水、降低颅内压及脑水肿，适度控制血压，酌情给予止血药物，出血量较大或压迫重要部位时应考虑及时手术治疗。注意：在控制脑水肿时，尽量不用糖皮质激素，以免影响血糖。

5、合理控制血糖。一般认为血糖水平维持在 7.8~10.0mmol/L 范围比较适宜。最好是用胰岛素控制血糖。注意：血糖不宜降得过低、过快，否则有诱发脑水肿和低血糖的危险，低血糖可加重脑组织损伤。

6、酌情使用改善神经营养与代谢的药物，如脑神经生长因子，神经妥乐平、

细节提醒： 在脑卒中急性期，病人往往存在应激性血糖升高，此时若再输注葡萄糖液，有可能加重糖尿病患者病情，因此，原则上，糖尿病人脑卒中在急性期48小时内不宜静滴葡萄糖液。另外，注意血糖不宜降得过快，否则有诱发脑水肿和低血糖的危险。

胞二磷胆碱等。

7、纠正电解质失衡。严格控制盐的摄入，适当给予利尿剂，以防止血容量增加诱发血压升高和心力衰竭。

8、对症支持治疗，如控制体温升高，抗感染，加强营养支持，尤其是鼻饲的昏迷病人，更要注意热量的补充及维生素营养成分的补充。

9、病情稳定后及早开展康复治疗，理疗、针灸帮助患者肢体活动，以及早恢复肢体功能。发病超过1~3个月后的陈旧性脑卒中，任何治疗均难收显效。

10、做好护理工作，保持口腔清洁，保护皮肤防止褥疮，做好翻身、按摩等。

高血压、高血脂、高血糖、肥胖、吸烟等都是"脑卒中"的危险因素，必须积极控制。小剂量阿司匹林能降低血粘度，对抗血小板集聚，可作为一级预防措施用于有大血管疾病危险的糖尿病患者，不适合用阿司匹林的患者可服用波立维（氯吡格雷）作为替代。他汀类药物不仅可以降低胆固醇，还对血管内皮具有保护作用。

二十九、您了解"糖尿病足"的概念与分级吗

要点聚焦： "糖尿病足"分级是针对患足病情的一种评估方法。通过科学分级，有助于了解本病发生、发展的全过程，对患者当前病情以及将来预后有一个正确的判断，科学指导临床治疗。

1、糖尿病足的基本概念

简单地说，"糖尿病足"是指在神经病变和血管病变的基础上合并感染的足。其中，神经病变和血管病变是内因，感染和创伤是外因。神经病变致使足部感觉迟钝或丧

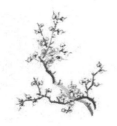

失，缺乏保护而容易受伤；血管病变使肢端组织缺血、坏死，丧失再生修复能力；感染则使局部病变进一步恶化而且难以控制。当然，全身情况如缺血、营养不良、抵抗力低下也是促进糖尿病足发生、发展的重要原因。

糖尿病足溃疡与坏疽是糖尿病患者致残、致死的重要原因之一。糖尿病患者的截肢率是非糖尿病人的 15 倍，是非外伤截肢的首位原因。造成糖尿病截肢的最主要原因是足溃疡、严重下肢血管病变。

糖尿病足病医疗负担沉重。美国每年糖尿病的医疗费用中 1/5 用于糖尿病足病的治疗。截肢的医疗费用更高。美国平均费用为 25000 美元，瑞典 43000 美元。我国糖尿病患者的平均住院费用为 2.4 万元，平均截肢费用为 3.4 万元。

2、糖尿病足的分级及处理原则

"糖尿病足"的分级依据是病理变化和临床症状。按照国际上最常采用的"wagner 分级法"，"糖尿病足"由轻到重分为六级：

0级（高危足期）：该期病人足部无开放性病灶，但存在导致足溃疡的危险因素。例如，已有腿脚发凉、怕冷等缺血表现；或有肢端麻木、感觉减退等神经损害症状；或者有鸡眼、脚垫、足畸形。一般认为 0 级属于"高危足期"，如若处理不当，病人很容易发生足坏疽。例如，有的病人认为鸡眼、脚垫不是什么大毛病，随便用鸡眼膏（或有腐蚀性的药水）涂抹或自己用小刀挖除，结果引起化脓感染甚至严重坏疽。

1级（坏疽初期）：该期病人的足部皮肤有小水疱或表浅溃疡，但病灶无感染。由于溃烂还没有波及到深部组织，若能及时发现、正确处理，病灶可很快痊愈。但若处理不当病灶蔓延扩大，甚至有截肢的危险。许多病人开始认为皮肤起个小水疱没关系，不经消毒，不请医生自己随便挑破，结果感染化脓，蔓延扩大，发展为严重坏疽。类似这样的例子枚不胜举，遇到这些情况最好找医生处理，必要时可住院治疗。

2级（轻度坏疽期）：溃疡深达肌肉组织，常合并软组织炎症，有较多分泌物及渗出物，但无脓肿或骨的感染。在这期间病人应该住院治疗，卧床休息，避免足部过于负重。定期局部清创换药，保持伤口清洁及引流通畅；处理时禁止挤压排脓，以免感染扩散。除控制血糖以外，还要加强抗感染，改善血液循环，预防溃烂蔓延扩大。经过积极治疗病情会有好转，坏疽很快治愈。

3级（中度坏疽期）：溃疡进一步加深，感染明显加重，产生大量脓性分泌物及坏死组织，伴有脓肿及骨组织破坏。在这一阶段病人一定要住院治疗，卧床休息，限制病人站立和行走，以减轻患足的负重。除了局部清创换药、切开引流以外，一定要控制好血糖，选用敏感抗菌素抗感染，改善血液循环和微循环，加强全身营养支持，经过积极努力是可以治愈的。

4级（重度坏疽期）：局限性坏疽（趾、足跟或者前足背），重度感染已造成严重的骨质破坏、骨髓炎及骨关节病变，或已形成假关节，可有高烧及全身不适，病情较重。本级病变以坏死为主，多需要截趾方能使创面愈合，处理得当的话，可保留手脚大部，不至于对生活质量带来太大影响。

5级（极重度坏疽期）：全足坏疽，常波及到踝关节，本级单纯内科治疗很难奏效，往往需要截足保腿，甚至截腿保命，当然，最好不要拖得太晚而失去早期治疗机会，酿成一失足成千古恨的悲剧。

相 关 知 识 链 接

踝肱指数（ABI）测定方法及意义

概念：踝肱指数（ankle/brachial index，ABI）为一侧肢体的最高踝部压力（胫后或足背动脉压力的更高者）与最高的肱动脉压力（双臂中更高的一个压力）之比，它是早期诊断外周血管病变（Peripheral artery disease，PAD）最有效、最准确的指标之一。

ABI测量方法：患者仰卧，用12cm×40cm气袖分别置于双侧踝部及上臂，用多普勒听诊器测量足背动脉（或胫后动脉）以及肱动脉收缩压，两者之比即为踝肱指数（ABI）（注：单侧足背动脉或胫后动脉压较高者÷双侧肱动脉压较高者）。

ABI评价标准：ABI=1.0~1.4时为正常；ABI=0.8~1.0时，提示轻度血管病变；ABI=0.5~0.8时（如间歇性跛行），提示中度的动脉疾病；ABI＜0.5时，提示严重的动脉疾病（如静息痛）。当ABI＞1.5时，则提示下肢血管壁严重钙化以及血管失去收缩功能，同样也反映严重的周围血

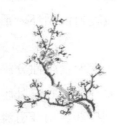

管疾病。

　　ABI 的局限性：一般情况下，踝肱指数能大致反映下肢动脉的狭窄程度，但由于糖尿病、严重下肢动脉粥样硬化患者的动脉壁广泛钙化，当气袖内压力超过动脉压时仍不能压闭小腿的动脉，所测得的踝部压力明显偏高（经常＞220mmHg），造成踝肱指数（ABI）升高或正常的假象。另外，某些患者同时合并上肢动脉病变，肱动脉压可能降低，也导致踝肱指数（ABI）升高或正常。上述情况下，ABI 不能用来做为评价下肢血管缺血程度的依据。

相 关 知 识 链 接

足部触觉简易检查法

　　近来对足部触觉的检查也有了标准化方法。称为"单根尼龙纤维触觉检查"（图 8-1），检查部位分足背和足底，足背 1 个点，足底 9 个点。使用这种单纤维检查的主要优点是每个检查点的压力比较固定，约为 10 克，优于使用棉签、大头针等用具。正常时足部 10 个点均有正常触觉，只要有一个点丧失触觉，就表示失去了正常的保护功能，有发生足部溃疡的危险性，提醒病人要加强足部的保护。

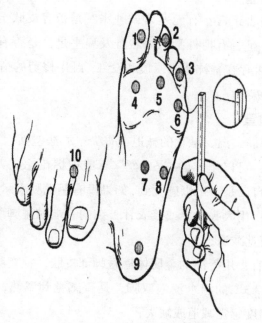

图 8-1　10g 尼龙丝感觉检查

三十、如何筛查"糖尿病足"

要点聚焦：糖尿病足是一种致残、致死率很高的疾病，如果不能早期发现、及时处理，后果往往非常严重，甚至面临截肢的危险。"糖尿病足"的筛查主要包括足部外观检查、神经检查和血管检查。

糖尿病足是一种常见的致残性糖尿病慢性并发症，15% 的糖尿病患者会在其一生中发生足溃疡，。与其他糖尿病慢性并发症相比，糖尿病足病相对容易识别且预防比较有效，因此，尽早识别糖尿病足病的高危因素并采取积极对策，可以有效降低足部溃疡的发生。

糖尿病足筛查主要是看足部外观及肤色是否正常、有无溃疡及感染？是否存在周围神经病变和 / 或下肢血管病变？，现分述如下：

1、足部外观检查

足部皮肤颜色是否正常？有无发紫或肿胀？是否有皮肤干裂、破损或溃疡；足部外形是否正常？是否有拇外翻、锤状趾及扁平足？是否有胼胝（即硬茧）或鸡眼；脚趾、趾甲是否存在鞋袜造成压痕和发红；趾甲修剪的情况；脚的卫生状况，趾间是否存在真菌感染？

2、周围神经检查

检查足部是否有痛、温、触觉的减退或丧失。方法包括：

（1）触觉检查：可以用"10g 尼龙丝"（或把棉花捻成尖端状），轻轻划过脚背及脚底皮肤，看自己是否可以感觉到，如果没有感觉则表示轻触觉消失或减退；

（2）痛觉检查：用大头针（或缝衣针）钝的一端触碰脚部皮肤，看是否有痛觉，如感觉差表示痛觉减退；

（3）温度觉检查：用冷凉的金属体触碰脚部皮肤，检查脚部皮肤是否感觉到冷凉；或用 37℃ ~37.5℃ 的温水浸泡双脚，是否感觉到温热，如果没有感觉，表示双脚已有明显的温度感觉减退或缺失；

（4）震动觉检查：可用 128Hz 音叉检查震动觉。

（5）两点辨别觉检查：病人闭目，用分开的双脚规刺激两点皮肤，如病人有两点感觉，再将两脚规距离缩短，直到病人感觉为一点为止。正常身体各处能够辨别的两点间最小距离不同，指尖 2~4mm、指背 4~6mm、手掌 8~12mm、手背 2~3cm、前臂及小腿 4cm、上臂及股部 6~7mm、前胸及背部 4~7cm。

3、下肢动脉检查

主要检查下肢血管有无狭窄或闭塞，了解下肢血供情况。

（1）物理触诊法：触摸皮肤是否发凉了解末梢循环情况，触摸足背动脉及胫后动脉，如果血管搏动清晰有力，说明血运良好，发生血管病变性足部溃疡的风险较小，即使足部有溃疡也易愈合；相反，如果摸不到或脉搏很细弱，表示足背动脉供血不足，这种情况常提示在足背动脉上端有大动脉血管狭窄或梗阻。

（2）仪器检查法：可采用多普勒超声测定"踝肱指数（ABI）"、血管超声、血管造影等方法进行血管检查。下肢动脉造影的优点是对下肢动脉血供情况及血管壁状况一目了然，诊断精确，缺点是检查费用高和有创伤。一般糖尿病足病应用不多，主要用于截肢平面的诊断选择。

三十一、糖尿病足的综合治疗

要点聚焦："足坏疽"是一种致残率颇高的糖尿病慢性并发症，其治疗往往需要多学科（如内科、外科等）共同参与，全身治疗与局部治疗相互结合。

糖尿病足（俗称"老烂脚"）致残率高、危害严重，一经确诊就应高度重视，积极治疗，以控制病情的发展，促进患足的康复。本病的治疗往往需要内分泌科、骨科、血管外科、矫形科等多学科共同参与，大体上可分为"全身治疗"和"局部治疗"。所谓"全身治疗"是指控糖、

细节提醒： 糖尿病足的筛查，一看外观，二测感觉，三查血供。

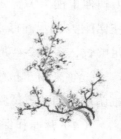

降压、降粘、扩血管、抗感染、戒烟以及营养支持等等；所谓"局部治疗"就是根据创面的特点，清创换药、促进肉芽生长及创面愈合。此外，还可根据具体情况采取一些特殊的治疗手段，如血管搭桥、支架植入以及自体干细胞移植等等。严重的足坏疽则需要做截肢手术。下面重点谈谈糖尿病足的"全身治疗"和"局部治疗"。

1、全身治疗

（1）严格控制血糖：良好的血糖控制是治疗糖尿病足的基础和关键。凡是有足坏疽的糖尿病人均应改用胰岛素治疗。为了使血糖得到最佳控制，最好采取胰岛素强化治疗方案（三餐前注射短效胰岛素，睡前注射中、长效胰岛素）。胰岛素不仅可以降低血糖，还可以促进蛋白质的合成，有利于溃疡的愈合和感染的控制。此外，如果同时往往还有高血压和脂代谢紊乱，也要一并加以控制，目的就是为创面愈合创造有利的条件。

（2）改善微循环：下肢血管病变及微循环障碍是糖尿病足的主要病理基础之一，所以，改善血液循环应贯穿糖尿病足治疗的全过程，可选择活血化淤、扩张血管的药物给病人静滴或口服。常用的针剂有：前列腺素 E（商品名：凯时）、山莨菪碱（654-2）、丹参、川芎嗪、脉络宁、血塞通等等，一般 2 周为一疗程，亦可根据病情适当延长治疗时间。常用的口服药有：培达（西洛他唑）：100mg，2 次／日；己酮可可碱（潘通）：100~200mg，3 次／日；潘生丁 50~100mg，3 次／日；阿司匹林 100mg，1 次／日；藻酸双酯钠 100mg，3 次／日等等，可根据病情选用一种药物或 2~3 种药物联合应用。

部分患者患肢水肿较明显，影响局部的营养，使溃疡愈合缓慢，要注意抬高患肢，改善静脉回流，减轻组织水肿；对于水肿明显者可使用利尿剂。

（3）抗感染、消炎：在糖尿病足坏疽急性感染期，强力抗感染是阻止病情发展的关键措施。糖尿病足感染的致病菌以革兰氏阳性球菌最多见，可选用青霉素类（如哌拉西林／他唑巴坦）、头孢菌素类（如头孢哌酮／舒巴坦）、氟喹诺酮类（左氧氟沙星等）等。如果合并厌氧菌感染，可联合应用甲硝唑（或替硝唑）。对于深部组织感染、感染较重或已合并骨髓炎者可选用"泰能"（即"亚胺培南／西司他丁钠"），或者采取联合用药，如"氨苄青霉素／舒巴坦和氨曲南"、"氟喹诺酮类、万古霉素和甲硝唑"、"头孢他啶、万古霉素和甲硝唑"等，疗程要足够长，多在 2~4 周以上。

近年来由于抗生素的滥用，耐药菌株越来越多，应及早采集创面分泌物进行细菌培养和药敏试验，根据培养结果选择有效的抗菌药物。

（4）营养和保护神经：感觉神经和自主神经病变在糖尿病足发生和发展中起

着重要作用。因此，临床上在控制血糖的同时，应积极治疗糖尿病神经病变。可以使用神经营养药物（弥可保：甲基维生素 B_{12}）和抗氧化剂（a-硫辛酸，商品名奥力宝）。

（5）对症及支持治疗：足坏疽的糖尿病人往往还同时存在水及电解质紊乱、心功能降低、低蛋白血症、贫血以及其它部位的感染，因此，应针对上述情况，积极采取措施加以纠正，以改善患者全身状况，为坏疽治疗奠定基础。

2、局部换药

换药的原则可概括为：

（1）消：即抗菌消炎。用碘酒、酒精消毒，局部喷洒抗生素等，促使局部红肿消退、局限。

（2）减：即减轻压力。尽量减轻局部水肿，必要时在脓包低位处切开，引流分泌物，减轻局部张力。同时纱布敷料不要包得太紧，以免影响血供。

（3）清：即外科清创。待炎症控制以后，采取蚕食法分次将坏死组织及分泌物、隔膜、死骨等清理干净。

（4）促：在创面炎性渗出及水肿消退以后，可用表皮生长因子（EGF）、654-2（山莨菪碱）、胰岛素等局部喷洒或湿敷，促进肉芽组织生长、红润、丰满，为上皮组织生长和植皮创造良好基础。

（5）延：即延期切除和缝合。应在感染完全控制、肉芽组织红润后再切除干痂和不规则骨突出物，缝合皮肤或移植皮瓣等。

三十二、糖尿病友：
"骨脆脆"离您并不远
——浅谈糖尿病性骨质疏松症的防治

要点聚焦：糖尿病患者是骨质疏松的高发人群，骨质疏松的最大危害是骨折，糖尿病人发生髋骨或股骨颈骨折

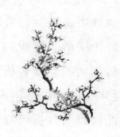

者比同龄非糖尿病者高 2~6 倍，骨折使老年糖尿病人生活质量恶化，生存寿命缩短，医疗费用大大增加。因此，应高度关注糖尿病人的骨质疏松问题。

临床病例

张先生今年 50 岁，有 10 多年的糖尿病史。由于工作较忙，生活不规律，血糖控制得一直不太理想。中秋节这天全家去饭店聚餐，席间，张先生不慎被鱼刺卡喉，一阵剧咳之后，突感腰背疼痛，当时谁也都没太当回事。回到家里，爱人帮他在疼痛处贴上止痛膏，本以为休息两天就好了。然而一周过去，腰背疼痛非但不见好转，似乎还有加重的趋势，晚上睡觉甚至连身也不敢翻，这才引起家人重视，于是陪他到医院检查。X 光片显示：右侧第 9 肋骨裂纹骨折。医生说，张先生可能本身有骨质疏松，抵不住剧烈咳嗽产生的压力，从而导致肋骨骨折。随后的骨密度检测显示是"重度骨质疏松症"，结合张先生的年龄以及多年的糖尿病史，医生考虑是由于长期高血糖导致的"继发性骨质疏松症"。

1. 骨质疏松概述

人体骨骼组织包括两个部分：一是由胶原等蛋白质形成的骨基质，另一是以钙、磷化合物为主的骨矿盐。骨矿盐沉积在骨基质上构成骨骼。在正常情况下骨形成和骨吸收保持着动态平衡，任何扰乱此平衡的因素均可导致各种类型的代谢性骨病。

骨质疏松症是以骨量减少和骨组织微结构破坏为特征，导致骨脆性增加而易于发生骨折的代谢性骨病，临床分为原发性（包括 I 型、II 型）和继发性两大类。糖尿病引起的骨质疏松症为继发性骨质疏松症。

骨质疏松症被医学界称为"无声的杀手"，这是因为它是在不知不觉发生的，人们无法感觉到骨质的慢慢流失，早期病人常无症状，等感到腰酸背疼、腰弯驼背、身高变矮、稍遇外力即易发生骨折时，往往被认为是人老骨脆的自然规律，因而不像那些立即危害生命的疾病那样受到应有的重视。

据统计，我国成人 2 型糖尿病患病率达 10%，患者人数超过 1 亿。大约 1/2~2/3 的糖尿病患者伴有"骨密度减低"，其中有近三分之一的患者可诊断为"骨质疏松"。骨质疏松症的严重后果是骨折。糖尿病人发生髋骨或股骨颈骨折者比同龄非糖尿病人高 2~6 倍，糖尿病患者常见的髋部骨折、腕部骨折以及无明显症状的脊椎骨折，绝大多数是由于骨质疏松所致。发生髋部骨折的老年人约有 15%~20% 在一年内死于各种并发症，存活者中仍有 50% 以上留有残疾，生活不能自理。骨折可导致病人残疾，生活质量恶化，医疗费用及死亡率增加。目前，糖尿病合并骨质疏松已成为不容忽视的健康问题。

糖尿病患者往往只重视对血糖的控制，而忽视对骨质疏松症的治疗，实际上，由骨折带来的严重后果甚至要超过糖尿病本身。

2、糖尿病人为何容易发生骨质疏松

糖尿病人比健康人更易发生骨质疏松，可能与下列因素有关：

（1）糖尿病时，不仅大量葡萄糖从尿中排出，钙、磷等矿物质也随尿大量丢失，加之糖尿病人饮食控制较严，不注意钙的补充，造成"钙负平衡"，低血钙引起"继发性甲状旁腺功能亢进"，甲状旁腺激素（PTH）分泌增多，刺激破骨细胞，使溶骨作用增强，导致骨质脱钙及骨质疏松。

（2）成骨细胞表面有胰岛素受体，胰岛素对成骨细胞的正常生理功能有调节作用，糖尿病人由于胰岛素分泌不足使得成骨作用减弱。另外，胰岛素是促进合成代谢的激素，糖尿病人由于缺乏胰岛素，骨胶原蛋白合成不足，骨基质减少，影响了骨骼中钙的沉积，从而加重了骨质疏松。

（3）长期糖尿病引起肾功能损害时，肾脏 1a- 羟化酶的活性明显降低，致使"活性维生素 D"（即 $1，25（OH）_2D_3$）合成减少，进而影响肠道对钙的吸收。

（4）许多糖尿病患者并发性腺功能减退，而性激素（如雌激素、睾酮等）的缺乏又会促进和加重骨质疏松。

（5）糖尿病合并微血管及神经病变时，会影响骨的营养供给，造成骨营养障碍和骨质疏松。

3、糖尿病性骨质疏松的临床表现及诊断

糖尿病性骨质疏松属于"继发性骨质疏松"，其临床表现兼有糖尿病和骨质疏松两方面的特点：在骨质疏松的早期，病人常无明显症状，随着病情的进展，逐渐出现腰背疼痛、驼背变矮、四肢无力、小腿抽筋。严重者可出现自发性骨折或在轻微外力作用下（如咳嗽、打喷嚏、弯腰、负重、挤压、跌倒等情况）发生骨折，骨折部位以胸腰椎、髋部及腕部等处最为多见。

糖尿病性骨质疏松症的诊断一般并不困难，凡糖尿病患者伴有腰背疼痛、乏力、驼背、身材变矮甚至骨折等临床症状，提示可能存在糖尿病性骨质疏松。经过骨密度仪检查发现骨量减少则可确诊。国际公认的测量方法以健康成人的骨峰值为参考点来评价骨折的风险。现在多采用双能 X 线吸收法（DXA）测量，用 T-Score（T 值）表示，T 值 =（实际测定值 - 同种族、同性别健康成年人骨峰值）/ 标准差（SD）。具体判定标准：T 值 ≥ -1.0 为正常，-2.5 ＜ T 值 ＜ -1.0 为骨量减少，T 值 ≤ -2.5 为骨质疏松症，骨密度降低程度符合骨质疏松诊断标准同时伴有一处

细节提醒： 民间流传的喝骨头汤补钙，其实并不科学。动物骨头里虽然含有钙，但很难溶于水，骨头汤里的钙含量其实很低，但脂肪含量却很高。因此，常喝骨头汤非但达不到补钙目的，还可能因摄入大量脂肪而引起高血脂等其他健康问题。一袋牛奶中钙的含量约为200mg，而同等量的骨头汤所含的钙仅为前者的1/20。富含钙的食物有牛奶、虾皮、带鱼、海带、豆制品、坚果、小白菜、芹菜、油菜等。

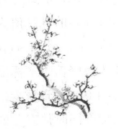

或多处骨折时为严重骨质疏松。

4、诊断骨质疏松症的注意事项：

（1）低血钙 ≠ 骨质疏松症。骨质疏松症患者血钙一般都是正常的。这是由于当尿钙流失导致血钙下降时，会刺激甲状旁腺激素（PTH）分泌，动员骨钙入血使血钙维持正常。

（2）X光片结果正常不能排除骨质疏松。因为该方法只能定性，不能定量，且不够灵敏，一般在骨量丢失30%以上时，X线才能有阳性所见。所以，即便患者X线片正常，也不能排除骨质疏松。

5、糖尿病性骨质疏松的防治

（1）积极治疗原发病——糖尿病：积极而有效地控制血糖是防治糖尿病性骨质疏松症的重要手段，单纯针对骨质疏松而无视糖代谢紊乱的治疗方法均有失偏颇。鉴于胰岛素在骨代谢过程中的重要作用，因此建议此类病人尽可能地采用胰岛素治疗。

（2）戒除不良嗜好，重塑健康生活方式：吸烟、酗酒、大量饮咖啡、浓茶均能促使尿钙排泄增加，骨钙溶出，导致骨质疏松症。因此，应注意纠正以上不良习惯

糖尿病患者要合理控制饮食，保持营养均衡，过度节食会导致钙、磷等矿物质摄入不足。患者应多吃富含钙的食品，如牛奶、鱼、虾米、虾皮、肉类、海带、豆腐、白菜、油菜等，使患者每日钙摄入量达到1000mg左右。另外，患者尽量多晒太阳，日光照射可使皮肤中7-脱氢胆固醇生成维生素D，再经肝肾转化后形成具有活性的维生素D3，维生素D可促进肠道内钙的吸收。坚持每天不少于半小时的日晒可以有效地预防维生素D的缺乏。

规律性的有氧运动（如慢跑、步行、爬楼梯、打太极拳等）对糖尿病患者不仅有助于控制血糖和体重，而且有助于强健骨骼，增加肌肉力量及平衡协调能力，预防骨质疏松，防止跌倒骨折。

总之，合理的膳食、充足的阳光、适当的运动三者互

相结合才是预防骨质疏松的有效措施。

（3）适当的药物治疗

骨质疏松的治疗药物分为"基础药物"和"抗骨质疏松药物"两大类，前者包括钙剂和维生素D；后者包括抑制骨吸收药物（如双磷酸盐、降钙素、选择性雌激素受体调节剂以及雌激素等等）和促进骨形成药物（如甲状旁腺激素）。

作为基础药物的钙剂和维生素D主要用于弥补因饮食结构不当或日照不足所致的钙和维生素D缺乏。

①钙剂：是治疗骨质疏松的基本措施之一。正常成人每天推荐补钙量为800~1000mg（元素钙），糖尿病患者由于钙代谢异常，可提高到1200mg。每日从饮食中摄取的元素钙平均约400mg，故每日需补充元素钙400~800mg，常用的钙剂有：钙尔奇D、乐力钙、凯思立D、盖天力等。饮食中，牛奶钙含量高，而且易被机体吸收，是补钙的首选。

②维生素D：可以促进肠道对钙和磷的吸收，提高血钙浓度，使钙在骨中沉积，为骨矿化提供原料，进一步促进骨形成。如果体内缺乏维生素D，单纯补钙的效果往往不佳。临床主要选用活性维生素D，如骨化三醇（$1,25(OH)_2D_3$，商品名罗钙全），每日口服0.25~0.5μg，该药无须经肝、肾羟化，直接参与骨矿代谢；阿法骨化醇（$1((OH)D_3$，商品名法能）需经肝脏进一步羟化为骨化三醇（$1,25(OH)_2D_3$）后才能发挥作用，每日口服0.5~1.0μg。

对于已有骨质疏松症或已发生过脆性骨折；或已有骨量减少并伴有骨质疏松症危险因素的糖尿病患者，应在补充钙剂及维生素D制剂的基础上，给予"抗骨质疏松药物"治疗，其疗程一般需要3~5年，最少也需要一年来观察疗效。

①二膦酸盐：此类药物（如阿仑膦酸钠片，商品名福善美®）具有强力抑制破骨细胞活性、减少骨吸收的作用，使骨密度增加。该药对上消化道刺激作用较强，要求空腹

专家点评： 骨质疏松症的发生和发展往往是悄无声息的，轻症病人可以没有任何症状，即便是感觉到腰酸背疼、腰弯驼背、身高变矮，也往往被认为是身体老化使然。许多糖尿病患者，甚至包括临床医生，往往只重视糖尿病本身的治疗，而忽视了骨质疏松症的防治，殊不知，由骨折带来的严重后果甚至要超过糖尿病本身。因此，糖尿病患者尤其是老年糖尿病患者应高度重视这个问题，在医生指导下做到早期预防，合理治疗。

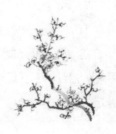

服用，且需喝水 200~250ml，服药后要求保持直立位至少 30 分钟，服用半小时后方可进食。

②降钙素：降钙素是调节骨代谢的重要激素之一，可促使血中的钙"沉降"入骨，提高骨密度，减少骨折发生率；此外，它还可以抑制骨吸收，具有良好的镇痛效果。因此，该药尤其适合于伴有骨痛、高钙血症的骨质疏松患者。临床采用"密钙息"鼻喷或"益钙宁"皮下、肌内注射治疗。临床上有些老年人的骨质疏松并非是缺钙，而是缺乏降钙素，影响了血钙在骨骼中的沉积所致。

③雌激素及选择性雌激素受体调节剂：如利维爱、雷诺昔芬等，此类药物能抑制破骨细胞的骨吸收活性，多用于绝经后妇女的骨质疏松症。因其对血糖、血压有不良影响，因此，绝经后女性糖尿病患者治疗骨质疏松须慎用，在这种情况下可以采用二膦酸盐或降钙素治疗。

④甲状旁腺素（PTH，商品名特立帕肽）。它是体内钙平衡的主要调节者，可以增加成骨细胞数量及活性，促进骨形成，提高骨密度，适用于合并骨折的严重骨质疏松症。

相 关 知 识 链 接

骨质疏松风险 1 分钟自测表

1、您的父母双亲中有无轻微碰撞或者跌倒就会发生髋骨骨折？

2、您是否曾经因为轻微的碰撞或者跌倒就会伤到自己的骨头？

3、您经常连续 3 个月以上服用"可的松"、"强的松"等激素类药品吗？

4、您的身高是否降低了 3 厘米？

5、您经常过度饮酒吗？

6、您每天吸烟超过 20 支吗？

7、您经常因痢疾或肠炎引起腹泻吗？

8、女士回答：您是否在 45 岁之前就绝经了？

9、女士回答：您曾经有过连续 12 个月以上没有月经（除了怀孕期间）吗？

10、男士回答：您是否患有勃起功能障碍或缺乏性欲这些症状？

这 10 道测试题中任何一个问题的答案为"是"，就表明您有患上骨质疏松的可能，但这并不证明您现在就患了骨质疏松症，还需要去医院进行骨密度测试来确定。

三十三、肺结核：糖尿病友挥之不去的阴影

要点聚焦：糖尿病合并结核在老年人当中比较多见，具有危害严重、传染性强、治疗难度大、病死率高等特点。早期发现、合理治疗是改善病人预后的关键。

临床病例

张大爷有十多年的糖尿病史，平时血糖控制一般。近日，因低烧、盗汗、痰中带血丝去医院就诊，果真是祸不单行，检查结果张大爷得了肺结核，随即被转入结核病医院。躺在病床上的张大爷有些疑惑不解，"糖尿病人为什么容易患肺结核呢？"

1、肺结核的流行现状

结核病是一种历史悠久、危害严重的慢性传染病，至今仍在全球流行。根据世界卫生组织（WHO）资料，全球有1/3（约20亿人）的人口感染结核菌，有2000万结核病现症患者，每年新发结核患者达800~1000万，每年有200万人死于结核病，结核病现已成为头号传染病杀手。老年糖尿病患者由于全身免疫力降低，容易出现暴发型结核，易形成大片干酪样组织坏死，伴溶解播散和迅速形成空洞。如果并发冠心病、高血压、肾脏病则病情严重，病死率高。

鉴于结核病对人类健康所构成的严重威胁，2000年世界卫生组织宣布将每年3月24日定为"世界结核病日"，旨在唤起全球对结核病防治的重视。

2、为何糖尿病患者容易合并肺结核

近年来，糖尿病患者急剧增加，而结核病疫情也十分严重。糖尿病合并肺结核的发病率随着年龄增加呈上升趋势，男性多于女性，我国糖尿病合并肺结核者占19.3%~24.1%，是普通人群的3~6倍，且有增高趋势。进一步观察还发现，血糖控制越差感染肺结核的概率越高，而且消瘦者比肥胖者多见，老年人比年轻人多见，男性比女性多见。

糖尿病患者之所以容易合并肺结核，有以下几方面的原因：

（1）糖尿病患者体内组织糖含量高、脂肪代谢障碍、肝糖原减少，给结核杆

菌提供了良好的营养环境；

（2）糖尿病患者肝脏转化维生素 A 的功能减退，导致维生素 A 缺乏，使呼吸道黏膜上皮抵抗力降低；

（3）糖尿病患者因体内糖、蛋白质和脂肪代谢紊乱而出现营养不良，酮体生成过多，细胞吞噬能力下降，抗体生成减少，这些都能导致免疫力降低而易患结核病。

肺结核可使糖尿病的代谢紊乱加重，甚至诱发酮症酸中毒等急性并发症，而糖代谢紊乱又加速了结核病的发展，二者相互影响，形成了恶性循环。两病并存使得病情恶化，治疗难度加大，预后比单纯糖尿病或单纯结核病要严重得多，如果不能很好地控制，病死率会大大增加。

3、糖尿病合并肺结核的临床表现

糖尿病合并肺结核以男性居多，患病年龄多在 40~60 岁，患者往往起病急、病情重、进展快，除原有的糖尿病症状加重以外，还有消瘦、乏力、潮热、盗汗、咳嗽、痰中带血等临床症状，颇似肺炎。另外，此类患者的结核病灶多呈渗出性干酪样坏死，容易形成多发空洞，故咯血及自发性气胸比较多见，排菌率也比单纯肺结核患者高得多（可达 66%~99.2%）。

但也有约 10%~20% 的患者（特别是老年人）的临床症状不典型甚至没有任何呼吸道症状，病灶往往位于肺部非结核好发部位，易造成误诊。

4、糖尿病合并肺结核的诊断要点

糖尿病合并肺结核的诊断主要根据糖尿病病史、临床症状、胸部 X 线片及痰中结核杆菌的检测。

一方面，凡糖尿病患者出现咳嗽、痰中带血、低热等症状或体重明显减轻，或糖尿病控制已稳定又出现较长时间的血糖波动时，应警惕肺结核病的发生。另一方面，如果肺结核患者治疗效果不理想，X 线检查显示病灶恶化、临床症状恶化或无改善，应注意排除患者是否同时合并糖尿病？

5、糖尿病合并肺结核的治疗

较之"单纯糖尿病"或"单纯肺结核"的治疗，"糖尿病合并肺结核"的治疗具有一定的特殊性，主要体现在以下几个方面：

（1）治疗时需要两者兼顾：糖尿病与肺结核，两者相互影响，彼此恶化。一方面，糖尿病会加重结核病，使结核病不易治愈或容易愈后复发；反过来，结核病又可加重糖代谢紊乱，使糖尿病难以控制，因此，对于糖尿病合并肺结核的患者，治疗时必须两者兼顾，而不能分而治之，否则疗效会大打折扣。一般说来，糖尿病对肺结核的影响比肺结核对糖尿病的影响更大，因此，严格控制好血糖，是确保抗痨治疗奏效的关键。

（2）饮食控制宜适当放宽：糖尿病和结核病皆为慢性消耗性疾病，患者体质瘦弱而且消耗很大，对营养的要求往往较高，因此，饮食控制不宜过严，应保证足够的热量摄入，增加对蛋白质和多种维生素的补充，以弥补疾病对机体的消耗，促进机体修复并增加抵抗力。此外，患者还要注意，室内要通风换气，保持室内空气新鲜。病情稳定后经常到户外散步，不宜过于劳累。

（3）抗痨疗程需适当延长：抗结核药物包括异烟肼、利福平、吡嗪酰胺、乙胺丁醇、链霉素等，应在专业医师的指导下，根据早期、足量、联合、长程原则，合理用药。由于结核菌致病的特点，治疗糖尿病合并结核病时用药时间至少要比单纯肺结核延长半年以上，否则容易复发。治疗中宜采取三联或四联用药，强化2~3个月后，改为异烟肼、利福平两联维持治疗至少12个月以上，以彻底根除结核菌感染、防止复发。在抗结核治疗的同时要注意保肝治疗，定期复查肝功，注意抗结核药物对肝功的损害。此外，还要注意补充B族维生素，防止抗结核药物（如异烟肼）对周围神经的损害。

（4）注意抗痨药物与降糖药物间的相互作用：异烟肼、利福平等抗痨药物能够诱导并活化细胞色素酶P450，加速降糖药物的代谢，降低降糖药物的疗效，导致糖尿病恶化。因此，在治疗糖尿病合并肺结核时，为了避免抗痨药物对口服降糖药物的作用，减轻药物对肝肾的影响，患者不宜选用口服降糖药（尤其是磺脲类），而应选用胰岛素来控制血糖。胰岛素除了降糖以外，还可以促进蛋白质合成，减少蛋白质分解，改善患者的营养状况，利于肺结核的好转。自从应用胰岛素及抗结核治疗以来，糖尿病合并肺结核的病死率已由原来的50%左右降至0.5%。

（5）保肝不选甘草酸类药物：抗结核药可能会使部分患者出现药物性肝损害，故往往需要保肝治疗，但当患

细节提醒：糖尿病合并肺结核，治疗时必须两者兼顾。由于糖尿病对肺结核的影响大于肺结核对糖尿病的影响，因此，必须在控制糖尿病的基础上，肺结核的治疗才能奏效。另一方面，有效的抗痨治疗，反过来也有助于对糖尿病的控制。此外，由于糖尿病和结核病皆为慢性消耗性疾病，病人体质瘦弱而且消耗很大，故对此类病人的饮食控制不宜过于严格。

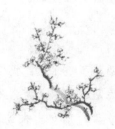

者合并有糖尿病时，不宜选用甘草酸类药物（如强力宁），因为此类药物具有糖皮质激素样作用，可使患者的血糖升高。

6、如何预防糖尿病合并肺结核

由于糖尿病与肺结核相互影响，前者对后者的影响更为重要，并使得病情更为复杂，为预防结核，糖尿病患者应注意以下几点：①如果结核菌素试验阴性，应进行卡介苗预防接种；②平时应加强锻炼，避免与开放性肺结核患者接触，以免被传染；③糖尿病患者如果出现发热、咳嗽，尤其是痰中带血，应进行胸部 X 线摄片检查，配合痰菌检查和结核菌素实验，以便早期明确诊断；④在糖尿病治疗过程中出现病情恶化时，也应想到是否合并结核，并及时摄胸部 X 线片检查。当然，作为结核病患者，尤其是中、老年者，也应常规做尿糖、血糖检测，以免延误治疗。

三十四、糖尿病合并甲亢的诊治

要点聚焦：糖尿病合并甲亢（甲状腺功能亢进）的病人临床并非少见。两者相互影响，一方面，甲亢病人由于升糖激素分泌增加，使血糖进一步升高，加重糖代谢紊乱；另一方面，糖尿病人由于对葡萄糖利用减少，自身脂肪分解增加，会使甲亢的消耗症状更加明显，形成恶性循环。此外，由于二者在症状上多有相似之处，所以当两病并存时，其中之一常常会被漏诊或误诊，尤其是先有糖尿病者易造成甲亢的漏诊，往往把心悸、出汗、大便次数增多误认为是糖尿病合并植物神经功能紊乱所致，故需引起临床高度重视。

临床病例

刘女士今年40多岁，在一家合资公司任会计。两年前因口渴、乏力、明显消瘦，经医院检查确诊为2型糖尿病。此后，刘女士一直坚持正规治疗，血糖控制良好，"三多一少"症状完全消失。去年春节前，由于公司年终业务较忙，经常熬夜、加班加点，搞得她整个人疲惫不堪。虽然经过春节小长假的休息放松，刘女士还是觉得老是调整不过来，自我检测显示血糖也不是太高，但总感觉浑身没劲，经常心慌、出汗、失眠，动不动就发火。饭量比以前见长，人却比先前更瘦了，这究竟是怎么回事呢？节后，刘女士来到医院，通过进一步检查发现，刘女士除了糖尿病之外，又添了个新病——甲状腺功能亢进（简称"甲亢"）。

1、糖尿病为何与甲亢结缘

糖尿病与甲亢是临床最常见的两种内分泌疾病，两者看似风马牛不相及，但事实上，糖尿病合并甲亢的例子在临床上并不少见，两病既可同时发生，也可先后发生。多数学者认为两病有共同的遗传免疫学基础。有些患者在患甲亢同时出现糖尿病，是因为自身免疫紊乱同时殃及甲状腺和胰腺，在这种情况下出现的糖尿病往往是 1 型糖尿病；而临床更多见的是 2 型糖尿病合并甲亢，这是一种"1+1"的叠加关系，就是说是在 2 型糖尿病的基础上又得了甲亢。

2、甲亢对糖尿病有何影响

甲亢时，甲状腺激素分泌增多，后者可加速肝糖原分解和糖原异生，导致血糖升高；甲亢时胃肠道蠕动增快，促进肠道对葡萄糖的吸收，可使餐后血糖升高；甲亢往往合并交感神经兴奋，儿茶酚胺分泌增多、活性增强，而儿茶酚胺属于胰岛素拮抗激素，可对抗胰岛素的降糖作用；甲亢患者代谢旺盛，胰岛素降解加速，导致体内胰岛素相对不足。甲亢通过上述机制，导致糖耐量异常或糖尿病加重。

3、糖尿病合并甲亢的临床表现

当糖尿病人发生甲亢时，患者糖代谢紊乱及"三多一少"症状会明显加重，同时，还会表现出一些甲亢的症状，如心慌、手抖、怕热、多汗、易饥饿、体重减轻、腹泻等等，有的患者出现心律不齐甚至心房纤颤，比较特异的表现是眼球突出、甲状腺肿大。

4、如何发现糖尿病合并了甲亢

当糖尿病患者病情突然恶化，"三多一少"症状加重，并出现用糖尿病无法解释的心慌、怕热、出汗、手颤、烦躁、失眠等症状；或者病人血糖控制较好，但仍有明显的乏力、消瘦、多食、易饥症状；或者血糖控制较好且无严重的心血管疾病，但有不明原因的心动过速；患者直系亲属中有甲亢患者或者患者本人以前曾经患过甲亢。凡有以上情况，要特别留意是否合并了甲亢，及时作甲状腺功能（FT3、FT4、TSH）测定，以进一步确诊。

反之，对于甲亢患者，如果经过正规治疗后，消瘦、乏力、食欲亢进等临床症状无好转甚至加重者，也要及时检查血糖，排除糖尿病。

5、糖尿病合并甲亢该如何治疗

糖尿病合并甲亢的患者应在积极治疗甲亢的基础上，兼治糖尿病方可收到满意的疗效。

细节提醒：糖尿病与甲亢看似风马牛不相及，而事实上，两者并存的情况并不少见，尤其是中年女性患者。临床上，当一个糖尿病人血糖不明原因失控或者其症状难以完全用糖尿病来解释时，应当注意排除是否同时合并甲亢。

（1）饮食治疗：糖尿病合并甲亢患者，由于消耗明显增加，因此，与单纯糖尿病者相比，要适当增加进食量，热量摄入增加10%左右，注意多吃富含蛋白质、维生素、钙质的食物，此外，还要注意限制含碘丰富的食物，如海带、紫菜等等。

（2）运动治疗：运动量要比单纯患糖尿病者相应减少，且不能太剧烈，防止过多消耗能量，致使甲亢加重。

（3）降糖治疗：应视病情轻重采取相应的治疗，轻者可选口服降糖药治疗，重者则需采用胰岛素治疗。口服降糖药一般选择胰岛素促泌剂或（-糖苷酶抑制剂，双胍类药物及胰岛素增敏剂（如文迪雅）则须慎用，因前者会加重病人的消瘦，后者可能会加重甲亢病人的突眼、胫前粘液性水肿等，其原因可能与胰岛素增敏剂可引起水钠潴留、眼球后脂肪组织增生和自身免疫加重有关。由于甲状腺激素具有拮抗胰岛素的作用，因此，糖尿病合并甲亢的病人药物用量一般较单纯患糖尿病患者要大。随着甲亢的好转，血糖也会随之好转，需注意及时减少降糖药的用量，以免出现低血糖。

（4）甲亢治疗：有效地控制甲亢有利于病人血糖保持稳定。应根据病情选择抗甲状腺药物、手术或131碘治疗。抗甲状腺药物治疗的优点是疗效肯定、相对安全，缺点是疗程长、易复发、病人依从性差。与单纯性甲亢相比，糖尿病合并甲亢患者抗甲状腺药物剂量应大些，疗程应长些（1~2倍），用药其间要注意经常监测肝功、血象和甲功等；131碘治疗甲亢，治疗过程简便，见效快（一般3~4个月甲状腺功能即可恢复正常），治愈率高，对那些服用抗甲状腺药物后出现明显肝功异常、白细胞减少以及药物过敏的甲亢患者，不失为一个很好的选择，其缺点是远期甲状腺功能减退的发生率较高。对症状较重、甲状腺肿大较明显的成人甲亢，可采取手术治疗，但这种病人手术风险相对较大，甚至可能诱发甲亢危象。

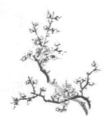

三十五、肝脏生病，血糖失常

——谈"肝源性糖尿病"的诊治

要点聚焦：除了胰腺之外，肝脏也是一个重要的糖调节器官，当肝脏发生病变时同样也会出现糖代谢异常，我们谓之"肝源性糖尿病"，后者的临床表现及处理原则与普通 2 型糖尿病有所不同。

临床病例

前两天，消化科请笔者去给一位晚期肝硬化患者会诊。据患者主管医生介绍：患者既往无糖尿病史，本次入院以后，血糖一直不太稳定，空腹血糖正常，但多次查餐后血糖均高，最高达 14.6mmol/L，而且经常在下半夜出现低血糖反应，为此，患者不得不每天半夜起来加餐，以防止夜间发生低血糖。根据患者高血糖的特点，结合患者的病史，考虑病人患的是"肝源性糖尿病"。

提起糖尿病，人们习惯于把它与胰腺病变联系在一起。其实，除了胰腺以外，肝脏也是一个重要的糖代谢调节器官，在糖异生以及糖原的合成、贮存及释放等方面起着重要的作用，是糖类代谢的主要场所。此外，一些参与糖代谢的激素，如胰岛素、胰高血糖素等分泌后也直接经门静脉进入肝脏，肝脏是这些激素作用的靶器官。因此，肝脏病变可以导致糖耐量受损，严重者可发展为糖尿病。这种继发于肝实质损害的糖尿病，称为"肝源性糖尿病"。临床上，大约 20% ~40%的肝硬化患者存在"肝源性糖尿病"。

1、肝源性糖尿病的发病机理

（1）肝组织广泛受损，肝细胞利用葡萄糖合成肝糖原的能力下降，导致血糖升高。

（2）肝功能受损，胰高血糖素（体内一种升高血糖的激素）在肝内的灭活减弱，导致血糖升高。

（3）由于大量肝细胞受损，致使肝细胞膜上的特异性胰岛素受体数量减少，加重胰岛素抵抗，引起血糖升高。

（4）肝脏病变时，常继发"高醛固酮血症"，当机体失钾过多时，可抑制胰岛素分泌而影响糖代谢。

2、肝源性糖尿病的临床表现

"肝源性糖尿病"主要表现为纳差、乏力、腹胀、脾大、黄疸、腹水等慢性肝病症状，而缺乏典型的"三多一少"糖尿病症状，因此，病人往往是在检测血糖时才被发现。另外，这种糖尿病患者糖代谢紊乱的特点是空腹血糖正常或偏低，而餐后血糖显著升高。这是因为肝脏病变对糖代谢的影响具有双向性。当肝脏发生弥漫性病变时，一方面，由于患者肝脏内糖原储备不足以及肝脏对胰岛素的灭活减少（注：正常情况下，大约50％的胰岛素在肝脏被灭活），因此，空腹状态下容易发生低血糖；另一方面，由于肝功能下降，进食后，由于肝糖原的合成能力不足而导致餐后血糖升高。

3、肝源性糖尿病的诊断

（1）在糖尿病发病之前有明确的肝病史，有时与肝病同时发生；

（2）有肝功能异常的化验检查及影像学检查的证据；

（3）血糖化验结果符合糖尿病诊断标准：空腹血糖 ≥ 7.0mmol/L，餐后 2 小时血糖 ≥ 11.1mmol/L；

（4）血糖和糖耐量的好转或恶化与肝功能的改变呈正相关；

（5）既往无糖尿病史及糖尿病家族史，可以排除妊娠、应激以及药物因素（如糖皮质激素）引起的糖代谢紊乱；

（6）排除原发性糖尿病（尤其是 2 型糖尿病）以及垂体、肾上腺、甲状腺等疾病所引起的继发性糖尿病。

对有慢性肝病、肝硬化同时伴有血糖升高（尤其是餐后血糖升高）的患者，应注意鉴别它们究竟是"肝源性糖尿病"，还是"原发性糖尿病"，这对于评估疾病的预后、指导疾病的治疗非常重要。

临床上区分原发性糖尿病和肝原性糖尿病，主要根据：①糖代谢异常与肝硬化的先后关系；②患者是否存在 2 型糖尿病的危险因素；③是否具备空腹低血糖与餐后高血糖的临床特点；④最重要的一点，肝源性糖尿病随着肝病病情的好转及平稳，患者的血糖水平可随之降低或完全恢复正常。

4、肝源性糖尿病的治疗

与 2 型糖尿病相比，肝源性糖尿病的治疗有一定的特殊性。主要表现在：

（1）不能单纯降糖，而应保肝、降糖双管齐下。

（2）饮食控制要适度。多数肝硬化的患者都存在营养不良，如果为了控制血糖而严格限制饮食，将会加重低蛋白血症和影响疾病的预后。另外，控制饮食还会导致维生素 K 的摄入量减少，容易引起凝血功能障碍。

（3）降糖只能选择胰岛素，不宜选用口服降糖药。因为口服降糖药都要经过肝脏代谢，会增加肝脏的负担，使肝病加重甚至诱发肝功能衰竭。最好是用短效（或超短效）胰岛素，不要用中、长效胰岛素。因为肝硬化时肝糖原储备不足，对血糖的调节能力下降，容易发生低血糖，使用中、长效胰岛素一旦出现低血糖，不便于迅速调整和纠正。

需要说明的是，由于肝硬化患者的肝糖原贮存减少，胰高血糖素刺激肝糖原分解生成葡萄糖的能力远比没有肝病的患者差，因而容易出现低血糖。在用胰岛素治疗肝源性糖尿病时，一定要充分考虑到这一点，胰岛素用量要谨慎，同时要加强自我血糖监测。

细节提醒： "空腹低血糖而餐后高血糖"是肝源性糖尿病的一大特点，临床在进行降糖治疗时要充分考虑到这一点，以控制餐后血糖为主。胰岛素是此类患者控制血糖的唯一选择，当然，作为病因治疗，适当选用保肝药物也是必要的。

三十六、都是激素惹的祸
——谈"类固醇性糖尿病"的诊治

要点聚焦： 糖皮质激素因其具有多重生物学效应而被广泛应用于临床多种疾病的治疗。然而，我们在肯定激素治疗作用的同时，也不能忽视由此带来的一些副作用，糖代谢紊乱便是其中之一，这个问题应当引起临床各科医生，尤其是非内分泌科医生的高度关注。

临床病例

患者，女性，60岁。因眼睛、口腔干涩及全身皮肤干燥伴顽固性低血钾以"原发性干燥综合征并 I 型肾小管酸中毒"收入风湿免疫科。患者既往无糖尿病史。住院期间，给予糖皮质激素（泼尼松 30mg，每日一次）治疗，半个

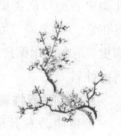

月后，患者口眼干燥、肢软无力、低血钾等情况明显缓解，但病人出现明显多食，查随机血糖明显升高，达到糖尿病诊断标准。按照"早、晚餐前注射预混胰岛素联合二甲双胍"的方案治疗，效果欠佳，病人多次在后半夜发生低血糖。之后，患者以"类固醇性糖尿病"转入糖尿病科。期间动态血糖监测显示，患者全天血糖波动较大，尤其是中午前后一直到晚上睡前这段时间血糖升高明显，而空腹血糖基本正常。我们根据患者所用激素的药代学特点及用药时间，结合动态血糖检测结果，重新拟定了治疗方案，修改后的方案为：早餐前不用降糖药，每日上午9:30皮下注射中效胰岛素，午餐和晚餐前口服拜唐平和二甲双胍，调整之后，患者血糖很快得到了良好的控制。

1、如何想到"类固醇性糖尿病"

病例中的这位患者既往无糖尿病史。在服用糖皮质激素前，其血糖是正常的，但在服用糖皮质激素以后，血糖显著升高。显然，患者血糖这种变化与服用糖皮质激素有密切关系。一般说来，糖皮质激素的用药剂量越大，疗程越长，患"类固醇性糖尿病"的风险越大。而在同样的条件下，老年人、肥胖患者、有糖尿病家族史或糖耐量异常的患者血糖受激素的影响更为明显。需要说明的是，与普通糖尿病人相比，"类固醇性糖尿病"往往症状较轻或不够典型，因此，如果完全依赖"三多一少"典型症状，病人很可能被漏诊。为此，在激素治疗期间，一定要注意给患者监测全天的血糖，而不仅仅是查空腹血糖，这样才能早期发现"类固醇性糖尿病"。

2、如何诊断"类固醇性糖尿病"

本病诊断并不困难，既往无糖尿病病史，在应用糖皮质激素治疗的过程中出现血糖升高，并且达到糖尿病诊断标准者即可诊断为"类固醇性糖尿病"。由于激素的种类不同、给药的时间不同，不同激素引起的高血糖特点也不相同，多数患者以午餐后到晚上睡前这段时间血糖升高为主。因此，为避免漏诊，应加强全天候的血糖监测（包括空腹及餐后）。此外，有些患者既往有无糖尿病病史不明确，在使用糖皮质激素过程中出现典型糖尿病症状或化验时才发现血糖升高，临床对此类患者糖尿病类型的确认比较困难，但如果患者停用糖皮质激素后血糖能够恢复正常，则支持"类固醇糖尿病"的诊断。本文提到的这位患者，既往无糖尿病病史，是在服用糖皮质激素以后才出现糖代谢紊乱，因此，考虑"类固醇性糖尿病"可能性较大。

3、类固醇性糖尿病患者的血糖谱有何特点

糖皮质激素引起的血糖升高变化与激素在体内的药效变化相一致，主要取决

于激素的服药时间、种类以及用量。以本文患者所用的强的松为例，它是临床广泛应用的一种中效糖皮质激素，一般采取每日上午8点一次顿服，患者主要表现为午餐前后一直到晚餐后（或睡前）这一时段的血糖升高，而空腹血糖只是轻微升高或是正常，由此提示类固醇糖尿病的早期诊断要格外关注餐后血糖（尤其是中餐及晚餐）。另外，还有少数病人由于对大剂量激素一次顿服不能耐受，而采取将全天的激素量分开于上午8点和下午4点服用，这样的话，病人的空腹血糖就会相应升高。

糖皮质激素对血糖的影响通常是短暂而且可逆的，并且，随着激素用量的增加或减少，血糖也相应的升高或降低，有人监测隔天服用1次强的松的患者血糖，发现使用强的松的当天下午血糖升高，但过了一整天后（没用强的松），血糖又恢复了正常。

4、如何治疗糖皮质激素引起的高血糖

由于"类固醇性糖尿病"属于病因明确的继发性糖尿病，因此，首先应考虑能否在原发病允许的前提下，将糖皮质激素减量或者停用。通常情况下，随着糖皮质激素的减量或停药，患者的胰岛素敏感性可升高，高血糖可以逐渐减轻或消失。至于"类固醇性糖尿病"的治疗，与普通2型糖尿病没有太大的区别，目前临床所有类型的口服降糖药均可用于类固醇性糖尿病患者，在具体选择药物时，要结合患者年龄、胖瘦、肝肾功能、有无并发症或合并症及血糖谱特点，采取单一或联合用药。噻唑烷二酮类胰岛素增敏剂针对类固醇糖尿病的主要发病机制，能够显著改善胰岛素抵抗，但因其发挥作用较慢，因此，那些只短期应用糖皮质激素的患者不宜选用此药物，而对于长期糖皮质激素治疗者不失为不错的选择。

对于血糖较高，不适合口服降糖药治疗以及有严重并发症的患者，胰岛素仍是首选治疗方式。临床医师可根据患者不同时点的血糖水平制定相应的个体化胰岛素治疗方案。

文中提到的那位患者，我们根据其激素的用药时间（上午8：00）以及全天血糖谱的监测结果，采取每天上午9：30注射中效胰岛素，同时配合口服降糖药：二甲双胍0.5g，2次/日（午、晚餐后）；阿卡波糖50mg，2次/日（午、晚餐时）。患者全天血糖很快得到平稳控制，而且夜间也未再发生低血糖。

5、长期使用糖皮质激素应注意哪些问题

（1）严格掌握激素的应用指征，坚决杜绝滥用激素的现象。

（2）在患者开始激素治疗之前和治疗期间注意监测血糖，以了解应用激素后对患者血样的影响。需要注意的是，不同剂型、不同给药时间和间隔使得药物在

专家点评： 类固醇性糖尿病在发病原因、临床特征以及治疗策略等方面与1、2型糖尿病皆有所不同，只有充分了解这方面的知识，科学合理用药，才能把激素对病人血糖的不利影响降至最低。

体内的峰浓度不同，故糖皮质激素升高血糖作用出现的时间也不同，许多患者以下午及睡前血样升高为主。因此，为避免漏诊，应进行全天候、多时点血糖监测，尤其是午餐及晚餐后血糖。

（3）在拟定降糖治疗方案时，要充分考虑激素起效的时间及高峰期，科学安排三餐降糖药物的剂量。对于早晨服用激素的患者，降糖药的剂量安排通常是：中餐的药量最大＞晚餐的药量＞早餐的药量。

（4）由于激素所致的高血糖常常会随着激素的减量而下降，因此，需要注意及时监测血糖并及时调整降糖药的用量，以防止低血糖发生。

（5）控制类固醇性糖尿病患者的餐后高血糖，胰岛素促泌剂的效果往往不及 α – 糖苷酶抑制剂或二甲双胍，因为此类患者的突出问题是胰岛素抵抗，而非胰岛素分泌不足。

上面涉及的都是血糖管理方面的问题，事实上，服用激素的患者需要注意的问题远不止这些，还包括胃黏膜的保护、骨质疏松的预防等，在此不再赘述。

三十七、王师傅的血糖为何像"坐过山车"
——谈"脆性糖尿病"的诊治

要点聚焦： "脆性糖尿病"的特征是血糖忽高忽低、病情极不稳定，病人对胰岛素剂量的调节十分敏感，即便是1~2U的胰岛素调整，也足以引起病人血糖的大幅波动，因此，在药物调整上要格外谨慎。

临床病例

王ＸＸ，男，54岁，有糖尿病病史6年。患病之初，病人只需口服降糖药便可将血糖控制良好，然而随着时间的推移，血糖控制越来越难。两年前，患者开始改用胰岛素治疗，但效果也并不理想，每天的血糖变化就像"坐过山车"一样忽高忽低，往往是胰岛素加减 1~2U 就会导致血糖大幅波动，因此调整剂量非常困难。更让人费解的是，即使生活规律不变、同样的饮食，同样剂量的胰岛素，病人每天的血糖也是忽高忽低，极不稳定，低血糖几乎成了患者的"家常便饭"。日前，患者因严重低血糖昏迷入住我院。

入院后，经检查发现患者胰岛功能已完全衰竭，糖尿病自身抗体呈阳性，最终确诊是"脆性成人晚发 1 型糖尿病（LADA）"，通过 2 周左右的"双 C"治疗，血糖波动明显减轻，病情好转出院。

1、"脆性糖尿病"是怎么回事

"脆性"的含义是指病情极不稳定，血糖忽高忽低且难以控制。"脆性糖尿病"又称"不稳定性糖尿病"，主要见于 1 型糖尿病以及某些胰岛功能近乎衰竭的晚期 2 型糖尿病患者。

我们知道，正常人的血糖也并非恒定不变，但仅限于在比较狭小的范围内波动，这种血糖浓度的相对稳定性，主要有赖于机体具有非常完善而精细的神经内分泌调节系统，是自身降糖激素（主要指胰岛素）和升糖激素（如胰高血糖素等）平衡调节的结果。"脆性糖尿病"的病因，一般认为是由于病人胰岛功能完全衰竭所致。由于病人完全依赖外源性胰岛素调控血糖，而后者与生理性胰岛素分泌有显著差别，因此，很容易出现血糖忽高忽低、大幅波动。

2、"脆性糖尿病"如何治疗

脆性糖尿病患者自身胰岛功能很差，而机体对胰岛素又比较敏感，因而临床处理起来非常棘手，无论是日常饮食还是药量调整都要格外谨慎。

"脆性糖尿病"适宜采用胰岛素强化治疗，而将动态血糖仪（CGMS）和胰岛素泵（CSII）结合起来的"双 C"疗法是目前最先进的强化治疗手段。动态血糖仪可以获得患者 72 小时的连续血糖值，准确反映患者全天的血糖波动情况；胰岛素泵可以根据前者提供的动态血糖值精确设定泵的基础输注率和餐前大剂量，提供最接近于生理性胰岛素分泌的胰岛素输注，从而使病人的血糖得到平稳控制。对没有条件装泵的患者，可以采取一日多次皮下注射胰岛素的方法。即三餐前注射短效胰岛素（或超短效胰岛素类似物），睡前注射中效胰岛素（或超长效胰岛素类似物），与每日 1~2 次注射胰岛素相比，这种一日多次皮下注射胰岛素的给药方式更接近于胰岛素的生理作用模式，对减少血糖波动的效果更好。必要时，也可考虑加用某些口服降糖药（如拜唐平、二甲双胍等），对于减少血糖波动也有一定的帮助。

当然，除了胰岛素治疗以外，还要注意保持情绪稳定以及相对规律化的饮食及运动，强调少食多餐，这对于减少低血糖发作，保持血糖平稳同样十分重要。

3、"脆性糖尿病"治疗的注意事项

（1）血糖控制不宜过严。由于脆性糖尿病患者的胰岛毁损严重，无论是胰岛素还是胰岛素拮抗激素（如胰高血糖素）都严重缺乏，因此，血糖极不稳定，低血糖风险甚高，因此，对此类患者血糖控制标准不宜太严，空腹血糖控制在8~10mmol/L 左右，餐后 2 小时血糖不超过 13~14 mmol/L 即可，以避免发生严重低血糖。

（2）胰岛素调幅不宜过大。脆性糖尿病患者对胰岛素十分敏感，胰岛素血药浓度的微小变化，也会引起血糖的显著波动，因此，对胰岛素剂量的调节应十分谨慎，每次调整幅度不宜太大，以防止低血糖或血糖的大幅波动。

（3）尽量选用胰岛素类似物。在实施强化治疗时，用长效胰岛素类似物取代中、长效胰岛素，用超短效胰岛素类似物取代短效胰岛素，可以更好地模拟生理性胰岛素分泌，更加有利于血糖的平稳控制。

三十八、糖尿病人贫血的原因及诊治

要点聚焦：糖尿病患者同时合并贫血的并不少见，究其原因，除了饮食不当及肾性贫血之外，某些降糖药物也是导致贫血不可忽视的隐性因素。

临床上，糖尿病合并贫血的情况并不少见，这里面有很多原因，有些是由于伴发的疾病所致，有些则与糖尿病本身及应用降糖药相关。下面，我们就来谈谈关于糖尿病与贫血的那些事。

1、贫血的概念

贫血主要是指单位容积血液中红细胞计数或血红蛋白（Hb）浓度低于同龄或同性别健康人的正常值下限。成人男子的血红蛋白低于 120g/L，成人女子的血红蛋白低于 110g/L 即为贫血。血红蛋白低于 30g/L 为极重度贫血，30~60g/L 为重度贫血，60~90g/L 为中度贫血，大于 90g/L 低于 110g/L 为轻度贫血。

贫血的症状轻重及有无主要取决于贫血的程度及其发生速度，同时也与病人的年龄、有无其它心肺疾病以及心血管系统的代偿功能有关。贫血发生缓慢、无心脏疾病、机体代偿能力较强，即使血红蛋白低达 80g/L，也可无症状，有时低达 60g/L 以下，才引起病人注意。反之，急性溶血，虽然有时候贫血不很严重，由于发展较快，来不及代偿，症状就很明显。贫血常见的症状表现有疲乏无力，头晕耳鸣，记忆力减退，注意力不集中，皮肤、睑结膜、口唇及甲床苍白，同时可有头晕、心慌、气短、纳差、腹胀、性欲减退、闭经等等。

2、糖尿病人贫血的原因有哪些

"贫血"并非一个具体疾病的名称，而是由多种疾病或不同病因所致的一种临床综合征。换句话说，"贫血"只是一种临床现象，临床还需要进一步检查，以明确贫血的病因及类型。

贫血的发病机制无外乎红细胞生成减少，或是红细胞破坏增加及失血。前者如缺铁性贫血、巨幼细胞性贫血、再生障碍性贫血等；后者如溶血性贫血、失血性贫血等等。导致贫血的病因有长期营养不良、各种慢性消耗性疾病（如结核、各种感染等）、恶性肿瘤、肾功能衰竭、某些内分泌疾病（如甲减、糖尿病）、女性月经过多、慢性消化道疾病（如消化性溃疡）等等。

糖尿病患者出现贫血的原因有很多，这其中，与糖尿病本身或糖尿病治疗直接相关的病因主要有：

（1）饮食不当所致的贫血：糖尿病由于过度节食及偏食，特别是富含叶酸、维生素 B_{12} 及铁质的瘦肉、鸡蛋、牛奶及新鲜果蔬摄入不足，导致营养不良或是贫血。

（2）降糖药物所致的贫血：长期服用某些降糖药物，也可引发贫血。尽管这种情况临床上不是特别常见，但也应引起足够重视，简述如下：

①磺脲类药物：服用甲苯磺丁脲（D860）、格列苯脲（优降糖）等降糖药物的患者偶可引起自身免疫性溶血性贫血，极个别患者可产生骨髓抑制，引起再生障碍性贫血。

②双胍类药物：此类药物可以影响维生素 B_{12} 和叶酸在肠道的吸收，导致 DNA 合成障碍，引起巨幼细胞性贫血。

③ α–糖苷酶抑制剂：个别患者服用后会发生体重下降、缺铁性贫血，可能与该药影响铁在肠道的吸收有关。

④噻唑烷二酮类药物：常用药物有罗格列酮和吡格列酮。一般认为是由于此类药物的体液潴留作用导致血液稀释所致（稀释性贫血）。

（3）慢性肾病所致的贫血：糖尿病肾病患者由于肾脏病变导致体内无法生成

足够的促红细胞生成素，致使红细胞缺少，引发贫血。

3、糖尿病人贫血的治疗

糖尿病患者发生贫血时，首先要明确导致贫血的病因是什么？是由于合并的其它系统疾病所致，还是由于糖尿病本身抑或降糖药物引起？然后针对原发病因及贫血类型给予相应的治疗。

（1）积极治疗引起贫血的原发疾病，如抗感染、抗结核、治疗消化性溃疡及月经不调等等。

（2）调整饮食结构及降糖药物，适当增加蛋白质及新鲜蔬菜的摄入，如能确定贫血与服用某种降糖药物有关，则应及时换用其他降糖药物或胰岛素。

（3）根据贫血的不同类型给予针对性治疗

①缺铁性贫血　可以补充铁剂，如硫酸亚铁，0.2~0.3g，口服，3 次 / 日。动物肝脏、瘦肉、动物血制品（如鸭血）、蛋、奶、黑木耳、海带、紫菜、香菇、豆类。

②巨幼细胞性贫血　可以补充维生素 B_{12} 及叶酸，如叶酸 5~10mg，3 次 / 日；维生素 B_{12} 100ug，肌注，1 次 / 日。饮食中适当增加富含叶酸及维生素 B_{12} 的食品，如肉类、肝、蛋黄、绿叶菜等。

③肾性贫血　采用促红细胞生成素（EPO）每周 80~120U/kg（约 6000 U），分 2~3 次皮下注射。

三十九、谈谈"糖尿病与感染"那些事

要点聚焦：*糖尿病与感染相互影响、彼此加重。一方面，严格控制血糖，可以减少病人感染的发生率；另一方面，控制好感染，也有利于血糖的控制达标。*

临床病例

病例 1：一位乡下的老年糖尿病患者进餐时不小心把口腔颊粘膜咬破了，这对正常人根本算不了什么，但对糖尿病人就不一样了。由于该患者平时血糖控制得不好，也没有刷牙的习惯，口腔卫生较差，因此，破损处很快感染，导致局部蜂窝组织炎及溃疡，并迅速向外扩散，溃疡几乎穿透面颊，病人不能说话及进食，颜面部严重肿胀变形。后来，经过内、外科通力合作，治疗月余，才得以痊愈。

病例2：张师傅是位糖尿病患者，平时爱好垂钓，每个周末都要约上几个好朋友，骑车到几十里外的郊区水库钓鱼，无论寒暑，从不间断。前不久，大女儿给他买了双新款运动鞋，张师傅试了试似乎有点挤脚，他心想也许穿穿就松快了。上周张师傅穿着新鞋钓鱼回来后发现大拇脚趾头起了个水疱，他用针将水泡挑破，然后再贴上创可贴，自己当时并没太在意。岂料没过两天，伤口处感染化脓，在社区医院打了几天消炎针也没见效，很快整个大脚趾头溃烂发黑，最后不得已到医院作了截趾手术，最终才算把腿保住了。

由此可见，即便是微不足道的小感染一样可以招来大麻烦，因此，糖尿病人对感染千万不能忽视。

1、糖尿病人为何容易感染

据统计，糖尿病病人并发感染的患病率在32.7%~90.5%之间。糖尿病患者之所以容易发生感染，有以下几方面的原因：①高血糖环境适宜于细菌、病毒等致病微生物生长繁殖；②长期高血糖可削弱病人自身免疫力，使机体防御功能下降，白细胞杀菌能力减弱；③糖尿病人往往并发血管及神经病变，存在血液循环障碍及神经感觉减退，导致局部组织防御及修复能力降低，特别容易感染且不易痊愈。

2、糖尿病人容易并发哪些感染

按发生率的高低排序，依次为：

（1）呼吸道感染：发生率最高，常见的有慢性支气管炎、肺炎、肺结核等等。老年糖尿病人合并肺炎往往病情较重，易发生中毒性休克，应高度警惕，及时诊治。

（2）泌尿系感染：发生率居第二位，常见的有膀胱炎、肾盂肾炎，尤其是女性以及合并神经源性膀胱的糖尿病人更容易发生尿路感染。多数患者有尿频、尿痛、尿急、发热等尿道刺激症状，也有少数病人表现为"无症状性菌尿"。

（3）皮肤及软组织感染：由于周围血管神经病变，糖尿病患者的皮肤较易损伤，且不容易发现和自愈，因而易发生疖、痈、毛囊炎、蜂窝组织炎等多种皮肤及软组织细菌感染。此外，真菌也是糖尿病人皮肤感染的常见致病菌，表现为足癣、手癣、妇女外阴部白色念珠菌感染等。

（4）足坏疽：是较严重的糖尿病并发症之一，糖尿病人下肢多有神经病变和血管病变，足部容易受伤引起感染，而且易于扩散，严重者会造成下肢坏疽截肢。

（5）牙周病：本病在糖尿病患者中较常见，其发病可能与牙周组织微血管病变有关，症状表现为牙齿松动、牙槽骨吸收、牙周溢脓，在糖尿病控制后这些症状可减轻或停止。

细节提醒： 如果糖尿病患者血糖控制很好，突然发生恶化或失控，首先应该从感染方面找原因；同样，一个小小的疖子久治不愈，要想到患者是否患有糖尿病；当抗痨治疗结核病不满意时，必须除外合并糖尿病的可能性。需要强调的是，在控制糖尿病人的感染时，一定要注意消炎与降糖并重，如果病人血糖控制不好，抗生素治疗也很难奏效。

3、感染对糖尿病人有哪些危害

糖尿病与感染相互影响：一方面，糖尿病患者机体防御能力降低，容易并发感染；另一方面，感染的存在又加重患者体内代谢紊乱，使病人的血糖控制更加困难。

感染对糖尿病的主要危害是：①感染使机体处于应激状态，加重胰岛素抵抗，导致血糖进一步升高，甚至诱发酮症酸中毒、高渗性昏迷等严重并发症；②足部的感染可导致下肢坏疽，严重者需要截肢；③肺部结核杆菌感染可导致肺空洞、结核扩散；④病毒感染可以诱发1型糖尿病；⑤严重的感染还可引起败血症，危及病人的生命。老年性糖尿病患者并发感染率较高，病情严重，死亡率高。有调查显示，在糖尿病患者死因中感染占第三位。

4、糖尿病人常见感染的预防

首先应当明确，良好的血糖控制使预防各种感染的基础和根本。但具体到每一种感染，还有一些具体要求，分述如下：

（1）呼吸道感染的预防

①平时要加强体育锻炼，多到户外活动，呼吸新鲜空气；

②加强室内通风换气，每日开窗2~3次；

③秋冬季呼吸道感染流行期间，少去人多拥挤的公共场所，以免招致传染；

④均衡饮食，多吃水果和新鲜蔬菜，不要吃冰凉刺激的食物。

（2）足部感染的预防

①讲究足部卫生，洗脚后宜用柔软、吸水性强的干毛巾把脚擦干。保持皮肤滋润，不出现干裂。注意避免因趾甲修剪过短而伤及足部皮肤。

②选择合脚的鞋袜，糖尿病患者的鞋袜不宜过紧及过大，要柔软、舒适、透气。

③及时治疗足病，对于足部的老茧、胼胝、鸡眼或足癣等足病应及时修治，最好到医院诊治，以防感染。

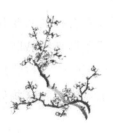

④戒烟。这是因为吸烟会使小血管痉挛，加重肢体和足部缺血。

（3）泌尿系感染的预防

糖尿病人尤其是女性糖尿病人，一定要多喝水，每天清洗外阴，保持外阴干爽清洁。尽量减少或避免泌尿、生殖道各种器械操作，若必需进行者应在检查操作前就开始用抗生素预防感染。

（4）皮肤及牙周感染的预防

经常洗澡更衣，保持皮肤清洁；平时注意口腔卫生，养成早晚刷牙、饭后漱口的良好习惯；尽量避免皮肤损伤，一旦发现局部破损，应及早治疗。

总之，作为糖尿病患者，预防感染对糖尿病人非常重要。一旦发现感染，应及时就诊，否则，很可能会因为自己的麻痹大意而付出惨痛的代价。

四十、血糖升高，牙口遭殃

要点聚焦：糖尿病可以影响全身各个脏器，口腔也不例外。预防口腔疾患除了注意口腔卫生，良好的血糖控制同样也很关键。

临床病例

近1年多来，张先生刷牙时牙龈老是出血，经常感觉牙疼，口臭明显，被诊断是"牙周炎"。但服用一段时间消炎药后效果不太明显，症状反反复复。前不久，张先生单位组织查体，确诊他有糖尿病。经过饮食控制及药物治疗，血糖得到良好控制，而张先生的牙周炎也随之痊愈。原来，张先生的牙周炎之所以久治不愈，都是糖尿病惹的祸。

糖尿病对全身健康有很大影响，口腔也不例外，临床上象张先生这种同时合并牙周炎等口腔疾病的糖尿病患者并不少见，究其原因，主要与高血糖环境容易导致细菌滋生有关。下面介绍的是高血糖所致的五种常见口腔疾患。

1、牙龈炎

刷牙和使用牙线时，如果牙龈出血，可能是牙龈疾病的早期症状。牙龈病变会使牙龈萎缩导致牙齿脱落。调查显示，五分之一的牙齿缺失病例与糖尿病有关。

2、牙周炎

牙周炎在糖尿病人当中很常见，被认为是糖尿病的第六大并发症，是指发生

细节提醒： 传统观点认为牙周病大多是因为长期口腔卫生不良所致，但患者若口腔卫生状况良好，而仍有牙龈发炎肿胀、牙齿松动，而且经过治疗仍然时常发作，最好查查血糖，排除糖尿病。

在牙龈、牙周韧带、牙骨质和牙槽骨部位的慢性炎症，主要表现为牙龈出血、口臭、牙周袋溢脓，严重的患者出现牙齿松动、咬合无力和持续性钝痛等症状。

3、口腔粘膜感染

口腔内存在多种致病菌，而高血糖状态为这些致病菌的生长提供了丰富的营养，因此，患者使容易发生口腔感染，比较常见的是口腔黏膜念珠菌感染（俗称"鹅口疮"），这是一种口腔真菌感染，患者舌头及口腔黏膜表面可见白色不规则的斑块，不宜刮除。

4、口腔干燥症

由于多尿失水，糖尿病人往往会有明显面的口干舌燥，而且由于唾液分泌减少，病人对口腔内杂物的清洁能力也显著降低。因此，糖尿病人注意不要缺水，此外，可以适当咀嚼无糖口香糖，促进唾液分泌。

5、口腔溃疡不易愈合

普通人发生口腔溃疡或损伤，一般都会很快愈合。而糖尿病人由于高血糖及微循环障碍，组织更新及修复能力下降，往往会造成伤口久不愈合。因此，如果病人口腔伤口久不愈合，一定要去医院检查，排除糖尿病。

糖尿病人由于抵抗力低，组织修复能力差，容易发生感染等口腔问题。因此，一定要养成良好的口腔卫生习惯，正确刷牙、使用牙线，饭后漱口，忌吃辛辣刺激性食物，更重要的是要严格控制血糖，只有这样，才能有效预防口腔疾患的发生。

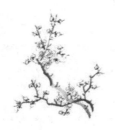

四十一、糖尿病
容易"招惹"哪些皮肤病

要点聚焦： 糖尿病所致皮肤病变是糖尿病最常见的并发症之一，是糖尿病病情恶化的一个重要标志，可以加重糖代谢紊乱，严重影响病人的生活质量，因此，必须予以高度重视。

典型病例：患者，男，33 岁，以高血糖 17 年，间断性下肢浮肿 2~3 年，加重伴双侧胫前红斑 1 周收入院。入院诊断：1、1 型糖尿病并糖尿病肾病（3 期）；2、丹毒。入院后，给予胰岛素降糖、改善微循环、利尿、青霉素抗感染等药物治疗，一周后，患者血糖控制良好，浮肿基本消退，但胫前红斑无明显变化，入院以来先后给患者两次复查血常规及血沉均正常，患者始终没有发烧等伴随症状，抗生素治疗无效，结合患者有多年的糖尿病史，最终排除"丹毒"，考虑是糖尿病微血管病变所致的"丹毒样红斑"。

糖尿病皮肤病变是糖尿病最常见的并发症之一，大约 30% 的糖尿病患者合并皮肤损害。其发生机制主要与糖代谢紊乱、微循环障碍、神经病变、皮肤感染、药物过敏等因素有关。皮肤病变可以发生于糖尿病的各个时期，皮损表现也是多种多样，有些病变为糖尿病人所特有，有些则属于非特异性病变。

皮肤病变是糖尿病病情恶化的一个重要标志，可以加重血糖波动并严重影响患者的生活质量，同时还可作为早期诊断糖尿病的重要线索（如黑棘皮病、皮肤瘙痒等）。因此，早期识别、积极预防和治疗糖尿病皮肤病变，对提高糖尿病患者的生活质量具有非常重要的意义。

1、皮肤瘙痒

在糖尿病病人中十分常见，这是高血糖刺激神经末梢的结果，外阴部因有尿糖的刺激和局部感染的影响，瘙痒更加多见。据统计，瘙痒症在糖尿病病人中发生率可达 7% ~43%。

治疗：积极控制血糖，营养神经、改善微循环，服用抗组织胺药物等对症处理。

2、皮肤感染

糖尿病人由于血糖升高，皮肤组织的糖原含量也相应增高，这就给霉菌、细菌的感染创造了良好的环境。大约 1/3 的糖尿病人，并发有皮肤感染。

（1）皮肤真菌感染

皮肤真菌感染包括手癣、脚癣、甲癣、股癣、体癣以及外阴白色念珠病等等，在糖尿病人中比较常见，发病率高居各种糖尿病皮肤病变的前列。

治疗：积极控制血糖并给予抗真菌治疗。

（2）皮肤细菌感染

糖尿病病人疖、痈、毛囊炎等化脓性皮肤病的发生率远高于非糖尿病者，常常成为早期发现糖尿病的线索。

治疗：积极控制血糖并给予抗生素治疗。

3、糖尿病性皮疹（又称"胫前色素斑"）

为糖尿病的特征性皮损，多见于病程较长的老年患者。常在双侧胫前出现红斑、丘疹，大小、数目不等，群集或散在分布。发展缓慢，随后皮疹表面出现鳞屑，最后局部皮肤出现萎缩或色素沉着，患者无自觉症状。

治疗：无需特殊治疗。

4、丹毒样红斑

发生于糖尿病人小腿胫前或足背的界限清楚的鲜红斑，类似丹毒，但不伴有丹毒的发热、血沉增快、白细胞增高毒。可能与下肢微血管病变导致局部微循环受累有关。

治疗：积极治疗糖尿病，改善微循环。

5、糖尿病性水疱病

这是糖尿病人少见但有特征性的皮肤病变，通常发生在重度糖尿病且伴随糖尿病神经病变的患者。发病前常无明显诱因，突然在四肢肢端出现水疱，直径0.5~10cm不等，疱壁紧张，菲薄透明，疱液清亮，类似烫伤的水疱，无疼痛等自觉症状，1~2周后水疱自行消失，不留痕迹。

治疗：积极控制血糖，局部处理，必要时须全身治疗（如纠正低蛋白血症等）。

6、类脂质渐进性皮肤坏死

这是一种糖尿病比较特异的皮肤病变，女性多见。主要是由于糖尿病引起了微血管病，糖蛋白在小血管壁沉积，逐渐引起血管闭塞、组织坏死。皮损好发于小腿胫前及外踝部，偶见于大腿及足部。本病呈渐进性发展，最初表现为多发性、边界清楚的红色斑丘疹，以后逐渐融合为边界清楚的卵圆形斑块，中央凹陷呈蜡黄色，边缘呈暗红色，在黄色部位有可见毛细血管扩张。约1/3病例可在斑块基础上发生溃疡。

治疗：积极控制血糖，同时可服用一些活血化瘀、改善微循环的药物，如阿司匹林、复方丹参、维生素E。另可外用皮质类固醇激素霜剂。

7、糖尿病性黄瘤病

糖尿病性黄瘤是膝、肘、背部或臀部的皮肤上，突然出现成群从米粒到黄豆粒大小的黄色丘疹或小疙瘩。这种黄瘤表面有光泽，摸起来比周围皮肤略硬，但不疼不痒。该病多发生在年轻的男性1型糖尿病患者身上，患者常常同时伴有严重高胆固醇血症。

治疗：积极控制血糖。

8、黑棘皮病

黑棘皮病是指局部皮肤发黑、变厚，好发于颈后、腋下、腹股沟等皮肤皱褶部位。多见于未成年人，黑棘皮病通常发生于严重超重及肥胖的2型糖尿病人，是机体高胰岛素水平的一个信号，与肥胖所致的胰岛素抵抗有密切关系，也可以用来预测糖尿病的风险。

治疗：减肥是治疗本病的最佳方法。

四十二、糖尿病性水疱病的诊治

要点聚焦：糖尿病性水疱病是糖尿病皮肤病变的一种类型，皮损特点酷似烧伤性水疱，容易误诊，而且如果处理不当，容易引起感染及病情反复。

临床病例

张大娘患糖尿病多年，长期口服消渴丸，前些年血糖控制得还不错，近年来效果越来越差，即使加大用量也不管用。前两天早晨一觉醒来，发现双侧小腿及足底不知不觉起了好几个花生米大小、清澈透明的水疱，不疼也不痒。张大娘纳闷了，自己又没磨着、烫着，怎么平白无故地起水疱呢？带着这问题，张大娘来到糖尿病门诊咨询，医生告诉她：它这属于"糖尿病性水疱病"，与长期血糖控制不良，导致局部神经及微循环障碍有关。

糖尿病性水疱病是糖尿病的特异性皮肤并发症，其发病率为5%左右。多发生于患病时间较长、病情控制较差和全身营养不良（例如有低蛋白血症）的糖尿病患者，尤

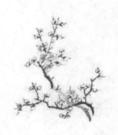

细节提醒： 糖尿病性水疱病是糖尿病人比较常见的一种皮肤损害。当一个病人不明原因皮肤出现水疱时，应注意查查血糖，看看是不是有糖尿病？事实上，许多糖尿病人并无典型的"三多一少"症状，而往往是以并发症为突出临床表现。

其多见于合并有神经病变者。

1、临床表现

糖尿病性水疱病起病多比较突然，无任何症状，往往在无意中察觉或被他人发现，水疱形态酷似烧伤性水疱，直径为 0.5~1.0cm，亦有 2.0~3.0cm 者，疱壁菲薄、透明、张力高、含有清澈浆液，水疱周围无炎症性红晕。水疱可发生于表皮内，也可存在于表皮下，或二者混合存在。好发于四肢远端，尤其手足背更多见，可单发或多发，单侧或双侧同时发生。一般水疱 1~2 周后即可消失，不遗留瘢痕，以后可偶然复发。表皮下水疱临床病程较长，需 2~3 个月方可痊愈。若局部合并感染，愈合后多遗留色素沉着或瘢痕形成。本病也可转变为胫前色素斑，偶可发展成糖尿病性类脂质渐进性坏死或糖尿病性坏疽。

本病有时会被误诊为天疱疮或类天疱疮，结合糖尿病史及皮损特点，不难鉴别。

2、防治措施

（1）加强护理：要督促患者保持局部清洁，勤换衣服，每天用 35℃ ~45℃ 的温水洗脚，勤剪指甲、趾甲，防止抓伤。由于水疱大多发生在足部，因此应嘱患者穿宽松的鞋袜，防止过紧而影响血液循环。

（2）治疗原发病：积极有效地控制血糖，纠正代谢紊乱，改善全身营养状态，这是治疗本病的根本措施。

（3）支持疗法：在治疗糖尿病的同时，可口服 B 族维生素，如维生素 B_1 20mg，每天 3 次，维生素 B_6 20mg，每天 3 次，以利于神经病变的恢复。近年有报道应用蝮蛇抗栓酶和心脑脉宁亦有效果。

（4）外科局部处理：较小的水疱，局部可涂甲紫，不必弄破；较大的水疱，尤其表现张力较高者，可在消毒后用注射器抽去液体或用手术缝合线贯穿其中引出浆液，再行局部包扎，定期更换敷料。

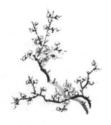

四十三、糖尿病友当心"抑郁"缠身

要点聚焦：抑郁症常常被周围人误认为是"情绪不高"而被忽视，只有当病情发展到非常严重、出现自残、自杀倾向时，才引起人们的重视。糖尿病合并抑郁症的危害比单独糖尿病，或单独抑郁症的危害要大的多，这两种疾病可以相互作用，彼此加重。

临床病例

张大爷为人豪爽、喜欢交友，街坊邻居不管谁家遇到难事，他都愿意帮上一把，是街坊邻里出了名的热心人。然而天有不测风云，张大爷去年查出糖尿病，每月光医药费就要花去数百元，而自己每月退休金不足千元，老伴没有工作，子女们又都下岗，这让原本经济上就比较拮据的张大爷家捉襟见肘。渐渐地人们发现，原来快言快语的张大爷变得沉默寡言，对什么都不感兴趣，一天到晚宅在家里，街坊邻居都说张大爷象变了个人似的。家人带他去医院看病，心理医生给他做了一系列测试，结果证实张大爷患了"老年抑郁症"。

"糖尿病"与"抑郁症"表面看起来似乎风马牛不相及，其实两者之间有着密切关系。临床调查资料显示：糖尿病患抑郁症的概率是正常人群的3倍，有1/2的糖尿病人合并不同程度的抑郁症。抑郁症给病人带来的不仅是心理上的阴霾，而且对糖尿病人的康复也十分不利

1、什么是抑郁症　它有哪些临床表现

简单地说，抑郁症是一组以情感持续低落为基本特征的精神障碍，常伴有思维迟钝、行为迟滞以及各种躯体化症状。糖尿病并发抑郁症的主要表现有：

（1）情绪低落，占100%，有晨重夕轻的特点；

（2）思维迟缓，即记忆力减退，大脑反应慢等，占86%；

（3）兴趣寡然，生活空虚，不愿意参加社交活动，常个人独处，占85%；

（4）伴有焦虑，占82%；

（5）睡眠障碍，早醒为其典型表现，占80%；

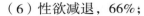

（6）性欲减退，66%；

（7）有疲乏、心悸、胸闷、胃肠不适、便秘等躯体症状者，占61%。

2、为什么糖尿病人容易产生抑郁症

抑郁症的产生是生理、心理及社会因素综合作用的结果。糖尿病产生抑郁的原因主要有：

首先，糖尿病是一种长期慢性疾病，目前尚无彻底治愈的方法，患者必须时刻注意饮食管理，经常监测血糖，需要终身服药或注射胰岛素，这些都极大地降低了患者的生活质量，也给病人带来很大的心理压力。

其次，如果血糖控制不佳，患者在5~10年内可能出现并发症，这时刻威胁着患者，必然使人产生恐惧、悲观和焦虑的情绪。

最后，长期治疗产生大量的医疗费用，给患者及家庭带来沉重的经济负担，心理包袱和心理压力剧增。

3、糖尿病合并抑郁症有何危害

糖尿病并发抑郁症危害很大，因为抑郁症与糖尿病可以相互作用、互为因果，形成恶性循环。糖尿病给患者造成生活上的不便以及肉体和精神上的痛苦，加之糖尿病所致的各种并发症，使患者背负沉重的精神压力。这种负面情绪不仅会影响患者治疗的依从性，还可引起神经内分泌紊乱，抑制胰岛素的分泌，并使交感神经兴奋、儿茶酚胺分泌增加，导致血糖升高，加速并发症的发生。反过来，血糖控制不好，病情加重，又会使病人更加悲观失望，加重患者的抑郁状态。严重抑郁除了可导致糖尿病病情加重以外，甚至还可能导致自杀等严重后果。因此，糖尿病病人的精神卫生问题，尤其是抑郁症应引起我们的高度重视。

4、糖尿病合并抑郁症应如何治疗

临床对糖尿病患者的治疗多集中于糖尿病本身，而病人存在的心理问题则往往被忽视。目前认为，糖尿病也是一种心身疾病，心理因素对其发生、发展、疗效、预后均起重要作用。因此，对于糖尿病合并抑郁症的患者，在降

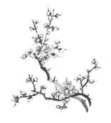

糖药物治疗的同时，还要给予心理治疗。通过实施糖尿病教育，纠正患者对糖尿病的错误认识，告知糖尿病并非不治之症，以解除其悲观情绪和精神压力，帮助病人树立战胜疾病的信心，使之积极配合治疗。另外，社会各界要积极伸出援助之手，为患者提供医疗保障，减轻其经济上的后顾之忧。对于症状严重的抑郁症患者，可在医生指导下给予抗抑郁药物（如百忧解、黛力新）治疗。

四十四、糖尿病患者的心理问题及干预对策

糖尿病不单纯是一种代谢性疾病，同时也是一种身心性疾病。一方面，糖尿病可导致患者的许多心理问题；另一方面，心理因素又会影响糖尿病的转归。对于糖尿病患者来说，调整好自己的情绪，拥有一个健康的心态，不啻是治疗糖尿病的一剂良药。

糖尿病不光是糖代谢紊乱，患者的心理问题同样不可忽视。有文献报道：糖尿病人患焦虑、抑郁症的比例明显高于健康人群；而焦虑、紧张的情绪又会进一步加重糖代谢紊乱。

很多糖尿病患者可能都有这样的体会，如果昨夜失眠，今天去检测血糖肯定比平时高一些；这段时间工作紧张，或者生活中有什么不顺心的事，血糖就控制得不好，这些都说明心理因素对糖尿病的发生、发展有很大影响。

人体内存在一个精密的神经内分泌调节系统，人的情绪主要受大脑边缘系统的调节，而大脑边缘系统又同时调节内分泌和植物神经的功能，进而影响到血糖控制。当人处在紧张、焦虑等不良情绪状态时，交感神经兴奋，体内应激激素（如肾上腺素、糖皮质激素等）分泌增加，这些激素会抑制胰岛素的分泌，加重胰岛素抵抗，从而导致血糖升高。

糖尿病人如果心理问题解决不好，不但会影响患者治疗的依从性以及血糖的稳定；而且还可能导致严重的抑郁症，因此，应当引起我们高度重视。那么，糖尿病人最容易出现那些心理问题？又该如何干预呢？

1、否认和怀疑

心理特点：在刚被告知患有糖尿病时，病人往往难以接受这一现实，觉得"我不疼不痒，能吃能喝，怎么可能是糖尿病呢？"对化验结果和医生诊断持怀疑态度，根本听不进医生的劝诫，既不愿意复查，也不配合治疗，继续我行我素，胡吃海喝，

任其这样下去，很可能导致病情进行性发展和恶化。

心理处方: 对病人进行糖尿病科普教育,告诉患者"三多一少"症状仅仅是线索,诊断糖尿病主要是依据血糖而不是症状,让患者从心理上接受自己患病的事实,积极配合治疗,这对早期控制疾病进展十分关键;其次,还要向患者详细介绍糖尿病的有关知识, 使患者能够正确认识和对待疾病, 既不能被疾病吓到, 也不能满不在乎, 帮助患者树立战胜糖尿病的信心和勇气。这一阶段不宜过分渲染糖尿病的严重后果, 这样很容易使患者产生恐惧、悲观甚至自杀念头。

2、恐惧和焦虑

心理特点：病人在确信自己患有糖尿病之后, 一想到今后自己要与糖尿病打一辈子交道, 面临糖尿病慢性并发症以及药物不良反应的威胁, 以及糖尿病对自己今后生活、学习、工作、婚恋、家庭等方方面面的影响, 难免会产生紧张、失眠、焦虑、恐惧的情绪, 而这些不良的情绪若不能及时消除, 将会严重影响患者的治疗和预后

心理处方: 与患者进行深入交流,了解患者焦虑、恐惧的具体原因。让患者知道:尽管目前糖尿病尚不能治愈, 但却完全可以控制, 只要把血糖等各项指标控制好,就可以避免出现并发症, 像正常人一样生活学习、健康长寿。利用身边一些控制糖尿病的成功案例, 增强患者抗击疾病的信心与勇气, 消除患者的恐惧心理。对一些焦虑症状比较严重的患者, 也可小剂量、短期服用抗焦虑药物, 最好晚上服,在缓解焦虑的同时也可改善睡眠。

3、失望和无助

心理特点：许多患者在得知糖尿病不能根治之后, 内心倍感失望, 再一想到要终身控制饮食, 长期与针药打交道, 需要承担高额的医疗费用, 难免会情绪低落,抑郁寡欢难以自拔。还有些病人认为糖尿病无药可医, 早晚都是死, 对今后生活失去信心, 干脆自暴自弃, 放弃治疗。

心理处方：对此类患者要用温暖亲切的语言、和蔼可亲的态度、丰富的专业知识等取得患者的充分信任, 拉近与患者的距离。让病人相信糖尿病是完全可以控治的, 帮助患者树立战胜疾病的勇气。同时患者要转变观念, 不要把糖尿病的治疗看成是"额外的负担", 而应当做为平常生活的一部分来接纳。社会各界应从各个方面对患者施以援手, 助其重燃生活的热情, 把健康掌握在自己手中。

4、自卑和躲避

心理特点：这种心态多见于儿童及青年糖尿病患者。有的孩子因为害怕患病消息被同学知道后自己被孤立或另眼看待, 不敢告诉老师或同学, 整天提心吊胆,

打针吃药都要躲躲藏藏；有的年轻人担心患病被单位知道后会影响自己日后的发展，或者担心恋人知道自己有糖尿病后被抛弃，于是故意隐瞒病情。正是在这种心态的影响下，这些患者在单位刻意表现得跟健康人一样，不注意控制饮食、不按时进餐，甚至针不敢打药不敢吃，结果导致血糖忽高忽低，导致严重低血糖或酮症酸中毒昏迷。

心理处方：通过讲解让患者知道，只有规律地饮食、运动和药物治疗才能保持血糖稳定。如果碍于面子，老是隐瞒病情，不仅不能得到周围人的理解和帮助，长期过度压抑还会导致抑郁症。正确的做法就是勇于袒露患病事实，取得周围同事、好友的理解、支持和帮助，正规系统地治疗，这样更有利于对疾病的控制。

5、内疚和自责

心理特点：糖尿病的治疗费用对每个家庭而言都是一笔不小的开支，有的患者甚至还可能因为患病而失去某些岗位及发展机遇，这让患者觉得自己非但不能给家庭提供帮助，反而给家庭增加不少负担。患者常常会为此而感到自责和内疚，认为自己成了家庭的包袱和累赘。

心理处方：通过宣教让患者明白，糖尿病只要控制得好，就可以不出并发症，从而减少医疗开支，没有并发症的糖尿病人完全可以像正常人一样胜任各种工作。同时，还应充分协调、调动社会各界，解决患者实际困难和后顾之忧，消除心理负担。

6、悲观、厌世

心理特点：这种心态多见于那些病史长，病情重，疗效欠佳、经济条件较差的糖尿病患者。他（她）们或是对治疗产生失望，认为无药可医，于是自暴自弃，放弃治疗；或是由于花费巨大，因病致贫，无力支付医疗费用，导致悲观厌世，甚至出现自杀的想法。

心理处方：对于这类患者，首先动之以情、晓之以理，通过精湛的医技取得患者的充分信任；对病情变化、检验结果主动向其做科学、保护性的解释，帮助患者重新树立

专家点评： 随着传统生物医学模式向新的"生物-心理-社会"医学模式的转变，心理因素在糖尿病的发生、发展、疗效和预后中的作用越来越受到人们的重视。糖尿病患者有其特定的心理特点，在药物治疗的同时，如能配合心理治疗和心理疏导，将会起到事半功倍的效果。

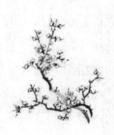

治疗信心。发动社会各界对患者提供必要的经济帮助，让患者充分感受到社会大家庭的温暖。当患者存在自杀倾向时，要采取果断措施，进行自杀危机干预，严防患者的自杀行为。

糖尿病属于心身疾病，心理因素对于糖尿病的发生、发展及预后起着重要作用。我们常说糖尿病患者长期控制血糖，需要五驾马车（饮食、运动、药物、监测、教育），但千万不要忘了心理治疗这第六驾马车。对于糖尿病患者，除了要积极控制血糖，还要关注和疏导患者的心理问题，只有这样才可起到事半功倍的效果。最后，愿天下所有的糖尿病友扫除心灵阴霾，健康快乐每一天！

四十五、你离"代谢综合征"有多远
——浅谈"代谢综合征"的防治

要点聚焦：严格地讲，"代谢综合征"不能算作一个独立的疾病，而是指肥胖、高血压、血糖异常、血脂紊乱、微量白蛋白尿、高尿酸血症、高胰岛素血症等多种代谢异常同时聚集于一个人身上的一种病理状态。及早干预"代谢综合征"，可以预防和减少心脑血管疾病以及 2 型糖尿病的发生。

临床病例

前些日子，我参加了高中毕业 25 周年的同学聚会。一个个当年风华正茂的少男少女，如今都已人到中年，容颜已改，尤其是我们这拨同学中的"商界精英"和"政界白领"，几乎无一例外地大腹便便。最让我们遗憾的是，本次聚会的召集人——我们的班长赵刚，当天因病未能到场。就在前几天，他因突发胸痛住进医院，院方诊断为"急性心肌梗死"，多亏了抢救及时才免遭厄运，目前正在医院观察治疗。

在这次聚会上，大家从班长住院这件事上或多或少地都意识到了自身的健康危机，谈论最多的不是位子、票子、孩子，而是"身子"。真是不说不知道，一说吓一跳，几乎将近一半的同学都存在这样或那样的健康问题，有的血压高、有的血脂高、有的血糖高，还有的"三高"全沾。

不经意间，从事医疗工作的我竟成了这次聚会的主角，我给老同学们重点讲的内容是："生活方式与代谢综合症"。

1、"代谢综合征"是怎么一回事

提起肥胖、高血压、糖尿病、血脂异常、脂肪肝、痛风等等这些病名，想必大家都不陌生，但若提起"代谢综合征"，恐怕许多人还真不知道是怎么一回事。事实上，当你了解了"代谢综合征"之后就会发现，其实它离我们并不遥远，甚至早已存在于你我身上。下面就让我们来见识一下"代谢综合征"的庐山真面目。

严格地讲，"代谢综合征"不能算作一个独立的疾病，而是指肥胖（尤其是腹型肥胖）、高血压、血糖异常、血脂紊乱、微量白蛋白尿、高尿酸血症、胰岛素抵抗及高胰岛素血症等多种代谢异常在同一个人身上集结的一种病态症候群，它与过去常说的"胰岛素抵抗综合征"或"X综合征"其实是一回事。

2、如何诊断"代谢综合征"

"代谢综合征"尚无一个全球统一的诊断标准，国内外不同的学术组织（IDF、ADA、CDS等）诊断标准都不完全一样，但其核心内容基本上大同小异。以下介绍的分别是中国糖尿病学会（CDS）和国际糖尿病联盟（IDF）关于本病的诊断标准：

根据中华医学会糖尿病学分会（CDS）2004年制定的我国"代谢综合征"诊断标准。具备以下4项中的3项或以上者即可诊断为"代谢综合征"。

（1）超重和（或）肥胖：体重指数 $\geq 25kg/m^2$；

（2）高血糖：空腹血糖 $\geq 6.1mmol/L$ 及（或）餐后2小时血糖 $\geq 7.8mmol/L$，及已经确诊糖尿病者；

（3）高血压：收缩压/舒张压 $\geq 140/90mmHg$ 者；

（4）血脂紊乱：空腹血甘油三酯（TG）$\geq 1.7mmol/L$ 及（或）空腹血高密度脂蛋白胆固醇（HDL-C）：男性 $< 0.9mmol/L$、女性 $< 1.0mmol/L$ 者。

国际糖尿病联盟（IDF）2005年提出的"代谢综合征"诊断标准是以中心性肥胖为核心，合并血压、血糖、甘油三酯升高和/或HDL-C降低。其具体内容是：

一个必备的条件：将肥胖作为诊断代谢综合征的必要条件。这里所说的肥胖特指"中心性肥胖"，而不是一般的肥胖，以腰围作为标准。考虑到种族和性别差异，其标准也不同。欧州男性腰围 $\geq 94cm$，女性 $\geq 80cm$；中国男性 $\geq 90cm$，女性 $\geq 80cm$ 为准。

两个多选条件：在有中心性肥胖的情况下，以下4项中有2项达标即可诊断。①甘油三脂（TG）$\geq 1.70mmol/L$（150mg/dl）；②高密度脂蛋白胆固醇（HDL-C）：男性 $< 1.03mmol/L$，女性 $< 1.2mmol/L$；③血压 $\geq 130/85mmHg$；④空腹血糖

≥5.6mmol/L（100mg/dl）或餐后2小时血糖≥7.8mmol/L（140mg/dl）或有糖尿病史。

两相对比可以看出，IDF的诊断标准比我国的诊断标准更为严格，比如说血压和血糖的标准。

3、"代谢综合征"是如何发生的

"代谢综合症"的发病机制尚不十分清楚，多数学者认为"胰岛素抵抗"是促发"代谢综合症"的始动因素，其过程可概括为：胰岛素抵抗→继发性高胰岛素血症→糖脂代谢紊乱及血管内皮细胞损伤→高血压、糖尿病、心脑血管疾病。

我们知道，导致"胰岛素抵抗"的首要原因是肥胖，而后者与不良的生活方式有关。中年白领阶层是"代谢综合症"的重灾区。一方面，作为高收入阶层，顿顿美酒佳肴，导致营养过剩，血脂、血尿酸升高；另一方面，工作性质久坐少动，能量消耗不足，导致身体过早发福。再就是，他们作为社会中坚及单位骨干，需要承担超负荷的工作，机体长期处于高度紧张状态，导致心率加快、周围血管收缩及血压升高。

4、"代谢综合征"的流行现状及其危害

中国成人中代谢综合征患病率已达33.9%，估计中国有4.5亿人为代谢综合征。代谢综合征的患病率随年龄而增加，30岁以后代谢综合征出现陡增趋势，许多30岁左右的年轻人在体检时查出高血压、血糖偏高、血脂异常、脂肪肝、肥胖……，尤其是久坐少动、工作压力大的办公室白领问题尤为突出。

"代谢综合征"在早期阶段可能没有什么症状，但其对患者的损害是不知不觉、悄无声息的。从长远角度看，它可以显著增加糖尿病、心脑血管疾病的发病危险，"代谢综合征"患者发生冠心病、心肌梗死和脑卒中的危险性是正常人的3倍，过早死亡的风险也大幅增加。因此，防治"代谢综合征"已成为各国政府及卫生部门的当务之急。

尤其需要关注的是那些中年白领，他们承担着高强度、超负荷的工作量，平时可能毫无症状，但"代谢综合症"可能早已"潜伏"其身了。而一旦出现不适，往往已对身体造成严重损害，甚至直接导致猝死。像近年发生在马季、高秀敏、侯跃文等名人身上的悲剧与此不无关系。

5、哪些人是"代谢综合症"的高危人群　如何筛查

代谢性疾病发病的高危人群有：

（1）40岁以上者；

（2）有一项或两项代谢综合征组成成分（如肥胖、高血压、高血脂等），但

尚不符合诊断标准者；

（3）有心血管病、非酒精性脂肪肝病、痛风、多囊卵巢综合征者；

（4）有肥胖、2型糖尿病、心血管病、高血压、血脂异常，尤其是多项组合代谢综合征家族史者。

"代谢综合症"的临床表现多种多样，如果你是"代谢综合症"的高危人群，临床上又出现身体不适、疲乏无力等自觉症状，就要到正规的专业的医疗机构进行体检，由临床医生给你作出明确诊断。力求做到"四早"，即早检查、早诊断、早预防、早治疗。

6、如何防治"代谢综合征"

防治"代谢综合征"的手段包括"生活方式干预"和"药物干预"，要求全面控制各种代谢异常，其中减肥是核心，最终目的是为了预防和减少心脑血管疾病及2型糖尿病的发生。

（1）生活方式的干预

生活方式干预是远离"代谢综合征"的重要手段。饮食方面要求低热量、低脂肪（少吃动物内脏、蛋黄、鱼子、奶油及油炸食品）、低盐（每日食盐摄入量不超过6g）饮食，适当增加水果、蔬菜和粗粮，戒除吸烟、酗酒等不良嗜好；运动方面要求长期坚持规律性的体育锻炼，以达到消耗热量、减轻体重、降低血糖之目的。由于肥胖是"代谢综合征"的发病源头，因此，超重／肥胖者应务求做到：一个信念：与肥胖决裂；两个要素：不多吃一口，不少走一步；三个不沾：不吸烟、不喝酒、不熬夜；四个检查：定期检查血压、查血糖、查血脂、查血粘度；五六个月：减肥不求速成，每月减1~2kg即可；七八分饱：饮食上要"总量控制、结构调整、吃序颠倒"，即每餐只吃七八分饱，以素为主，营养均衡，进餐时先吃青菜，快饱时再吃些主食、肉类；远离西式快餐。

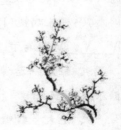

（2）药物干预

对于生活方式干预后效果仍不满意者，应加用药物治疗，在专业医师的指导下，针对组成代谢综合征的各个环节进行有针对性的治疗，如降压、降糖、调脂等等。目前认为，"胰岛素抵抗"是导致代谢综合症的中心环节，而噻唑烷二酮类药物（罗格列酮、吡格列酮等）及双胍类药物（如格华止）可分别改善外周及肝脏的胰岛素抵抗，增加胰岛素敏感性，是"代谢综合征"的首选治疗药物，另外，此类药物还可通过降糖、调脂、抗纤溶、保护血管内皮功能、减轻炎症反应等发挥抗动脉粥样硬化作用，具有潜在的器官保护作用。美国曾对 25~44 岁存在糖代谢受损人群进行二甲双胍降糖和生活方式干预，结果发现可以预防 2 型糖尿病的发生。

第 8 章　自测题

★名词解释

1、糖尿病足；2、代谢综合征；3、痛风；

★填空题

1、糖尿病的慢性并发症包括两大类：即大血管病变和微血管病变。糖尿病大血管病变主要指：心、脑血管病变和下肢血管病变；糖尿病微血管病变主要指：糖尿病肾病和糖尿病视网膜病变。

2、成人收缩压 ≥ 140mmHg 和 / 或舒张压 ≥ 90mmHg 即为高血压。

3、临床常用的降压药物主要分为六大类，即血管紧张素转换酶抑制剂（ACEI）、血管紧张素 Ⅱ 受体拮抗剂（ARB）、钙离子拮抗剂（CCB）、（－受体阻滞剂、利尿剂、（－受体阻滞剂。

4、糖尿病人高血压首选降压药物是：ACEI 和 / 或 ARB。

5、他汀类药物以降低胆固醇为主，贝特类药物以降低甘油三酯为主。

6、糖尿病肾病分为五期，其中，进入Ⅲ期的标志是出现持续微量白蛋白尿；进入Ⅳ期的标志是尿常规化验尿蛋白阳性；进入Ⅴ期的标志是出现氮质血症。

7、糖尿病视网膜病变分为六期，其中，Ⅰ、Ⅱ、Ⅲ期属于"非增殖性病变"，Ⅳ、Ⅴ、Ⅵ期属于"增殖性病变"。

8、糖尿病患者的截肢率是非糖尿病人的 15 倍，糖尿病患者致盲的风险是非糖尿病的 25 倍。

9、绝大多数糖尿病人的死亡原因是心血管并发症。

★单选题

1、下列那一项不属于他汀类降脂药的副作用？（E）

    A、胃肠道反应

    B、肝功异常、转氨酶升高

    C、肌肉疼痛、

    D、横纹肌溶解症

    E、白细胞减低

2、以下哪项是目前糖尿病患者死亡的主要原因？（E）

    A、酮症酸中毒；

    B、糖尿病肾病尿毒症；

    C、并发重度感染；

    D、糖尿病非酮症高渗昏迷；

    E、心脑血管病变；

3、临床糖尿病肾病最早期的表现是：（C）

    A、高血压；

    B、浮肿；

    C、微量白蛋白尿

    D、低蛋白血症；

    E、血肌酐、尿素氮增高；

4、微量白蛋白尿期是指尿白蛋白排泄率在：（C）

    A、20~300μg/min（30~600mg/24h）

    B、30~200μg/min（60~300mg/24h）

    C、20~200μg/min（30~300mg/24h）

    D、＞200μg/min（＞300mg/24h）

    E、＞300μg/min（＞30mg/24h）

5、糖尿病肾病，慢性肾功能不全患者，最佳治疗方案是：（E）

    A、单纯糖尿病饮食

    B、糖尿病饮食＋优降糖

    C、糖尿病饮食＋二甲双胍

    D、糖尿病饮食＋胰岛素

    E、低优质蛋白糖尿病饮食＋胰岛素

6、关于糖尿病肾病的治疗，以下叙述错误的是：（E）

A、低蛋白质饮食有利于防治慢性肾功能不全

B、严格控制血糖可防治或延缓临床肾病的发生

C、严格控制高血压可延缓慢性肾功能不全的进展

D、早期应用 ACEI 可延缓慢性肾功能不全的进展

E、合并慢性肾功能不全时，口服降糖药以优降糖较安全

7、下列哪一项不属于糖尿病植物神经病变：（C）

A、直立性低血压

B、持续心动过速

C、手足麻木

D、便秘或腹泻

E、多汗

8、下列哪一项不是急性痛风性关节炎的特点（D）

A、起病急骤，多在夜间发病

B、下肢关节受累多于上肢关节

C、多为非对称性单关节炎

D、首次发作缓解后，通常 1 年内不会反复

E、经秋水仙碱治疗关节炎症状迅速缓解

9、下列那种食物不属于高嘌呤食物？（D）

A、动物内脏

B、鱼、虾、贝类等海产品

C、肉汤

D、黄瓜、芹菜

E、豆制品、蘑菇、香菇

10、下列哪种药物可以抑制尿酸的合成？（C）

A、秋水仙碱

B、布洛芬

C、别嘌呤醇

D、苯溴马隆

E、酒精

11、治疗痛风性关节炎急性发作的特效药物是（A）

    A、秋水仙碱

    B、吲哚美辛

    C、皮质类固醇

    D、丙磺舒

    E、别嘌呤醇

12、老年人，以往有轻度糖尿病史。某日腹泻、发烧后突然抽搐、昏迷，血糖 33.6mmol/L，血钠 150mmol/L，血浆渗透压 330mOsm/L，尿酮体阴性。最可能的诊断是：（E）

    A、脑血管意外

    B、糖尿病酮症酸中毒

    C、乳酸酸中毒

    D、感染性昏迷

    E、高渗性非酮症型糖尿病昏迷

13、糖尿病足的 Wagnar 分级法的 3 级是下列哪种表现（D）

    A、局限性坏疽（足趾、足跟或足背）

    B、表浅溃疡，无感染

    C、较深的溃疡，常合并软组织炎，无脓肿或骨的感染

    D、深部感染，伴有骨组织病变或脓肿

    E、全足坏疽

14、下列哪一项不属于糖尿病植物神经病变的临床表现（E）

    A、体位性低血压

    B、排汗异常

    C、胃排空延迟

    D、尿潴留

    E、麻木、针刺感

★判断题

1、1型糖尿病人的主要死因是糖尿病肾病；2型糖尿病人的主要死因是心脑血管疾病。（√）

2、糖尿病最常见的神经病变类型是周围神经病变。（√）

3、"高密度脂蛋白胆固醇（HDL-C）"升高具有致动脉粥样硬化的作用。（×）

4、糖尿病人合并高血压比单纯高血压病人的血压控制标准要更加严格。（√）

5、在痛风急性期，除了止痛以外，还应服用降尿酸药物。（×）

6、与"乙肝"一样，"脂肪肝"也有传染性。（×）

7、糖尿病人发生急性心肌梗塞可以不疼。（√）

★问答题（答案略）

1、简述"糖尿病肾病"的分期及特点。

2、简述"糖尿病足"的分期及特点。

3、糖尿病人缘何容易合并感染？

第九章：特殊人群糖尿病的诊治

本章导读

糖尿病罹患甚广，男女老幼均可患病。尽管都是糖尿病人，但不同人群患者的症状特点、控制目标、治疗措施不尽相同，尤其是糖尿病老人、儿童以及孕妇，在临床诊治、病情管理以及生活保健等方面都有一定的特殊性，与普通糖尿病人有所不同。因此，在临床治疗及控制目标上需要个体化、因人而异，本章重点介绍了老人、孕妇、儿童等特殊人群的糖尿病防治知识。

一、糖尿病患者能否结婚生子

要点聚焦： 由于糖尿病具有较强的遗传倾向，为了优生优育，糖尿病人最好选择无糖尿病家族史的非糖尿病人作为婚配对象。此外，若是打算怀孕，要提前做好孕前体检，在医生的指导下，选择好怀孕及分娩的时机。

近年来，糖尿病发病呈年轻化趋势，适婚青年患糖尿病的越来越多，她（他）们最关心就是糖尿病对婚育有无影响？将来会不会遗传给下一代？怀孕会不会导致糖尿病病情加重等等。下面我们就来谈谈这些问题。

1、糖尿病人能否结婚

考虑到糖尿病有一定的遗传性，有些患者担心把糖尿病传给下一代，因而对结婚生子心存顾虑；加上对方父母的阻挠，使一部分糖尿病青年，不能与心爱的人走到一起。这种观点及做法显然是不对的。

目前已知，单基因突变所致的糖尿病 [如青少年起病的成人型糖尿病（MODY）和线粒体基因突变糖尿病] 具有较高的遗传性，但这毕竟属于极少数，而临床上占绝大多数的糖尿病是 2 型和 1 型，其发病与遗传因素、环境因素、免疫因素等多种因素有关，而且它遗传的不是糖尿病本身而是糖尿病的易感性。通俗地讲，就是在同样的情况下，糖尿病患者的后代将来患病的概率比非糖尿病患者的后代高一些而已，并非一定会得糖尿病。事实上，通过积极的生活方式干预（少吃、多动、控制体重等），大部分人并不会发生糖尿病。

鉴于糖尿病具有一定的遗传倾向，而且如果夫妻双方都有糖尿病的话，其后代发生糖尿病的机率会更高。为减少下一代患糖尿病的风险，从优生的角度讲，糖尿病患者最好选择无糖尿病家族史的健康人作为配偶，而双方都患有糖尿病或者双方都有糖尿病家族史者尽量避免结婚，但这不是绝对的。

同时，还要提醒糖尿病患者，准备结婚之前，应将自己的病情告知对方，使对方能够在心理上接受，并在生活上给与支持，这样的婚姻才会幸福长久。

2、糖尿病人能否生育

婚后面临的一个问题就是生育。不可否认，女性糖尿病，特别是肥胖2型糖尿病患者，常常伴有多囊卵巢综合征（PCOS），容易导致不孕。另外，糖尿病妇女怀孕后，孕妇本人及胎儿所面临的种种风险远远高于非糖尿病孕妇，这些都是我们不能回避的问题。那么，究竟应该如何正确看待这个问题呢？

（1）大多数女性糖尿病人可以怀孕

由于存在糖代谢紊乱或糖尿病慢性并发症，糖尿病人怀孕面临的风险要比非糖尿病人大得多，如果处理不当，对母婴双方都有危害，可能会引起流产、早产、胎儿畸形、胎死宫内等严重后果。但这一切并非绝对不能克服，更没必要仅仅因为糖尿病就中断妊娠和绝育。事实上，只要糖尿病妇女在怀孕前和怀孕期间血糖控制良好（空腹血糖 ≤ 5.6mmol/L，餐后2小时血糖 ≤ 6.7mmol/L，糖化血红蛋白在 4.0%~6.0% 之间），且无心、脑、肾、眼及其他严重的并发症，生一个健康的宝宝是完全能够实现的。前提是，必须事先做好各项准备，在怀孕之前将各项指标（如血糖、血压等）控制良好。因为只有在正常血糖水平的环境中，受精卵才能生长发育，才能早期预防胎儿畸形及降低流产、早产、死胎、巨大胎儿的发生率。

（2）孕前要全面体检，由医生决定能否怀孕

糖尿病妇女准备怀孕前一定要咨询内分泌科和产科医师，并进行一次全面的体检，检查项目包括：血糖谱、糖化血红蛋白、尿常规、肝肾功能、血压、心电图、眼底检查等等，然后由内分泌科和产科医师对患者的病情进行评估，只有符合条件者方可怀孕。患者如合并有严重的心血管疾病、肾衰竭、视网膜病变或神经病变，怀孕会使上述病情加重，甚至会危及母婴的生命，故在病情得到满意控制之前，暂时不宜怀孕。

（3）糖尿病人生育要选好时机

首先，一定要在血糖、血压等相关指标处于最佳控制状态时再怀孕。凡是计划怀孕的糖尿病妇女，要求在受孕前3~6个月就着手严格控制血糖并贯穿于妊娠全过程，凡是用口服降糖药的一律换成胰岛素，因为有些口服降糖药可以通过胎盘，有导致胎儿畸形及胎死宫内的风险。若怀孕期间糖尿病病情控制稳定，无产科并发症，则可顺利分娩；若怀孕期间糖尿病性视网膜病变或糖尿病性肾病迅速恶化，则应终止妊娠。

其次，迟生不如早生。因为随着患者年龄增大、病程延长，各类并发症（如肾脏损害、视网膜病变、高血压、心脏病等）会相继出现并逐年加重，在这种情况下怀孕，无论是对胎儿还是对孕妇都不安全，风险很高。

细节提醒：糖尿病妇女如果打算怀孕，必须到医院请医生做全面、详细的孕前和产前检查，了解目前糖尿病的严重程度，以确定能否怀孕以及分娩的时间、方式等。若糖尿病孕妇伴有重度高血压、肾脏病变、冠状动脉粥样硬化、眼底增殖性视网膜病变时，则应早期作人工流产手术中止妊娠，以确保孕妇生命安全。

第三，尽量少生。因为每一次怀孕和分娩都会给患糖尿病的妇女带来巨大的精神和身体上的负担，而且有一定风险。

总之，糖尿病患者是可以结婚，只要通过合理的治疗，病情得到满意控制后，也完全可以像健康人一样生儿育女。但他（她）们毕竟与健康人不同，在婚育问题上有许多细节问题需要格外注意。

二、您对"妊娠糖尿病"知多少

要点聚焦：妊娠期糖尿病包括"糖尿病合并妊娠"和"妊娠糖尿病（GDM）"两种情况，不管是哪种情况，均属于"高危妊娠"，都会对胎儿和母亲造成不良影响，因此，一定要高度重视，早期诊断，合理治疗。

近年来，越来越多的孕妇在产检时被医生告知患有"妊娠糖尿病"，孕妇及家人不免担心和疑虑，"妊娠糖尿病"究竟是怎么发生的？对孕妇和胎儿有什么影响？如何诊断和治疗？下面，我们就来谈谈妊娠期糖尿病的有关知识，以增加准妈妈们对本病的了解。

1、孕妇糖尿病分哪两种情况

孕妇糖尿病分两种情况：一种情况是在原有糖尿病的基础上合并妊娠，又称"糖尿病合并妊娠"，约占糖尿病孕妇的10%~20%，分娩结束后糖尿病仍持续存在；另一种情况是指怀孕前无糖尿病史,怀孕中、晚期（孕24~28周）才发生的糖尿病，称为"妊娠期糖尿病"，发生率约为5%，占全部糖尿病孕妇的80%~90%，多见于高龄及肥胖孕妇，其中大多数患者随着分娩的结束血糖可以恢复正常。

无论是"妊娠期糖尿病"还是"糖尿病合并妊娠"，均属于高危妊娠，一旦病情控制不好，妊娠期间母婴发生

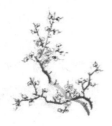

各种并发症的几率远远大于非糖尿病孕妇，母婴围产期死亡率明显增加，故应引起大家的广泛重视。

2、"妊娠期糖尿病"的发病机制是什么

从妊娠中期开始，由胎盘分泌的各种激素，如雌激素，孕激素、人绒毛膜生长激素（又称"人胎盘催乳激素"）进行性升高，这些由胎盘分泌的激素具有胰岛素拮抗作用，导致"妊娠期糖尿病"。

3、"糖尿病"对孕妇及胎儿有哪些影响

包括 HAPO 研究（The Hyperglycemia and Adverse Pregnancy Outcome Study）在内的多项国内外研究证实：妊娠期高血糖与不良妊娠结局密切相关。妊娠期高血糖若未得到良好的控制，将会对母婴双方造成许多严重不良影响。

（1）"糖尿病"对孕妇的影响

①导致流产及早产：孕早期高血糖可导致胚胎发育异常甚至死亡，流产发生率达 15%~30%，胎儿早产发生率达 10%~25%。

②妊娠高血压综合征：发生率达 13%~30%，是非糖尿病孕妇的 2~4 倍。

③继发感染：糖尿病孕产妇抵抗力较弱，比非糖尿病孕产妇更容易合并感染，产后感染率较高，尤以泌尿系感染最为常见；

④酮症酸中毒：感染、难产等应激因素容易诱发孕妇酮症酸中毒，严重者可导致孕妇死亡、胎死宫内；

⑤易发生难产、滞产及产后出血：因巨大儿发生率高，加之糖尿病致子宫收缩乏力，故易引起难产、产道损伤、产程延长或产后出血。

⑥羊水过多：其原因可能与胎儿高血糖、高渗性利尿致胎尿排出增多有关。而羊水过多会加重孕妇的心肺负担，导致孕妇心肺功能不全，其发生率为10%~25%，是非糖尿病孕妇的 20~30 倍。

⑦孕妇围产期死亡率增加：由于妊娠高血压综合征、心肺功能不全、出血、感染等因素，使孕妇围产期死亡率增加。

（2）"糖尿病"对胎儿的影响

①围产儿死亡率增加：围产期胎儿死亡率高达 10%~15%，可能是糖尿病导致胎盘功能障碍及供氧减少，因为孕 36 周后，胎儿对氧需求量增加。

②巨大儿出生率高：孕妇血糖过高容易造成胚胎过度发育形成巨大儿（胎儿体重＞4000g），发生率高达 25~42%，是非糖尿病妊娠的 10 倍。巨大儿往往导致难产，产道损伤、剖宫产机率增高，胎儿及孕妇的死亡率增加。

③可导致胎儿畸形：妊娠头三个月是胎儿器官形成的关键时期，这个阶段如

果血糖控制不好可导致胎儿畸形，尤其是神经系统和心血管系统的畸形，如脊柱裂、脑积水、先天性心脏病、肛门闭锁等。糖尿病孕妇胎儿畸形率为6%~8%，是非糖尿病孕妇的2~3倍。

④容易导致"新生儿呼吸窘迫综合征"：其发生率比非糖尿病孕妇的新生儿高5~6倍，这是由于高血糖刺激胎儿胰岛素分泌增加，形成高胰岛素血症，后者具有拮抗糖皮质激素促进肺泡Ⅱ型细胞表面活性物质合成及释放的作用，使胎儿肺泡表面活性物质产生及分泌减少，影响胎儿肺成熟。

⑤容易导致"新生儿低血糖"：新生儿脱离母体高血糖环境后，高胰岛素血症仍存在，若不及时补充糖，易发生低血糖，严重时危及新生儿生命。母亲血糖越高，新生儿发生低血糖的几率越大。

⑥容易发生"新生儿黄疸"。孕妇发生糖尿病后，可导致胎儿在宫内缺氧，并使胎儿体内的促红细胞生成素增加，引起红细胞增多症。患有红细胞增多症的新生儿，由于其体内大量的红细胞被破坏，容易发生新生儿黄疸。

需要说明的是，糖尿病对妊娠的影响除了与血糖控制情况有关以外，也与高血糖出现的阶段有关。"妊娠期糖尿病"多出现于妊娠中、晚期，影响的是妊娠中晚期胎儿和孕妇的健康；"糖尿病合并妊娠"是在没有怀孕前患者就已经有糖尿病了，如果血糖控制不好，一是不容易怀孕，二是怀孕后容易流产，三是胎儿容易发生畸形，换句话，其不利影响会从受孕开始一直持续到分娩结束。

4、哪些人容易患"妊娠糖尿病"

妊娠糖尿病的高危因素比较多，包括：①身体肥胖或超重；②高龄孕妇，尤其是35岁以上的高龄孕妇；③有糖尿病家族史，尤其是一级亲属（包括父母和兄弟姐妹）中有糖尿病患者；④孕期尿常规检查经常出现尿糖阳性；⑤孕期反复患外阴阴道念珠菌病；⑥曾出现过不明原因的反复自然流产、胎儿宫内死亡、胎儿畸形等情况；⑦曾分娩体重大于4千克的胎儿；⑧曾患过妊娠期糖尿病；⑨怀孕过程中发现胎儿比实际孕周偏大或者出现羊水过多。

5、如何诊断"妊娠期糖尿病（GDM）"

怀孕前血糖正常，在妊娠24~28周及以后进行75g葡萄糖OGTT试验，正常情况下，空腹、服糖后1小时、2小时的血糖值分别不得超过5.1mmol/L、10.0mmol/L、8.5mmol/L，三点中只要有其中任何一点的血糖值达到或超过上述标准即可诊断为"妊娠期糖尿病"。

6、妊娠期的血糖控制目标

由于妊娠期高血糖与不良妊娠结局密切相关，为了给胎儿的生长发育提供一个良好的环境，妊娠期的血糖管理要求比普通糖尿病人更加严格，具体控制目标如下：空腹及餐前血糖 3.3~5.6mmol/L，餐后 1 小时血糖 4.4~7.8mmol/L，餐后 2 小时血糖 4.4~6.7mmol/L，夜间血糖 4.4~6.7 mmol/L，糖化血红蛋白（HbA1c）可能尽量控制在 6.0% 以下。此外，在整个妊娠期间，还要注意避免低血糖、酮症甚至酮症酸中毒的发生。

7、如何治疗妊娠期糖尿病

妊娠糖尿病首选生活方式干预，大多数病人通过饮食治疗血糖即可控制良好，仅有 10~20% 的糖尿病患者需要药物治疗。由于口服降糖药对胎儿的安全性尚未得到充分、全面的验证，因此，胰岛素是目前控制妊娠期糖代谢紊乱的唯一治疗用药。

（1）饮食治疗：既要保证妊娠期间母婴的热量和营养需求，满足胎儿生长发育的需要，又要避免出现餐后高血糖。学会少量多餐，每天分三餐主食和三顿点心。妊娠早期不需要特别增加热量，妊娠中期以后，可将每日热量增加 200kal，其中糖类占 50~60%，蛋白质占 20~25%，脂肪占 25~30%。为了能通过饮食调控血糖，孕妇要少吃一些糖分过高的食物，宜多食高膳食纤维食物，如荞麦、燕麦、豆制品、魔芋、各种姑类和蔬菜（芹菜、扁豆）等。尽量少加糖和盐。多摄入优质蛋白，如虾肉、鸡肉等等。粗细粮搭配，品种多样化，营养成分均衡摄入。一日三餐千万不能全用水果代替，就算胃口不好，也尽量吃一些主食。要注意避免过分控制饮食，否则会导致孕妇饥饿性酮症及胎儿生长受限。

（2）运动治疗：同时也建议相关孕妇视自己的体力及状态，适当进行运动。大多数妊娠期糖尿病的孕妇通过生活方式干预即可使血糖达标。步行是目前推荐并能够让孕妇接受的妊娠期最常用、最安全的方法。

（3）胰岛素治疗：对生活方式干预不能达标的患者，需要在医生的指导下，采取胰岛素治疗。因为我国尚未批

细节提醒：①妊娠糖尿病的诊断标准不同于普通成人，而是更加严格；②孕妇要避免过分控制饮食，否则会影响胎儿生长发育，并导致孕妇饥饿性酮症。

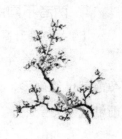

准任何一种口服降糖药用于治疗妊娠期糖尿病。

（4）定期监测：对于妊娠期糖尿病妇女，不仅要密切监测血糖，还要定期监测血压、尿蛋白、肾功能、眼底检查等指标，同时也要加强对胎儿的监测，妊娠32周以后应每周产检一次，注意对胎儿成熟度、胎儿状况和胎盘功能的监测，有异常情况及时住院治疗，适时终止妊娠。

随着分娩的结束，大多数妊娠期糖尿患者的血糖可以恢复正常，但也有少数（约占1/4）例外。因此，在产后的6~12周，应对患者再次进行"葡萄糖耐量试验（OGTT）"检查，并按照糖尿病诊断标准重新进行分类。另外，考虑到产后已经痊愈的患者将来发展为2型糖尿病的风险依旧很高（1/3的人在产后5~10年发展为糖尿病），因此，在分娩之后每1~2年最好都要行1次OGTT，以筛查是否发生糖尿病或糖尿病前期。

深度阅读 ▶▶▶

"糖尿病合并妊娠"与"妊娠期糖尿病"，别再傻傻地分不清

糖尿病孕妇分为两种情况：一种是妊娠前已有糖尿病，又称"糖尿病合并妊娠"；另一种是妊娠前糖代谢正常，妊娠后才出现的糖尿病，又称"妊娠期糖尿病（GDM）"。据统计，在所有糖尿病孕妇中，80%以上为"妊娠期糖尿病（GDM）"，而"糖尿病合并妊娠"不到20%。无论是"糖尿病合并妊娠"还是"妊娠期糖尿病（GDM）"都属于高危妊娠，患者一旦病情控制不好，不但会影响胎儿生长发育，导致多种围生期不良结局（如巨大儿、早产儿、新生儿低血糖、剖宫产率增高等），甚至还会严重影响母婴的远期健康。

"糖尿病合并妊娠"和"妊娠期糖尿病"从字面上似乎相差不大，其实两者在糖尿病病程、诊断标准、临床处置及预后上均有较大差异，下面，我们就从以上几个方面做一番比较：

1、两者不同点：

（1）血糖升高的时机不同

"糖尿病合并妊娠"是指妇女在怀孕之前糖尿病就已经存在，患者有可能在孕前就已经确诊，也可能孕前未被发现；而"妊娠期糖尿病（GDM）"是指怀孕前糖代谢完全正常，怀孕中、晚期后才出现的糖尿病。

（2）诊断标准不一样

①"糖尿病合并妊娠"，即"孕前糖尿病"，其诊断标准与普通糖尿病人完全相同。临床上，有些孕妇妊娠前从未化验过血糖，但在怀孕后的首次产前检查中，只要血糖达到以下任何一项标准：①空腹血浆葡萄糖 ≥ 7.0mmol/L；服糖后2小时血糖 ≥ 11.1mmol/L；②75g 口服葡萄糖耐量试验（OGTT），服糖后2小时血糖 ≥ 11.1mmol/L；③伴有明显的糖尿病症状，同时随机血糖 ≥ 11.1mmol/L。也应诊断为"孕前糖尿病"，尽管其高血糖是在怀孕以后才发现的。

②"妊娠期糖尿病（GDM）"的诊断标准：在妊娠24~28周采用75g 口服葡萄糖耐量试验（OGTT），诊断切点为：空腹血糖 ≥ 5.1mmol/L 或服糖后1小时血糖 ≥ 10.0mmol/L 或服糖后2小时血糖 ≥ 8.5mmol/L，血糖值满足其中任何一点即可诊断为"妊娠期糖尿病（GDM）"。

（3）孕前准备不同

与健康人不同，糖尿病妇女打算怀孕时应提前做好准备。停用口服降糖药，改用胰岛素治疗，要求在孕前把血糖控制在正常水平，同时，还要围绕糖尿病并发症进行全面筛查，包括血压、心电图、眼底、肾功能等等，最后由糖尿病医师和妇产科医师根据检查结果评估是否适合怀孕。

而妊娠期糖尿病（GDM）一般发生在妊娠中、晚期，换句话说，在怀孕前其血糖是正常的，因此，孕前准备相对简单。

（4）对胎儿及孕妇的影响不同

妊娠期糖尿病（GDM）主要发生在妊娠中、晚期。对胎儿的影响主要是引起巨大儿，诱发早产，增加分娩难度及剖宫产率等；对孕妇的影响主要是诱发酮症酸中毒。

而孕前就有糖尿病的妇女，一旦血糖控制不好，其不良影响将贯穿于整个围产期，例如，孕前高血糖可导致不孕；孕早期高血糖可显著增加流产、胎儿畸形的发生风险；妊娠中、晚期高血糖可使巨大儿，早产、剖腹产率显著增加。因此，在孕中期应该做B超检查胎儿的心血管和神经管系统，除外胎儿严重的畸形。

（5）治疗时程不同

糖尿病妇女的血糖控制贯穿于孕前、妊娠期及产后的全过程，也就是说，需要终身治疗。而妊娠期糖尿病（GDM）的血糖升高始于妊娠的中、晚期，随着分娩的结束，血糖大多可恢复正常（少数例外），也就是说，对大多数 GDM 患者的降糖治疗主要集中在妊娠中、晚期这段时间。

（6）治疗难度不同

妊娠属于一种应激反应。糖尿病患者怀孕后，其血糖升高及波动往往比孕前更加明显，且难以控制，几乎都需要使用胰岛素来控制血糖。相比之下，妊娠期糖尿病（GDM）患者的糖代谢紊乱相对较轻．大多数患者通过饮食治疗及适当运动便能使血糖控制达标，只有少数 GDM 患者需要使用胰岛素控制血糖。

胰岛素不能通过胎盘屏障，无胎儿无致畸作用，是目前唯一被国家食品药品监督管理总局（CFDA）批准可以用于妊娠期的降糖药物。

（7）预后不同

绝大多数妊娠期糖尿病（GDM）患者产后血糖即可自行恢复正常，可以停药；而孕前就有糖尿病的患者分娩后糖尿病依然存在，治疗不能中断。

需要说明的是，妊娠期糖尿病（GDM）应该在产后 6~12 周做糖耐量试验（OGTT），重新评估糖代谢情况。如果达到糖尿病诊断标准，就要诊断糖尿病；如果 OGTT 正常，今后每隔 2~3 年，再还要复查血糖。这是因为 GDM 是 2 型糖尿病的高危因素，GDM 患者日后罹患糖尿病的风险很高。

2、两者相同点

（1）血糖控制，一样严格

无论是"糖尿病合并妊娠"还是"妊娠期糖尿病"，都必须严格控制血糖，具体目标是：空腹、餐前或睡前血糖 3.3~5.3mmol/L，餐后 1 小时 ≤ 7.8mmol/L，或餐后 2 小时血糖 ≤ 6.7mmol/L，夜间凌晨血糖 4.4~5.6mmol/L，HbA1c 尽可能控制在 6.0% 以下。

（2）血糖监测，皆需强化

由于妊娠期的血糖控制目标比非妊娠时更加严格，这就意味着患者面临着更大的低血糖风险，而低血糖同样会对母婴造成严重的伤害。因此，千万不可忽视对妊娠期的血糖监测，应当增加监测频率，在确保血糖达标的同时，尽量避免发生低血糖。

（3）降糖药物，都选胰岛素

无论是"糖尿病合并妊娠"还是"妊娠期糖尿病"，如果单纯饮食控制不能使血糖控制达标，皆需选用胰岛素治疗，并且人胰岛素优于动物胰岛素。随着人胰岛素类似物的问世，又给我们提供了一种更好的选择。临床研究证实：速效胰岛素类似物（如门冬胰岛素）和长效胰岛素类似物（如地特胰岛素）在妊娠期使用安全有效，前者可模拟餐时胰岛素分泌，后者可模拟基础胰岛素分泌，二者结合可完美模拟生理状态下餐时和基础胰岛素的分泌模式，能够减少血糖波动，实现精细降糖。

（4）饮食控制，皆应适度

与普通糖尿病人不同，孕妇的饮食控制不宜过严，要求既能保证孕妇和胎儿能量需要，又能维持血糖在正常范围，而且不发生饥饿性酮症，最好采取少量多餐制，每日分 5~6 餐，并尽可能选择低生糖指数的碳水化合物。

（5）病情监测，不能用尿糖代替血糖

这是因为孕妇肾糖阈下降，尿糖不能准确反映血糖水平。但尿常规检查并非完全没有必要，如果尿酮阳性而血糖正常或偏低，考虑为"饥饿性酮症"，应及时增加食物摄入；若尿酮阳性且血糖明显升高，考虑为"糖尿病酮症酸中毒"，应按酮症酸中毒治疗原则处理。

三、"糖妈妈"如何安度孕期

要点聚焦：生个健康宝宝是每对年轻夫妇的最大心愿。要做到这一点，糖尿病孕妇无论在血糖控制、饮食管理以及孕期检测等方面，需要付出比常人更多的努力。

随着糖尿病患病率的迅猛增长，我们已然跨入"盛糖"时代。糖尿病孕妇所面临的风险远远高于普通孕妇，为了确保母婴安全，糖尿病孕妇在怀孕之前就要做足功课，通过孕前检查全面了解自身病情，在医生的指导下，把血糖、血压等各项指标控制良好，为接下来的妊娠打下良好的基础。妊娠期间需要做好以下几点：

1、严格控制血糖

孕妇的血糖控制比一般的糖尿病人更加严格，要求空腹血糖 ≤ 5.6mmol/L，餐后 2 小时血糖 ≤ 6.7mmol/L。妊娠前三个月的血糖控制尤为关键，此阶段严格控制血糖可以降低流产及新生儿畸形的危险性；而在妊娠后六个月，严格控制血糖可以减少巨大胎儿的发生率，降低孕妇分娩时的危险性及新生儿围产期死亡率。

2、禁用口服降糖药

随着妊娠的进展，母体内的激素水平会发生显著变化，胰岛素抵抗逐渐加重，有时仅靠饮食治疗不足以把血糖控制良好，这就需要用药物来控制血糖。为避免口服降糖药可能造成的不良影响（如胎儿畸形等），糖尿病孕妇应使用胰岛素治疗，

细节提醒： 妊娠期妇女的"肾糖阈"往往比健康人减低，有1/3的孕妇尿糖阳性而实际上血糖正常，故孕妇不能以尿糖作为血糖的参照，这样容易让人误以为血糖较高而采取不必要的干预措施。

同时要经常监测血糖。对于已使用胰岛素者，此时胰岛素的剂量有可能需要增加，在妊娠第36~40周时胰岛素剂量有可能比平时增加2~3倍。分娩后，由于胎盘排出，胰岛素的拮抗激素（如胎盘泌乳素）迅速下降，故产后24~48小时内，孕妇胰岛素用量会大幅度减少（通常为原来用量的1/2~2/3），甚至暂时不需要胰岛素。

3、饮食控制可适当放宽

糖尿病孕妇是一张嘴吃两个人的饭，每日摄入的热量理应比没怀孕时多一些，不应过分限制饮食，否则易产生饥饿性酮症，可采取"少食多餐"。妊娠期间主张多进食富含蛋白质、维生素的食物，适当补充铁、锌、碘、叶酸等微量元素。另外，为预防新生儿并发症（如巨大儿），还要注意控制孕妇的体重，糖尿病孕妇在整个怀孕期间体重增加在6~8kg为宜。如果在怀孕前比较瘦，体重可以多增加些；如果怀孕前比较胖，体重就要少增加些。

4、坚持适量运动，避免体重过度增加

糖尿病孕妇可以进行一些低强度的有氧运动,如散步、游泳等，这将有助于将血糖控制在正常范围。但要避免剧烈或跳跃的体育运动。在运动前、中及后应严密监测血糖水平并随身携带糖果、饼干等零食,以防运动中出现低血糖。

5、加强自我监测

我们知道，妊娠期需要严格控制血糖，但严格控制血糖又会增加病人低血糖的风险。妊娠可能改变低血糖的早期预警症状，有些孕妇一旦发生低血糖可能会迅速出现意识丧失，从而危及生命，因此，糖尿病孕妇需要加强血糖监测，以利于低血糖的及时发现与治疗。

6、勤上医院检查

随着孕期的进展，糖尿病孕妇要逐渐增加就医及产前检查的次数，注意孕妇及其胎儿的监测，同时做血糖、尿糖、尿常规、血脂、肝肾功能和腹部B超检查，以了解胎儿的发育情况以及孕妇的身体状况，在专科医生的指导下，选择适当的时机结束妊娠。

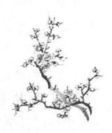

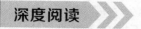

深度阅读

糖尿病孕妇如何做好病情监测

要点聚焦：糖尿病孕妇的情况比单纯的糖尿病或者单纯的妊娠要复杂得多，所以，需要针对孕妇及胎儿进行一些特殊检查，而且随着孕期的进展，要逐渐增加就医及产前检查的次数。

妊娠期血糖控制的好坏，直接关系到母婴双方的安危。糖尿病准妈妈如果在孕期血糖控制不佳，不但会增加孕妇流产、妊高症、感染、羊水过多、难产的发生率，还有导致胎儿畸形、巨大儿或者新生儿低血糖的危险。除了一般的产前检查内容外，糖尿病孕妇还要许多特殊项目需要定期检查，下面，我们就跟糖尿病孕妇谈谈孕期的病情监测问题。

1、血糖监测

糖尿病孕妇常表现为空腹血糖正常而餐后血糖明显升高，单独检查空腹血糖并不能准确反映孕妇平均血糖情况，因此，每周至少要抽出两天测全天血糖谱，包括三餐前、三餐后 2 小时及睡前血糖（表 9-1），必要时还要测凌晨 3 点的血糖。

注意：怀孕 4 个月以后孕妇肾糖阈下降，许多孕妇血糖正常时尿糖也可呈阳性，所以妊娠期尿糖与血糖水平并不一致，不能借助尿糖来间接判断孕妇血糖控制情况。

表 9-1 妊娠期血糖控制目标

时间	血糖（mmol/L）
空腹及餐前	3.3 ～ 5.3
餐后 1 小时	4.4 ～ 7.8
餐后 2 小时	4.4 ～ 6.7
夜间（睡前）	4.4 ～ 6.7

2、糖化血红蛋白（HbA1）监测

每 2~3 月查一次糖化血红蛋白，要求控制在 6% 以下。

3、尿酮体检测

如果孕妇处于高烧、感染等应激状态，或存在食欲不振时，要同步检查尿酮体及血糖。如果尿酮体阳性，还要进一步区别究竟是高血糖酮症酸中毒还是饥饿性酮症，因为两者的处理完全不同。

4、肾功及尿常规检测

如果肾功异常或尿蛋白阳性，提示可能有糖尿病肾病或妊娠高血压综合征；如果白细胞阳性，往往提示有尿路感染。

5、血压监测

首先要了解孕妇的基础血压，如果没有特殊情况，每周需监测非同日血压不少于2次。如果合并高血压，至少要坚持每天早、晚各量一次血压，并要求将血压控制在130/80mmHg以下。

6、眼底检查

初诊时应做眼底检查，以后每三个月查一次眼底，以便及时发现是否有糖尿病视网膜病变。

7、体重监测

孕妇体重增长正常（每周0.5kg），就不用担心。其前提是孕妇的血糖要控制好。如果血糖高，即使孕妇体重增长正常，胎儿也可能营养不良。另外，称体重时最好空腹，排完大小便，穿尽量少的衣服，以确保准确性。

8、胎儿发育监测

在18周、28周、32周和36周进行常规B超检查，观察胎儿发育与胎龄是否相符，在孕早期排除有无胎儿先天畸形，在孕晚期判断是否为巨大胎儿或有无羊水过多。

9、胎心、胎动监测

胎心监护会从孕36周开始做，可用家庭胎心监测仪来监测宝宝胎心的跳动情况，胎儿心跳比成年人要快，胎心正常范围是120~160次/分，过快或过慢均不正常。妊娠16~20周开始出现胎动，此后应该每天记录，如果发现每天胎动少于10次，或胎动方式发生改变，应及时就医。

以上是妊娠糖尿病病情监测的一些相关知识，希望广大糖尿病准妈妈一定要高度重视，定期监测，确保母婴平安。

四、"糖妈妈"产后该注意些啥

要点聚焦： "糖妈妈"在产后需要再行"糖耐量试验"，以了解妊娠糖尿病的转归。糖妈妈可以哺乳，即便是在接受胰岛素治疗期间，也不影响正常哺乳。

许多糖尿病妇女在怀孕期间对自身病情比较重视，分娩以后则往往容易放松警惕，这是不对的。产后的"糖妈妈"，无论是饮食、用药、血糖监测及复诊，样样都不能放松。否则的话，很容易出现健康问题。那么，"糖妈妈"产后该注意那些细节问题呢？

1、产后勿忘复查血糖

怀孕前就存在糖尿病的"糖妈妈"（即糖尿病合并妊娠），产后仍应继续维持降糖治疗。而怀孕中后期才出现血糖升高的"糖妈妈"（即妊娠期糖尿病，GDM），随着分娩的结束，除了少部分人以外，大多数人在产后 6 周内血糖即可恢复到正常水平。因此，所有糖尿病产妇均应在产后 6~12 周做 75 克葡萄糖耐量试验（OGTT），重新评估糖代谢情况，其诊断标准与普通糖尿病诊断标准一致。如果达到糖尿病诊断标准，可确诊为永久性糖尿病，需继续治疗；如果葡萄糖耐量试验正常，则可排除糖尿病，不必用药。但由于有妊娠糖尿病史的妇女属于糖尿病高危人群，此后至少每 3 年要检测一次血糖，观察是否已发展为糖尿病前期或糖尿病。

2、当心产后感染

妊娠糖尿病产妇较非糖尿病产妇的继发感染率高，且产后感染程度较为严重，这是因为高血糖降低了产妇的抵抗力和免疫力，所以，妊娠糖尿病产妇首先要加强个人卫生和环境卫生，勤整理床铺，并要注意定期开窗通风，保持室内空气流通，但要注意保暖，防止感冒。产妇还要确保产后充分休息，多喝水，适度营养，且不要在产后 10 天内洗澡，以防止伤口感染。

3、谨防产后出血

由于受到糖尿病的负面影视，子宫收缩力差，所以妊娠糖尿病产妇的产后出血往往比正常产妇较多。产后新妈妈应与新生儿早接触、早吸吮，这样能够反射性引起子宫收缩，有利于降低产后出血的发生率。一旦产后出血较多，要尽早报告医生。

4、提倡母乳喂养

母乳喂养对孩子的好处无需多言，然而许多糖妈妈在能否哺乳这个问题拿不准：乳汁会不会因为糖尿病而发生成分上的改变呢？胰岛素会不会通过乳汁进入到宝宝体内而影响其健康呢？一旦哺乳的话，自己本已控制平稳的血糖会不会出现波动呢？

可以肯定地回答，"糖妈妈"分娩后可以放心哺乳，即便是用胰岛素治疗的糖尿病患者，也不影响正常哺乳。胰岛素作为一种自体蛋白质，对乳汁质量没有影响，并且，即使母乳中含有胰岛素，也会在消化道里被分解破坏，而不会以原形吸收，所以"糖妈妈"可以放心进行母乳喂养。

需要注意的是，哺乳期"糖妈妈"口服降糖药应格外小心。服用磺脲类药物很可能导致幼儿胰岛 β 细胞增生，使幼儿容易发生低血糖。此外，磺脲类药物也会影响幼儿的发育。因此建议，哺乳期母亲最好用胰岛素而不用口服降糖药控制血糖。

5、营养不宜过剩

哺乳是需要消耗能量的，因此，母乳喂养"糖妈妈"需要适当增加热量的摄入，每日摄入的热量应比分娩前多 300kcal（或者比怀孕前多摄入 500kcal）。

哺乳期妈妈需要需要增加鱼、禽、蛋、瘦肉等优质蛋白的摄入量，多喝汤水及牛奶，这是保证充足泌乳的基础。另外，糖妈妈还应多吃些绿叶蔬菜，并适当进食含糖分低的新鲜水果（如草莓、柚子等），这些富含膳食纤维和维生素的新鲜果蔬有助于缓解产后便秘，稳定餐后血糖，而且有利于乳汁分泌和婴儿的生长发育。

但要注意：不要刚生完宝宝就大量进补，否则会导致热量过剩及体重超标，得不偿失。

6 适当运动，控制体重

尽管妊娠糖尿病妇女分娩以后血糖大多可以恢复正常，但其日后罹患糖尿病的风险比正常人高得多，因此，适当运动、避免肥胖对于降低糖尿病发生风险非常重要。糖尿病妇女宜在分娩一个月后开始锻炼，在一年内将体重恢复到孕前水平。

五、老年糖尿病临床表现有哪些特点

要点聚焦：与中青年糖尿病患者不同，老年糖尿病人在症状表现上有其自身的特点，只有充分认识和了解这些特点，才可以更好地诊治老年糖尿病。

中国糖尿病防治指南将老年糖尿病患者定义为年龄＞60岁（西方＞65岁）的糖尿病患者，包括60岁以前和60岁以后诊断为糖尿病的患者。我国老年糖尿病患者约占整个糖尿病人群的40%，绝大多数（95%以上）为2型糖尿病，1型糖尿病只占很少一部分。2010年中国流行病学调查研究显示，我国60岁以上人群糖尿病患病率约20.4%，远远高于同期的糖尿病平均患病率（9.7%）。老年糖尿病已成为人们关注的严重的社会和公共健康问题。

与中青年糖尿病患者不同，老年糖尿病人在症状表现上有其自身的特点，只有认识和了解这些特点，才可以更好地诊断和治疗。老年糖尿病的特点主要表现在以下几个方面：

1、症状不典型，容易被漏诊

老年糖尿病往往起病隐匿，缺乏典型的"三多一少"症状。由于老年人的口渴中枢不如年轻人敏感，许多患者没有口渴、多饮症状，而仅仅表现为不明原因的体重下降，甚至干脆什么症状也没有，只是在健康体检时被偶然发现。

也有些老年患者尽管有"三多一少"的症状，但觉得自己"能吃能喝"、而且"有钱难买老来瘦"，根本就没意识到已经患上糖尿病。

需要特别指出的是，老年人糖尿病往往首先表现为餐后血糖升高，如果只测空腹血糖，这部分人很容易被漏诊，因此在诊断时一定要同时化验空腹及餐后血糖。

2、以糖尿病并发症作为首发症状

许多老年糖尿病人由于缺乏典型"三多一少"症状，不少患者患病多年自己却浑然不知，直到出现了并发症才被发现。有的人因视力下降就诊于眼科；有的人因蛋白尿、浮肿就诊于肾病科；有的人因下肢坏疽或伤口久不愈合就诊于外科；有的人因冠心病、心肌梗塞就诊于心内科；有的人因皮肤瘙痒就诊于皮肤科，有的人因尿路感染、外阴瘙痒就诊于妇科；有的人偏瘫、昏迷就诊于神经科等，最后经过检查才发现都是糖尿病引起的并发症。

3、尿糖与血糖不一致

老年人由于肾动脉硬化和肾小球滤过率下降，往往导致肾糖阈升高，病人尽管血糖很高而尿糖却呈阴性，因此，查尿糖对于老年糖尿病的病情评估意义不大，调整药物应以血糖检查结果作为依据。

4、容易并发心脑血管疾病

许多老年人本身就存在高龄、高血压、高血脂、肥胖、吸烟等心血管危险因素，如果再加上"高血糖"，无异于"雪上加霜"，这就是为什么老年糖尿病人心脑血管病高发的原因。有资料显示：老年糖尿病患者冠心病发生率为34.7%~66.6%，脑血管病发生率为20.4%~24.6%。与非糖尿病人相比，发生在糖尿病人身上的心脑血管疾病病情更加严重，治疗难度更大，大约3/4的老年糖尿病患者最终死于心脑血管并发症，占糖尿病人死因的首位。

5、容易发生"高渗性昏迷"和"乳酸性酸中毒"

老年糖尿病患者在应激状态下（如感染、手术、呕吐、腹泻、急性心梗、脑卒中等），血糖迅速升高，因渗透性利尿导致失水较多，而老年人由于口渴中枢不敏感，饮水不足，患者可因脑组织严重脱水而导致"高渗性昏迷"，临床上常被误诊为脑卒中而收治于神经科。

另外，老年人由于血液循环较差，致使组织缺血缺氧，葡萄糖无氧酵解，乳酸生成增多；同时，由于肝肾功能减退，乳酸清除减少，因此，在某些诱因的作用下（如服用"苯乙双胍"）容易导致"乳酸性酸中毒"，病死率高达40%~60%。

6、低血糖症状不典型

老年糖尿病患者在发生低血糖时，往往缺乏"饥饿感、心慌、出汗、手颤"等低血糖典型症状，甚至什么症状也没有，因此不易被及时发现。而随着低血糖的逐渐加重，病人大脑（尤其是大脑皮质）由于严重缺糖而出现意识障碍，轻者表现为兴奋躁动、胡言乱语、性格改变，重者可导致四肢抽搐、昏迷，往往被误诊为急性脑卒中或癫痫。

低血糖还可兴奋交感神经，使心率加快，血管收缩、血压升高，进一步加重心脑血管缺血，诱发急性心肌梗死和脑血栓形成。此外，长期处于低血糖状态，还可引起老年性痴呆。

7、心理问题突出，抑郁症多见

老年糖尿病人出于对疾病危害的恐惧、或是对高额医疗费用的担忧、或是对生活方式改变的不适应，容易产生悲观失望、焦虑失眠、精神抑郁等心理变化，而这些不良情绪反过来又作用于神经内分泌系统，导致血糖升高或大幅波动，反过来又会影响病人的情绪，形成恶性循环。

8、治疗依从性及耐受性差

由于记忆力和认知能力下降，再加上经济条件受限等因素，老年糖尿病患者的治疗依从性往往较差。

六、老年糖尿病临床治疗要注意什么

要点聚焦：考虑到老年人体质和病情特点，对老年糖尿病人的治疗一定要把安全放在首位，尽量避免低血糖以及肝肾不良反应；同时要尽量简化治疗方案，以提高患者治疗的依从性。

1、血糖控制目标宜放宽，以免发生低血糖

由于老年人反应比较迟钝或存在神经病变，容易发生"无症状性低血糖"，病人常常在没有任何征兆的情况下直接进入昏迷状态，这种情况如果发生在夜间则非常危险，往往因错过抢救时机而导致严重脑损伤甚至死亡。此外，老年人多伴有心脑血管动脉粥样硬化，一旦发生低血糖可诱发心肌梗死及脑卒中。为安全起见，老年人的血糖控制标准不宜过严，最新的中国糖尿病防治指南建议，老年人空腹血糖＜7.8mmol/L，餐后2小时血糖＜11.1mmol/L即可。

2、饮食治疗应考虑老年人特点

老年糖尿病患者的饮食治疗原则与一般糖尿病患者相同，但也有它的特殊之处：①基础代谢率低，活动量及热量消耗相对减少，尤其对于肥胖患者，更应限制热量摄入；②老年人消化吸收能力差，应尽量选择清淡、易消化，富含优质蛋白的食物（如牛奶、鸡蛋等）；③老年糖尿病患者常常合并其它疾病（如高血压高血脂、肾功能不全等），须同时兼顾上述疾病的饮食要求；④部分老年患者存在营养不良，应适当增加热量摄入，纠正营养不良。

3、运动治疗要量力而行

老年人不宜作剧烈运动，适合老年人的运动疗法有快步走、慢跑和太极拳等，其中步行是老年患者的首选运动方式，每餐后半小时至1小时内开始散步，持续

30分钟。另外，运动应循序渐进、量力而行、长期坚持。

如果患者存在严重的并发症，如糖尿病肾病、活动期糖尿病视网膜病变、未得到控制的重度高血压、不稳定性心绞痛、重度糖尿病周围神经病变、下肢血管病变，血糖高且不稳定等等，应尽量避免运动，或是选择一些比较舒缓的运动项目，以保安全。

老年糖尿病患者外出时应携带糖尿病保健卡，同时告诉家人活动的时间与地点，以便发生意外时得到帮助；外出活动时要随身携带含糖食品或饮料；夏天运动要注意多饮水，预防运动中发生低血糖。

4、降糖药选择须慎重

老年人在选择降糖药时，一定要把安全放在首位，尤其要注意避免发生低血糖。

老年糖尿病绝大多数是2型糖尿病，口服降糖药物首选二甲双胍、α-糖苷酶抑制剂（阿卡波糖），这些药物对肝肾无损害，单独应用一般不会导致低血糖，比较适合老年糖尿病患者。此外，瑞格列奈（商品名：诺和龙）、格列喹酮（商品名：糖适平）这些不经过肾脏排泄的降糖药也是不错的的选择，特别适合于有轻度肾功能不全的老年糖尿病患者。另外，新型的降糖药如DPP-4抑制剂（如阿格列汀，商品名尼欣那）降糖作用平和、低血糖风险小、副作用少，比较适合老年患者。

注意：①老年人尽量不用优降糖（格列本脲）这类药效强大、作用持久的降糖药物，以避免发生严重低血糖；②有心衰、浮肿的老年糖尿病患者，应避免使用噻唑烷二酮类胰岛素增敏剂；③应当在医生指导下个体化用药，切忌盲目跟风。

凡有下列情况之一的老年患者宜采用胰岛素治疗：①联用两种以上口服降糖药血糖仍不理想；②有急性并发症，如高渗昏迷及糖尿病酮症酸中毒；③严重慢性并发症，如增殖期视网膜病变；④围手术期；⑤应激状态，如心肌梗死、脑血管病急性期等；⑥明显消瘦。

5、注意药物对肝肾的不良反应

老年人随着年龄的增加，肝肾功能逐渐下降，还有些老年人原来就有慢性肝病及肾炎病史。而降糖药一般是在肝内代谢，经肾脏排出。当肝肾功能不良时应慎重选药。建议患者在用药之前以及用药过程中要经常检查肝肾功能，一旦发现问题，及时换用胰岛素治疗，以免因用药不当加重肝肾负担，导致肝肾功能恶化。

6、注意控制餐后高血糖

人体一天当中大多数时间处于餐后状态，餐后血糖水平如何直接关系到总体血糖水平的控制，不仅如此，餐后高血糖还是心血管并发症的独立危险因素。而许多老年糖尿病患者尽管空腹血糖正常，但餐后血糖较高，因此，老年患者要特别重视对餐后高血糖的控制。

7、全面控制各种心血管危险因素

老年糖尿病患者常合并高血压、高血脂及肥胖等，因此，在降低血糖的同时，还应全面控制高血压、高血脂、高血粘、肥胖、吸烟等多重心血管危险因素，只有这样，才能避免和减少心血管事件的发生与发展。降压药物首选血管紧张素转换酶抑制剂（ACEI）和血管紧张素II受体拮抗剂（ARB）；降脂药物首选他汀类；另外，如果没有特别禁忌，建议病人长期服用小剂量（75~100mg/d）阿司匹林。

8、积极治疗各种并发症

老年糖尿病患者常常伴有各种慢性并发症，如心脑血管病、下肢血管病变、糖尿病肾病、白内障、眼底视网膜出血、糖尿病足等，给患者带来极大的痛苦，因此，必须积极全面治疗，防止进一步恶化，以提高老年患者的生活质量，延长寿命。

9、提高服药的依从性

老年人记忆力减退，忘服药、服错药、吃重药的情况时有发生，尤其是在药物种类过多时。因此，在给老年患者制定治疗方案时，要尽量做到简单易行，而不应盲目地增加药物种类而给患者带来不必要的负担。

患者亲属也应当负起监护责任。如果老人生活完全自理，可以像在医院一样，找几个药杯，每个药杯上显著标明"早、中、晚"，早晨起床后，戴上眼镜，把一日三餐的药分别摆好，这样就不容易忘记了，即使忘记了，去看看药杯就知道了。

10、要重视对老年糖尿病人的心理治疗

由于身体状况及社会角色的变化（如身体各器官老化衰退，退休后社会地位下降及社会交往减少，配偶及亲人离散），老年人常出现异常的心理状态，如悲观、抑郁、焦虑、健忘、失眠、烦躁等。因此，对老年人进行心理治疗十分必要，治疗内容包括向患者和家属宣传糖尿病的有

专家提醒： 肝功能异常时不能用双胍类及噻唑烷二酮类药物；肾功能轻度异常时，可选择诺和龙、糖适平等主要经胆道排泄的药物；对于严重肝肾功能不良的老年糖尿病患者，应及早换用胰岛素治疗。

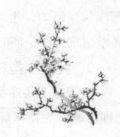

关知识，鼓励患者消除悲观情绪，正确对待疾病；建立有规律的生活秩序，坚持体育锻炼，每天看书读报，减少智力的衰退；帮助患者充实生活、学习养花、种草、下棋、绘画等；帮助患者学会自我情绪调节，遇到不良刺激时，要通过自我安慰的方式转移注意力，找到一个新的心理平衡。

此外，对于已有较重并发症的高龄病人不必过分限制饮食，使病人尽量在愉快中度过余生。

七、儿童1型糖尿病的临床诊治

要点聚焦： 儿童糖尿病危害极大，急性高血糖可导致严重酮症酸中毒直接危及患儿生命，而长期慢性高血糖，除了可导致眼、肾等慢性并发症以外，还可影响孩子的生长和发育，严重者可出现生长缓慢、身材矮小、智力落后、肝脏肿大和青春期延迟，医学上称为"Mauriac综合征"或"糖尿病侏儒"。因此，对于儿童糖尿病一定要积极治疗。

儿童糖尿病以1型为主，下面就重点谈谈儿童1型糖尿病的治疗。

1、儿童1型糖尿病的临床特点

（1）各年龄均可发病，但以5~7岁和10~13岁两组年龄多见，最小可在出生后1个月，患病率男、女无性别差异。

（2）儿童糖尿病常因感染、饮食不当等诱发，起病多较急骤，几日内突然表现明显的"三多一少"症状，即多尿、多饮、多食、消瘦。

（3）大约40%左右的病儿是以"糖尿病酮症酸中毒"急性起病。临床上表现为食欲减退、恶心、呕吐、腹痛、呼吸深快、呼气带有酮味（一种烂苹果味）、神志萎靡、嗜睡，严重者可出现昏迷、意识丧失。但也有症状不典型的儿童1型糖尿病，例如，年幼患儿往往表现为夜尿增多或已经能够控制夜间排尿的儿童又经常出现遗尿，同时伴有消瘦，而多食症状常不明显。

2、儿童1型糖尿病的临床诊断

对于有上述症状的患儿，若其空腹血糖＞7.0mmol/L或随机血糖＞11.1mmol/L即可确诊为糖尿病。若糖尿病自身抗体检查阳性，则可进一步确诊为1型糖尿病。

3、儿童1型糖尿病的治疗

1型糖尿病儿童一经确诊，就需要终生依靠外源性胰岛素替代治疗，同时还需要辅以饮食治疗、运动治疗、心理治疗及病情监测，而所有这些都离不开患儿及家长的积极配合，只有医患携手并肩，才能取得较为理想的治疗效果。

（1）饮食治疗：1型糖尿病患儿往往血糖波动较大，合理安排饮食非常重要。饮食安排应当个体化，食物的热量分配每日每餐应基本固定，可将全天热量按1/5、2/5、2/5分配到早、中、晚餐三餐当中，每餐中留少量作为餐间的加餐。糖类应占总热量的50%~55%，蛋白质占15%~20%，脂肪占30%。蛋白质应以动物蛋白为主，脂肪应选择富含不饱和脂肪酸的植物油，每日要摄入足够的蔬菜或含纤维素较多的食物，以补充人体所需的维生素和微量元素。

（2）运动治疗：应选择强度低一些的运动，如慢跑、游泳、做广播操、骑车、跳绳、踢毽子、爬楼梯等，避免激烈运动造成血糖大幅波动。为避免发生低血糖，在增加运动量时可酌情减少胰岛素的用量，或运动前后适当加餐。如果患儿血糖过高（≥15mmol/L）或有感冒、发热或糖尿病酮症酸中毒时，则应卧床休息。

胰岛素注射以腹部为宜，尽量不要在四肢注射，以免运动时局部血流增加，加速胰岛素的吸收而导致低血糖。

（3）胰岛素治疗：1型糖尿病应采用胰岛素治疗。

①使用剂量：胰岛素的初始剂量为每日0.5~1U/kg，分次注射。2岁以下患儿使用胰岛素由每日0.25~0.5 U/kg开始；青春期少年可由每日0.7~1U/kg开始使用；有酮症酸中毒者宜从偏大剂量开始。

②治疗方案：1型糖尿病通常采取三餐前注射短效（或超短效）胰岛素、睡前注射中效（或长效）胰岛素的强化治疗方案，该方案能够最大限度地模拟人体生理状态下的胰岛素分泌，控制血糖的效果最好。但由于需要每日多次注射，患儿很不方便而且痛苦大，因此，如果条件允许，也可采用胰岛素泵治疗，这样可以避免每日多次注射给患儿带来的痛苦和麻烦，并且血糖控制也会更好。

每日早、晚两次餐前皮下注射预混胰岛素（如诺和灵30R）的治疗方案尽管比较方便，但因其不能很好地模拟生理性基础及餐时胰岛素分泌，因此，对胰岛功能完全丧失的1型糖尿病患者并不适合。

③剂量调整：胰岛素的具体用量需要根据患儿所处的不同病期、生长发育阶段、进餐情况、活动量大小等情况及时调整。

儿童1型糖尿病的自然病程大致包括"急性代谢紊乱期"、"缓解期"（又称"蜜月期"）、"强化期"及"永久糖尿病期"4个阶段。在病程最初的"急性代谢紊

细节提醒： 无论是糖尿病患儿家长还是患儿本人都要做好长期打胰岛素的思想准备，切勿听信巫医假药的欺骗宣传，随意停用胰岛素，去试用什么"祖传秘方"或"高科技疗法"，以免酿成严重的不良后果。

乱期"，患儿血糖很高，胰岛素的用量较大；而在随后的"蜜月期"，患儿的胰岛功能会得到暂时性的一定恢复，此阶段（大约 3~12 个月）患儿胰岛素的用量明显减少，每天只需要 2~4 单位，甚至可以暂时停用胰岛素；然而好景不长，随之而来的是"强化期"，这一阶段患儿的血糖、尿糖均不稳定，需要及时根据病人血糖情况，在专科医师的指导下再次增加胰岛素的用量；最终，所有糖尿病患儿都要进入"永久糖尿病期"，在此阶段由于胰岛（细胞的功能完全衰竭，体内基本无自身胰岛素的分泌，需要完全依靠外源性胰岛素维持生命和防止酮症酸中毒。

需要特别指出的是，进入青春期的糖尿病儿童，由于性激素分泌增多，与胰岛素作用相拮抗，使胰岛素用量进一步增加，病情极不稳定。青春期过后胰岛素用量将有所减少，病情也逐渐趋于稳定。

4、儿童 1 型糖尿病的病情监测

血糖监测可以了解病情变化，同时也是调整饮食及胰岛素剂量的重要依据。一个完整的血糖谱包括每一餐的餐前及餐后 2 小时、睡前及凌晨血糖共计 8 个时点的血糖。血糖监测频率视患者具体病情而定，初发病人以及病情不稳定者，一日需测血糖 4~8 次，病情稳定后逐渐减少。此外，患者每年要测定 1~2 次尿微量白蛋白和肾功能，并进行眼底检查，以便于早期发现并发症，早做防治。此外，还应注意观察儿童的生长和发育情况。

八、警惕 2 型糖尿病的"魔爪"伸向儿童

要点聚焦： 随着生活水平的提高和生活方式的转变，2 型糖尿病已经不再是成年人的专利。如今，在以中老年为主体的 2 型糖尿病队伍中，出现了越来越多天真稚嫩

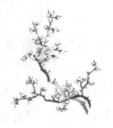

的面孔。来自北京和上海的调查资料显示，青少年人群中 2 型糖尿病的患病率约 0.48‰～0.60‰。糖尿病这种"年轻化"趋势，与青少年不良的生活方式，尤其是长期吃高热量、高脂肪食物有密切关系。糖尿病不仅严重损害青少年的身心健康，而且给家庭和社会带来沉重的经济负担。为了保护祖国的未来，必须大力倡导健康的生活方式，从娃娃抓起，及早干预。

临床实例

小强父母常年在外经商，他从小就跟着爷爷奶奶。由于孩子父母不在身边，爷爷奶奶对孙子更是宠爱有加，几乎是有求必应。家里各种糕点、糖果、饮料可以说应有尽有。而小强的胃口也是出奇得好，不仅食量大，还特别爱吃肉。小强一日三餐都离不开大鱼大肉，临吃饱了奶奶还要再塞上几口。小强打小贪玩，但不喜欢户外运动，放学一回家就泡在电视或电脑跟前，吃着零食一坐就是几个小时。如今，10 岁的小强身高不到 1.4 米，体重已超过 100 斤，活动笨拙，体育课上老是被同学甩在后面，同学们都喊他"小胖墩"，但在爷爷奶奶眼里这是营养良好、身体健康的表现。

最近一段时期，小强尽管饭量没减，但人儿好像明显变瘦了，精神头也大不如前，老是觉得浑身没劲。爷爷奶奶放心不下，带他到医院一查，结果竟然是"2 型糖尿病"。面对着医生的诊断，老人家伤心不已，同时满腹狐疑："都说中老年人才会得 2 型糖尿病，小强不过是个 10 来岁的孩子，怎么也会得上这种病呢？"

1、儿童糖尿病，2 型渐成主角

随着生活水平的提高和生活方式的转变，糖尿病大军正以前所未有的惊人速度发展壮大。根据最新的统计资料，我国成人糖尿病患病率达 11.6%，糖尿病前期率为 50.1%，照此估算，我国约有 1.139 亿糖尿病患者及近 5 亿糖尿病前期人群。近年来，随着中国人饮食结构的改变，快餐文化的盛行，肥胖儿童明显增多，在以中老年为主体的 2 型糖尿病队伍中，出现了越来越多天真稚嫩的面孔。长期以来，一直认为儿童糖尿病多为 1 型，而 2 型糖尿病则是成人的专利。目前看来，这种观点确实需要重新审视和修正了。国际糖尿病联盟预测，在未来十年内，儿童 2 型糖尿病的比例将全面超过 1 型糖尿病。事实上，在日本及欧美一些国家，儿童 2 型糖尿病占已经占到儿童糖尿病总数的 80%，远远高于 1 型糖尿病。我国目前尚缺乏这方面的统计资料，但临床上儿童 2 型糖尿病日益增多却是不争的事实。

2、儿童变身"小糖人"，都是肥胖惹的祸

2 型糖尿病除了与遗传有关外，更与不良的生活方式密切相关。膳食结构不

合理（高脂肪、高热量饮食）、运动锻炼严重不足，致使热量摄入大于消耗，导致肥胖儿人数剧增，这是导致儿童2型糖尿病的主要原因。调查资料显示，中国目前有12%的儿童超重，8%的儿童肥胖。

肥胖者为何容易发生2型糖尿病呢？这是因为肥胖（尤其是腹型肥胖）可使机体产生胰岛素抵抗，为了维持血糖正常，身体必需代偿性地分泌更多的胰岛素以满足代谢所需，久而久之，胰岛（细胞不堪重负、功能受损，最终失代偿，导致血糖升高而发生糖尿病。肥胖发生的年龄越小，病史越长，导致糖尿病的风险就越大。

3、发病低龄化，后果很严重

2型糖尿病发病年龄大幅度提前，不仅使糖尿病队伍更加庞大，而且从长远看，后果更加严重。试想一下，小小年纪就与糖尿病相伴，势必给孩子今后生活、学习、工作、婚姻、心理带来诸多影响。一旦病情控制不好，不仅影响到孩子的生长发育，而且使得通常在中老年才会发生的糖尿病各种严重并发症，如心脏病、脑卒中、衰肾、失明、截肢等将会前至青年期就发生，并将伴随其今后的一生，严重威胁生命和生活质量，给患者本人及其家庭带来的经济负担和精神压力更是难以估量，这不能不引起全社会的关注和警惕。

4、高危儿童，重点筛查

儿童1型糖尿病通常起病较急，"三多一少"（即多尿、多饮、多食、体重减少）症状十分明显，严重者往往以呕吐、腹痛、腹泻等消化道症状作为首发表现。由于其症状出现突然而且明显，因而诊断相对容易。

与1型糖尿病不同，儿童2型糖尿病大多起病隐匿，初发时症状较轻、往往不典型，患儿大多是能吃能喝的小胖墩，看上去营养状况良好，再加上孩子太小不善表述，因而很容易被忽略而延误诊治，不少患儿都是在出现并发症之后才查出糖尿病的。因此，对于肥胖儿童，尤其是有糖尿病家族史者，一旦出现下列征兆，应高度怀疑2型糖尿病：①出现明显口渴、多饮、多尿、多食症状；②近期食量大增，但体重却不升反降；③不明原因的浑身无力、嗜睡；④颈部、腋下、肘窝、腹股沟等皱褶部位出现"黑棘皮征"（指皱褶局部皮肤发黑、粗糙，触之有天鹅绒的感觉，此乃高胰岛素刺激的结果，反映体内存在胰岛素抵抗）；⑤肥胖伴有高血压、血脂异常、脂肪肝、睡眠呼吸暂停综合征；⑥伤口不易愈合、皮肤老长疖子或女孩常感外阴瘙痒等。

对于此类儿童，家长要格外留心，应当定期（每半年）去医院化验血糖，不仅查空腹血糖，还要查餐后2小时血糖，后者对早期发现糖尿病意义更大。儿童青少年糖尿病的诊断标准与成年人糖尿病相同，即空腹血糖 ≥ 7.0mmol/L，或餐后 2 小时血糖 ≥ 11.1mmol/L；如果患者有"三多一少"糖尿病症状，只需一次血糖结果达标即可诊断，如果没有糖尿病症状，则必需两次血糖检测结果均达标。

5、临床治疗，不能完全照搬成人糖尿病

儿童 2 型糖尿病的治疗原则与成人 2 型糖尿病基本相同，但也存在一定的特殊性。

（1）饮食方面：儿童正值生长发育期，身体增长快，热量需要多，故热量控制不宜过严。计算糖尿病儿童每天所需的总热量时，不能和成人一样按标准体重计算，要考虑到患儿的年龄、胖瘦及活动量大小。正常儿童每日所需热量的计算公式为：1000+ 年龄 ×80（kcal）。少年儿童（7~14 岁）标准体重的计算公式为：标准体重（kg）= 年龄 ×2+8，对于肥胖（超出标准体重 20% 以上）患儿，其所需热量是同龄健康儿童的 65%~80%、对于超重（超出标准体重 10%~20%）患儿，所需热量是同龄健康儿童的 90%。另外，还要注意营养均衡，处于生长发育期的儿童对蛋白质的需求量较大，蛋白质的含量应占 20% 以上（或者 2~3g/kg 体重），碳水化合物应占总热量的 50%~55%，主食最好粗细搭配，平常适当多吃些瘦肉、鱼虾及新鲜果蔬。要尽量避免高热量、高脂肪食物，如油炸食品、洋快餐、糖果、奶油、巧克力等。"过度节食"或"以副食代替主食"的做法皆不可取，这样容易发生饥饿性酮症，并由于副食中含油脂较多，食入过多会导致血脂紊乱，加重肥胖。

（2）运动方面：运动对于 2 型糖尿病患儿的重要性不言而喻，坚持长期规律性的有氧运动不仅可以减轻体重，还有利于减轻胰岛素抵抗，辅助降低血糖。建议患者每天应进行 1 小时左右的中等强度锻炼（如慢跑、游泳、骑自行车等），但要避免剧烈运动。运动前要多喝水，并携带糖块以备急用。

（3）用药方面：人胰岛素及胰岛素类似物是治疗儿童糖尿病的主要药物。除了胰岛素以外，二甲双胍是目前唯一被美国国家食品药品监督管理局（FDA）批准用于儿童的口服降糖药，它能安全降糖并控制体重，尤其适合于肥胖的 2 型糖尿病儿童。至于其他降糖药物药物（如磺脲类和格列奈类胰岛素促泌剂、α - 糖苷酶抑制剂、噻唑烷二酮类胰岛素增敏剂、DPP-4 抑制剂等）至今尚未被正式批准用于儿童糖尿病患者。

通常，对于血糖轻度升高的 2 型糖尿病患儿，首选饮食及运动治疗，如血糖控制欠佳，再启动降糖药物（如二甲双胍）治疗。对于初诊时血糖较高或出现酮症酸中毒的患儿，起始即可采取胰岛素治疗，目的是消除高血糖对胰岛 B

细胞的损害，逆转及修复胰岛 β 细胞功能。待血糖控制后加用降糖药物，胰岛素逐渐减量至停用。儿童糖尿病患者具有活动、进食不规律的特点，因此需要采用更灵活有效的胰岛素治疗。对此，我国 2010 年版《儿童及青少年糖尿病胰岛素治疗指南》推荐"基础—餐时"胰岛素治疗方案作为儿童糖尿病的胰岛素治疗之选。

6、心理问题，忽视不得

青少年儿童身体发育尚未成熟，心理状态比较脆弱，一旦患上糖尿病很容易出现心理问题。有调查表明，三成糖尿病儿童存在自卑、抑郁等心理问题。这些问题如果解决得不好，势必影响到临床治疗的顺利进行。因此，对于糖尿病患儿，不仅要关注血糖控制问题，还要重视他们的心理问题，通过心理疏导及各种宣教，帮助他们正确认识和对待疾病，增强自信和勇气，摆脱负面情绪的困扰。当然，这些需要家长、学校以及全社会的配合与支持。

7、血糖控制 ，不宜过严

长期高血糖可导致视网膜病变、肾脏病变、外周神经病变、高血压、血脂异常等多种合并症，严重危害患儿的健康和正常成长，因此，良好的血糖控制对患儿非常重要。但同时也要注意避免发生低血糖，后者的危害同样不可小觑，低血糖可导致严重脑损害，使患儿的语言、记忆能力明显下降，严重低血糖抢救不及时甚至会造成死亡。

与成人相比，儿童糖尿病患者有自身特点：他们年龄小，需要更长的夜间睡眠；行为和饮食不好控制；对低血糖的感知较差并具有更高的胰岛素敏感性。这些特点使得患儿容易发生低血糖，倘若血糖控制过于严格，低血糖的风险就会更高。有鉴于此，儿童糖尿病的血糖控制标准要比成人相对宽松，餐前血糖控制在 4~8mmol/L，餐后 2 小时血糖 ≤ 10mmol/L，糖化血红蛋白（HbAIc）低于 7.5% 便可。2006 年美国糖尿病协会（ADA）发表的糖尿病诊治标准中制定了与儿童年龄相关的血糖和 HbAlc 的控制目标，见表 9-2。

表 9-2　儿童糖尿病血糖控制目标

年龄	餐前血糖 （mmol/L）	睡前 / 夜间血糖 （mmol/L）	HbAlc（%）
婴幼儿和学龄前儿童（＜6 岁）	5.6 ～ 10.0	6.1 ～ 11.1	7.5 ～ 8.5
学龄期（6-12 岁）	5.0 ～ 10.0	5.6 ～ 10.0	＜ 8
青少年（13-19 岁）	5.0 ～ 7.2	5.0 ～ 8.3	＜ 7.5

8、控制肥胖，防患未然

肥胖不仅容易使儿童产生自卑心理，对其将来的心理健康、人格塑造、人际交往等产生不良影响，而且为日后高血压、冠心病、高脂血症、糖尿病早早地埋下祸根。有研究显示，在标准体重基础上，体重每增加1公斤，患糖尿病危险将至少增加5%；2型糖尿病儿童中，超过85%属于肥胖。

饮食过量、活动量不足是导致肥胖的两个主要原因，因此，控制肥胖最关键的是要"管住嘴，迈开腿"。家长对孩子最好的爱，不是盲目满足其口腹之欲，而是帮助孩子从小树立健康的生活理念，养成良好的饮食和运动习惯。让孩子少吃油腻食品，多吃蔬菜水果及杂粮，注意膳食平衡，避免长时间上网或看电视，加强体育锻炼，此外，注意劳逸结合，保证良好睡眠，避免精神长期高度紧张也是十分必要的，健康的生活方式有助于减肥，可在很大程度上避免糖尿病的发生。

肥胖糖尿病患儿不宜使用减肥药。至今，还没有见到关于既能减肥又可安全无害地用于儿童的减肥药的临床报告。广告中形形色色的减肥药切不可用于对儿童肥胖的治疗。

专家提醒： 儿童2型糖尿病的发病率不断上升，必须摒弃传统的认为2型糖尿病在儿童中罕见或仅见于成人的错误观点。提高对儿童2型糖尿病的警惕性是及时发现儿童2型糖尿病的关键，否则将招致灾难性后果！

九、糖尿病患儿治疗有哪些特殊性

要点聚焦： 由于患儿年龄小，掌握不了糖尿病自我管理的知识和技能，对于糖尿病的危害性也缺乏了解。这就要求医生和家长要更加耐心、细致地教育和督导他们。

儿童糖尿病有许多不同于成人的特点，在制定和实施治疗方案时必需予以考虑：

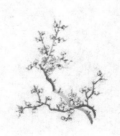

细节提醒： 1型糖尿病患儿必需终生坚持胰岛素治疗，切勿听信巫医或商家的欺骗宣传，擅自停用胰岛素。

1、治疗依从性差

由于患儿年龄小，掌握不了糖尿病自我管理的知识和技能，对于糖尿病的危害性也缺乏了解。这就要求医生和家长要更加耐心、细致地教育和督导他们，提高患儿对治疗的依从性。

2、饮食治疗难度大

甜食、水果对任何一个儿童来说都是难以抵挡的诱惑，眼瞅着周围的伙伴随意地吃喝，他们却必需受到限制，这对他们确实难以接受。医生和家长应根据不同年龄段儿童的特点给予指导与督促。另外，少年、儿童正是长身体的时候，在饮食治疗方面提倡用"计划饮食"来代替"控制饮食"。

3、运动量相对较大

孩子多爱玩好动，运动量难以控制，在这方面，家长和医师也应给予关怀。糖尿病患儿既不能不活动，也不能过量或过于激烈地运动。

4、关于胰岛素的使用

儿童糖尿病大多数为1型，发病时胰岛 β 细胞功能已严重受损，因此，确诊以后必需立即接受并终生坚持胰岛素治疗，切勿听信巫医或商家的欺骗宣传随意停用胰岛素，去试用什么"根治糖尿病"的"祖传秘方"或"新疗法"，以免酿成大祸。

5、病情监测可用尿糖代替血糖

和成年糖尿病患者一样，儿童糖尿病也要经常检查血糖。但儿童害怕扎针，而且由于每天上学，采血也不方便，所幸的是，儿童糖尿病患者尽管血糖波动较大，但他们的尿糖与血糖相符率较高，所以有时可以用监测尿糖的方法来间接了解血糖水平。

6、青春期问题

青春期是1型糖尿病的好发年龄，也是血糖波动和胰岛素需求量较大的时期，对这个问题要有充分的了解和足

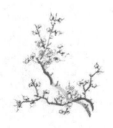

够的重视。

7、儿童青少年糖尿病控制目标有特点

对成年糖尿病患者，严格控制血糖十分重要，一般要求空腹血糖在 6mmol/L 以下，餐后 2 小时低于 8mmo/L。但是，儿童青少年患者要考虑到低血糖风险以及生长发育的要求，所以，血糖与糖化血红蛋白的控制目标应该适当放宽。

十、糖尿病儿童
在校期间要注意哪些问题

要点聚焦： 糖尿病儿童倘若病情稳定，没有严重的急、慢性并发症，完全可以上学读书。然而毕竟是有病在身，患儿在校期间有许多问题需要特别注意。

与成人不同，儿童糖尿病的管理有其特殊性的一面。

首先，上学的患儿应该学会自我注射胰岛素。对于只需早、晚两次注射预混胰岛素的孩子，在校期间可以不用注射胰岛素，这是一种比较理想的方案。如果中午也要注射胰岛素，那么在校期间孩子就需要学会自我注射。

其次，要学会低血糖的早期识别与急救方法，随身携带一些糖果或零食。当患儿出现饥饿感、软弱无力、出汗、心慌等症状时，提示出现低血糖反应，应马上补充含糖食品或饮料。另外，由于糖尿病人小便频多，再加上运动出汗失水，所以，病儿上学时还要把水备足，以便及时补充水分。

第三，糖尿病饮食主张少量多餐，因此，根据需要患儿可在上午或下午课间少量加餐。另外，如果患儿中午在学校就餐，一定要注意定时定量，切不可暴饮暴食。

细节提醒： 家长千万不要随随便便让糖尿病儿童休学，这样给孩子带来的不仅仅是学业上的损失，同时还会给孩子带来心灵的创伤，使患儿与同龄人产生距离感，不利于他（她）们建立正常生活的勇气与信心。

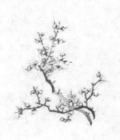

第四，糖尿病儿童在上体育课时，尽量避免做剧烈的无氧运动，可在老师指导下，可选择强度低一些的有氧运动（如慢跑、广播操、游泳等），在运动前应少量加餐，以免发生低血糖。此外，一定要注意足部保护，防止因皮肤破损、感染而导致糖尿病足。

另外，患儿应将自己的病情如实告知老师和同学，以取得老师和同学们的理解和帮助。此外，患儿还要随身携带一张卡片，上面写有自己姓名、家庭住址、家人联系电话、病情及用药情况、就诊医院、主治医师等相关信息，以备不时之需。

第九章　自测题

★名词解释

1、妊娠糖尿病；2、糖尿病合并妊娠；3、黑棘皮征；

★填空题

1、肥胖是导致儿童2型糖尿病的主要原因。

2、糖尿病儿童每日所需热量的计算公式是：$1000 + 年龄 \times 80$（kcal）。

3、老年糖尿病人血糖控制标准宜适当放宽，空腹血糖控制不超过8.0mmol/L，餐后2小时血糖不超过10.0mmol/L、糖化血红蛋白不超过7.5%即可。

4、空腹血糖≥5.1mmol/L、服糖后1小时血糖≥10.0mmol/L、服糖后2小时血糖值≥8.5mmol/L，其中任何一点血糖值达到上述标准即诊断为妊娠期糖尿病。

5、妊娠期糖尿病的血糖控制目标：空腹血糖控制在3.3~5.3mmol/L，餐后2小时4.4~6.7mmol/L，夜间4.4~6.7mmol/L。

6、糖尿病孕妇整个怀孕期间的最适体重增加量为6~8kg。

★单选题

1、孕妇糖尿病对胎儿可造成哪些不良影响？（E）

　　A、容易出现胎儿先天畸形

　　B、容易生出"巨大儿"

　　C、容易发生"新生儿呼吸窘迫综合征"

　　D、容易发生"新生儿低血糖"

　　E、以上都是

2、关于糖尿病妊娠，下列哪项叙述是错误的：（E）

    A、在妊娠的中后期胰岛素需要量增加

    B、病人产后胰岛素需要量迅速减少

    C、妊娠时，肾糖阈降低

    D、糖尿病妊娠时不能用口服降糖药控制血糖

    E、母亲血糖高低对胎儿的影响不大

3、妊娠糖尿病患者，应在产后何时进行糖尿病筛查以重新分型（E）

    A、1~2 周

    B、2~4 周

    C、3~8 周

    D、4~8 周

    E、6~12 周

4、老年糖尿病有哪些临床特点？（E）

    A、并发症及合并症比较多见；

    B、缺乏"三多一少"典型症状；

    C、肾糖阈高，尿糖与血糖常常不一致；

    D、"无症状性低血糖"发生率高；

    E、以上都是

5、下列哪一项不属于儿童 2 型糖尿病的先兆？（D）

    A、老是感觉口渴，饮水量明显增多

    B、尿频、夜尿多

    C、进食量明显增加

    D、头疼、头晕

    E、有"黑棘皮"体征

★判断题

1、"妊娠糖尿病"与"糖尿病妊娠"是一回事。（×）

2、妊娠时尿糖阳性未必一定是糖尿病。（√）

3、糖尿病孕妇，既可用口服降糖药，也可用胰岛素。（×）

4、"糖妈妈"不能用母乳喂养。（×）

5、老年糖尿病人的血糖控制标准应该适当放宽。（√）

6、儿童糖尿病与成人糖尿病一样，也需要严格控制饮食（×）

★问答题

    1、糖尿病妇女怀孕要注意哪些问题？

    2、糖尿病对孕妇及胎儿各有哪些不利影响？

    3、简述老年糖尿病有哪些临床特点？

第十章：日常管理与保健

本章导读

　　糖尿病人同时又是社会人，在日常生活和工作中会遇到各种各样的实际问题，例如，平常如何自我管理？如何聪明就医？何时应该住院？如何对待婚育？能否驾车、出游？等等……

　　这些实际问题与糖尿病人的关系非常密切，要想深入了解这方面的知识，请仔细阅读本章的相关内容。

一、糖友就医，大有学问

要点聚焦： 在各种内科疾病当中，糖尿病诊治及院外管理涉及的细节问题最多，也最为繁琐。它不但对医生的水平要求很高，同时也考验病人的智慧和毅力。由于缺乏相关知识，很多病人在就诊时都曾遇到过这样或那样的困惑，走了不少的弯路，不但白花了许多冤枉钱，还浪费了大量人力和时间。如何科学就医，这里面其实大有学问。一个聪明的患者，可以不走弯路，省时、省钱把病看好。

1、如何选择医院

糖尿病人，尤其是首诊的糖尿病人，最好选择去正规大医院的内分泌或糖尿病专科就诊，因为这里无论是医护水平、检查设备还是治疗手段都是最专业、最齐全、最正规、最先进的，能够完成与糖尿病有关的各种化验检查，可以为患者量身订制最佳的治疗方案，此外，糖尿病专科通常还设立有营养咨询门诊，可为病人提供全方位的咨询服务（如膳食及运动指导等等），定期开展糖尿病宣教活动，让糖尿病人掌握糖尿病防治知识，学会自我管理。

当然，对于那些经过大医院专科门诊初诊，疾病诊断及治疗方案已基本明确的患者，复诊时也可以不用再去大医院。

2、挂普通号还是专家号

初诊病人最好是挂专家号，并进行一次全面的检查，这样可以确诊自己究竟有没有糖尿病？属于那种类型（1型、2型或其它类型）？有无糖尿病并发症或合并症？病情严重程度如何？是早期还是晚期？……最后，再由专家来制订一个个体化的治疗方案。此外，当糖尿病人遇到一些特殊情况（如高烧、严重感染、呕吐腹泻、手术或妊娠期间等），或出现急危重症（如酮症酸中毒），或是病情复杂恶化时，也应挂专家号或请专家会诊。

至于常规性复诊取药则不必挂专家号，挂普通号也完全可以。作为一个聪明的患者，可以选择一位水平较高、责任心强、值得信任的专科医生，并与其建立长期密切的联系，这样既有利于医生掌握自己的病情，也便于患者有什么问题能随时咨询，并得到正确的指导，而省去为一点小事老跑医院的麻烦。

总之，糖尿病患者应当理性就医，既不可盲目随意，又不能过度迷信。

3、就医前须做好哪些准备工作

首先，要明确就诊目的。此次去医院看病重点要解决哪些问题？是要明确糖尿病诊断与分型？还是要了解各项代谢指标的控制情况以及有无并发症？抑或是调整治疗方案？还是咨询有关饮食、运动、用药、血糖监测等方面的细节问题等等……病人尽量把要解决、要咨询的问题都事先写在纸上，免得就医时遗漏。

其次，每次就诊前一定要准备带好自己的病历资料和近期做过的各种检查报告单，包括近期去医院检查的化验单（如血脂、肝功、肾功、心电图等）以及自己在家中自测的血糖及血压纪录。就诊时带齐这些资料，不仅有利于医生了解您整个病情的演变情况，从中获取非常重要的信息，而且能够节省就医时间和医疗费用，提高患者的就医效率。如果患者不识字，可以请家人帮忙，将平时用药和血糖监测结果写在纸上备查。如果这也做不到，那就干脆将所用药品带来，就诊时请医师作为参考。

4、如何向医生陈述病情

由于大医院门诊量大，留给每个患者的就诊时间一般仅有数分钟或十几分钟，所以看病之前要把所有问题事先都想好（例如，近期身体有何不适症状？近期用药及检查情况如何？本次就医重点想解决什么问题？），为了避免遗忘，最好是把问题记在一张纸上，以便看病时能把病情和问题简明扼要地向医生讲清楚，以利于医生在诊断和处置时能够迅速、准确地切入正题。有些病人在向医生叙述病情时主次不分、拖泥带水，丢三落四，白白耗费了宝贵的就医时间。此外，患者应如实反映病情，不要刻意隐瞒或者渲染夸大，以避免由于所提够病情资料不准确，而给医生的诊治带来困难甚至误导，这样反而不利于病情控制。

5、如何安排复诊频率及复查项目

这主要取决于患者的病情与就医目的。

如果患者是新查出的糖尿病或过去糖尿病控制良好，但近来感到身体很不舒服，病情有反复，这就需要次数多一些，一般5~6天一次，病情需要也可缩短至2~3天一次，直至病情得到满意控制。如果病情顽固，门诊治疗不能有效控制血糖及糖尿病并发症，最好住院，以获得系统、全面、合理治疗。

如果患者的病情稳定，血糖控制良好，可以根据情况1~2个月复诊一次，做一次全面检查，包括血糖、血压、血脂、血黏、肝肾功能、尿微量白蛋白定量、心电图等等。目的是让治疗全方位达标，及早发现并发症。

细节提醒： 作为一个聪明的患者，最好能结交一位医术高、人品好、值得信赖的内分泌专家做自己的健康顾问（相当于国外的私人医生），保持长期固定的联系，这样，自己平时想咨询什么问题，都可以得到满意解答，由于每次给你看病的医生都相对固定，医生对你的病情也比较了解，这就确保了治疗的连续性和系统性，如果病情有了什么变化，医生也能在最短的时间内作出正确判断和及时处理。如果每次看病都换医生，由于对你的病情不熟悉，因此检查及用药的针对性不强，不仅耗时费钱，治疗也缺乏连续性。

6、看糖尿病专科门诊有哪些注意事项

（1）看病不要东一榔头、西一棒子。有些患者今天去这家医院找张三看，明天去那家医院找李四看，结果费了很大功夫，钱也没少花，最后病还是没看好，要怪只能怪患者自己。因为看病需要一个连续的过程，医生只有通过初诊、复诊，反复观察、分析、调整，才能全面了解病情，做出最合理的处置。频繁换医院求医，不仅会造成经济上的浪费，而且不利于疾病的系统诊疗。

（2）注意就诊程序和时机。大医院门诊患者较多，尤其是在上午，医生很难有足够的时间详细问诊和检查，这时患者可以选择病人相对较少的下午去就诊，这样可有更多时间与医生交流，医生根据病情需要开具化验检查单，做完检查后，再携带检查结果择日就诊。

（3）根据就医目的来决定空腹或是餐后去医院。如果是首诊病人或是需要全面复查的病人，由于需要检查血糖、血脂、肝功、肾功、血流变、腹部 B 超等多项指标，病人需要空腹，因此，患者最好早一点来医院挂号，并随身携带少量的食品，以免因为空腹时间过长而发生意外，而且空腹时间过长还会影响到血糖检测结果的准确性。切勿在家服完降糖药以后再去医院抽空腹血，这样很容易因为等待抽血延误了进餐而导致低血糖。对于长期用胰岛素且容易发生血糖不稳定的患者，最好是在家中自测空腹血糖，就诊时把化验结果带上，尽量不要检查当天停用胰岛素，去医院检查空腹血糖，以免加剧血糖波动。

如果患者空腹血糖、血脂等各项指标控制良好，复诊的目的是检查餐后血糖或者取药，那就可以在家正常服药和进餐之后再去医院。

（4）检查尿常规（尤其是查早晨空腹尿糖），应该晨起排空膀胱，然后留第一次尿。

（5）病情平稳的患者去医院常规取药时，最好将自己平日用药情况详细注明，包括药物名称、剂型、剂量等，以防遇到不了解自己病情的医生时漏开、错开处方，增加

麻烦。

（6）向医生陈述病情要客观真实，尤其是饮食与用药情况，不要有所隐瞒。如果您同时看了几位医生，并吃了他们开的药，又在药店买了药，千万不要不好意思说，否则会造成过度用药的危险。

（7）该做的检查一定不要省。有些患者认为"检查是白花钱不治病"，因此，只肯花钱买药，不做化验检查。我们说，检查的目的是为了搞清诊断，了解病情，以便于对症下药。如果盲目吃药，药不对症，到头来只会花钱害自己。

综上所述，糖尿病患者在到医院看病时，一定要有备而来，这样既能达到少花钱看好病的目的，又可节约医生的时间，一举两得。

二、糖尿病人什么情况下应该住院治疗

要点聚焦：糖尿病人是否住院治疗，首先取决于患者病情的轻重，其次，还要适当考虑患者的经济条件。

经常有糖尿病友或其家属向我咨询，病人在什麼情况下需要住院治疗？

糖尿病人是否需要住院，首先取决于患者自身的病情，当然，也不能不考虑病人的经济状况。如果病情较轻，可以在门诊检查，院外治疗；而症状严重、合并症多、病情复杂的患者，就不宜在门诊治疗，一定要听从医生的建议，住院系统观察和治疗。盲目地自诊自医，往往会因小失大，后果堪忧。

糖尿病患者有下列情况时，应该住院治疗：

1、出现严重急性并发症的患者

包括：①糖尿病酮症酸中毒：病人表现为恶心、呕吐、神志不清，血糖＞16.7mmol/L，尿酮体阳性。②非酮症高渗性昏迷：多见于老年人，表现为意识模糊或昏迷，血糖极度升高（多超过33.3 mmol/L）而尿酮体阴性，血渗透压＞320毫渗量/升。③乳酸酸中毒：④严重低血糖昏迷者，血糖＜2.8mmol/L（50mg/d1）。

这些急性并发症起病急、进展快、病死率高，对患者而言，时间就是生命，若抢救不及时或治疗不恰当，往往有生命危险。所以应该住院治疗。

2、有严重糖尿病慢性并发症

糖尿病患者合并有糖尿病肾病、糖尿病眼底出血、严重周围神经病变、心脑

细节提醒： 患者是否住院一定要听从医生的建议，如果该住院而不住院，盲目自诊自医，貌似节省开支，其实往往因小失大。

血管病变、糖尿病足坏疽等严重慢性并发症时，均应住院治疗。目的是为了全面检查和系统治疗，使病情得到及时、有效地控制。

3、院外治疗效果欠佳、血糖长期居高不下的患者

通过住院全面检查及严密监测，找出病人血糖居高不下的原因，调整治疗方案，对症下药。同时，指导病人合理安排饮食、运动及生活起居，消除导致血糖波动的各种诱因，使血糖得到平稳控制。

4、初次接受胰岛素治疗的患者

包括所有1型糖尿病患者以及那些病程较长、胰岛功能严重降低的2型糖尿病人。住院便于对病人进行全天候的血糖监测，制定个体化的治疗方案，迅速有效地控制病情，此外，住院还可以帮助患者迅速掌握血糖监测及胰岛素注射的相关技能，学会根据血糖监测结果自行调整胰岛素用量。特别是采用胰岛素泵强化治疗的患者，一定要住院治疗。此外，糖尿病患者妊娠期间或者是在妊娠期间新发现的糖尿病患者，血糖控制不好需要胰岛素治疗者，也应住院治疗。

5、处于急性应激状态的患者

糖尿病人在合并高烧、肺炎、腹泻、急性胆囊炎、尿路感染、急性心梗或脑卒中等应激情况时，均应住院治疗，因为这类患者往往病情复杂急重、瞬息万变，因此必须住院治疗。

6、需要做手术的患者

包括急诊手术和择期手术，住院治疗有助于密切监测和精细调控血糖，确保围手术期安全，促进病人的伤口愈合及术后恢复。

7、血糖波动大、频繁出现低血糖的患者

通过住院系统检查和密切观察，尤其是动态血糖监测，有助于发现导致患者血糖显著波动的症结所在，消除诱因，

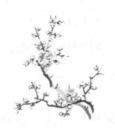

对症治疗，使血糖控制平稳达标。

8、新诊断的糖尿病患者

如果条件允许，新诊断的糖尿病患者宜短期住院，目的不仅是控制血糖，而是通过全面检查，确定糖尿病的分型，了解患者有无糖尿病并发症和其他合并症，给病人制定个体化的治疗方案，并让患者初步掌握糖尿病防治相关知识，学会血糖仪及胰岛素笔的操作使用，学会自我血糖监测及如何观察病情。

三、糖友出院后如何做好自我管理

要点聚焦： 对于糖尿病人而言，平常的自我保健和管理非常重要。饮食、运动、用药、作息应尽可能地规律，不然的话，病情就很难得到良好的控制。

糖尿病是一种慢性代谢性疾病，血糖控制的好坏与患者的衣、食、住、行及情绪密切相关。许多患者对糖尿病常识知之甚少，往往住院期间病情控制得很好，出院不久病情就一塌糊涂。所以，对糖尿病患者而言，掌握糖尿病的基本知识和日常自我保健非常重要。那么，出院后糖尿病患者究竟如何去做呢？

1、生活规律

起居有常，不要熬夜，情绪乐观，心态积极，尽量减少情绪波动。

2、规律进餐

进餐定时定量，提倡少吃多餐，每顿七、八分饱，主食粗细搭配，副食荤素搭配，口味尽量清淡，限制甜食水果。最好戒烟忌酒，尤其不要空腹饮酒及饮烈性酒。如果实在推托不了，可少量饮用啤酒或红酒，同时要相应减少主食量。

3、适当运动

结合自己的兴趣爱好选择快走、慢跑、游泳、跳舞、做操等运动形式；运动时间宜在饭后 1 小时进行，每次运动时间掌握在 30~60 分钟，每周不低于三次；运动要循序渐进，持之以恒。不宜空腹运动，因可引起低血糖；不宜做高强度运动，因可导致血糖升高。

4、正确用药

按医嘱用药，不要擅自更改治疗方案或停药。磺脲类在餐前 30 分钟服用；

双胍类应在餐中或餐后服用；糖苷酶抑制剂应与第一口饭同时嚼服。学会自己注射胰岛素，注射后要按时进餐以免发生低血糖，要注意无菌操作并经常更换注射部位。

5、学会自我识别和处置低血糖

当出现明显饥饿感、头晕、出冷汗、心慌、手抖、全身无力等低血糖症状时，应马上自测血糖（有条件时），并进食糖果或含糖饮料。为避免发生低血糖，打胰岛素（或服降糖药）后要及时进餐，平时要注意加餐（两餐间及睡前），外出活动时或者运动量大时要随身携带食物。

6、加强足部及口腔护理

冬季要注意足部保暖。坚持每晚用温水洗脚，因足部感觉迟钝，所以水温不要过热以免烫伤。鞋袜要松紧适度，底平帮软。不要赤脚走路。早晚洗漱，保持口腔卫生。避免视力疲劳。

7、妥善保存出院小结

出院小结不但是您出院后生活服药的指导，也是您以后到门诊复查时医生了解病情的资料，因而一定要妥善保管，并且在复查时带到门诊。

8、出院后要定期复查

复查项目主要包括：

（1）血糖：病情不稳定者，每周应测两次血糖谱（包括空腹、三餐后2小时、睡前及凌晨3点），以便于了解病情，指导调整用药；病情稳定者，至少也应每1~2周做一次空腹及餐后2小时血糖的检测。

（2）糖化血红蛋白：每3个月检查一次，反映过去2~3个月血糖控制情况。

（3）尿微量白蛋白：每3~6个月化验一次，它是糖尿病肾病早期标志。

（4）血生化全项（包括肝功能、肾功能、血脂等）：半年左右检查一次。

（5）血压：每月至少测一次。

（6）眼底检查，半年左右检查1次。

（7）心电图检查，3~6个月检查1次。

9、病情恶化及时就医

患者一旦出现"三多一少"症状明显加重；或心慌、出汗、四肢软弱、意识障碍；或恶心、呕吐、腹痛、嗜睡、呼吸深大有烂苹果味时，提示可能发生严重高血糖、低血糖或是"糖尿病酮症酸中毒"，需要立即送医就诊。

四、糖尿病人如何平安度夏

要点聚焦：由于夏季气候炎热，势必会影响病人的饮食、运动以及生活规律，进而对病情控制造成不利影响。因此，糖尿病人在夏季更要注意生活保健，坚持规律用药，注意饮食卫生，防止脱水及感染，以确保平安度夏。

在一年四季当中，糖尿病人的夏季保健有一定的特殊性，其中的一些具体细节患者应了解和掌握，这对保持病情稳定、确保平安度夏大有帮助。

1、规律用药莫放松

由于夏季人们食欲欠佳、进食量少，户外活动增加、运动消耗增大，再加上夏天人体内对抗寒冷的肾上腺激素（升糖激素）分泌减少，使胰岛素抵抗减轻，因此，患者的血糖水平往往较其它季节偏低。尽管如此，糖尿病患者在夏天仍需坚持规律用药，切不可贸然停药（尤其是应用胰岛素的患者），以免造成血糖波动，加重病情。如需对药物剂量或种类加以调整，务必在专业医师的指导下进行。

2、药品储存须阴凉

夏季气候炎热，胰岛素最好放在冰箱的冷藏室内保存。注射胰岛素的糖尿病患者外出旅行时，如果病情允许，可以在医生指导下临时用口服降糖药替代胰岛素；如果病情不允许停胰岛素，应将胰岛素放入保温盒（袋）里随身携带，切勿将胰岛素放在车后备箱里或是置于阳光直射的地方，因为夏天汽车里温度高，会加速胰岛素失效。

3、进餐定时又定量

夏季天热，人们往往食欲减退，爱喝稀饭、喜食水果。糖尿病患者仍应适量而规律地进餐，尤其是应用胰岛素的患者，不可随意减少主食，否则容易出现低血糖。宜多食蔬菜及高纤维素食品，如苦瓜、洋葱、茄子、黄瓜、豆角、西红柿等，尤其是苦瓜，它本身含有一种胰岛素样的物质，可降低血糖，堪称是糖尿病患者的食疗佳品。考虑到喝粥人体吸收快，餐后血糖升高明显，因此，糖尿病患者的主食最好多干少稀、以干为主。

4、夏季汗多别缺水

夏天天热出汗多，身体失水量较大，糖尿病患者应注意多补充水分，每天饮水量不低于 1500ml。有些患者因为担心多喝水会引起多尿，所以尽管口渴却不敢喝水，这是非常错误和危险的！要知道，糖尿病患者多尿是由于血糖高所致。口渴是体内缺水的表现，如果限制饮水，很容易造成身体脱水，其不良后果是：①加重糖尿病病情，甚至导致非酮症高渗性昏迷；②增加尿路感染的机会；③老年糖尿病患者还容易因血液浓缩导致脑血栓形成、肾功能不全等。因此，糖尿病患者不应限制饮水，老年患者由于感觉迟钝，即便是体内缺水，也往往没有明显口渴的感觉，更应注意主动补充水分，可以多喝白开水或淡茶水，但不宜饮用可乐、雪碧等含糖饮料和汽水。

5、时令瓜果莫贪食

夏天各种时令水果大量上市，有的病人经不起诱惑，吃起来没有节制，结果导致血糖失控。但话又说过来，水果也不是糖尿病人的绝对禁忌，在血糖控制良好的前提下，糖尿病患者可选择吃些糖分低、水分大的水果，但一次进食量不宜多，并且最好是在两餐之间（如上午 10~11 点，下午 3~4 点）或睡前食用，同时正餐主食的量需相应减少。例如，晚上睡前吃 500g 的西瓜（包括瓜皮），则晚餐应减掉半两主食。严重高血糖、病情不稳定的糖尿病患者应禁食水果，可以用西红柿、黄瓜等蔬菜代替水果。

6、规律运动要坚持

糖尿病患者在夏季也要坚持适量运动。夏季早、晚气温相对较低，运动最好在此间进行，可选择步行、游泳、做操、打太极拳等运动方式，步行是一种非常适合于糖尿病人的运动形式。要尽量避免在天气炎热、潮湿时做户外运动，运动强度不宜过大，运动过程中要注意及时补充水分，以免出现中暑、脱水或低血糖。运动结束后，应待全身汗液完全退去后，再进入有空调的房间，以防止感冒导致血糖升高。注意：糖尿病患者不宜赤脚在室内外行走，因糖尿病所致的周围神经病变使皮肤的感觉迟钝，自我保护功能减退，容易使足部受伤。在海边沙滩上行走时一定要穿鞋，以免被沙石、玻璃、贝壳等划伤。

7、注意提防"低血糖"

夏季由于天热，人们往往食欲欠佳，吃的偏少，同时出汗较多，消耗较大，在这种情况下，如果不注意适时调整降糖药，很容易发生低血糖。因此，夏季要格外提防血糖，患者外出时要携带含糖食物，如糖果、巧克力、饼干等，以备不时之需。

8、血糖监测勿放松

夏季里由于受饮食、作息等因素的影响，糖尿病患者血糖往往不太稳定，因此，加强血糖监测很有必要，并应对每次监测结果作详细记录，以此作为评价病情、指导用药的依据。另外，血糖试纸受潮后易导致监测结果的误差，故应妥善保存血糖试纸，最好将包装较大的试纸分装使用。从试纸盒中取出试纸后应马上拧紧盒盖，以防试纸受潮。

9、情绪稳定很重要

炎炎夏日，酷暑难耐，往往使人心浮气躁、睡眠不佳，而情绪不稳和失眠则会导致血糖波动，故糖尿病患者在夏季要注意保持情绪平稳，保证睡眠质量，做到息其怒、静其心、安其神，以达到心静自然凉的状态。

10、个人卫生要当心

夏季要注意饮食卫生和个人卫生，以防感染。糖尿病患者本身抵抗力较差，如不注意饮食卫生，吃了不洁的生冷食品，很容易患急性胃肠炎，呕吐或腹泻可导致脱水及电解质紊乱，诱发高渗性昏迷。夏季被蚊虫叮咬后，千万不要用力搔抓痒处，以免皮肤被抓破后引起感染，可用花露水、清凉油等止痒。此外，糖尿病患者在夏季要勤洗澡更衣（尤其是在在运动之后），保持皮肤洁净清爽，避免细菌和霉菌感染（如脚癣）。睡觉应避免迎风而卧、久吹电扇，用空调时要注意温差不要太大，以防受凉引起上呼吸道感染。

五、糖尿病人如何平安过冬

要点聚焦： 入冬以后，糖尿病人往往容易出现病情反复或发生并发症，因此，这个时期患者要格外小心，在坚持药物治疗的同时，一定要做好日常自我保健，尤其是足部护理，以便平安过冬。

寒冷会刺激交感神经兴奋，使体内儿茶酚胺类神经递质分泌增加，导致血糖及血压升高，诱发心脑卒中。糖尿病患者抵抗力较差，寒冷季节容易感冒，进而诱发肺部感染。此外，严寒还会使外周血管收缩，增加糖尿病足的风险。因此，糖尿病患者在冬季应加强自我保健，重点做好以下几点：

1、注意控制饮食

为了抵御冬季寒冷，往往需要靠多吃来增加热量的摄入，而冬季人们户外运动偏少，能量消耗不足，再加上寒冷的天气可使交感神经兴奋，肾上腺素等升糖激素分泌增多，这些因素加在一起使得患者冬季血糖往往比其它季节偏高。因此，在冬季，糖尿病患者要注意控制饮食，少吃多餐，适当户外运动，如果这样仍难控制血糖，可以在医生的指导下，适当调整降糖药剂量。

2、防止受凉感冒

冬季是呼吸道感染的高发季节，而呼吸道感染也是导致糖尿病酮症酸中毒的常见诱因。为了避免受凉感冒，糖尿病人要做好以下几点：①居室经常通风，但室温不宜过低；②平时加强锻炼，增强体质；③天冷出门前戴好口罩、帽子。

3、取暖须防烫伤

冬天为了御寒，许多病人用暖水袋、暖手宝取暖，但由于糖尿病患者多伴有神经病变，对温度不敏感，很容易发生烫伤，甚至导致足坏疽，因此，尽量避免用上述方法取暖。此外，还有些老年病人习惯每天用热水泡脚，为避免烫伤，泡前一定要先用手试水温，最好用手腕去试。水温不要超过40摄氏度，泡脚时间不宜超过30分钟。泡完要用干毛巾把脚擦干，特别是脚趾缝。

4、加强足部保护

病程较长的糖尿病人往往合并下肢血管及神经病变，造成脚的末梢循环障碍和感觉迟钝，即使足部受伤也不易察觉，很容易发展为足坏疽。因此，糖尿病人应特别注意足部保护，穿吸汗透气性好的棉袜，鞋子要宽松合脚，避免足部外伤及感染。

5、谨防皮肤干燥

冬季天干物燥，常出现皮肤瘙痒，由此引起神经性皮炎甚至湿疹的并不鲜见。因此，糖友冬季一定要预防皮肤干燥，特别是小腿及双足，以免破口、皲裂。洗澡、洗脚后须涂抹护肤乳。

6、天冷莫忘喝水

天气寒冷，小便较频。但很多老年人由于口渴中枢不敏感，故口渴症状不明显，常常忽视补充水分，导致血粘度升高。一般说来，糖尿病人每天的饮水量不宜低于1500ml，这样做可以稀释血液，预防心脑血管意外。建议糖尿病人每天早上一起床就要喝杯水，白天多喝，晚饭后少喝，但夜间起夜后要补喝。

7、不宜清晨空腹运动

运动不仅有助于降低血糖、控制体重，也可增强耐寒能力及机体免疫力，因此，如果没有禁忌症，患者应尽量根据自身年龄及身体状况，坚持参加运动（如步行、慢跑、太极拳）。但不提倡晨练，原因有三：一是早晨气温很低，导致人体产生应激反应，使得血糖升高；二是清晨空腹锻炼，有低血糖风险；三是寒冷会使血管骤然收缩，易诱发脑卒中。户外运动时间最好选在早饭后或晚饭后进行，另外，空气污浊的雾霾天不宜室外活动，可选择在室内运动（散步或做操）。

8、气温骤变勤测血糖

冬日气温时常变动很大，动辄大风降温 10℃ 以上。对于广大糖友来说，这种变化很可能带来血糖波动。因此，当遇到气温骤变或生活方式调整（如增加运动量、减少饭量等），要密切监测血糖，以掌握病情变化。

9、保持心态平和

据调查，大约 50% 糖尿病患者存在各种各样的心理问题，许多病人容易出现情绪波动，这种情况在冬季尤为突出。而情绪激动能引起交感神经兴奋，血压升高之外，还可促进肝糖原分解，使血糖升高，导致病情加重或降低治疗效果。所以，糖尿病患者要学会控制情绪，尽量减少情绪波动。

六、糖尿病人节日攻略

要点聚焦： 一年一度的春节即将来临，许多糖尿病患者却在为"吃"犯愁，既想与家人共享美酒佳肴，又担心引起血糖升高，真是左右为难。其实，只要糖尿病友掌握好下面的饮食秘籍，照样能过一个健康、快乐的节日。

1、灵活运用"食品交换法"

"食品交换份"是营养学上的一个概念，凡能产生 90kcal 热量的食物即为一个"食品交换份"。换句话说，每个"食品交换份"的食物所含的热量都是 90kcal，但其重量可以不同，例如，1 个"食品交换份"的食物相当于米面 25g、绿叶蔬菜 500g、水果 200g、牛奶 125ml、瘦肉 50g，鸡蛋 50g、油 10g 等等。

食物按照其来源及营养成分的不同分为若干种类（如谷薯类、肉蛋类、油脂坚果类、蔬菜类、水果类等），同类食品其蛋白质、脂肪、碳水化合物的比例大体相当。同一类当中的不同种食品可以按照"食品交换份"相互交换而热量保持不变，例如，在谷薯类当中，50g 大米可以和 50g 白面、50g 玉米面、50g 干粉条及 6~8 块苏打饼干相互交换；在肉蛋类当中，50g 瘦猪肉可以和 1 个鸡蛋、100g 鱼虾、100g 豆腐干、250g 豆腐相互交换。因此，运用食品交换法，糖尿病友就可以比较自由地选择不同的食物，品尝不同佳肴，使饮食不再单调。

2、菜肴油水不宜大

节日的饭菜往往油水比较多，不可认为大油大肉炒的菜，只吃菜就没关系，其实菜中的油也不少。糖尿病人尽量多吃些清淡的蔬菜，如芹菜、瓜菜、白菜、萝卜等等，不要吃煎炸食品。

3、副食当饭不可行

有人认为饭（即主食）属于碳水化合物，应当少吃。而肉蛋类副食不含糖，多吃点无妨，其实不然。肉蛋的主要成分蛋白质和脂肪，这些物质在体内同样能转变成糖，吃多了同样能升高血糖，而且还会引起高血脂及肥胖。有糖尿病肾病的患者，要限制高蛋白食物（如肉类及豆制品），因为进食蛋白过多，会加重肾脏的负担。

4、水果能吃讲究多

水果尽管含有糖分，但同时也富有大量水分及多种维生素，因此，糖尿病病人不必对水果一概拒绝，关键是要掌握吃水果的要领。首先，只有血糖控制良好的糖尿病人才可以吃水果，如果血糖过高，则应以黄瓜、西红柿代替水果；其次，尽量选择含糖分低的水果如草莓、樱桃、猕猴桃、柚子、橙子、苹果、梨、葡萄、木瓜、火龙果等，而不吃含糖分高的水果如荔枝、桂圆、香蕉、鲜枣、山楂、椰子、水蜜桃、石榴、柿子、蜜桔等；第三，通常将水果作为加餐食品，在两餐之间（如上午10点和下午3点左右）或睡前吃，不要在餐后立即吃水果，以免因连续摄入过多的糖类使胰岛的负担加重，造成餐后血糖升高；第四，每次量不宜多，大约150~200g，为了保持热量平衡，须相应减少25g左右的主食。每天吃水果最多不要超过两次。

另外，水果类的加工产品，如水果罐头、果汁、干果、果脯等，一般都是加糖制作的，不能与新鲜水果等同看待，糖尿病人不宜吃。

5、坚果好吃不多食

坚果包括核桃、花生、葵花籽、杏仁、山核桃、松子、开心果、栗子、榛子仁等等，其果仁脆香爽口，很受欢迎。但坚果仁属于富含脂肪的高热量食品，1g脂肪可产生9kcal的热量，是糖类和蛋白质的两倍多，这类食品吃得过多会导致热量摄入大大增加，血脂通过糖异生作用转化为葡萄糖，造成血糖升高；另外，大量食入还可升高血脂。因此，为保持血糖稳定，糖尿病友对坚果类食品应当浅尝辄止，不宜多食，一天最多吃50~100g瓜子或花生，同时，要把坚果的热量从主食里扣除，例如，吃75g的带壳葵花子，应少吃100g馒头。

6、点到为止莫贪杯

有人认为，喝酒可以少吃饭，有利于饮食控制，这是一种误解。也有人认为酒精能舒筋活血，对防治糖尿病大血管病变有益，这种看法可能有一定道理，但总的来讲，酒精对糖尿病病人是弊多利少。这是因为：①酒只能提供热量，几乎不含其它营养素；②糖尿病病人可能因饮酒而影响正常进食，不利于饮食控制；③长期大量饮酒可导致肝损害，引起酒精性脂肪肝，还可诱发急性胰腺炎；④酒精能抑制肝糖异生，使用胰岛素或口服降糖药的病人如果空腹饮酒，极易发生低血糖。所以，糖尿病病人不宜饮酒，尤其注意不要空腹饮酒，节日期间实在推不掉的话，只能少量饮用啤酒（不超过4两）或葡萄酒（不超过2两）。

7、多食加药不可取

在节日期间，饭菜丰盛可口，此时往往刹不住嘴。许多病友饭吃的多了，就加大降糖用量，认为这样就可以避免血糖升高，这是不可采取的。因为，多吃药不但不会取得理想的效果，副作用也随之加大。

8、"无糖"食品莫贪食

"无糖"糕点的确给喜欢吃甜的糖尿病友带来了福音，加之这类食品往往冠之以"无糖"或"降糖"食品的美名，所以，不少病人觉得这类食品可以随意吃。其实，所谓"无糖"糕点，只是不含蔗糖，但糕点毕竟是粮食作的，吃多了同样会升高血糖，故不能随便多吃。

9、定时定量须恪守

节假日中生活往往不规律，餐时、餐次、饭量、睡眠都不定点，同时也会影响到正常的打针用药，甚至忘记用药，进而导致血糖失控。因此，糖尿病人应尽可能保持平日的生活起居，规律进餐及用药。

最后，送给糖尿病友四句话："五匹马车不放松；起居有常勿过劳；按时服药常监测；平平安安过新年"。

七、糖尿病友出游须知

要点聚焦：与健康人不同，糖尿病人出游之前先要体检，备足平时服的药物，最好是结伴而行。在外旅游期间，要按时用药，注意生活规律及饮食卫生，避免过度疲劳。

旅游可以开阔眼界、增长见识、强身健体、放松心情，如今已成为现代人一种主要的休闲方式。但是，外出旅游并非人人皆宜，有些病人就不宜长途旅游，多数病人可以旅游，但在行前要做好充分的准备。

1、出游之前先体检

准备出游的糖尿病患者，首先要到医院做一次全面体检，检查项目包括血压、血糖、肝肾功能、心电图、眼底等等，目的是了解患者血糖控制情况以及有无糖尿病的慢性并发症。凡有下列情况之一者，不宜出旅：

（1）严重高血糖或血糖显著波动者；

（2）严重心肌缺血及不稳定心绞痛者；

（3）未得到有效控制的重度高血压患者；

（4）合并严重肾功能不全者；

（5）有严重眼底病变者；

（6）有酮症酸中毒等糖尿病急性并发症者；

（7）有足溃疡及感染者。

2、行前准备作充分

（1）药品要备齐、带足。包括口服降糖药、胰岛素、注射笔及针头、血糖仪及血糖试纸等等。由于胰岛素在温度较高时会被破坏，所以到热带地区去旅行应将胰岛素避光储存在冷水瓶中，入住后应及时将胰岛素存放在房间的冰箱冷藏室内。乘飞机时，胰岛素应放在随身携带的手提袋中，不要放在托运的行李中，因为航空货舱中的低温会使胰岛素发生变性。此外，糖尿病患者还应备一些防止晕车、晕船的药品（如乘晕宁等），以免因晕车、晕船影响正常进食。此外，还要备一些退烧感冒药、胃肠药、止痛药、创可贴等，以备不时之需。

（2）随身携带糖果、饼干。由于旅途中体力消耗大、不能确保按时进餐，故患者容易发生低血糖。因此，要随身携带小点心、甜饮料，以备不时之需。

（3）随身携带"病情卡"。卡片上记录有患者的基本情况（如姓名、年龄、住址、工作单位等）、病情介绍（如糖尿病及并发症情况、目前治疗用药尤其是胰岛素的使用情况等等）以及发生紧急情况时的联系人，联系医院及主管医师等，以备在万一发生低血糖昏迷或其他紧急情况时，别人可根据卡片所提供的信息进行急救处理及转送。

3、饮食规律讲卫生

患者在外旅行时，应尽量保持原有的饮食规律（特别是进餐时间），不要饥一顿、饱一顿。伴有高血脂及痛风者，应当避免食用动物内脏及海鲜，尽量少食油炸食品，不吃或少吃甜食，禁止喝酒。如果参加爬山等运动量较大的活动时，主食量可适当加大一些。

4、适度运动莫透支

旅游是一项非常消耗体力的活动，所以糖尿病患者一定要根据自己的年龄和体质量力而行，并注意旅行中和旅行后的感觉。有疲乏感，但食欲及睡眠正常，无其他不适感，属轻度疲劳，可继续旅行。如出现食欲不好，不易入睡的情况，说明活动量过大，应适当减少活动量。而一旦出现呼吸费力、胸闷憋气、头晕头痛、面色苍白等症状时，应立即终止旅行并到医院就诊，以防发生意外。

5、应急对策须掌握

（1）低血糖症：由于旅途中不能按时进餐、活动量比平时增加、降糖药用量未适时调整等原因，患者有时会发生低血糖，症状表现为饥饿感、虚弱无力、面色苍白、心慌、手颤、出冷汗、头痛头晕、注意力涣散等等，患者此时应立即停止活动，监测血糖并饮用含糖的饮料或吃少许食物，一般在5~10分钟症状即可消失。若出现性格反常、神志不清、昏迷，则为严重低血糖，应就地就医，绝不可掉以轻心。

（2）急性胃肠炎：外出要注意饮食及饮水卫生，如不慎发生呕吐或腹泻，应及时服用抗生素并补充足够的液体，同时要密切监测血糖及尿酮体以指导用药，不可随意中断药物治疗（尤其是接受胰岛素治疗者），以免发生酮症酸中毒。

（3）心脑血管急症：糖尿病患者如果出现头晕、头痛、胸闷、胸痛、呼吸困难、嘴唇紫绀、晕厥等异常症状或测脉搏时发现心跳不齐，过快、过慢或强弱不等，应立即休息、测测血压（有条件者）。血压显著增高者，可含服降压药物；胸闷、胸痛症状者，应立即吸氧，并含服硝酸甘油，数分钟内未缓解时，必须就近转送医院。

（4）足部损伤：糖尿病患者远足或者登山时需特别注意足部保护，严防足部受伤。旅途中，糖尿病患者应注意检查双脚，如有擦伤或水疱应及时处理，防止因皮肤破损而导致足坏疽。

八、糖尿病人如何对待性生活

要点聚焦：男性糖尿病患者的性问题主要是阳痿；女性糖尿病患者的性问题则主要体现为阴道干燥、性交疼痛、性欲下降以及缺乏性高潮等等。

细节提醒： 在性生活过程中，血糖会伴随着体力的消耗而下降，容易导致低血糖的发生。因此，可以在床头备一些食物，若性爱过程中出现心慌、出汗、乏力、饥饿感、手抖、晕厥等症状，就及时吃一些。

糖尿病是一种十分常见的慢性疾病，患者不仅要承受肉体上的痛苦，性生活方面也有许多难言之隐。

1、糖尿病对性功能的影响

（1）男性：长期高血糖通过损害外周神经及周围血管、影响性激素分泌，导致性功能障碍。阳痿可以是糖尿病人的早期症状之一，男性糖尿病患者阳痿的发生率高达40%~60%，症状随糖尿病病情的加重而逐渐加重。患者最初有正常性欲、可以射精并存在性高潮，仅有阴茎勃起不坚，随着糖尿病病程的延长，可逐渐发展成完全阳痿。约有1%~2%的糖尿病患者会发生逆行射精，即性高潮时精液不从尿道外口射出，而是逆流到膀胱，这与支配膀胱颈的植物神经受损害有关，射精时本应处于闭合状态的膀胱颈变为开放。

（1）女性：糖尿病对女性性功能的影响没有男性明显，早期主要表现为性欲下降，缺乏性高潮。另外，高血糖会影响阴道润滑度，影响性交快感，甚至导致性交痛。同时，女性糖尿病患者更容易发生阴道霉菌感染和尿路感染，这也会严重影响性生活质量。

2、糖尿病人性生活指导

糖尿病人可以进行正常的性生活，适当的性生活不会加重糖尿病，但如果患者有较严重的慢性并发症，尤其是心、脑、肾受到损害时，性生活要量力而行，不宜过度，情绪不宜激动，一周内性生活不宜超过两次，否则有可能发生不良后果。

糖尿病人的性功能障碍，除了与糖尿病本身有关以外，与精神因素也有很大关系，作为妻子应理解并配合或安慰丈夫，以缓解病人的焦虑情绪，延缓病情发展。

3、如何治疗糖尿病所致的性功能障碍

通过积极治疗原发病（即糖尿病），配合适当的心理治疗，多数糖尿病患者的性功能障碍能得到相应的改善。出现萎缩性阴道炎的女性患者可以口服雌激素（如尼尔雌

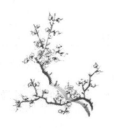

醇片），也可用阴道润滑剂；男性患者可酌情服用伟哥；对于器质性阳痿患者，还可以通过外科植入阴茎假体达到性生活目的。

九、女性糖尿病友的生活保健

要点聚焦： 女性一生中要经历青春期、妊娠期、哺乳期、更年期等特殊生理阶段，体内激素会发生变化，月经周期中也有激素的改变，这些都会对血糖产生影响。而血糖升高或显著波动反过来又会对女性的身体健康和生活质量造成一定程度的损害。

1、青春期：血糖升高，波动较大

青春期是指从性开始发育到性发育成熟的过渡时期，一般以女性首次月经来潮，男性第一次出现遗精为标志。在这期间，机体内分泌及生殖系统变化明显，体内性激素、生长激素水平上升，女性开始出现月经，患者的血糖比青春期前明显升高而且波动较大，尤其是"黎明现象"（即患者的血糖从黎明到早晨逐渐升高）比较明显。因此，处于青春期的糖尿病患者要适当加大降糖药物（主要是胰岛素）用量，同时，还要注意生活及饮食规律，保持情绪稳定。

2、月经期：血糖易升高，注意监测

女性糖尿病患者的血糖在月经期会比平常略高，这主要是由于体内雌激素、孕激素（即黄体酮）在月经来潮前迅速下降，致使机体胰岛素抵抗（IR）加重所致，另外，月经期情绪波动，也是导致血糖轻度升高的一个原因。每个患者的血糖变化幅度不尽相同，如果患者想了解月经期对其血糖有多大影响，可以在月经前、中、后各一周进行检测，每天测 2~4 次，连测 2~3 个月。为减少血糖波动，女性患者在月经期应格外注意控制饮食、坚持运动，并酌情调整用药。

3、妊娠期：换用胰岛素治疗

糖尿病不是妊娠的禁忌症，只要患者在妊娠期间将血糖控制良好，同样可以生育一个健康的宝宝。一般来说，患者最好提前 3~6 个月为怀孕做好准备，改用胰岛素控制血糖。怀孕以后，尤其是孕期头三个月，应严格控制血糖，将糖化血红蛋白（HbA1c）维持在正常范围（< 6.0%）以内，这对胎儿的正常发育十分重要。

细节提醒： 糖尿病妇女不宜用避孕药避孕，这是因为避孕药的主要成分是性激素（雌激素和孕激素），后者不仅能引起血糖升高，还可促使血栓形成，增加心脑血管疾病的发病风险。另外也不宜采取节育环避孕，这是由于高血糖会腐蚀子宫内的节育环，影响避孕效果。有资料表明，在使用节育环避孕的糖尿病妇女中，一年内大约有 1/3 的人避孕失败。糖尿病妇女可以选用避孕套、阴道隔膜避孕。如果条件允许，也可采取输卵管结扎术或男性输精管结扎术等避孕措施。

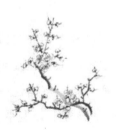

怀孕期间，患者应加强全天的血糖监测，经常监测尿酮体，并定期接受营养师、糖尿病医师及妇产科医师的指导，科学安排饮食，及时调整胰岛素用量，因为随着孕周增加，受孕激素的影响，孕妇胰岛素抵抗逐渐加重，需要不断增加胰岛素用量，以保持血糖稳定。

4、哺乳期：小心低血糖

选择母乳喂养的糖尿病患者，哺乳后会引起血糖下降，故应注意预防低血糖的发生。乳母应经常吃些小点心，酌减胰岛素用量，并注意监测血糖。此外，女性糖尿病患者在哺乳期间应多喝一些富含维生素、钙等矿物质和蛋白质的汤水，尤其在每次哺乳前后喝上几口，对身体有好处。

5、性生活：血糖会下降

糖尿病会严重影响患者体力和精神状态，进而影响性生活的和谐。但是，只要把血糖控制良好，糖尿病女性同样可以拥有和谐、健康的性生活。由于性生活也是一种体力活动，血糖会伴随着体力的消耗而下降，因此，女性糖尿病患者，特别是应用胰岛素治疗的患者，房事时应注意预防低血糖的发生。通常情况下，如果准备同房，患者应临时酌情减少胰岛素用量。如果已经注射过胰岛素，也可考虑在房事前适当吃点东西。

6、更年期：血糖易波动

更年期妇女因体内性激素水平下降，机体对胰岛素的敏感性会相应增强，此时若不及时下调药量，部分女性糖尿病患者会发生低血糖，特别是夜间低血糖。女性糖尿病患者在更年期除一般保健以外，还应尽量消除影响血糖水平的精神因素（如心情烦躁、情绪不稳、失眠多梦等等），更加注意饮食控制，放松精神，保持心理平衡和良好睡眠。需要提醒的是，由于更年期常见的潮热、出汗、抑郁及短期记忆丧失等症状容易与低血糖症状混淆，因此当你怀疑自己发生低血糖时，最好还是用血糖仪验一下，不要贸然补充糖类食物。

十、糖尿病患者驾车需谨慎

要点聚焦：糖尿病人（特别是 1 型糖尿病人）由于存在较高的低血糖风险，或是感觉神经及视力因病受损，驾车发生交通事故的风险比非糖尿病人要大得多。

临床实例

张师傅是我的一位老病友，今年不到 50 岁，是一家企业的普通职工。6 年前被确诊有 2 型糖尿病，由于口服降糖药效果不佳，从去年开始接受胰岛素治疗。今年初，张师傅到我这看了一次病之后就再就没了联系。后来我才知道，张师傅春节之后就从原单位下岗了，为了养家糊口，他干起了出租司机。不久前的一天，张师傅早上刚打完胰岛素，就接到一个跑长途送客的活，由于时间紧迫，他连早饭都没顾得上吃就匆匆上路了，结果途中张师傅发生严重低血糖，导致车毁人亡。

近年来，随着私家车在我国迅速普及，驾驶员当中有不少人是糖尿病患者。笔者曾大致做过一次统计，每天到我们糖尿病门诊看病的患者中，大约有 1/4 的患者都是驾过来的。

与非糖尿病人相比，糖尿病人（特别是 1 型糖尿病人）驾车存在较大风险，更容易发生交通事故。据国外近期调查研究显示，约有 1/3 的交通事故发生在糖尿病司机身上，这主要是因为：

1、司机职业低血糖的风险较高。因为司机工作体力消耗较大，而职业特点（尤其是出租车司机）决定了其进餐及用药往往不规律，有时在服用降糖药或注射胰岛素之后，不能够及时进餐，这种情况下很容易发生低血糖，出现头晕眼花、四肢无力、手足颤抖、意识恍惚等症状，极易发生交通事故。

2、糖尿病慢性并发症影响驾车安全。例如，糖尿病性视网膜病变或白内障会导致视力下降，患者会因视物不清而引发车祸；再比如，糖尿病神经病变可累及感觉神经及运动神经，导致患者感觉迟钝或感觉异常。此外，像血管病变和肢体残障等也都会影响司机的正常操作和判断能力。还有，糖尿病性冠心病症状往往不典型，甚至连心绞痛也是"无痛性"的，这常让一些司机误认为自己"没事"，

细节提醒： 随着病程的延长，糖尿病人发生低血糖时的典型症状（如心慌、头晕、出汗等等）会逐渐减弱甚至消失，以至于病人可以没有任何先兆而直接陷入意识不清甚至昏迷状态。这种没有任何先兆症状的低血糖称为"无症状性低血糖"，这与病人逐渐适应了低血糖状态以及发生低血糖时体内肾上腺素的释放减少有关。为避免交通事故，凡有"无症状性低血糖"发作的糖尿病人，原则上禁止驾车。此外，1型糖尿病患者（尤其是"脆性糖尿病"患者）血糖往往血糖忽高忽低，很不稳定，这类患者也尽量不要开车。

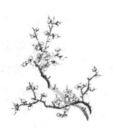

由于平日疏于防范，一旦出现心脏病发作等紧急情况，司机和乘客的人身安全均会受到威胁。

国外有些国家规定凡是接受胰岛素（或磺脲类药物）治疗的糖尿病患者不得驾车或从事高空作业。我国对于糖尿病人能否开车尚无明确的限定，一般说来，糖尿病患者如果血糖控制平稳且无严重并发症，可以允许开车。那么，糖尿病患者驾车有什么注意事项呢？

1、开车时应注意避免过劳，按时就餐，严格按医嘱服药或注射胰岛素。

2、车里随时备有饼干之类充饥食品、平常用的药物以及血糖仪等，以备发生低血糖时随时取用；

3、开车外出前最好测一下血糖，开长途车则在途中还需要监测血糖；

4、在行车期间如出现低血糖征兆，应将车安全地靠在路边，立即监测血糖，补充含糖饮料及食物，待症状缓解、血糖恢复正常（不得低于 5.0mmol/L）后方可继续驾车；

5、应定期（半年左右）到医院查体，如果存在上述影响驾驶安全的慢性并发症（如视网膜病变、周围神经病变等），应避免再开车。

十一、糖尿病友生病期间的病情管理

要点聚焦： 糖尿病人身体抵抗力远不及健康人，因此，感冒、发烧、拉肚子之类的急性病症很难避免，这些病症对一般人也许算不了什么，但对糖尿病人问题可能就相对严重得多，如果处置不当，不仅会导致血糖失控，还可能导致"酮症酸中毒"等严重后果，甚至危及生命。

1、生病对糖尿病患者有何影响

感冒发烧不仅会影响患者的进食及用药，更重要的是，这种应激状态会刺激机体分泌大量的应激性激素（如肾上腺素）来对抗疾病，而后者会拮抗胰岛素的作用，导致血糖显著升高，极易诱发"酮症酸中毒"、"非酮症高渗性昏迷"等糖尿病急性并发症，前者多见于 1 型糖尿病患者，后者多见于 2 型糖尿病患者，尤其是老年患者。

2、生病期间应如何安排饮食

生病期间，食欲肯定会受到不同程度的影响，为了减少这种影响，患者可以吃一些既容易消化又比较清口的食物，以满足机体基本的热量需求。如果患者难以下咽普通食物，也可改为流质、半流质或软质食物，如稀饭、面条、麦片、果汁、牛奶、果冻、布丁等食物，清肉汤也是一个不错的选择。如果食欲太差，可采取少量多餐，分多次吃完。例如，每 1~2 小时摄取 15g，或每 3~4 小时摄取含 50g 糖类的食物，以预防低血糖的发生；

此外，发烧、呕吐、腹泻会导致患者体液大量地丢失，因此，一定要注意补充足够的水分和电解质（如温开水、淡盐水、淡茶等）；如果患者不能吃饭，还可选择喝些含糖饮料（如果汁、米粥）。口服补液不仅可以防止脱水，还有助于稀释血液、改善循环、降低血糖、清除酮体。

3、生病期间如何进行病情监测

糖尿病人在生病期间尤其需要加强对血糖和尿酮体的监测。通常要求每 4~6 小时测一次血糖，一天至少测四次，即三餐前及睡前之血糖；当血糖＞13.9mmol/L（250mg/dl）时，还要每 4~6 小时测一次尿酮体，这一点非常必要，因为发烧感染等应激因素容易诱发酮症酸中毒，尤其对 1 型糖尿病人更是如此。

4、生病期间如何使用降糖药

生病使机体处于应激状态，患者哪怕病得吃不下饭，血糖也可能很高，因此，生病期间无论进食与否都不宜中断降糖治疗，至于如何调整药量，需要根据患者的血糖监测结果而定，擅自停药，特别是中断胰岛素治疗，往往会导致酮症酸中毒等严重急性并发症。

5、什么情况下患者需要住院治疗

感冒、发烧、拉肚子，对于一般人也许算不了什么，但若发生在糖尿病人身上，问题可能就要严重得多。为安全起见，患者一旦出现以下情况，建议住院治疗：

（1）感染控制不理想，持续数日发烧；

（2）呕吐、腹泻不止，连续数日；

细节提醒：患病期间，即便不能进食，也不要随意中断降糖药物治疗。

（3）病人"三多一少"症状加重，并出现消化道反应(恶心、呕吐、腹痛等)、严重脱水等症状（嘴唇、舌头干燥龟裂）、意识不清、呼吸深块、呼出气体带有苹果味，尿酮体检查呈阳性；

（4）在家调整口服降糖药或胰岛素用量，血糖仍然居高不下，空腹或餐前血糖水平超过 13.9mmol/L；

（5）对发病期间的自我管理知识一无所知，希望得到医生帮助者。

十二、糖尿病人足部及口腔护理

要点聚焦：由于血糖升高、机体抵抗力下降，糖尿病患者极易合并皮肤黏膜损伤及感染，而且由于血供不良，伤口往往不容易愈合，因此，糖尿病患者一定要重视足部及口腔黏膜的护理。

临床病例

张师傅年过半百，十多前年就查出糖尿病，由于没什么症状，也就没太当回事，随意吃喝，用药也不规律，血糖一直控制得不好。近一年多来，先是感觉下肢发麻怕冷，以后，走路远点腿就酸疼，非得停下来歇会儿才能继续走。三个月前，张师傅的右脚被新鞋磨破后感染，脚面肿得老高，短短几天工夫，破损处迅速向周围及深部溃烂而且高烧不退，经医院检查为"糖尿病足坏疽"，由于右足骨质遭到严重破坏，只能截肢保命，落下终身残疾。

糖尿病人除了要控制好血糖之外，平时还要注意个人卫生，加强护理，保持全身及局部皮肤的清洁，尤其要注意防止足部及口腔受伤及感染。

1、如何做好足部护理

（1）每天仔细检查双脚。要特别注意足趾缝间，必

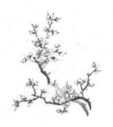

要时可借助镜子或由家人帮助，观察有无胼胝、鸡眼，若发现局部皮肤红肿、擦伤、水泡、皲裂、足癣、甲沟炎，应及时医治。当足部出现溃疡及感染时，要及时去正规医院住院治疗。

（2）每天用温水和中性香皂洗脚。洗脚前先用手试水温，水温40℃左右为宜，水太热容易烫伤皮肤，水太凉又不利于血液循环。泡脚时间不宜太长，以10~15分钟为宜。洗完脚后用柔软、吸水性好的干毛巾擦拭干净（要特别注意脚趾缝是否擦干），之后涂润肤露以保护皮肤，但不可涂在足趾间或溃疡伤口上面。严重的足跟皲裂，可以使用水杨酸乳膏、尿素酯等特殊润肤霜

（3）正确修剪趾甲。修剪趾甲应在洗完脚后进行，此时趾甲软化可避免趾甲劈裂。使用指甲刀应横向直剪，然后用趾甲挫将趾甲两边挫顿，不要斜剪，以免伤及甲沟、继发感染；切勿将趾甲剪得太短，与趾尖齐平即可，以免损伤甲沟造成继发感染，修剪趾甲之前应检查剪刀两刃之间是否夹住了皮肤。如果剪趾甲伤及皮肤，应立即到医院去处理。

（4）正确修除胼胝、鸡眼。胼胝（反复受摩擦和压迫部位发生的表浅局限性的角化过度，俗称"老茧"）是导致足部溃疡的重要隐患，应及时修除。修除胼胝时，先用温水洗脚使之软化，然后用木砂纸磨去角化层，最好不要用锐器去削割。修除胼胝应循序渐进，每天一点点地修除，每次修除后的表面涂以润滑剂。鸡眼应请专科医生治疗，病人不要自行用鸡眼膏或有腐蚀性的药物去处理，以免发生皮肤溃疡，更不要购买街头的"偏方"去治疗。对足底的胼胝、鸡眼进行修除时，应注意无菌操作。修除胼胝、鸡眼时如果出现疼痛或出血，提示伤及正常组织，病人应立即到医院去处理。

（6）选择合适的鞋袜。为了加强足部保护，对糖尿病人穿的鞋袜都有特殊要求。最好选择透气、吸水俱佳的纯羊毛或纯棉袜子，不宜穿透气性差的尼龙丝袜。袜子应合脚，袜口不能太紧，以免影响足部血液循环。袜子要经常换洗，保持清洁，不要穿有破洞或带补丁的袜子。鞋子要宽松、透气、合脚，应选择真皮皮鞋或透气性好的棉质布鞋，鞋帮、鞋垫要软，鞋底要厚；不能穿高跟鞋或尖头鞋，以免挤压脚趾；足部有畸形时要穿特别订做的矫形鞋，以免挤压畸形部位；病人购鞋最好选择在中午去，因为此时脚的大小比较适中，脚有明显肿胀时不宜去买鞋。穿新鞋时应逐渐适应，开始时间不要过长，第一天穿新鞋的时间不宜超过半小时，要注意观察穿新鞋后足部皮肤是否出现红、肿、水泡等改变，若无问题，每日可增加1小时。穿鞋前应查看鞋内有无异物。

（7）预防外伤、烫伤和冻伤。糖尿病患者由于感觉神经受损，足部感觉减退

细节提醒： 任何小的伤口，对糖尿病人都不是小事。一旦发现足部有擦伤、感染、水泡等皮损，要及时就医，抓紧处理。

或消失，容易受伤。因此，严禁赤脚走路，外出不宜穿露趾的凉鞋，在室内或地毯上走路也要穿拖鞋。每次穿鞋时要注意检查鞋内是否有沙粒、异物及突起感觉。禁用热水袋、电热毯、火炉给足部取暖，以免因感觉迟钝而被烫伤。病人也应注意预防冻伤，足冷时可多穿一双袜子，睡觉时若脚发凉可穿护脚套。

（8）经常活动下肢，促进血液循环。尽量避免长时间两腿交叉而坐，以免压迫下肢血管，影响下肢血液循环。经常提高下肢，按摩足部，以促进静脉回流及局部血液循环。长期卧床的糖尿病患者，足后跟长期与床接触受压，易导致血液循环障碍而出现溃疡，应注意变换足部位置，也可加用柔软的足垫保护。为改善病人下肢血液循环，可以增加步行运动和腿部活动，但不宜过劳，注意避免外伤。

（9）禁止吸烟。吸烟可致血管收缩，导致下肢血流减少。吸烟的糖尿病人下肢血管病变的危险为非吸烟者的2倍。

2、如何做好口腔护理

一个健康的口腔、一口好的牙齿，是良好生活质量的保证。糖尿病患者，由于唾液分泌减少、糖分升高，机体抵抗力降低，极易出现口腔问题，其常见的口腔疾病包括牙龈病变、齿下垢石、口腔的各类炎症、牙齿松动脱落、口腔黏膜病变等等。因此，日常口腔护理对于糖尿病人非常重要。

（1）勤刷牙。至少早、晚各刷一次。使用的牙刷刷毛要柔软且末端圆钝。刷牙时，让刷毛与牙龈线倾斜成45度角，然后轻柔的上下刷。

（2）常漱口。吃完酸、甜食物后，最好用淡的小苏打水（碳酸氢钠）或清水漱口。弱碱性水能纠正口腔内偏酸的环境，抑制细菌、真菌生长，避免龋齿、真菌感染的发生。

（3)定期洗牙。糖尿病患者应每半年到一年洗一次牙，以清除牙石、牙垢，不给细菌、真菌等致病菌藏匿、孳生的机会。

（4）选对牙膏。有龋齿的患者，宜选择含氟的牙膏；有牙周病的患者,选择说明书上标注"能缓解牙周病"的牙膏。

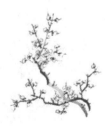

（5）定期检查口腔。糖尿病患者应每3~6个月做一次口腔检查，发现问题，及时处理。

3、如何做好皮肤护理

糖尿病患者特别容易发生皮肤瘙痒、疖、痈，女性经常有皮肤干燥少汗及外阴瘙痒，因此，糖尿病患者要学会皮肤护理。

（1）要养成良好的个人卫生习惯，做到勤洗澡、勤换衣。

（2）女性应选择性地使用化妆品，避免因使用化妆品而造成毛孔阻塞，引起疖、痈。

（3）男性在刮脸时要防止刮破皮肤造成感染

（4）对于已经发生的皮肤感染，应及时去糖尿病专科就诊，做好局部清洁、消毒工作。

十三、糖尿病友，千万别轻视小伤口

要点聚焦： 对于普通人来说，皮肤有点小伤口根本算不了什么，但对糖尿病人则非同小可，其危害可能超乎你的想象。因为一旦伤口处理不当，会导致病情加重，严重者甚至会截肢、致残。

糖尿病患者特别害怕受伤，因为伤口不易愈合，而且很容易感染。一旦处理不当，创面迅速扩大加深，导致糖尿病足，严重者可导致截肢、致残。那么，为什么糖尿病人伤口不易愈合？有没有办法加速伤口愈合呢？

1、糖尿病患者伤口不易愈合的原因

（1）血管病变影响组织修复：糖尿病患者常合并大血管及微血管病变，导致组织缺血缺氧及营养物质供应障碍，降低了局部组织的修复能力。

（2）高血糖招致细菌感染：高糖、缺氧的环境适合于细菌的生长繁殖，此外，高血糖可以降低白细胞的趋化及吞噬作用，细菌不易被清除，故伤口难以愈合。

（3）换药不当或引流不畅：如大量使用双氧水、碘伏湿敷等，造成新生的肉芽组织受损或上皮细胞再生受阻。因为碘伏对纤维细胞有毒性，会使肉芽加速老化导致伤口愈合缓慢，而双氧水的强氧化作用对细胞有较强的破坏，严重时会造成新生细胞的坏死。

此外，有潜在窦道、骨髓炎、局部制动不好、某些特殊细菌感染（厌氧菌、革兰氏阴性杆菌等）也是导致伤口就不愈合的可能原因。

专家提醒：普通人身上有小伤口，往往习惯贴上一片创口贴，但这种处理方法恰恰不适合糖尿病患者。经过清创消毒的伤口，用一两层纱布包扎远比创口贴更适合，因为纱布的透气性要比创口贴更好，更有利于伤口的恢复。

2、促进糖尿病患者伤口愈合的措施

（1）严格控制血糖：这是促进伤口愈合的关键措施。

（2）积极控制感染：如局部伤口存在红肿热痛，须警惕伤口感染，应对伤口分泌物培养以明确病原菌，并予针对性的抗菌治疗。

（3）改善血液供应：可选择改善循环的药物（如前列地尔）或通过外科介入治疗恢复血供。

（4）加强营养支持：如饮食上多吃富含蛋白质、维生素的食物，提高机体的营养水平，以促进伤口的愈合。

（5）清创消毒：用酒精或碘酒对伤口周围进行消毒，用无菌水或生理盐水清洁伤口，及时清除坏死物质，并用消炎、吸湿、透气的敷料覆盖，不要用创口贴，后者吸湿、透气较差，容易引起细菌繁殖。

（6）创面减压：充分减压可通过降低足部压力，加快糖尿病足部溃疡愈合，临床常用的有全接触石膏、行走支具、定制鞋等。

十四、对糖尿病友的十大忠告

要点聚焦：漫漫求医路，多少迷路人。为了让广大糖尿病友少走弯路，建议糖尿病友接受以下几点忠告：

1、看糖尿病要去正规医院看专科

糖尿病诊治进展很快，过去有些观念放到现在往往已经过时甚至是错误的。非专科医生在这方面的知识更新往往有所欠缺，而专科医生熟悉本专业的最新进展，又有丰富的临床经验，能使病人得到最先进、最科学、最规范的治疗。所以，初诊的糖尿病患者最好是到正规大医院内分泌（或糖尿病）专科就诊，通过系统、全面的检查，专科医生会告诉您，究竟有没有糖尿病？是1型、2型还是其它类型？目前病情发展到什麼程度，是早期、中期、还是晚期？是否已经出现了糖尿病并发症？应如何控制饮食？

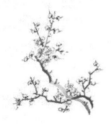

是否需要药物治疗，如何用药等等。

2、不要相信虚假广告

迄今为止，糖尿病只能控制，尚不能彻底根治，必须终生治疗。有些糖尿病患者确诊后，不能面对这一现实，治病心切，有病乱求医，四处打听"秘方"、"偏方"，对那些宣称可以彻底根治糖尿病的虚假广告信以为真，到头来钱没少花，病未治好，耽误了治疗时机，甚至危及生命。在此提醒广大糖尿病病友，一定要相信科学，擦亮眼睛，不要被虚假广告所迷惑，谨防上当。

3、学习掌握糖尿病防治知识

糖尿病是一种终身性疾病，"终身"是指从疾病确诊之日起，以后每天要坚持合理饮食及运动，多数患者还需长期使用药物（包括胰岛素），此外，还要定期自我监测血糖。要做到这些，必须掌握糖尿病防治知识，这方面知识掌握得越多，您驾驭疾病的能力就越强，就会少走弯路、避免上当受骗，就会更加积极主动地配合医生的治疗，从而使血糖得到更好地控制，避免或推迟并发症的发生。因此，患者应积极参加由当地正规医院或糖尿病协会组织的糖尿病教育活动，增进对本病的了解，也可通过阅读科普书籍和上网来获取糖尿病的防治知识。但要记住一点，知识一定要来源于科学、权威的渠道。如从一些以赢利为目的，极不负责任的商家宣传中获得的知识，结果往往适得其反。

4、努力纠正不良生活方式

糖尿病与遗传因素及不良生活方式有很大关系。如果不注意改善生活方式，药物再好也很难取得良好效果。因此，糖尿病人一定要生活作息规律，少吃多动，切忌暴饮暴食，避免精神过度紧张及熬夜。

5、坚持系统、正规用药

糖尿病是一种终身性疾病，需要终身治疗。但在现实生活中，有的患者自我感觉没什么症状，于是拒不用药；还有的患者经过一段时间的治疗，血糖恢复正常，"三多一少"症状消失，就误认为糖尿病治好了而擅自停药；也有的患者血糖高了就把药加上，血糖正常了就把药停掉，用药时断时续，导致血糖反复波动，后果非常严重。治疗糖尿病一定按时按量服药，长期正规治疗。

6、定期门诊复查

许多糖尿病人，平时只管吃药，只有当出现不适症状时才去医院复查，这种做法并不可取。我们知道，糖尿病的主要危害来自它所导致的各种并发症。而在并发症的早期阶段，病人往往没有任何自觉症状，只有通过化验检查才能发现。例如，我们可以通过检查微量白蛋白尿，发现早期糖尿病肾病；通过检查眼底，发现早期糖尿病视网膜病变。因此，糖尿病人应定期到门诊复查，以了解病情控制得如何？是否需要调整治疗方案？是否出现并发症等等。再就是，就诊时应将以往就诊的病历、化验单以及平日在家中的血糖监测结果一并带来，供医生看病时参考。

7、学会糖尿病自我监测

糖尿病人大部分时间都是在院外，因此，患者一定要学会自我管理，这其中，自我血糖监测对于掌握病情、指导饮食及用药尤为重要，那种单纯依靠自觉症状来估计血糖高低的做法非常不妥。建议有条件的糖尿病人，最好都自备一台血糖仪，以便能够在家中定期进行自我血糖，并做好监测记录。

8、明确治疗目标

糖尿病需要综合治疗，全面达标。作为患者，应当清楚自己的血糖（包括空腹及餐后）、血压、血脂、体重应该控制在什么水平为好。如果经过努力达不到目标，就需要寻找专科医生提供帮助。

9、外出活动做到"四个"携带

第一、出差时一定要随身携带正在使用的降糖药物（包括胰岛素）、血糖仪及试纸，不可随意中断药物治疗和血糖监测；第二、随身常备饼干糖果，当不能按时吃饭时，或因过度劳累出现低血糖反应时，可以及时食用。第三、外出时应随身携带水壶，口渴时要及时饮水，以防高渗性昏迷的发生。第四、随身携带一张自制的"糖尿病卡"。卡上注明自己姓名、住址、联系电话、所患糖尿病类型、正在使用的降糖药物名称，以便发生紧急情况时，有助于医生及时施治。

10、与医生交朋友

糖尿病患者经常会遇到一些自己不明白的临床问题，为了得到更多的医学支持，最好与一位责任心强、经验丰富的内分泌或糖尿病专科医生交朋友，并经常保持联系，这样。一旦你遇到问题，就可以及时联系和咨询，从而省去许多麻烦，少走许多弯路。

第十章　自测题

★名词解释

1、妊娠糖尿病；2、糖尿病合并妊娠；3、黑棘皮征；

★填空题

1、糖尿病患者阳痿的发生率高达 40%~60%。

2、糖尿病人性功能减退既有器质性因素，又有心理因素。

3、发烧会引起血糖升高。

4、除非有特殊情况，糖尿病人每天饮水量不得低于 1500 毫升

5、糖尿病卡包括患者姓名、家庭住址、联系电话、所患糖尿病类型、目前治疗用药、定点医院等几方面的信息。

★单选题

1、下面哪些糖尿病人不宜外出旅游？（E）

　　A、严重高血糖或血糖显著波动者；

　　B、有酮症酸中毒等糖尿病急性并发症者；

　　C、有不稳定心绞痛及重度高血压者；

　　D、有严重肾功能不全、眼底病变及足溃疡者；

　　E、以上都是。

2、糖尿病人婚育，下列说法是正确的的（C）

　　A、糖尿病人不能结婚；

　　B、糖尿病人不宜生育；

　　C、糖尿病患者之间最好不要结婚；

　　D、高血糖对孕妇及胎儿影响不大；

　　E、糖尿病孕妇怀孕期间只要把血糖控制好就够了。

3、糖尿病人修剪指（趾）甲，下列哪项叙述是错误的：（E）

　　A、糖尿病人应先用温水把指（趾）甲泡软后再修剪；

　　B、指（趾）甲应横着剪，然后用趾甲挫将趾甲两边挫顿；

　　C、指（趾）甲不宜剪得太短、尤其注意不要把边角剪得过深；

　　D、糖尿病人不宜留长指（趾）甲；

　　E、糖尿病人最好把指（趾）甲留的长一点。

4、哪些属于糖尿病虚假广告？（E）

　　A、祖传秘方纯中药，彻底根治糖尿病

　　B、糖尿病基因新疗法，彻底根治糖尿病

　　C、胰岛修复再生疗法，胰岛疗法，彻底根治糖尿病

　　D、"无糖食品"绿色疗法，无需控制饮食，彻底告别降糖药

　　E、以上都是

★判断题

1、"糖妈妈"不能用母乳喂养。（×）

2、避孕药是女性糖尿病患者避孕的最佳选择。（×）

3、糖尿病有遗传性，如果父母有糖尿病，子女必定会得糖尿病。（×）

★问答题（答案略）

1、哪些糖尿病人需要住院治疗？

2、为什么糖尿病人的伤口不易愈合？

总 测 验

您对糖尿病知多少
——糖尿病知识测验问卷解析

引言：当前糖尿病防治面临的突出问题是"三高、三低"，即"糖尿病患病率高，并发症发生率高，治疗费用高；对糖尿病知晓率低、治疗率低、达标率低"。尽管造成这种现状的原因有许多，但在很大程度上是由于缺乏糖尿病教育，对糖尿病无知所致。下面十个题目涉及的都是糖尿病人经常遇到、非常关心、同时又很容易模糊的问题，通过自我测评，糖尿病友可以从中了解自己对糖尿病知识究竟掌握得如何？是否需要"补课"？

评分标准：每道题答对者得1分，答错者不得分。累计得分8分以上为"良好"，6~7分为"一般"，6分以下为"不及格"。

问题1、糖尿病顾名思义就是"尿中含糖"，所以，只要尿糖阳性就可以确诊糖尿病，尿糖阴性则可排除糖尿病。

A、正确　　B、错误

答案：（B）

答 疑 解 惑

血糖才是诊断糖尿病的金标准

空腹血浆血糖≥7.0mmol/L和/或餐后2小时血浆血糖≥11.1mmol/L，即可诊断为糖尿病。至于"三多一少"症状以及尿糖只是作为诊断线索，而不能作为诊断依据，只有血糖（包括空腹及餐后血糖）才是诊断糖尿病的金标准。

有些患者望文生义，认为糖尿病必须尿中带糖，否则就不是糖尿病，这种认识是错误的。这是因为，有些人尿糖阳性，但却不是糖尿病。要明白这是为什么？首先要弄清楚尿糖究竟是怎么来的。当血液流经肾脏时，只有当血糖浓度超过"肾糖阈"，血里的糖才会从尿里排出来。打个通俗的比方，"肾糖阈"就像是水库的坝高，只有当水位超过堤坝的高度，水库里的水才会溢出。一般人的肾糖阈为10mmol/L，因此，对于血糖在7.0~10.0mmol/L之间的轻度糖尿病患者，仅查尿糖往往反映不出来，所以不能靠尿糖测定诊断糖尿病。需要说明的是，肾糖阈受许多因素的影响并非一成不变，例如，妊娠期妇女由于肾糖阈降低，尽管血糖正常，尿糖却可呈阳性；而老年人由于肾小球动脉硬化，导致肾糖阈增高，因此，有时尿糖并不能反映血糖浓度的真实情况，故尿糖阳性不能确定就是糖尿病，尿糖阴性也不能轻易排除糖尿病，总而言之，不能凭尿糖来诊断糖尿病。

问题2、糖尿病的问题都来自高血糖，所以，只要把血糖控制好，一切问题就都解决了，并可避免各类并发症的发生。

A、正确　　B、错误

答案：（B）

答疑解惑

糖尿病人不能只盯着"血糖"

从本质上讲，糖尿病是一组代谢紊乱综合征，除了高血糖以外，病人往往还同时合并高血压、高血脂、高尿酸血症、肥胖等多种代谢紊乱。单纯控制血糖，并不能很好地防止糖尿病慢性并发症（尤其是心脑血管病等大血管并发症）的发生，因此，糖尿病治疗一定要综合控制，全面达标，即在严格控制血糖的同时，还应将血压、血脂、体重控制在理想范围以内，这样才能显著减少或延缓糖尿病各种慢性并发症的发生。切不可只盯着血糖这一项指标，而忽略对其它代谢异常的控制。

问题3、高血糖比低血糖的危害大得多，所以，糖尿病人要全力控制好高血糖，对低血糖不必太担心。

A、正确　　B、错误

答案：（B）

答疑解惑

血糖管理应当"高不成、低不就"

无论是高血糖还是低血糖，均对糖尿病人不利。低血糖通常发生较急，可诱发心血管意外事件，严重者可以导致昏迷甚至死亡；而高血糖对机体的危害主要来自于各种严重慢性并发症，是长期高血糖日积月累的最终结果。如果说高血糖危险性是以年为单位来计算的话，那么低血糖危险性则是以分钟为单位来计算的。从某种角度上讲，低血糖甚至比高血糖更凶险，更让人猝不及防，尤其需要提防的是夜间无症状性低血糖。因此，对于糖尿病人来说，既要控制高血糖，又要防止低血糖，切忌避免矫枉过正，力争将血糖平稳控制在正常范围。

问题 4、血糖高低是判断糖尿病人病情轻重的唯一标准。

A、正确　　B、错误

答案：（B）

答疑解惑

"唯一"还是"其一"？

我们知道，高血糖是糖尿病的主要特征，而糖尿病的危害则主要来自于血糖控制不佳所导致的各种急慢性并发症。由此可知，在评价糖尿病人的病情轻重时，光看血糖这一项指标是远远不够的，还要看患者心血管危险因素的多少？特别是并发症的有无以及轻重，此外，胰岛功能的衰竭程度以及血糖波动性的大小等等也是评价病情轻重的参考因素。

需要明确的是，糖尿病患者病情的轻重是相对而言的，两者之间可以互相转化。轻症糖尿病患者若不能长期坚持正规的治疗，或不能将血糖等各项代谢指标控制在接近正常的水平，就有可能使病情由轻变重；同样，即便是病情较重的糖尿病患者，若进行正规系统的治疗，也完全有可能使病情得到一定程度的减轻，至少可以延缓病情进展的脚步。

问题 5、控制饮食，就是少吃粮食，副食则无需严格限制。

A、正确　　B、错误

答案：（B）

答疑解惑

控制饮食 ≠ 控制主食

糖尿病人饮食控制的一个重要原则是控制总热量。我们知道，碳水化合物、脂肪、蛋白质是人体可以产热的三大营养素，这说明不仅主食（主要指各种粮食，其主要成分是碳水化合物）含有热量，副食（主要指肉、鱼、蛋、奶、坚果等，其主要成分是蛋白质及脂肪）同样含有热量，所以，无论主食与副食，都需要控制。

有些糖尿病人尽管主食吃得很少，但血糖总是控制不好，就是由于副食以及坚果类零食吃得过多，这是因为蛋白质和脂肪进入人体后可以通过"糖异生作用"转变成葡萄糖，从而导致血糖升高。不仅如此，过多进食富含脂肪的副食，还会升高血脂，引起肥胖，加速动脉硬化，导致心脑血管并发症。因此，糖尿病人不仅要控制主食，还要控制副食。

问题6、水果含糖分多，绝对不能吃。

A、正确　　　B、错误

答案：（B）

答疑解惑

糖尿病人也能吃水果

水果中含有丰富的维生素、矿物质及膳食纤维，这些对糖尿病人都是有益的。水果中所含的糖分主要是果糖，此外还有少量葡萄糖及蔗糖，而果糖在代谢时不需要胰岛素参与，所以，糖尿病人在血糖控制良好的情况下可以少量进食水果，大可不必一概拒绝。

各种水果的糖分是有区别的，西瓜含糖最低约为4%，大枣、甘蔗、山楂较高约为20%，在严格限制总热量的前提下，适当进食一些含糖量较低的水果（如草莓、樱桃、柚子、西瓜、火龙果、猕猴桃等）是允许的。但要放在两餐之间或睡前吃，并将水果的热量计算在总热量之内，并从主食中扣除这部分热量，譬如吃200克桔子或苹果就要少吃25克主食。

当然，在血糖控制不佳时暂不宜进食水果，此时可用西红柿、黄瓜等蔬菜代替水果吃，等病情平稳后再作选择。

问题7、只要运动就能降糖，所以，对糖尿病人而言，关键是要动起来，而对于运动形式及运动强度则没什么要求。

A、正确　　B、错误

答案：（B）

答 疑 解 惑

糖尿病人运动有讲究

众所周知，运动对糖尿病人有益，但前提是运动方式、强度以及时间安排要合适，否则的话，可能适得其反。

糖尿病人的运动方式以"有氧运动"为宜，如慢跑、游泳、骑车、爬山、跳舞等等，"有氧运动"属于强度中等偏小的耐力性运动，可以增加热量消耗，改善胰岛素抵抗，有助于降低血糖及控制体重。而"无氧运动"由于运动强度过大或过于剧烈，会引起机体的应激反应，导致儿茶酚胺等对抗胰岛素作用的激素分泌增加，反而会升高血糖，甚至诱发糖尿病酮症酸中毒，不利于控制糖尿病病情。

由于空腹运动容易发生低血糖，所以糖尿病人最好将运动安排在餐后1小时左右进行，每次运动时间不低于半小时，每周至少运动五次。如果三天打渔，两天晒网，运动同样起不到应有的治疗效果。

问题8、血糖降至正常，说明糖尿病已痊愈，药也可以停了。

A、正确　　B、错误

答案：（B）

答 疑 解 惑

血糖正常≠糖尿病痊愈

这种观点是错误的。以目前的科技水平，糖尿病尚不能被彻底根治，一旦患病，就需要终身治疗。因为患者血糖正常，是靠饮食控制及药物治疗实现的，所以，一旦停药血糖就会反弹，而且这种反弹往往比第一次调整的时候治疗难度更大。即便有些早期轻症糖尿病患者经过系统治疗（如胰岛素强化治疗）血糖恢复正常以后，可以暂不用药，仅凭饮食控制也能维持血糖正常，也不代表糖尿病已经痊愈，因为，如果患者不注意饮食控制，高血糖同样会卷土重来。因此，广大糖尿病友一定要做好打持久战的思想准备，即使病情得到理想控制，也不可擅自终止治疗（包括饮食治疗和药物治疗），并要定期到医院复查。

问题9、用胰岛素会产生依赖性，所以能不用就不用。

A、正确　　　B、错误

答案：（B）

答 疑 解 惑

为蒙受不白之冤的胰岛素正名

许多糖尿病人不敢使用胰岛素，害怕用上以后会成瘾。其实这种想法是完全错误的。我们说，胰岛素是人体自身分泌的一种生理激素，是维持体内糖代谢正常所必需的。糖尿病病人使用胰岛素是对病人自身胰岛素分泌不足的补充，至于是长期用还是短时用，完全取决于自身病情的需要。

1型糖尿病患者由于胰岛功能完全衰竭，因此需要终身使用胰岛素。2型糖尿病患者在某些情况下也要使用胰岛素。例如：胰岛功能严重衰退的晚期患者、肝肾功能不全、出现酮症酸中毒等急性并发症、处于严重感染、创伤、手术等应激状态等等。至于能否停用胰岛素，主要取决于患者自身胰岛功能的恢复情况以及应激因素是否解除，有些糖尿病人在应激状态解除、自身胰岛功能明显改善以后，完全可以停用胰岛素而改用口服降糖药治疗。

使用胰岛素不应是患者万般无奈之下的最后选择，目前认为胰岛素早用比晚用好。研究证实，对初诊的2型糖尿病采用短期胰岛素强化治疗，可以逆转2型糖尿病患者本已受损的胰岛功能，许多患者此后甚至可以停用包括胰岛素在内的一切降糖药物，单纯依靠饮食及运动疗法便可维持血糖正常达数年之久。

总之，使用胰岛素不会成瘾，更不会使病情加重。

问题10、血糖监测不是什么大事，只要隔段时间查查空腹血糖就足够了。

A、正确　　　B、错误

答案：（B）

答疑解惑

血糖监测：糖友长期的必修功课

有些病友对血糖监测的重要性认识不足，觉得与其把钱花在检查上，不如花在吃药上，因此，平常很少查血糖，往往是当自身感觉明显不适时才去医院测一次血糖，这种做法显然不对。我们知道，病情监测是糖尿病综合治疗的"五驾马车"之一，通过定期化验检查，可以及时全面地掌握病情，早期发现各种急慢性并发症，及时发现低血糖，为调整饮食及用药提供科学依据，确保治疗安全。如果光治不查、盲目治疗，药物疗效及安全性均得不到保证，自己得了并发症也浑然不知，白白错过早期治疗的最佳时机，而并发症一旦进入到晚期，不仅医疗花费巨大，而且往往疗效不佳，因此，糖尿病友一定要重视血糖监测，不仅要查"空腹血糖"，还要查"餐后血糖"，这是因为两者代表的意义不同，不能相互代替。